◎ 高等医药院校教材

供临床、检验、影像、麻醉、预防、护理、药学、口腔、康复、生物和医药信息等专业用

生理学

主编 ⊙ 管茶香　李建华

PHYSIOLOGY

U0331991

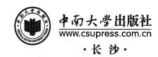
中南大学出版社
www.csupress.com.cn
·长沙·

本书编写委员会

主　　编　管茶香　李建华

副 主 编　张坚松　杜　鹃　周　勇　涂永生　张　量

编　　委(按姓氏笔画排序)

王　乐(邵阳学院)	王泽芬(武汉大学)
王瑞幸(福建医科大学)	文志斌(中南大学)
左坲莲(南华大学)	白洪波(广州医科大学)
向　阳(中南大学)	刘永平(湖南中医药大学)
杜　鹃(香港中文大学(深圳)医学院)	杨慧慧(中南大学)
李光华(宁夏医科大学)	李建华(广州医科大学)
李雪飞(湘南学院)	李淑芬(长治医学院)
李　翔(湖南师范大学)	宋卓慧(长治医学院)
张　君(湖南医药学院)	张　量(沈阳医学院)
张　颖(哈尔滨医科大学)	张天杰(湘南学院)
张坚松(湖南师范大学)	张秀娟(广东医科大学)
张绪东(牡丹江医学院)	欧阳新平(湖南师范大学)
周　勇(中南大学)	周寿红(桂林医学院)
郭　冉(牡丹江医学院)	唐小卿(南华大学)
涂永生(广州医科大学)	黄晓婷(中南大学)
崔艳茹(江西中医药大学)	韩维娜(邵阳学院)
管茶香(中南大学)	管馨馨(中南大学)
黎　静(广西医科大学)	

前　言

　　生理学是一门医学生必修的重要基础课程，其研究内容十分丰富且哲理性强，被称为生命的逻辑（logic of life），对培养医学生的科学思维和创新精神颇为有益。

　　本教材保留了前两版教材的优点，以基本理论和基本知识为重点，以"系统严谨"和"通俗易懂"为原则，强调思想性、科学性、先进性、启发性和实用性；注重人体结构与功能联系、基础与临床融通、医学与人文融合，反映了较成熟的现代医学生理学的新进展。同时，为更好地适应课程建设的"两性一度"，我们对编写内容进行了精选与修订，力求做到经典精写，重点重写，一般略写；条理清晰，概念准确，易教易学。为更好地落实三全育人，做到课程思政进教材，本教材有机融入著名科学家在生理学研究中的突出贡献，并以二维码标注，便于读者扫码阅读。

　　本教材编委为来自全国 20 所高等医药院校从事生理学教学与科研的 35 位一线教师，熟悉教学内容和授课对象，能较好地把握教与学的关系，保证了教材的编写质量。为帮助学生掌握各章的重点内容，理清难点，拓宽思路，本教材在每章前编写了"内容提要"，每章末附有"复习思考题"，书末附有中英文索引和参考文献。

　　本教材主要供临床、检验、影像、麻醉、预防、护理、药学、口腔、康复、生物和医药信息等医学专业类学生使用，也可供其他相关专业学生及在职卫生技术人员学习参考。

　　尽管在本书的编写过程中编委们十分努力，但由于时间仓促，教材中难免存在错误或不当之处，恳请广大师生和读者不吝批评与指正。

管茶香　李建华
2022 年 8 月

目　录

第一章 绪 论

内容提要

生理学是研究人体正常生命活动各种现象及其功能活动规律的科学。生理学被称为生命的逻辑，在细胞和分子水平、器官和系统水平以及整体水平，研究人体及其细胞、组织、器官等组成部分所表现的各种生命现象的活动规律和生理功能，阐明其产生机制，以及内、外环境变化对机体活动的影响。生命的基本特征有新陈代谢、兴奋性、适应性和生殖；自然环境和社会环境构成机体生存的外部环境，内环境则由细胞外液构成。机体通过神经调节、体液调节和自身调节保持内环境相对稳定的状态（即稳态），是生命进行正常活动的必要条件。从控制论的观点来看，人体内的控制系统可分为反馈控制系统、前馈控制系统和非自动控制系统，其中以反馈控制系统最为重要，负反馈是维持机体稳态最重要的方式。

第一节 生理学的研究任务、内容和方法

一、生理学的研究对象与任务

生理学（physiology）是生物科学的分支，是研究动物、植物和微生物等生物体生命活动的各种现象及其功能活动规律的科学。根据研究对象的不同，生理学可分为动物生理学、植物生理学和人体生理学等；按研究对象所处环境的差异，又可分为太空生理学、高原生理学和潜水生理学等。

人体生理学（human physiology）是研究人体功能活动及其规律的科学。人体是一个结构和功能极其复杂的整体，由细胞、组织、器官和系统组成，不同系统和器官功能各异。医学生学习的是人体生理学（以下简称生理学），其任务是研究人体及其组成部分所表现的正常生命现象、活动规律、产生机制以及内、外环境变化时机体所作出的相应调节，揭示各种生理功能在整体生命活动中的意义。

二、生理学与医学的关系

生理学与医学关系密切。19世纪法国著名的生理学家Claude Benard指出：医学是关于疾病的科学，生理学是关于生命的科学，故后者比前者更具有普遍性，生理学也必然是医学的科学基础。在自然科学的最高奖诺贝尔奖中就设有"生理学或医学"奖。生理学以人体解剖学、组织学为基础，是学好药理学和病理学等后续课程以及临床各课程的必修课程。在医学的发展进程中，生理学的研究为现代医学提供了重要的科学理解的基础；同时，对疾病的

发生发展和治疗的研究又促进了人们对生理功能的理解。对一个专业医务人员而言，掌握好生理学的基本理论、知识和方法不仅有助于正确认识疾病，其严密的逻辑思维方式也有利于解决复杂的临床问题。因此，生理学被称为生命的逻辑(logic of life)。

三、生理学研究的不同水平

人体的结构和功能十分复杂，在研究机体的生理功能及其产生的机制时，必须要从不同的角度进行全方位思考。生理学的研究内容大致可以分成三个不同水平。

(一) 细胞和分子水平

细胞是人体最基本的结构与功能单位。体内各个器官系统的功能都是由构成该器官的所有细胞的特性决定的，而细胞和细胞内各亚微结构又由多种大分子构成。细胞和分子水平的研究在于探讨细胞及其生物大分子的活动规律。例如，骨骼肌收缩时的肌丝滑行过程与机制、心室肌细胞兴奋时膜上通道的开放与离子流动。而细胞的生理功能决定于其特殊的基因表达，各种基因的正确表达又受多种复杂的因素影响。值得注意的是，细胞和分子水平的研究多采用离体的方法，故所获结果往往不足以代表其在完整机体内的功能。

(二) 器官和系统水平

生理学的研究最初即以器官系统为研究对象，研究各器官和系统的功能、机制及其调节。例如，以心脏和血管组成的循环系统作为研究对象，了解心脏怎样射血、血液在心血管系统中的流动规律以及神经、体液因素如何调节心脏和血管的活动以维持正常功能等。在临床医疗实践中，医务人员对疾病的认识通常是基于器官和系统的生理学知识。

(三) 整体水平

整体条件下，各个器官、系统之间的相互联系、相互影响和相互协调，保证了机体能在复杂动态的环境中维持正常的生命活动。因此，从细胞和分子水平以及器官和系统水平所获得的对机体的认识，最终需在整体水平上进行综合和验证。例如，人体肌肉运动时，机体各个器官、系统的功能会随之改变，神经系统调节其运动功能，同时呼吸、循环和其他内脏活动以及代谢等都将发生相应变化。

在生理学的研究中，上述三个水平的研究相互联系和相互补充。无论哪种水平，其研究目的都是阐明机体怎样进行生命活动，实现生理功能。实际上，机体的各种功能活动之间相互影响、相互制约，并与内外环境保持密切联系。因此，应从现代生物—心理—社会—环境等多方面去认识生物变量的变化及其意义。近年来，生理学和医学界越来越注重转化性研究，即研究怎样将分子、细胞水平的成果更快地用于解决医学问题和促进健康；同时将医学和人类健康方面的问题从分子、细胞和器官等各个水平深入研究，这门新兴学科称为转化医学(translational medicine)。而对分子生物学、细胞生物学等基础学科与临床医学、健康科学进行全方位系统的研究则称为整合生理学(integrative physiology)。

四、生理学的研究方法

生理学是一门实验性科学，其知识的积累来自实验研究和临床实践。研究生命活动的规律必然要以活着的机体、器官或组织细胞进行实验。生理学的研究大多数是先在动物水平开展实验，因此，在推断人体功能活动规律时，必须注意到人与动物在结构和功能上存在的差异，不能简单直接套用。

（一）动物实验

按时间进程，动物实验可分为急性动物实验（acute animal experiment）和慢性动物实验（chronic animal experiment）。

1.急性动物实验

可分为在体实验（experiment in vivo）与离体实验（experiment in vitro）两类。

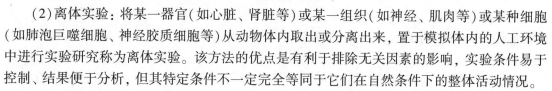

动物实验的3R原则

（1）在体实验：在麻醉或破坏脑高级中枢的条件下对实验动物进行手术，暴露某种器官进行观察或实验称为在体实验。例如，以动脉插管记录动脉血压，观察神经和体液等多种因素对血压的影响；以气管插管记录呼吸气流量，观察多种因素对呼吸运动的因素；将微电极插入脑内某些特定部位进行细胞内或细胞外记录，观察神经元相应的生物电变化及其影响因素。

（2）离体实验：将某一器官（如心脏、肾脏等）或某一组织（如神经、肌肉等）或某种细胞（如肺泡巨噬细胞、神经胶质细胞等）从动物体内取出或分离出来，置于模拟体内的人工环境中进行实验研究称为离体实验。该方法的优点是有利于排除无关因素的影响，实验条件易于控制、结果便于分析，但其特定条件不一定完全等同于它们在自然条件下的整体活动情况。

2.慢性动物实验

慢性动物实验指在一段时间内在同一动物多次、重复观察完整机体内某器官或生理指标的变化。例如，在无菌条件下对健康动物进行手术，在不损害动物机体完整性的基础上暴露要研究的器官（如消化道造瘘手术）、摘除、破坏某一器官（如切除腺垂体）或移植（如肾移植）等，随后在尽可能接近正常的条件下观察动物的功能或功能变化。该实验方法的优点是保存了各器官的自然联系和相互作用，所获得的结果比较符合整体生理功能活动。例如，俄国生理学家巴甫洛夫用外科手术方法在胃大弯处将胃体分离出一小部分，做成有迷走神经支配的"巴氏小胃"，用于研究神经和体液因素对胃液分泌的调节。慢性实验的缺点是体内条件太复杂，影响因素众多，不利于对结果进行具体分析。

（二）人体生理研究

由于生命伦理学的制约，人体生理研究早期主要进行的是人群资料调查。人体的各种生命体征的正常值，如血压、脉搏、呼吸、心电活动和血细胞数等都是通过大样本量的采集加以统计学分析获得的。在确证对人体健康无损害时，经过伦理学委员会许可，某些实验也可以在健康志愿者身上进行。

威廉·哈维
——实验生理学的创始人之一

第二节　生命的基本特征

一、新陈代谢

新陈代谢（metabolism）是指生物体与环境之间不断进行物质交换和能量交换，以实现自我更新的过程。新陈代谢包括同化作用和异化作用，同化作用也称为合成代谢，指机体从外界环境中摄取营养物质，经过改造或转化，提供建造自身结构所需要的原料和能量的过程；异化作用又称为分解代谢，是指机体分解自身物质，释放能量以供机体生命活动的需要，同时将分解后的终产物排出体外的过程。可见，新陈代谢包含着同时进行的物质代谢（合成代谢与分解代谢）和能量代谢（能量的释放、转移、储存与利用）。新陈代谢一旦停止，生命活动随之结束。因此，新陈代谢是生命最基本的特征。

二、兴奋性

兴奋性（excitability）是指活的细胞、组织或机体受到刺激时产生兴奋反应的能力或特性。

1. 刺激

机体生活在不断变化的环境中，经常受到多种因素的作用，其中能被机体感受并引起组织细胞、器官和机体发生反应的内外环境变化，统称为刺激（stimulus）。主要有以下几类：①物理性刺激：包括电、机械、温度、声波、光和放射线等；②化学性刺激：酸、碱和药物等；③生物性刺激：细菌、真菌和病毒等；④社会心理性刺激：情绪波动、社会变革等。构成一个有效刺激必须具备三个条件：①一定的强度：当一个刺激的其他参数不变时，刚好能引起组织或细胞产生兴奋反应的最小刺激强度，称为阈强度（threshold intensity），常称为阈值（threshold），也可称为刺激阈。阈值是衡量兴奋性高低的常用指标，兴奋性与阈值呈反变关系，即组织或细胞产生兴奋所需的阈值越高，则该组织的兴奋性越低；反之亦然。当某一刺激的强度等于阈值时，该刺激被称为阈刺激（threshold stimulus）；强度高于阈值的刺激称为阈上刺激，强度低于阈值的刺激称为阈下刺激。单个的阈下刺激不能引起组织细胞的兴奋；阈刺激和阈上刺激合称为有效刺激。②一定的作用时间：作用于细胞或生物体的阈刺激，必须有足够的作用时间才能引起反应。③强度-时间变化率：强度-时间变化率表示单位时间内强度的变化幅度。适宜的强度-时间变化率为一个有效刺激所必需。变化速率过慢或过快，均不能成为有效刺激。

2. 反应

细胞或机体感受刺激后所发生的一切变化称为反应（response）。如腺细胞的分泌活动、神经组织电冲动的形成和传导、肌细胞的收缩等。反应有两种形式：①兴奋（excitation），是指由相对静止变为活动状态（例如汗腺由静止到发汗）、或者功能活动由弱变强（心率由慢到快）；②抑制（inhibition），是指由活动状态变为相对静止（汗腺从活动到停止出汗）、或者功能活动由强变弱（心率由快到慢）。

3. 兴奋性

兴奋性是生物能够生存的必要条件。不同组织或细胞受到刺激后发生的反应共性首先表现为产生生物电变化，即产生动作电位（action potential）。动作电位产生后可触发个性活动，如肌细胞的收缩、腺体的分泌等。因此，动作电位是这些组织或细胞兴奋的标志。凡是受到刺激时能产生动作电位的组织或细胞，称为可兴奋组织或细胞。不同的组织或细胞其兴奋性存在差异。即使同一组织，在不同的功能状态时兴奋性高低也有差异。

当组织、细胞受到一次刺激发生兴奋时，组织、细胞的兴奋性将产生一系列有规律的周期性变化，详见第二章。

三、适应性

机体处在一个由大气、温度、湿度和气压等构成的不断变化的环境中。动物或人体在长期的进化过程中，在环境因素影响下逐渐形成一种特殊的、适合自身生存的反应方式。机体按环境变化调整自身生理功能的过程称为适应（adaption）。机体能根据内、外环境的变化调整体内各部分的功能活动，以适应变化的能力称为适应性（adaptability）。适应能力也是一种习服现象，即机体为适应新的生存环境变化而产生的一系列适应性改变。适应可分为生理性适应和行为性适应。生理性适应如长期居住在高原地区的人，其红细胞数和血红蛋白含量远远超过平原地区的人，以增加血液运氧能力，适应高原低氧的生存需要；而寒冷时人会添衣和取暖来抗寒即属于行为性适应。

四、生殖

生殖（reproduction）是机体繁殖后代、延续种系的特征性活动。人体生长发育到一定阶段时，男性和女性个体中发育成熟的生殖细胞相结合，便可形成与自己相似的子代个体。

人体的生命特征除了上述的新陈代谢、兴奋性、适应性和生殖外，从人体生命全周期来看，发育、成熟、衰老乃至死亡也是具有规律性特征的过程。

第三节 机体的内环境与稳态

一、机体的内环境

人体内的液体称为体液，正常成年人的体液量约占体重的60%。例如50 kg体重的人的体液量约为30 L。体液按其分布分为细胞内液和细胞外液，细胞内的液体称为细胞内液（intracellular fluid），约占体液的2/3（体重的40%）；其余的液体分布在细胞外，称为细胞外液（extracellular fluid），约占体液的1/3（体重的20%），包括血浆、组织液、淋巴液、脑脊液和房水等。法国生理学家Claude Bernard于1857年首次提出内环境（internal environment）的概念。内环境是指体内各种细胞直接生活的液体环境，以区别于由自然环境和社会环境构成的机体外环境（external environment）。内环境由细胞外液构成，但体内的某些液体，如汗腺管和肾小管内以及胃肠道内的液体，由于其实际上是与外环境连通的，故不属于内环境。

在内环境中最活跃、最能反映内环境变化的部分是血浆，这也是临床上常采集患者的外周血液进行多项指标检测来反映机体变化的主要原因。

二、内环境稳态

内环境的成分和理化性质，即细胞外液中的化学成分、pH、温度和渗透压等保持相对稳定的状态，称为内环境的稳态（homeostasis）。Homeostasis是由美国生理学家坎农（Walter B. Cannon）将希腊语的homeo与stasis合成。内环境稳态是机体能自由和独立存在的首要条件，也是整个机体维持正常生命活动的前提。内环境的稳态不是固定的静止状态，而是各种理化性质在不断变化中通过复杂的神经、体液调节所达到的动态平衡状态。若内环境的成分和理化性质所发生的变化超过了机体的调节能力，则内环境出现失稳态，继而严重影响机体的功能活动，导致机体发生疾病，甚至死亡。例如，当机体内环境中的 H^+ 浓度超过或低于正常界限，打破了内环境的酸碱平衡，将发生酸中毒或碱中毒，导致机体功能发生重大改变。

第四节　人体生理功能的调节

人体内环境稳态维持的主要调节方式有神经调节（nervous regulation）、体液调节（humoral regulation）和自身调节（autoregulation）。这三种调节方式既相互配合、密切联系，又各有其特点。

一、人体生理功能的调节方式

（一）神经调节

神经调节是指神经系统对机体各组织、器官和系统的生理功能所发挥的调节。神经调节的基本方式是反射（reflex），指在中枢神经系统参与下，机体对内外环境的变化（刺激）所发生的规律性反应或应答。反射的结构基础是反射弧，典型的反射弧由感受器、传入神经、中枢、传出神经和效应器五个部分组成。例如，当叩击股四头肌肌腱时，股四头肌中的感受器（肌梭）兴奋，通过传入神经纤维将信息传至脊髓前角，经脊髓综合分析后再通过传出神经纤维将兴奋传到效应器（股四头肌），引起股四头肌的收缩，完成膝反射。反射弧中任何一个部分被破坏，反射活动将无法进行。

人类和高等动物的反射可分为非条件反射（unconditioned reflex）和条件反射（conditioned reflex）。非条件反射是先天的、遗传的、不需要学习就可以出现的反射，反射弧较为固定，其刺激性质与反应之间的因果关系是由种族遗传因素所决定。例如出生后会自然出现吸吮反射、降压反射、逃避反射和性反射等。非条件反射不需要大脑皮层的参与，是一种低级神经活动，其生理意义是维持机体生存以及种族繁衍，同时有利于条件反射的建立。条件反射是建立在非条件反射的基础上，如食物进入口腔时唾液分泌增加，食物是非条件刺激。此时铃声与唾液分泌无关，属于无关刺激。但如果每次给动物（如狗）喂食前都响铃声，经过多次重复之后，动物只要听到铃声就会有唾液流出，这时铃声就变成了进食的信号，即由无关刺激变成了条件刺激。这种后天经过无关刺激与非条件刺激在时间上的多次结合从而建立条件反射的过程称为强化。条件反射中刺激性质与反应之间的因果关系是不固定的，因而反射弧可变。例如，吃过酸梅的人会出现"望梅止渴"，同样谈论酸梅也会引起唾液分泌增多，即闻梅也止渴。条件反射的建立需要大脑皮层参与，是一种高级神经活动。条件反射可以无限地建立，若不强化则可以消退。条件反射的生理意义是使机体更好地适应环境。

神经调节是人体功能活动最主要的调节方式，其调节特点为：反应迅速、准确和短暂。

（二）体液调节

体液调节是指体内细胞合成并分泌某些特殊的化学物质，通过体液途径对组织或器官的活动进行调节的过程，即体液因素对效应器官的调节。这一类化学物质主要有：①由内分泌腺或内分泌细胞分泌的激素（hormone），如胰岛素、甲状腺激素、生长激素和肾上腺素等；②一些组织细胞产生的特殊化学物质，如组胺、5-羟色胺和细胞因子等；③细胞代谢的某些产物，如 CO_2、腺苷和乳酸等。大部分的激素经血液运输作用于远隔器官，称为全身性体液因素。例如，甲状腺分泌的甲状腺激素，经过血液运输到各组织器官，对体内大部分组织器官发挥调节作用，如促进多种细胞的代谢活动，增加产热量；促进机体的生长发育；提高中枢神经系统的兴奋等。而某些细胞分泌的组胺、激肽、前列腺素等生物活性物质以及组织代谢的产物如腺苷和乳酸等，可借助细胞外液扩散至邻近细胞，实现调节作用，属于局部性体液因素。

一般来说，内分泌系统构成一个独立的调节系统。但人体内多数内分泌腺或内分泌细胞直接或间接地受到神经系统的调节。此时，体液调节成为神经调节的一个部分，相当于神经调节反射弧传出纤维的延伸部分，称为神经—体液调节(neurohumoral regulation)。例如当交感神经兴奋时，它所支配的肾上腺髓质分泌肾上腺素和去甲肾上腺素，经血液运输，作用于相应器官，此时神经和体液因素共同参与机体功能活动的调节。

体液调节的特点是：反应缓慢、作用广泛而持久。

(三)自身调节

在内、外环境变化时，细胞、组织或器官不依赖于神经或体液调节，自身能发生适应性反应的现象称为自身调节。例如，在一定范围内，心肌纤维被拉得愈长，其收缩力愈大。该现象在去除神经和体液因素影响的离体灌流心脏中也同样存在，是由心肌自身特性所决定而发生的调节。此外，当动脉血压在一定范围内降低时出现脑血管舒张，血流阻力减小，使脑血流量不致过少；而动脉血压升高时，则出现脑血管收缩，血流阻力增加，使脑血流量不致过多。该反应在去除神经支配和体液因素之后仍然存在，属于典型的自身调节。自身调节是一种比较简单、局限的原始调节方式，其特点是影响范围局限、调节幅度较小、灵敏度较低，只存在于少数组织和器官，但在维持某些器官功能的稳定中发挥作用。

二、体内的控制系统

人体功能活动的调节过程与工程技术的控制过程具有共同规律。运用数学和物理学的原理与方法，分析研究机器和动物(包括人)体内的控制及通信的一般规律的学科称为控制论。人体内存在数以千计的控制系统，对机体活动进行调节，甚至在一个细胞内亦存在着多种极为精细复杂的控制系统。生理学主要是讨论在器官系统以及整体水平上的各种控制系统。例如，神经系统对肌肉收缩的调节、内分泌细胞对靶细胞的调节、神经—体液因素对心血管、呼吸、消化、肾脏、汗腺以及能量代谢等功能活动的调节。从控制论的观点来看，人体内的控制系统可分为反馈控制系统、前馈控制系统和非自动控制系统。

(一)反馈控制系统

机体的调节系统可看作是"自动控制系统"，将调节部分如神经中枢或内分泌腺视为控制部分，将效应器或细胞视为受控部分，受控部分的状态或产生的生理效应称为输出变量。在控制部分与受控部分之间存在着双向信息联系，形成闭环系统(图1-1)。控制部分发出控制信息到达受控部分，改变其功能状态；同时，受控部分也不断发出信息送回到控制部分，纠正和调整控制部分的活动，使控制部分发出的信息适中，从而达到精细调节的目的。这种由受控部分送回信息到控制部分、纠正和调整控制部分的活动称为反馈。根据反馈信息的作用效果可将反馈分为两大类，即正反馈(positive feedback)和负反馈(negative feedback)。

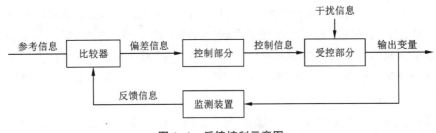

图 1-1 反馈控制示意图

1. 正反馈

正反馈是指从受控部分发出的反馈信息，促进控制部分的活动，从而使输出变量向着与原来相同的方向进一步加强；也就是说，正反馈是指反馈信息与控制信息的作用相同的反馈。正反馈不能维持稳态，而是打破原来的平衡状态。正反馈一旦发动，就会逐步加强、加速，产生"滚雪球"效应，或者促使某一生理活动快速完成并发挥最大效应。这些不断增强的效应使得机体向尽快恢复到最初的平衡状态的方向发展，正反馈具有不可逆的特点。典型的正反馈有分娩、排尿反射、排便反射、射精、血液凝固和神经细胞动作电位上升支形成的 Na^+ 内流等。正反馈在体内相对较少。

2. 负反馈

负反馈是指从受控部分发出的反馈信息抑制或减弱控制部分的活动，即反馈信息与控制信息作用相反的反馈称为负反馈。也就是说，当某种生理活动过强时，通过负反馈调控作用可使该生理活动减弱；而当某种生理活动过弱时，又可反过来增强该生理活动。负反馈调节的意义是维持某一功能活动的稳态，即保持动态平衡，因而是可逆的。人体内存在大量的负反馈参与机体多种生理功能的调节，对维持机体生理功能活动的相对稳定具有重要意义。例如，维持动脉血压相对稳定的压力感受性反射即是典型的负反馈。当某一因素使血管（受控部分）收缩、动脉血压升高时，颈动脉窦和主动脉弓压力感受器（监测装置）就会将检测到的动脉血压升高的信息反馈到心血管中枢（控制部分），使心脏和血管（受控部分）的活动减弱，表现出心肌收缩力减弱、心率变慢，心输出量降低；血管扩张、外周阻力下降，使动脉血压回降至原先水平；反之，当动脉血压升高时，通过反射加强心脏和血管的活动，使心脏活动增强（心肌收缩力增加、心率变快）、心输出量增加；血管收缩、外周阻力增加，动脉血压升高。

在负反馈系统中，有一个类似比较器的装置，其作用是将反馈传入的信息与体内设定的某一个参照值进行比较，生成受控部分的实际活动水平与参照值之间的偏差信息，控制部分根据偏差信息调整对受控部分的指令。这种在自动控制系统中所设定的参照值被称为调定点（set point），其作用是使受控部分的活动只能在该设定工作点附近的狭小范围内波动。体内的各种生理功能活动均有相应的调定点，如动脉血压的调定点设置为 100 mmHg、体温的调定点设置为 37℃，体液 pH 的调定点设置为 7.4。值得注意的是，在某些情况下，调定点可以发生变动，称为重调定。例如，高血压患者的血压调定点被设置在较高的水平，动脉血压就被保持在一个高于正常的水平。

(二) 前馈控制系统

虽然负反馈是维持机体稳态的重要途径，但负反馈属于后馈，即只有效应产生后才能实施调节，故会滞后一段时间才能纠正偏差，且易于纠正过度引起一系列波动。负反馈机制对偏差越敏感，则波动越大；对偏差的敏感性越低，则滞后越久。因此，体内除了反馈控制系统外，还有能使调节活动更加快速和准确的前馈控制系统。

前馈控制是指控制部分发出指令使受控部分进行某一活动，同时又通过另一快捷途径向受控部分发出前馈信号(即干扰信号)，受控部分在接受控制部分的指令进行活动时及时受到前馈信号的调控，因此活动可以更加准确。这种前馈信号(干扰信息)对控制部分的直接作用称为前馈(feed-forward)。例如，冬泳时在体温还未降低前，机体接受视觉、环境等刺激通过条件反射提前发动了体温调节机制，使产热增加和散热减少。也就是说这些产热和散热活动并不需要等到寒冷刺激使体温降低之后，而是在体温降低之前就已发生。运动员跑步比赛时站在起跑线等候信号枪发令时，比赛者就已出现呼吸和心率加快，使肺通气量和心输出量增加，肾上腺素分泌增多等一系列应急反应，有利于运动员取得更好的比赛成绩。前馈控制系统可以使机体的反应具有一定的超前性和预见性。条件反射属于典型的前馈。

(三)非自动控制系统

非自动控制系统是指控制部分发出指令控制受控部分的活动，而控制部分本身的活动不受来自受控部分或其他纠正信息的影响，称为非自动控制系统。在人体生理功能的调节中较为少见。

(管荼香　李建华)

复习思考题

1. 何谓内环境稳态？有何生理意义？
2. 人体生理功能的调节方式有哪些？
3. 试举例说明负反馈和正反馈在机体功能活动调节中的作用。

第二章　细胞的基本功能

内容提要

细胞是人体结构与功能的基本单位，其功能活动的共同特征有：①细胞膜由脂质、蛋白质及少量糖类组成，其结构可用液态镶嵌模型表示。②跨膜物质转运是细胞的基本功能，对于理化性质不同的溶质，细胞膜具有不同的转运机制：脂溶性物质和少数分子很小的水溶性物质通过单纯扩散的方式进出细胞；大部分水溶性溶质分子和所有离子的跨膜转运需要膜蛋白介导，通过易化扩散和主动转运的方式进行跨膜转运；大分子物质或物质团块则以复杂的膜泡运输方式批量进出细胞。③信号转导是指生物学信息在细胞间或细胞内转换和传递，并产生生物效应的过程。细胞的信号转导本质上是细胞和分子水平的功能调节。④细胞的生物电现象。细胞的生物电活动有三种表现形式，即安静状态下相对平稳的静息电位和受刺激时发生的局部电位以及动作电位。静息电位是由于膜在安静情况下主要对 K^+ 具有通透性、对 Na^+ 较小通透和 Na^+-K^+ 泵的生电活动共同形成的。动作电位是由于膜受到有效刺激后，膜相继对 Na^+、K^+ 通透性增大的缘故，而 Na^+ 通道、K^+ 通道的开放则是膜对离子通透性增大的根本原因。局部电位的形成与某些情况下少量 Na^+ 通道开放有关。⑤肌肉收缩。肌节是肌肉收缩和舒张的基本单位，骨骼肌的三联管是兴奋-收缩耦联的关键部位。肌肉的收缩包括动作电位产生、兴奋-收缩耦联和肌丝滑行，Ca^{2+} 是兴奋-收缩耦联的耦联因子。横纹肌的收缩机制一般用肌丝滑行理论解释。肌肉的收缩效能受到肌肉的前负荷、后负荷和肌肉本身收缩能力的影响。

细胞是人体结构和功能的基本单位，组成人体的细胞多达 200 多种。体内所有的生理功能和生化反应都是在细胞及其产物（如细胞间隙内的胶原蛋白和蛋白聚糖）的基础上进行的。300 多年前，光学显微镜的发明促进了细胞的发现。此后对细胞结构和功能的研究，经历了细胞水平、亚细胞水平和分子水平等具有时代特征的研究层次，揭示出众多生命现象的机制，积累了极其丰富的科学资料。

第一节　细胞膜的基本结构和物质转运功能

细胞膜（cell membrane）或质膜（plasma membrane）是指细胞表面的一层薄膜，是将细胞内容物与细胞周围环境分隔开来的屏障。细胞膜也是细胞与外界实现物质、能量、信息交换的门户和通道，其功能机制由膜的分子组成和结构所决定。因此，细胞膜的结构和功能变化时可导致多种疾病的发生。

一、细胞膜的基本结构

细胞膜在电子显微镜下可分为三层，在膜的内外侧各有一层厚约 2.5 nm 的电子致密带，中间夹有一层厚约 2.5 nm 的透明带。这种结构见于细胞膜以及线粒体膜和溶酶体膜等。因此，该膜性结构是细胞共有的基本形式，称为单位膜。

细胞膜和细胞内包被各种细胞器的膜具有相同的化学组成与结构，主要由脂质、蛋白质和糖类等物质组成。尽管不同来源的膜中各种物质的比例和组成有所不同，但一般是以蛋白质和脂质为主，糖类只占极少量。如以重量计算，膜中蛋白质为脂质的 1~4 倍不等，但蛋白质的分子量比脂质大得多，故膜中脂的分子数为蛋白质的 100 倍以上。

各种物质分子在膜中的排列形式和存在，是决定膜的基本生物学特性的关键因素。有关膜的分子结构，目前已被广泛接受和应用的是 1972 年由 Singer 和 Nicholson 所提出的液态镶嵌模型(fluid mosaic model)。该假想模型的基本内容是：膜的共同结构特点是以液态的脂质双分子层为基架，其中镶嵌着具有不同结构和功能的蛋白质，后者主要以 α-螺旋或球形蛋白质的形式存在。细胞膜外表面还有糖类分子，与脂质、蛋白结合后分别形成糖脂或糖蛋白。生物膜的内外表面上，脂质、蛋白质分布不均匀，因此膜两侧的功能不同。脂质分子具有流动性，脂类分子可以自由移动，蛋白质分子也可以在脂质双层中横向移动(图 2-1)。

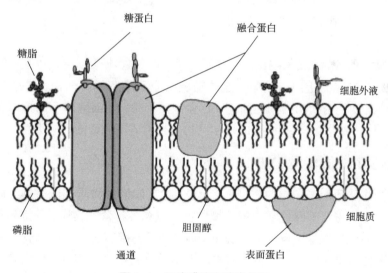

图 2-1 细胞膜液态镶嵌模型

(一)脂质双分子层

膜脂质主要由磷脂(phospholipid)、胆固醇(cholesterol)和少量糖脂(glycolipid)构成。在大多数细胞的膜脂质中，磷脂占总量的 70% 以上，胆固醇一般低于 30%，糖脂不超过 10%。磷脂的基本结构是：一分子甘油的两个羟基与两分子脂肪酸相结合，另一个羟基则与一分子磷酸结合，后者再与一个碱基结合。根据该碱基不同，动物细胞膜中的磷脂主要有 4 种：磷脂酰胆碱、磷脂酰乙醇胺、磷脂酰丝氨酸和磷脂酰肌醇，其中磷脂酰肌醇含量最少，占磷脂的 5%～10%，所生成的作为第二信使的三磷酸肌醇（inositol trisphosphate，IP_3）和二酰甘油（diacylglycerol，DG）在跨膜信号转导中发挥重要作用（见第二节）。

脂质分子均为双嗜性分子（amphiphilic molecule）。以磷脂为例，一端是由磷酸和碱基构成的亲水性基团，通常称作头部；另一端是由疏水的脂肪酸烃链构成的非极性基团，称作尾部。由于脂质分子的这种特征，它们在膜中呈现出特殊的排列方式，亲水端朝向细胞外液或胞质，而疏水端则彼此相对，朝向膜中央，从而形成两层分子的整齐排列。从热力学角度分析，膜的这种结构最为稳定，构成细胞的主要屏障。磷脂可因温度的改变而呈凝胶或溶胶状态。正常人的体温已经超过两种状态的转换温度，故磷脂在人体内呈现溶胶状态，使膜具有某种程度的流动性。脂质双分子层在热力学上的稳定性和流动性，可使细胞膜即使承受较大压力外形发生改变也不易破裂。

（二）蛋白质

膜蛋白的分子数虽然远少于脂质分子，但细胞膜的各种功能主要是通过膜蛋白来实现的。依照蛋白质在膜上的分布位置及蛋白分离的难易程度，将其分为两大类：表面蛋白（peripheral protein）和整合蛋白（integrated protein）。表面蛋白占膜蛋白的 20%～30%，它们分布在膜的内表面和外表面，通过离子键、氢键与脂质分子的极性基团结合并附着在膜表面（主要在膜的内表面）。整合蛋白占膜蛋白的 70%～80%，它们以其肽链一次或反复多次贯穿整个脂质双分子层为特征。膜蛋白有多种功能，主要有催化代谢（如酶蛋白）、物质转运（如载体、通道、离子泵等）、细胞运动（如收缩蛋白）、信息的感受与传递（如膜受体）、免疫识别（如人细胞表面的组织相容性抗原）等作用。

（三）糖类

细胞膜上糖类的含量为 2%～10%，主要是一些寡糖和多糖肽，它们以共价键的形式与膜蛋白或膜脂质结合形成糖蛋白或糖脂。这些糖链分布于细胞膜外表面，是细胞的特异性标志，与免疫识别等功能密切相关。例如，ABO 血型系统中，红细胞的不同抗原特性由结合在膜脂质上的寡糖链决定。由于寡糖链的化学结构差异形成了血型的不同类型。

二、细胞膜的物质转运功能

细胞膜主要由脂质双分子层构成，理论上说，只有脂溶性物质才能通过细胞膜。但细胞在新陈代谢过程中，需要不断地从周围环境中摄取氧和各种营养物质，并排出代谢产物。这些过程都必须跨越细胞膜这一屏障才能完成，即物质的跨膜转运。不同理化性质的物质转运方式各异，脂溶性物质或少数分子很小的水溶性物质可直接穿越细胞膜，大多数水溶性溶质分子或离子的跨膜转运需要由膜蛋白介导来实现，大分子物质或物质团块则通过入胞和出胞作用来完成。现将几种常见的跨膜转运方式介绍如下：

（一）单纯扩散

细胞外液和细胞内液都是水溶液，溶于其中的各种溶质分子，只要是脂溶性的就可能按扩散原理作跨膜运动或转运，不需要消耗细胞本身的代谢能。这种现象称为单纯扩散（simple diffusion），即脂溶性或少数分子量很小的水溶性物质从膜的高浓度一侧向低浓度一侧移动的过程。不同物质单纯扩散的多少可用扩散通量（diffusion flux）来表示。扩散通量是指物质每秒通过每平方厘米假想平面的摩尔或毫摩尔数。影响扩散通量的因素有：①膜两侧物质的浓度差，它是物质扩散的动力。一般情况下，物质的扩散通量与膜两侧该物质的浓度差成正比。②膜对该物质的通透性(permeability)，即物质通过细胞膜的难易程度，通透性越大，扩散通量也越大。

体内的脂溶性物质种类不多，主要是指 CO_2、O_2、N_2、NO 和 NH_3 等气体分子，它们可迅速通过膜进行扩散。水、乙醇、尿素和甘油等极性很小的分子也可经单纯扩散跨膜移动。

(二) 易化扩散

葡萄糖、氨基酸、核酸以及无机盐等由于在脂质和水中的相对溶解度、分子大小和带电状态等特性，很难自由通过细胞膜。大部分水溶性的物质和所有离子在膜蛋白帮助下顺浓度差进行的跨膜转运，称为易化扩散(facilitated diffusion)。根据参与的膜蛋白不同，可分为载体介导的跨膜转运和通道介导的跨膜转运两种类型。

1. 通道介导的跨膜转运

通道介导的跨膜转运主要是指一些带电的离子如 Na^+、K^+、Ca^{2+} 等借助离子通道(ion channel)顺浓度差和/或电位差进行跨膜移动。离子通道是一类贯穿脂质双分子层、中央带有水性孔道的跨膜蛋白，其基本特征是：

(1)离子选择性：通道在开放时形成不同的水性孔道，对离子的选择性没有载体蛋白那样严格。离子选择性取决于两个方面：①通道的最小直径和离子直径的相对大小。只有通道最小直径大于某离子直径时，离子才能通过。②通道中亲水性带电基团和电荷的性质。通道的名称以其优先通过的离子命名，如：Na^+通道、Ca^{2+}通道、K^+通道等。此外，通道的离子选择性还与通道的形状、内壁的化学结构及离子键分布等有关。

(2)门控特性：有少数几种通道是始终开放的，称为非门控通道，如神经纤维膜上的钾漏通道、细胞间的缝隙连接通道等。然而，许多通道在通道蛋白分子内有一些可移动的结构或化学基团，起到"闸门"的作用。多种因素可调控闸门运动，导致通道的开放或关闭，这一过程称为门控。依照引起闸门开闭的调控因素不同，将通道分为电压门控通道、化学门控通道以及机械门控通道等。

电压门控通道(voltage-gated channel)指离子通道的开放或关闭受膜电位调控。当膜两侧电位达到一定数值时，引起通道蛋白分子构象变化和闸门开放，物质即可顺浓度差移动

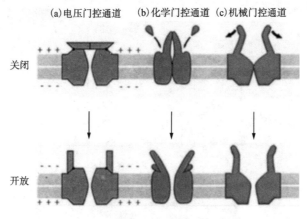

图 2-2 不同门控机制的离子通道

[图2-2(a)]。常见的有电压门控 Na^+ 通道、Ca^{2+} 通道、K^+ 通道等，它们是可兴奋细胞产生电活动的基础。若离子通道的开放或关闭受膜内或膜外化学物质调控，则称为化学门控通道（chemically-gated channel）或配体门控通道（ligand-gated channel）。化学门控通道为兼具有通道和受体功能的蛋白质分子，是化学性突触传递过程的重要结构。例如，骨骼肌终板膜上的乙酰胆碱（acetylcholine，ACh）受体阳离子通道，其膜外侧有两个乙酰胆碱结合位点，结合2分子 ACh 分子后将引起通道构象变化和闸门开放[图2-2(b)]。还有一些离子通道其开放和关闭受机械刺激调控，称机械门控通道[图2-2(c)]。如：位于皮肤触压觉感受器及内耳毛细胞的感受器等部位的通道，机械震动可使这些通道开放。

2. 载体介导的跨膜转运

葡萄糖和氨基酸等物质既不能通过细胞膜直接扩散，也不能经离子通道进行跨膜扩散，它们需借助膜上载体蛋白来实现跨膜转运。载体介导的跨膜转运的可能机制是：被转运物质（如葡萄糖）首先与载体蛋白结合位点结合，然后引起蛋白构象改变，使葡萄糖从膜的一侧转移到另一侧，并随之与载体解离，葡萄糖被释放出来[图2-3(a)]。载体介导的跨膜转运具有以下特点：①高度特异性：即一种载体通常只转运某种具有特定结构的物质。②饱和现象：如图2-3(b)所示，当被转运物质浓度达到一定数值时，转运速率不再随被转运物质浓度的增加而继续增大，这种现象称饱和（saturation）现象。其原因是载体为膜上的蛋白质数量有限，当全部载体蛋白或结合位点与被转运物质结合后，物质浓度再增加也无剩余载体与之结合，即达到了细胞膜物质转运能力的上限，出现饱和。最大扩散速度 V_{max} 和米氏常数 K_m 被用来描述载体介导的跨膜转运。K_m 是指达到最大扩散速率一半时所需的底物浓度，反映载体蛋白对被转运物质分子的亲和力和转运效率。K_m 值越小，亲和力和转运效率越高，反之亦然。③竞争性抑制（competitive inhibition）：如果某一载体对结构类似的 A、B 两种物质都有转运能力，那么当 A 物质转运增加时，B 物质的转运就会减少。这是因为有一定数量的载体或其结合位点被 A 竞争性占据。

上述经通道和载体介导的跨膜转运以及前面提到的单纯扩散通常被称作被动转运。被动转运的共同特征是物质顺浓度梯度和/或电位梯度的跨膜转运，直接来自于储存在膜两侧物质的浓度差或电位差中的势能，不需细胞膜额外提供能量，转运的结果是膜两侧物质的浓度差或电位差趋于一致。

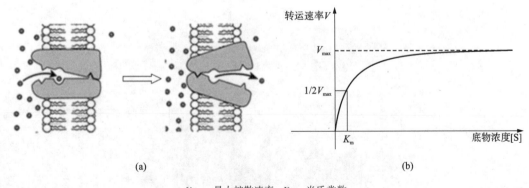

(a)   (b)

V_{max}—最大扩散速率；K_m—米氏常数。

图2-3 载体介导的跨膜转运

(三)主动转运

主动转运(active transport)是在膜蛋白帮助下,利用细胞代谢能量将物质逆浓度梯度(和)或电位梯度跨膜转运的过程,包括使用 ATP 的原发性主动转运和使用电-化学驱动力的继发性主动转运。

1. 原发性主动转运

原发性主动转运(primary active transport)是指离子泵利用分解 ATP 产生的能量将离子逆浓度差和/或电位差进行跨膜转运的过程。在哺乳动物细胞上普遍存在的离子泵有钠-钾泵和钙泵,这些离子泵的实质就是 ATP 酶。

钠-钾泵(sodium-potassium pump)简称钠泵,也称 Na^+-K^+ 依赖式 ATP 酶,是镶嵌在膜脂质双分子层中的特殊蛋白质,能被细胞内 Na^+ 浓度增高和细胞外 K^+ 浓度增高所激活。钠泵每分解一分子 ATP,可使 3 个 Na^+ 泵出胞外,同时将 2 个 K^+ 摄入胞内。钠泵的活动可使细胞内的 K^+ 浓度约为胞外 30 倍、细胞外的 Na^+ 浓度约为胞内 10 倍。因此,钠泵维持着细胞内外正常的 Na^+、K^+ 浓度梯度。钠泵的生理意义有:①钠泵活动造成的细胞内高 K^+ 为许多代谢反应所必需。例如,核糖体合成蛋白质需要高 K^+ 的环境。②维持细胞内渗透压和细胞容积。静息状态下,细胞膜对 Na^+、K^+、Cl^- 都有一定的通透性,对 K^+ 的通透性较低,而 Na^+ 和 Cl^- 不断漏入细胞内。Na^+ 的漏入引起水在胞内的不断聚积。Na^+ 泵的作用是不断地将漏入的 Na^+ 泵出细胞,从而稳定细胞的容积,防止细胞肿胀。③钠泵造成的胞内外 Na^+、K^+ 的不均衡分布是产生生物电(如动作电位)活动、维持兴奋性的重要前提条件(见第三节);所形成的细胞内高 K^+ 和细胞外高 Na^+ 的势能储备是继发性主动转运的能量来源(见后)。

哇巴因是一种钠泵的特异性抑制药。临床上常使用小剂量哇巴因作为强心药,机制是:哇巴因抑制心肌细胞膜上的钠泵,降低细胞膜两侧的 Na^+ 的浓度差,使 Na^+-Ca^{2+} 交换的驱动力减小,导致胞浆内 Ca^{2+} 浓度增加,从而增强心肌收缩力。

钙泵(calcium pump),也称 Ca^{2+}-ATP 酶,分布于细胞膜、内质网或肌质网膜上。钙泵能将 Ca^{2+} 从胞质泵出到细胞外,或将 Ca^{2+} 从胞质泵到内质网或肌质网内,从而使胞质游离 Ca^{2+} 浓度维持在较低水平。

除钠泵、钙泵外,体内还有氢泵和碘泵等,能主动转运质子和碘,它们在胃酸生成及甲状腺激素合成过程中发挥重要作用。

2. 继发性主动转运

有些物质不直接消耗能量也能够逆浓度梯度和/或逆电位梯度进行跨膜转运,能量来自原发性主动转运存储在离子浓度梯度中的势能,这种转运方式称继发性主动转运(secondary active transport)。实际上,继发性主动转运就是载体易化扩散与原发性主动转运相耦联的主动转运,因此也称联合转运(co-transport)。根据被转运物质与 Na^+ 转运方向的异同,分为同向转运和逆向转运。如被转运的物质分子与 Na^+ 扩散的方向相同称为同向转运;如二者方向相反,则称为逆向转运。小肠黏膜上皮细胞和肾小管上皮细胞重吸收葡萄糖和氨基酸的过程就是典型的继发性主动转运。由于在细胞的基底-外侧膜(或基侧膜,即靠近毛细血管和相邻上皮细胞侧的膜)上有钠泵存在,因而能造成细胞内 Na^+ 浓度经常低于小管液和肠腔液中 Na^+ 浓度的情况,于是 Na^+ 不断由小管液和肠腔液顺浓度差进入细胞,由此释放的势能则用于葡萄糖和氨基酸分子的逆浓度差进入细胞。葡萄糖和氨基酸主动转运所需的能量不是直接来自

ATP 的分解，而是来自膜外 Na^+ 的高势能；但造成这种高势能的钠泵活动是需要分解 ATP 的，因而葡萄糖和氨基酸的主动转运所需的能量还是间接地来自 ATP。由于 Na^+、葡萄糖、氨基酸都是进入细胞，故是同向转运。而心肌细胞上的 Na^+-Ca^{2+} 交换，Na^+ 是进入细胞，Ca^{2+} 则是出细胞，故属于逆向转运。

(四)膜泡运输

上述各种跨膜转运的物质虽有差别，但共同特征是均为小分子物质或离子。而大分子和颗粒物质进出细胞时，需先由膜包围形成囊泡，再经膜包裹、膜融合和膜离断等一系列过程批量进出细胞。大分子物质进出细胞的过程包括入胞(endocytosis)和出胞(exocytosis)作用两种形式。

1. 出胞

出胞是指胞质内的大分子物质以分泌囊泡的形式排出细胞的过程。例如，外分泌腺把酶原颗粒和黏液等排放到腺导管腔内、内分泌腺把合成的激素分泌到细胞外液、以及神经纤维末梢将递质释放至突触间隙。分泌物通常在粗面内质网的核糖体上生物合成之后，在高尔基体修饰成由膜结构包裹的分泌囊泡，分泌囊泡再逐渐移向特定部位的细胞膜内侧，并与细胞膜发生融合、破裂，最后将分泌物排出细胞，而囊泡膜随即成为细胞膜的组成部分。有些细胞的分泌过程是持续进行的，是细胞本身固有的功能活动，如小肠黏膜杯状细胞持续分泌黏液的过程。有些细胞则有明显的间断性，合成的物质首先储存于细胞膜内侧，当细胞受到某些化学信号或电信号的诱导后才能排出细胞，称受调分泌。如神经末梢递质的释放就是动作电位到达神经末梢时才引起的出胞过程，这一过程最终由进入胞内的 Ca^{2+} 触发。

2. 入胞

入胞和出胞相反，指细胞外大分子物质或某些物质团块(如侵入体内的细菌、病毒、异物或血浆中脂蛋白颗粒、大分子营养物质等)借助细胞膜形成吞噬泡或吞饮泡的方式进入细胞的过程。

若进入的物质为固体，称为吞噬(phagocytosis)，如白细胞或巨噬细胞将异物或细菌吞噬到细胞内部的过程。吞噬过程是：首先细胞对具有特异表面抗原的外来物识别或辨认，之后通过细胞膜变形将异物包被，然后异物与膜分离并进入胞内，形成包含有异物的特殊小泡，最后通过激活溶酶体的酶将其水解消化。

若进入的物质是液体，则称为吞饮(pinocytosis)。吞饮又分为液相入胞(fluid-phase endocytosis)和受体介导入胞(receptor-mediated endocytosis)。①液相入胞：液相入胞是指溶质或溶液持续性进入的过程，是细胞本身固有的活动，进入细胞的溶质量和溶质浓度成正比。②受体介导入胞：受体介导入胞是通过被转运物质与膜受体的特异结合，选择性地促进被转运物进入细胞的一种入胞方式。这种入胞方式在溶质选择性进入细胞的同时，细胞外液可以很少进入，即使胞外溶质的浓度很低，也不影响有效的入胞过程。被转运物质首先与细胞膜受体结合，结合后形成的复合物可在膜结构中进行横向移动，逐渐集中到膜上一些称为有被小窝的特殊部位，集中到一定数量时，该部位向内凹陷并与细胞膜脱离形成特殊囊泡，之后带有受体的细胞膜部分再与膜融合，使受体可重复利用。例如：低密度脂蛋白(low-density lipoprotein, LDL)、结合了铁离子的运铁蛋白，都是通过上述过程进入细胞的。某些人由于缺乏 LDL 受体，使 LDL 不能被正常利用，血浆中 LDL 浓度升高。LDL 颗粒中含有大量胆固醇,因而可致高胆固醇血症。

第二节　细胞的跨膜信号转导

机体各类细胞之间需要相互协调、配合,并对内、外环境变化进行合理应答,才能完成一定的功能,而这有赖于机体复杂的调控机制以及细胞之间完善的信息交流系统。能在细胞间传递信息的物质统称为刺激或信号分子。由于绝大多数细胞是生活在直接浸浴它们的细胞外液即内环境之中,因此,内环境中的各种化学分子(包括激素或其他体液性调节因子、神经递质和调质等)是它们最常能感受到的刺激。此外,刺激也可以来自外界环境,包括机械、电、电磁波等。大多数刺激信号不需要自身进入靶细胞内起作用(一些脂溶性的小分子如类固醇激素和甲状腺激素例外),只需选择性地作用于靶细胞膜上的特异性受体(receptor),启动细胞内的跨膜信号传递或跨膜信号转导(trans-membrane signal transduction)过程,便可以引起相应的生物学效应,从而影响靶细胞的代谢、生长以及功能。能与受体发生特异性结合的物质统称为该受体的配体(ligand)。根据膜受体结构和功能的不同,跨膜信号转导的路径很多,以下主要阐述三类:离子通道型受体介导的信号转导、G 蛋白耦联受体介导的信号转导以及酶耦联受体介导的信号转导。

一、离子通道型受体介导的信号转导

离子通道型受体(ion channel receptor)是一类自身为离子通道的受体。这种离子通道与受电位控制的离子通道及受化学修饰调控的离子通道不同,它们属于化学门控通道,开放或关闭直接受配体的控制,其配体主要为神经递质。这类受体包括烟碱型乙酰胆碱受体(nicotinic ACh receptors,nAChR)、谷氨酸的离子型受体、γ-氨基丁酸的离子型受体等。当受体与信号分子结合后,引起通道的快速开放和离子的跨膜流动,实现化学信号的跨膜转导。例如,运动神经末梢释放神经递质 ACh,与骨骼肌终板膜上的 nAChR 结合,引起 Na^+、K^+ 的跨膜流动,结果是使该处膜内外电位差改变,形成终板电位(见本章第四节),同时也完成了神经与其支配的肌肉间的兴奋传递。离子通道受体信号转导最终导致了细胞膜电位的改变,通过将化学信号转变成为电信号而影响细胞的功能。因为整个信号转导过程只涉及离子通道功能的改变以及随之引起的膜电位的变化,没有胞内其他信号分子的参与,所以离子通道型受体介导的信号转导的特点是路径简单、速度快。

电压门控通道和机械门控通道通常不被称为受体。实质上,它们也是接受电信号和机械信号的"受体",并通过通道的开闭和离子跨膜流动从而将信号转导到细胞内部。

二、G 蛋白耦联受体介导的信号转导

几个世纪以来,科学家们对 G 蛋白的研究从未停止。Alfred. G. Gilman 和 Martin Rodbell 发现了 G 蛋白在细胞内有传导信号的作用,并阐明了信息如何在细胞中传递的机制,被授予1994 年度诺贝尔生理学或医学奖。基于他们在 G 蛋白偶联受体(G-protein-coupled receptors,GPCRs)研究领域的杰出贡献,2012 年诺贝尔化学奖颁给了 RobertJ. Lefkowitz 和 BrianK. Kobilka。

20 世纪 60 年代在研究肾上腺素引起肝细胞中糖原分解为葡萄糖的作用机制时发现，肾上腺素首先作用于细胞膜表面的特异受体，引起胞浆中小分子物质环磷酸腺苷（cyclic adenosine monophosphate，cAMP）含量的改变，进而调控糖原在细胞内的分解过程。在这个过程中肾上腺素并未直接进入细胞内起作用，而是通过改变膜内侧胞浆中 cAMP 的含量而实现其效应。因此，cAMP 被称为第二信使（second messenger）。与肾上腺素结合的受体为 G 蛋白耦联受体，当受体与刺激信号相结合后，启动胞内复杂的级联式相互作用。这里涉及的信号蛋白质包括 G 蛋白耦联受体、G 蛋白（GTP 结合蛋白）、G 蛋白效应器、第二信使和蛋白激酶等（图 2-4）。G 蛋白耦联受体的信号传递过程包括：①配体与 G 蛋白耦联受体结合；②受体活化 G 蛋白；③G 蛋白激活或抑制细胞中的效应器；④效应器改变细胞内第二信使的含量与分布；⑤细胞内信使作用于相应的靶分子，从而改变细胞的代谢过程及基因表达等功能。

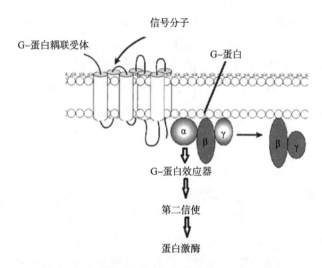

图 2-4　G 蛋白耦联受体信号通路中的信号分子

（一）G 蛋白耦联受体信号通路中的信号分子

1. G 蛋白耦联受体

G 蛋白耦联受体分布于所有的真核细胞，是最大的细胞膜受体家族。目前发现有 1000 多种，包括多种神经递质、肽类激素和趋化因子的受体。在味觉、视觉和嗅觉中接受外源理化因素的受体亦属 G 蛋白耦联型受体。这类受体都具有类似的分子结构，均由 α-螺旋多肽链组成，并反复贯穿膜 7 次，故又称为 7 次跨膜受体。受体多肽链的 N 末端位于细胞外，可与胞外信号分子结合，C 末端位于细胞内，可与膜内侧的 G 蛋白结合。当配体与受体结合后，引起受体构型改变，激活 G 蛋白，通过后者将信号依次传至下游的信号蛋白。

2. G 蛋白

G 蛋白是鸟苷酸结合蛋白（guanine nucleotide-binding protein）的简称，因其可结合并水解 GTP 而得名，位于细胞质膜内侧。G 蛋白的种类有数十种，在结构功能上十分相似，均由 α、β、γ 三个亚基组成三聚体。α 亚基具有多个活化位点，其中包括可与受体结合并受其活化调节的部位，与 β、γ 亚基相结合的部位，GDP 或 GTP 结合部位以及与下游效应分子相互作用的部位等。根据 α 亚基基因序列的同源性可将 G 蛋白分为 4 类，即 G_s、G_i、G_q 和 G_{12} 家族。β、γ 亚基的主要作用是与 α 亚基形成复合体并锚定于质膜内侧。近年来的研究表明，β、γ 亚基亦可作用于其下游效应分子。当物理或化学信号刺激受体时，受体活化 G 蛋白使之发生构象改变。α 亚基与 GDP 的亲和力下降，结合的 GDP 为 GTP 所取代。α 亚基结合了 GTP 后即与 β、γ 亚基发生解离，成为活化状态的 α 亚基。活化了的 α 亚基此时可以作用于下游的各种效应分子。这种活化状态将一直持续到 GTP 被 α 亚基自身具有的 GTP 酶水解为 GDP。一旦发生 GTP 的水解，α 亚基又再次与 β、γ 亚基形成复合体，回到静止状态，重新接受新的化学信号。

3. G 蛋白效应器

G 蛋白活化之后，可作用于腺苷酸环化酶和磷脂酶 C 等效应器。例如：有的 α 亚基可以激活腺苷酸环化酶，有的 α 亚基可以抑制腺苷酸环化酶。腺苷酸环化酶催化 ATP 生成 cAMP，细胞内的 cAMP 在配体与受体结合后，可受 G 蛋白 α 亚单位的作用而升高或降低，从而将细胞外信号转变为细胞内信号。这种细胞内信号可再作用于下游分子。需要指出的是，某些离子通道也可接受 G 蛋白直接或间接的调控。

4. 第二信使

第二信使是指激素、递质、细胞因子等胞外信号分子作用于细胞膜后，由 G 蛋白效应器产生的细胞内信号分子。cAMP 是第一个被证实的第二信使，发现者 Sutherland 由此提出了第二信使学说，即胞外信号首先作用于膜受体，通过膜的信号转换过程，产生了胞内的信号分子及胞内的信号传递过程，由此诱发细胞的各种反应。以膜为界，将胞外的信号物质如激素或递质称作第一信使，而胞内的信号分子如 cAMP 称作第二信使。第二信使物质不止 cAMP 一种，如近年来还发现胞浆中的 IP_3、DG、Ca^{2+} 等均属于第二信使。

5. 蛋白激酶

不管信号转导通过何种途径进行，最终都是影响细胞内各种蛋白质的功能，而这些蛋白质的功能状态往往取决于它们磷酸化的程度。蛋白激酶(protein kinases)是指能催化蛋白质磷酸化的酶系统，将磷酸根转移到底物蛋白的特定氨基酸残基上，由此改变蛋白质的空间构型，因而改变其生物学效应。

（二）G 蛋白耦联受体信号转导途径

1. 受体-G 蛋白-AC 途径

在该条途径中，G 蛋白效应器是腺苷酸环化酶(AC)，它的作用是催化胞浆内的 ATP 生成第二信使 cAMP，进一步活化依赖 cAMP 的蛋白激酶，促进蛋白质的磷酸化，从而诱发多种细胞反应。参与这一信号转导途径的 G 蛋白属于 G_s 和 G_i 家族，如果活化受体耦联的 G 蛋白属于 G_s 家族，则 G 蛋白活化后可激活 AC；如果活化受体激活的 G 蛋白属于 G_i 家族，则 G 蛋白活化后可以抑制 AC 的活性。无论是激活或抑制 AC，只要导致 cAMP 的量发生改变，均可以改变靶蛋白的磷酸化状态，进而改变细胞功能。

2. 受体-G 蛋白-PLC 途径

某些胞外信号与膜受体结合后，可激活 G_i 家族或 G_q 家族中的某些 G 蛋白亚型，其效应器是膜上的一种特异的脂质水解酶——磷脂酶 C(phospholipase，PLC)。PLC 水解膜脂质中的二磷酸磷脂酰肌醇(phosphoinositol diphosphate，PIP_2)，生成两种重要的第二信使——IP_3

和 DG。DG 可以通过激活胞内的蛋白激酶 C（protein kinase C，PKC）而发挥作用。而 IP$_3$ 则主要通过作用于内质网或肌质网膜的 IP$_3$ 受体，调节胞内 Ca^{2+} 浓度而参与 Ca^{2+} 信号的调节。

三、酶耦联受体介导的信号转导

酶耦联受体（enzyme-linked receptor）也是一类跨膜蛋白质，分为两类：①本身具有激酶活性，如肽类生长因子受体；②本身没有酶活性，但可以连接非受体酪氨酸激酶，如细胞因子受体超家族。酶耦联受体的共同点是：通常为单次跨膜蛋白；接受配体后发生二聚化而激活，启动下游信号转导。已知酶耦联受体有酪氨酸激酶受体（tyrosine kinase receptor）、酪氨酸激酶耦联受体（tyrosine kinase-linked receptor）、鸟苷酸环化酶受体（guanylyl cyclase receptors）、酪氨酸磷酸酶受体（tyrosine phosphatases receptor）、丝氨酸/苏氨酸激酶受体（serine/hreonine kinases receptor）等。

酪氨酸激酶受体具有酪氨酸激酶活性，能选择性地使受体蛋白本身的酪氨酸残基或其他靶蛋白上的酪氨酸残基磷酸化（图 2-5）。这些受体都可以通过自身磷酸化（auto-phosphorylation）来启动细胞内信号的级联反应。

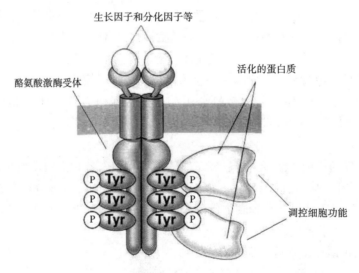

Try 为受体上的酪氨酸残基；P 为磷酸化状态。

图 2-5 酪氨酸激酶受体相关信号途径

酪氨酸激酶耦联受体分子不具有酶的活性，但活化的下游靶蛋白具有激酶功能，其配体大多是细胞因子和一些肽类激素，如白介素、干扰素等。当细胞外信号分子与之结合后形成二聚体，可激活具有酪氨酸激酶活性的一些靶蛋白，参与调控基因表达等过程。

鸟苷酸环化酶受体的胞质结构域具有鸟苷酸环化酶活性，能催化 GTP 生成 cGMP，cGMP 再激活 cGMP 依赖的蛋白激酶（PKG）。PKG 能使靶蛋白上的丝氨酸或苏氨酸残基磷酸化，从而激活下游的信号蛋白。通过该信号途径起作用的物质有一氧化氮、心房钠尿肽等。

第三节 细胞的生物电现象

人类对生物电现象的注意，可以追溯到很久以前。在埃及残存史前古文字中，已有电鱼击人的记载。公元前 300 多年，亚里士多德观察到电鳐在捕食时先对水中动物施加震击，使之麻痹。18 世纪，意大利科学家 Galvani 通过对蛙的坐骨神经-腓肠肌标本进行一系列研究，证实了生物电的存在。实际上，生物电现象是自然界普遍存在的一种电现象。临床上常用的辅助检查如心电图、脑电图、肌电图以及胃肠电图等就是器官的生物电活动经过体表电极引导，并进一步放大后记录下来的。器官生物电活动实际上是大量细胞生物电活动的总和，而细胞的生物电活动主要表现在细胞膜两侧电位差的变化，即跨膜电位，主要包括细胞在安静时具有的静息电位和受刺激后产生的动作电位及局部电位。

生物电的发现

一、静息电位及其产生机制

(一)细胞的静息电位

静息电位(resting potential, RP)是指细胞在静息未受刺激时，存在于膜内外两侧的电位差。记录静息电位时，要将记录电极插入细胞内，另一参考电极置于细胞外，这种记录方法称为细胞内电位记录(intracellular potential recording)。其中，记录电极通常为灌注氯化钾溶液的玻璃微电极。如图 2-6 所示，当参考电极与记录电极都处于膜外时，示波器显示为零，这意味着细胞外表面任意两点间无电位差。当记录电极刺入膜内，参考电极仍留在膜外时，示波器上立即显示明显的电位变化，说明膜内外两侧具有电位差，此即静息电位。若将膜外的参考电极接地，使其固定在零电位，则记录到安静时的膜内电位均在-10~-100 mV 之间。对大多数细胞而言，静息电位是一稳定的直流电位(一些有自律性的心肌细胞和胃肠道平滑肌细胞除外)，只要细胞未受刺激并且代谢维持正常，其静息电位值就保持恒定。不同类型细胞静息电位值相差很大，如骨骼肌细胞约为-90 mV，神经元细胞体为-70 mV，平滑肌细胞为-50~-60 mV，红细胞则仅有-10 mV。静息电位大小一般以膜电位的绝对值来判断，如膜

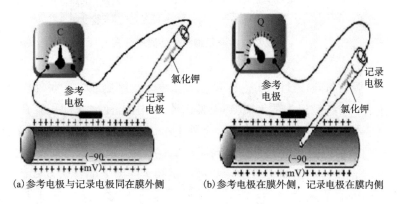

(a)参考电极与记录电极同在膜外侧   (b)参考电极在膜外侧，记录电极在膜内侧

图 2-6 细胞静息电位的记录

电位由−90 mV 变为−100 mV，称为静息电位增大，反之则减小。

在生理学术语中，人们通常将静息时膜外带正电、膜内带负电的状态称作极化（polarization），意指不同极性的离子在膜两侧聚集；当静息电位值增大时，称为超极化（hyperpolarization）；当静息电位值减小时，称为去极化（depolarization）；细胞在发生去极化后膜电位再向静息电位方向恢复的过程，称为复极化（repolarization）。

（二）静息电位产生机制

早在 1902 年，Bernstein 就提出膜学说，即静息状态下细胞膜对 K^+ 有通透性，且胞内 K^+ 浓度高于胞外，K^+ 因此扩散至胞外，而负离子留在胞内，即形成内负外正的电位差。至 1936 年，生物学家 Yong 发现了具有巨大神经轴突的枪乌鲗，其轴突直径可达到 1 mm，在当时没有微电极的条件下，这为研究膜电位提供了绝好条件。随后，剑桥大学的 Hodgkin 和 Huxley 应用枪乌鲗巨大神经纤维研究了细胞电变化和膜两侧离子分布以及膜通透性随刺激而改变的关系，创立了生物电产生机制的一整套理论，并因此荣获了诺贝尔生理学及医学奖。1920 年，Joseph Erlanger 制成了以阴极射线示波器为基础的高灵敏度的增幅仪，从此单个神经纤维活动电位的正确波形记录获得成功。这是一个划时代的成果，成为后来神经生理学飞速发展的基础。科学研究一旦有所突破，影响深远。科研向前迈出一小步，人类社会往前一大步。

静息电位形成的基本原因是离子的跨膜扩散，产生扩散的条件有两个：一是钠泵活动导致的膜内、外离子浓度差；二是静息时膜对于各种离子的通透性存在差异。

1. 离子的跨膜扩散与 K^+ 平衡电位

由于钠泵的作用，细胞内外 Na^+、K^+ 分布不均衡，细胞外离子以 Na^+、Cl^- 为主；而细胞内 K^+ 浓度较高，负离子则以大分子蛋白质为主。如图 2-7 所示。例如，哺乳动物神经细胞外 Na^+ 浓度约为细胞内浓度的 10 倍，而细胞内 K^+ 浓度约为细胞外浓度的 30 倍。

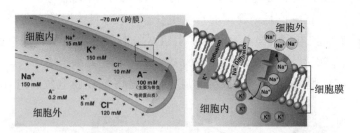

图 2-7　神经元细胞内外离子分布

细胞静息时，膜对 K^+ 通透性较高，K^+ 即顺着浓度差自细胞膜内向膜外扩散；带负电荷的蛋白质则留在膜内，对扩散出去的 K^+ 起到隔膜相吸的作用，使之只能积聚在膜外近 1 μm 厚度的表面。这样，在细胞膜两侧就形成了一个外正内负的电场，也因此形成了排斥细胞内 K^+ 进一步向外扩散的力量。由此可见，在 K^+ 跨膜扩散过程中，有两个方向相反的力在同时起作用，即促使 K^+ 外流的浓度差及阻止其继续扩散的电位差，两者的代数和即为 K^+ 跨膜扩散的电化学推动力。随着 K^+ 的外向扩散，膜外积聚的 K^+ 越来越多，这样阻碍其扩散的电场力也越来越大，当它与浓度差形成的化学驱动力相等时，便不再出现 K^+ 的净外流，膜电位也达到了平衡状态，此时的跨膜电位称 K^+ 的平衡电位（equilibrium potential，E_K）。K^+ 平衡电位所能达到的数值，是由膜两侧起初存在的 K^+ 浓度差决定的，其精确数值可根据 Nernst 公式（1889 年）算出：

$$E_K = \frac{RT}{ZF} \cdot \ln \frac{[K^+]_o}{[K^+]_i}$$

其中：E_K 代表 K^+ 的平衡电位，R 是通用气体常数，T 是绝对温度，Z 是离子价，F 是 Faraday 常数，$[K^+]_o$ 和 $[K^+]_i$ 分别代表膜外和膜内 K^+ 的浓度。如果把有关数值代入，室温以 27℃ 计算，再把自然对数化为常用对数，则公式可简化为：

$$E_K = \frac{8.31 \times (27 + 273)}{1 \times 96500} \times 2.3\log \frac{[K^+]_o}{[K^+]_i}(V)$$

$$= 0.0595\log \frac{[K^+]_o}{[K^+]_i}(V)$$

$$= 59.5\log \frac{[K^+]_o}{[K^+]_i}(mV)$$

1939 年，Hodgkin 等利用枪乌鲗的巨大神经轴突第一次精确测出该标本的静息电位值，结果发现此值和计算所得的 K^+ 平衡电位值非常接近而略小于后者；随后，Hodgkin 等又人为地改变标本浸溶液中 K^+ 浓度（即 $[K^+]_o$），所记录的静息电位值也随 $[K^+]_o$ 的改变而改变，其变化规律基本符合公式计算出的预期值。后来，人们用微电极细胞内记录法记录哺乳类标本静息电位，也得到类似的结果。如在骨骼肌细胞测得的静息电位为 -90 mV，而计算所得的 E_K 值为 -95 mV。这些实验都说明，细胞静息电位的产生主要是 K^+ 跨膜移动形成的。

实际测得的静息电位虽然和理论值相近，却总是略小于理论上的 E_K 值。这是因为静息时，膜对 Na^+ 也有极小的通透性（大约只有 K^+ 通透性的 $1/50 \sim 1/100$），膜外 Na^+ 浓度高于膜内，少量的 Na^+ 逸入膜内抵消了一部分 K^+ 外移造成的膜内负电位。当静息电位小于 E_K 时，会产生 K^+ 的驱动力，导致少量 K^+ 由胞内流向胞外；同时由于膜对 Na^+ 也有极小的通透性，再加上静息电位远离 Na^+ 的平衡电位（约为 $+30$ mV），因此也存在着 Na^+ 的少量内流。这种少量的漏出对 Na^+、K^+ 在细胞内外的浓度梯度有一定影响。此时，钠泵可通过主动转运机制阻止 Na^+ 和 K^+ 浓度梯度的减小。钠泵将漏入细胞的 Na^+ 泵出，同时将漏出的 K^+ 泵入，从而使 Na^+、K^+ 维持在原有的浓度梯度。

2. 钠泵的生电性作用

通过钠泵的活动，除可建立和维持膜两侧的离子浓度差外，还可直接影响静息电位。钠泵的活动是每次泵出 3 个 Na^+，同时泵入 2 个 K^+，使膜外增加一个额外正电荷，因此钠泵的离子转运过程是一个生电性的活动，可导致膜电位负值加大，但这种生电性作用对静息电位的影响不超过 5 mV。按照钠泵的不对等转运推断，细胞内外 Na^+ 浓度差应大于 K^+ 的浓度差，但实际情况正好相反。这是由于 K^+ 的漏出受到了不能扩散的蛋白质负离子的吸引而限制了其外流，而与 Na^+ 配对的 Cl^- 则易于通过膜从而增加了 Na^+ 的漏入量，从而抵消上述钠泵的不对等转运匹配，并形成细胞内外 K^+ 的浓度差大于 Na^+ 浓度差的结果。

综上所述，在静息电位形成过程中，以下三个因素至关重要：①K^+ 在膜内外的不平衡分布及由此形成的电化学驱动力；②膜对 K^+、Na^+ 的相对通透性，表现为静息时主要对 K^+ 有通透性；③钠泵的作用。

二、动作电位及其产生机制

(一)细胞的动作电位

以神经和骨骼肌为代表的细胞，受到一个适当刺激后，膜电位可迅速发生短暂的、扩布的电位变化，这种膜电位的波动称为动作电位(action potential，AP)。如图 2-8，骨骼肌细胞膜电位从 -90 mV 迅速去极化至 +30 mV，形成动作电位的上升支，随后又迅速复极至静息电位水平，形成动作电位的下降支，两者形成的尖峰状电位变化，称为锋电位(spike potential)。锋电位是动作电位的主要组成部分，持续时间 1~2 ms。其中，去极化超过 0 mV 的部分称为超射(overshoot)。复极化后，膜电位出现低幅、缓慢的波动，称为后电位(after-potential)，包括负后电位(negative after-potential)和正后电位(positive after-potential)。前者指膜电位复极到静息电位水平前维持一段较长时间的去极化状态，后者是紧随其后的一段超过静息电位水平的超极化状态，最后才恢复到受刺激前的静息电位水平。负后电位和正后电位的名称都是沿用细胞外记录时的命名。如果使用现代电生理学的细胞内记录方法，也可将它们分别称为后去极化(after depolarization)和后超极化(after hyperpolarization)。

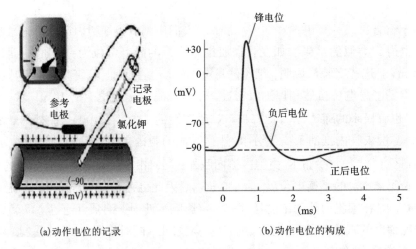

(a)动作电位的记录　　(b)动作电位的构成

图 2-8　细胞的动作电位

不同类型细胞的动作电位其时程及形状会有很大差异。如枪乌鲗神经轴突动作电位持续仅 1 ms，而心肌细胞的动作电位持续时间会超过 200 ms，而且电位变化还会包含不同的时相（见第四章）。但所有细胞的动作电位都具有一些共同的特征：①动作电位或锋电位的产生是兴奋的标志。②动作电位具有"全或无"(all-or-none)特性，即动作电位要么不产生，要产生就是最大幅度。动作电位的产生要求刺激达到一定强度，否则无法产生动作电位；而对于同一类型的单细胞来说，一旦产生动作电位，其形状和幅度将保持不变，即使增加刺激强度，动作电位幅度也不再增加。③动作电位可以进行不衰减的传导，即动作电位产生后，可迅速沿细胞膜向周围扩布，直到整个细胞都历经相同的电位变化。在整个传导过程中，动作电位的波形和幅度始终保持不变。④在动作电位发生过程中，主要是锋电位期间，细胞将失去对其他刺激的反应能力，这段时间称作不应期。此时细胞的兴奋性丧失或者很低。

（二）动作电位产生机制

1. 锋电位和 Na^+ 平衡电位

Hodgkin 等人观察到细胞动作电位所能达到的超射值，即膜内正电位的数值，接近于 Nernst 公式时所得出的 Na^+ 平衡电位值（E_{Na}）；而且实验中随着标本浸溶液中 Na^+ 被同等数目的葡萄糖分子所代替，所记录的动作电位超射值以及整个动作电位的幅度也逐渐减小，其程度也与按 Nernst 公式算出的预期值基本一致。因而，他们提出了"钠学说"来解释动作电位去极化的形成机制。

前已述及，静息状态下，细胞外 Na^+ 浓度远高于细胞内，同时外正内负的极化状态对胞外 Na^+ 形成很大的电场力，因此 Na^+ 具有很强的电-化学驱动力。当细胞受到刺激时，首先是膜上少量 Na^+ 通道开放，少量 Na^+ 顺浓度差进入膜内，使膜电位减小；当膜电位减小到某一临界值（阈电位）时，膜上电压门控式 Na^+ 通道大量开放，膜对 Na^+ 通透性突然增大，超过了 K^+ 的通透性，在上述电-化学驱动力作用下，产生强大的内向 Na^+ 电流。物理学上通常是以正离子的移动方向来表示电流的方向。如果细胞受刺激时引起离子流动，造成膜外的正电荷流入膜内，称为内向电流（inward current）。反之，如果离子流动造成正电荷由胞内流出胞外，则称为外向电流（outward current）。Na^+ 内流形成的内向电流使膜内电位的负值减小，引起膜的去极化。快速的去极化又使更多 Na^+ 通道开放，从而促进更多的 Na^+ 内流，形成正反馈过程，使膜内负电位迅速消失；而且由于膜外 Na^+ 的较高的浓度势能，Na^+ 在膜内负电位减小到零电位时仍可继续内移，直至内移的 Na^+ 在膜内形成的正电位足以阻止 Na^+ 的净移入时为止，此时达到的电位即 Na^+ 平衡电位（E_{Na}），也由此形成了动作电位的上升支。

膜内电位停留在 E_{Na} 水平的时间极短，随后便向静息电位水平恢复，形成了锋电位曲线的快速下降支，这就是动作电位的复极过程。形成下降支的原因是 Na^+、K^+ 通道的通透性再度改变。实际上，电压依赖性 Na^+ 通道开放时间非常短，随后便迅速失活关闭，导致 Na^+ 内流停止；而 K^+ 通道随之开放，膜对 K^+ 通透性增大，再加上锋电位期间，对 K^+ 的外向驱动力很强，因此，产生了很强的 K^+ 外向电流。K^+ 快速外流，使膜迅速复极化，膜内电位由正变负，直到又恢复到静息电位。动作电位下降支是由 K^+ 外流引起的。

复极后膜电位虽然已恢复到静息电位水平，但膜内外离子分布尚未恢复到动作电位发生前的水平。去极化时的 Na^+ 内流以及复极时 K^+ 外流，均可影响两者在细胞膜内外的浓度梯度。虽然改变的量非常有限，例如神经纤维每兴奋一次，进入膜内的 Na^+ 量大约只能使膜内的 Na^+ 浓度增大约八万分之一，复极时逸出的 K^+ 量也类似这个数量级，远不足以影响新的动作电位的产生，但是细胞膜的钠泵对膜内 Na^+ 浓度增加十分敏感，Na^+ 的轻微增加就能促使钠泵的活动，因此在每次动作电位后，都有钠泵活动的增强，使 Na^+、K^+ 分布状态得以恢复。如前所述，钠泵的活动是生电性的，有人认为，锋电位以后出现的正后电位，是由于生电性钠泵作用的结果。负后电位，则一般认为是在复极时迅速外流的 K^+ 蓄积在膜外侧附近，暂时阻碍了 K^+ 外流。

2. 动作电位期间膜电导及离子通道状态变化

动作电位的一系列电位变化均源于在刺激的作用下膜通道通透性改变引起的跨膜离子流

变化。通道的通透性可用膜电导（G）来表示。根据欧姆定律，$I = VG$，可知在膜两侧电位差（V）固定不变的条件下，测出跨膜电流 I 的变化，就可反映膜电导的变化。某种离子的电–化学驱动力（F）等于膜电位（E_m）与离子平衡电位（E_i）之差，也就相当于上式中的电压差。因此该公式又可改写成 $I = G(E_m - E_i)$。式中 E_i 通常是保持不变的，若 E_m 也能保持不变，测到的电流 I 就可反映膜对该离子的电导。例如，对 Na^+ 来说，根据公式 $I_{Na} = G_{Na}(E_m - E_{Na})$，使 E_m 保持在一个特定的值，测量得到的 I_{Na} 便可反映 G_{Na}。

但在动作电位去极化过程中，E_m 和膜电导总是处在一个动态的变化中，因而常规测量电流的方法在此不适用。用电压钳（voltage clamp）技术可以将膜电位固定在一个给定的值，通过人为设定钳制电压水平并记录膜电流，便可计算在不同膜电位时膜电导的变化。图 2-9 所示，将枪乌鲗巨轴突从 -65 mV 迅速钳制到 -9 mV，持续 5 ms，发现膜电流的幅度随时间而变化，首先出现一个向下的内向电流，随后又出现一个向上的外向电流。应用 Na^+ 通道特异性阻断剂河豚毒后，内向电流全部消失，记录到的只有单一的外向电流，表明内向电流是 Na^+ 电流；应用钾通道特异性阻断剂四乙铵后，延迟出现的外向电流完全消失，只记录到单一的内向电流。上述结果表明，内向电流的离子成分是 Na^+，而外向电流的成分是 K^+。图 2-10 显示了将膜电位钳制在去极化过程中的不同电位，记录电流然后计算膜对 Na^+、K^+ 的电导。结果显示，随着去极化程度增加，膜对 Na^+、K^+ 的电导逐步增加，表现为电压的依赖性。Na^+ 电导的电压依赖性，对解释动作电位过程出现再生性去极化具有非常重要的意义。

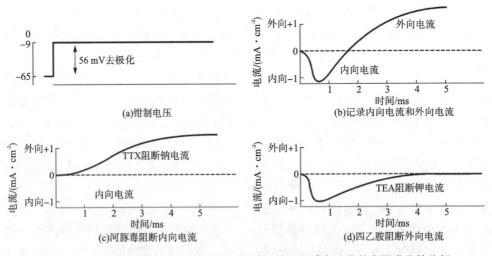

图 2-9 利用电压钳技术记录的枪乌鲗大神经轴突的膜电流及其离子成分的分析

电压钳实验为形成动作电位的离子学说提供了最直接的证据。在一次动作电位过程中，首先是膜对 Na^+ 的通透性急骤增加，Na^+ 快速内流形成的内向电流使膜电位迅速升高直至接近 Na^+ 平衡电位，这样就构成了动作电位的上升支部分，也就是快速去极化过程；随后，膜对 Na^+ 的通透性迅速降低，对 K^+ 的通透性增加，K^+ 外流形成外向电流，使膜进入到快速复极化过程，也就是动作电位的下降支部分。

上述膜对离子通透性的变化的实质是由于膜上离子通道的开放和关闭造成的。这个结论

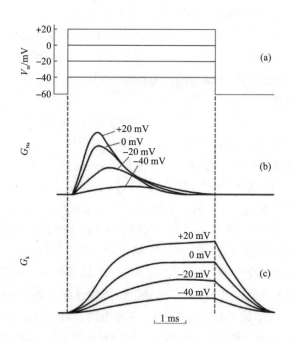

（a）膜电位从维持电位-60 mV起始，迅速钳制到-40 mV、-20 mV、0 mV和+20 mV；
（b）和（c）表示根据上述电压钳期间记录的电流和钾电流计算出的钠电导和钾电导。

图 2-10　不同程度去极化对膜钠电导和钾电导的影响

是应用膜片钳技术在观测单个离子通道活动的基础上得出的。如图 2-11 所示，利用膜片钳

技术记录到的单通道电流是全或无的，即通道只有"开"或"关"两种状态，没有中间状态；电流很小，是皮安级（pA）的；同一个通道每次开放持续时间不一致，即通道开放的长短具有随机性。将多次单个通道的电流总和后，与电压钳记录的全细胞膜通道的电流结果一致，进一步证明了细胞生物电现象的离子学说是正确的。

　　从记录到的单通道电流来看，离子通道表现为关闭和开放两种状态，但事实上由于通道的分子构象不同，每种离子通道的功能状态可能有多种。Na^+ 通道存在三种功能状态：①静息状态（resting state）。这是在膜在受到刺激前，处于静息电位时的状态。此时膜通道对离子没有通透性，但对刺激可产生反应并迅速开放，因此也称作备用状态。②激活状态（activated state）。在受到刺激后，通道开放，离子可由通道进行跨膜扩散。该

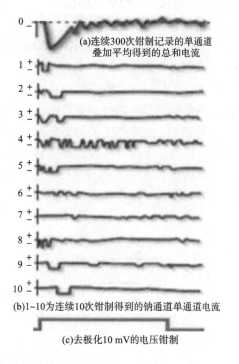

(a)连续300次钳制记录的单通道叠加平均得到的总和电流

(b)1~10为连续10次钳制得到的钠通道单通道电流

(c)去极化10 mV的电压钳制

图 2-11　膜片钳记录的单通道电流

状态维持时间很短,在锋电位过程中 Na^+ 通道开放时间仅为 1~2 ms。③失活状态(inactivated state)。此时通道关闭,离子不能进出,即使在刺激的作用下也不能立即开放。在一定条件下,通道才能由失活状态恢复至静息状态。上述有关通道的功能状态,决定着细胞是否具有产生动作电位的能力,与不应期(见后)的产生也有密切联系。

3.动作电位产生的条件

膜内负电位必须去极化到某一临界值时,才能转变为锋电位,即引发一次动作电位,这个临界值大约比正常静息电位的绝对值小 10~20 mV,称为阈电位(threshold potential)。能使细胞去极化达到阈电位从而爆发动作电位的最小刺激强度称作阈强度,具有阈强度的刺激称作阈刺激。小于或大于阈刺激的分别被称为阈下或阈上刺激。在一个阈下刺激的作用下,产生的膜去极化水平小于阈电位,这时有一定数目的 Na^+ 通道开放,但由于膜对 K^+ 的通透性仍大于 Na^+,因而少量 Na^+ 内流的影响随即被 K^+ 外流所抵消,导致去极化不能继续下去,也不能形成动作电位。当阈刺激或阈上刺激作用于细胞时,膜去极化可达到阈电位水平,此时较多 Na^+ 通道开放造成的去极化已不再被 K^+ 外流所抵消,因而使 Na^+ 通道开放的概率进一步增大,造成膜内进一步的去极化;由于 Na^+ 通道是电压依赖性的,即去极化会使更多的 Na^+ 通道开放,Na^+ 内流加速,从而形成一种正反馈过程或再生性循环。其结果是使膜内去极化过程越来越快,形成动作电位的上升支。由此可见,在动作电位的产生过程中,只要刺激引起膜的去极化达到阈电位,就可引起动作电位。而整个动作电位上升支的幅度也只决定于原来静息电位水平和膜内外的 Na^+ 浓度差,与引起动作电位的刺激大小无关,这是动作电位具有"全或无"特征的真正原因。

局麻药普鲁卡因和丁卡因可以抑制神经细胞膜上电压门控式 Na^+ 通道开放,降低细胞兴奋性,使传导阻滞,产生麻醉作用。

(三)动作电位的传导

动作电位的特征之一是可沿着细胞膜向周围传播,使产生于某一局部的兴奋,迅速扩布到整个细胞。如图 2-12 所示,在动作电位的发生部位,由于超射使该处出现了膜两侧电位的暂时性倒转,即变为内正外负;而与之相邻的膜依然处于外正内负的极化状态。由于细胞外液与内液均为导电液体,于是在已兴奋区域和相邻未兴奋区域间,将由于电位差的存在而出现电荷移动,由此产生了局部电流(local current),导致膜外正电荷由未兴奋部位移向已兴奋部位,膜内正电荷由已兴奋部位移向未兴奋部位,结果造成邻近未兴奋部位膜的去极化,一旦达到阈电位水平将引发动作电位。因此,动作电位的传导,本质上就是以局部电流的方式,使未兴奋的区域依次去极化而相继产生动作电位,最终使兴奋传导到整个细胞。在这个

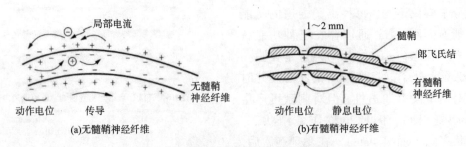

图 2-12 动作电位在神经纤维上的传导

过程中，每一个动作电位的幅度、形状都不发生变化，即呈现不衰减传导的特征。另外，由于锋电位变化幅度和陡度相当大，因此产生的局部电流强度超过了邻近膜兴奋所必需的阈强度数倍以上，这在一定程度上保证了动作电位向整个细胞扩布。

神经纤维在结构上可分为无髓神经纤维和有髓神经纤维，两者在兴奋传导上存在差异。无髓神经纤维的兴奋传导基本遵循上面描述的原理。有髓神经纤维在轴突外面包有一层相当厚的髓鞘，髓鞘的主要成分是不导电的脂质，因此，兴奋区与未兴奋区产生的局部电流只能发生在相邻的朗飞氏结(node of Ranvier)之间。这样，动作电位表现为跨过每一段髓鞘而在相邻朗飞氏结处相继出现，这称为兴奋的跳跃式传导(saltatory conduction)。跳跃式传导时的兴奋传导速度，显然比无髓神经纤维或一般细胞的传导速度快很多。例如，在人体一些较粗的有髓神经纤维，传导速度最快可达每秒 100 m 以上，而无髓纤维每秒传导距离还不到 1 m。另外，跳跃式传导大大减少了离子的进出，即需要主动转运的离子量减少，因而也减少了能量消耗。

三、电紧张电位和局部兴奋

(一)膜外电流与电紧张电位

如图 2-13(a)所示，当两个与直流电源相连的电极与神经细胞接触时，电流可以从正极通过膜外的溶液流向负极。电流也可以从正极流向膜内、在膜内流向负极处、再从膜内流出膜外而到达负极，这种外加电流所引起的膜电位的改变，为电紧张电位(electrotonic potential)。在正极，增加了膜外的正电荷，形成膜电位超极化，即超极化电紧张电位。在负极，相当于在膜内通正电流，形成去极化，即产生去极化电紧张电位。电紧张电位由膜的被动电学特性决定，此过程无通道激活。它的幅度小，向周围扩布时，随着传导距离的增加而电位的幅度逐渐减少、以至消失，呈衰减式传导。这种传播方式称为电紧张方式扩布。

(二)局部兴奋

体内相当多的情况下(例如在电紧张电位的刺激或神经递质的作用下)，细胞膜可出现主动性改变，即部分通道开放、少量带电离子跨膜移动，从而出现轻微的膜电位波动，即局部电位(local potential)。

如图 2-13(b)所示，用双电极给予神经纤维 5 次均匀增加刺激强度的直流电刺激时，分别在刺激电极的正极、负极处记录细胞内膜电位的变化。当刺激强度小时，同样强度的去极化刺激和超级化刺激引起的电反应是对称的(如 1 和 1′，2 和 2′)。当刺激电流的强度接近于阈值时，两刺激电极处所发生的电位改变的幅度不再相等，去极化引起膜电位改变的幅度明显超过超极化刺激引起的电紧张电位幅度(图中 3、4 两个阴影分别表示两个去极化反应幅度超出相应超极化电紧张电位幅度的部分)，说明此时已有膜的主动反应加入到去极化引起的膜电位中。这是因为稍增大的去极化电紧张电位激活了少量的 Na^+ 通道，少量的 Na^+ 内流使膜发生的去极化与去极化电紧张电位叠加的缘故。这种由少量 Na^+ 通道激活产生的去极化膜电位波动称为局部反应(local response)或局部兴奋(local excitation)。

局部兴奋有以下几个基本特性：①非"全或无"。局部兴奋随着阈下刺激强度的增大而增大，呈现一种等级性反应。②电紧张性扩布。局部兴奋不能在膜上作远距离的传播，但可在邻近膜形成电紧张电位，即一种不能长距离扩布的去极化，随距离延长而衰减以至消失。

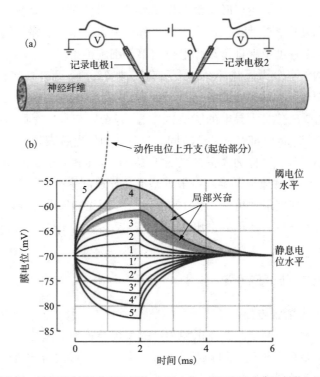

(a)刺激和记录实验装置。刺激采用细胞外双极刺激,记录电位 1 置于细胞内靠近刺激电极负极处,记录电极 2
置于细胞内靠近刺激电极正极处;(b)细胞内记录的膜电位变化。静息电位水平以上为记录电极 1 记录到的去
极化电紧张电位和局部兴奋(阴影部分),静息电位水平以下为记录电极 2 记录到的超极化电紧张电位。

图 2-13　局部兴奋的实验装置和实验结果示意图

③总和反应。局部兴奋是可以互相叠加的。在一个较小的范围,即电紧张性扩布的范围内,
同时发生的局部兴奋可相互叠加,致使其去极化幅度较单一的局部兴奋的幅度大,称为局部
兴奋的空间总和(spatial summation);另外,局部兴奋的叠加也可以发生在某一部位连续产生
局部兴奋时,当前面刺激引起的局部兴奋尚未消失时,可与后面刺激引起的局部兴奋发生叠
加,这种方式称作时间总和(temporal summation)。当叠加总和的效应达到阈电位时便可引发
一次动作电位。

　　局部兴奋在体内相当普遍,例如某些感受器细胞、腺细胞、平滑肌细胞,以及神经元突
触后膜和骨骼肌细胞的终板膜等,它们在受刺激时首先出现的是在原有静息电位基础上的微
弱而缓慢的波动,分别称为感受器电位、慢电位、突触后电位和终板电位。这些电位都具有
局部兴奋的特性。因此局部兴奋也是一种重要的信息传递方式。

四、可兴奋细胞及其兴奋性

(一)可兴奋性细胞和兴奋性

　　广义的兴奋是指细胞对外界刺激产生的反应。在现代生理学中,兴奋已被看作是动作电
位或动作电位的产生过程。受刺激后能产生动作电位的细胞,称为可兴奋细胞(excitable
cell),如神经细胞、肌细胞和腺细胞。可兴奋细胞接受刺激后产生动作电位的能力,称为兴

奋性(excitability)。可兴奋细胞在受到刺激后产生动作电位并引起相应的功能活动，如肌肉收缩，腺细胞分泌等；神经元细胞则通过产生、传导动作电位进行信息处理，从而完成对各种生理功能的调节，因此动作电位对这类细胞来说是主要的活动形式。

阈强度是衡量组织兴奋性的常用指标，阈强度大则细胞兴奋性低，反之则兴奋性高。

(二)细胞兴奋后兴奋性的变化

细胞在产生动作电位，也就是兴奋的过程中，兴奋性是会发生改变的。在兴奋产生的最初阶段，任何刺激都不能使细胞再次兴奋，即细胞兴奋性为零，称绝对不应期(absolute refractory period)。绝对不应期过后，细胞兴奋性逐渐恢复，进入相对不应期(relative refractory period)。此时的兴奋性仍低于正常，给予细胞一个大于阈强度的刺激可产生一个动作电位。随后细胞还会经历超常期(supernormal phase)和低常期(subnormal period)，前者是指细胞的兴奋性轻度增高，而后者是指兴奋性低于正常水平。

产生不应期的原因与电压依赖性 Na$^+$ 通道状态变化有关。一次动作电位过程中，Na$^+$ 通道可经历激活、失活以及复活的变化。如前所述，当 Na$^+$ 通道受刺激开放后，随即便关闭进入失活状态。在通道处于失活状态时，细胞即表现为绝对不应期。之后随着复极的进行通道逐渐复活，兴奋性渐渐恢复，最终在膜电位恢复至静息水平时，通道也恢复到备用状态，兴奋性恢复正常。

细胞兴奋性在一次动作电位过程中表现为周期性的变化，这限制了细胞接受刺激并产生动作电位的最大频率。由于绝对不应期在时间上相当于锋电位持续的过程，这意味着锋电位是不能叠加的，即在产生动作电位过程中不可能同时再接受刺激产生另一个动作电位。

第四节 肌细胞的收缩功能

人体各种形式的运动，如躯体运动、呼吸运动、心肌收缩、胃肠道运动等都是靠肌肉的收缩活动来完成的。根据结构和功能特点，肌肉分为骨骼肌、心肌、平滑肌。不同肌肉组织在功能和结构上各有特点，本节主要讨论骨骼肌的收缩功能，包括骨骼肌的微细结构、兴奋机制、收缩机制以及相关特征。

一、骨骼肌的兴奋和收缩机制

骨骼肌由大量成束的肌纤维组成，每条肌纤维就是一个肌细胞。每个骨骼肌纤维都是一个独立的功能和结构单位，它们至少接受一个运动神经末梢的支配。收缩的先决条件是兴奋，而肌细胞本身没有自我兴奋的能力，必须由支配的神经传递冲动给相应的肌细胞，才能引起后者收缩。

(一)神经-肌肉接头的兴奋传递

将神经冲动转变为肌肉兴奋的关键部位是神经-肌肉接头(neuromuscular junction)，由运动神经末梢与骨骼肌细胞膜形成(图2-14)。运动神经纤维到达肌细胞前失去髓鞘，以裸露的轴突末梢嵌入到肌细胞膜，轴突末梢膜则称为接头前膜(prejunctional membrane)，嵌入的肌细胞膜称为终板膜(endplate membrane)。接头前膜和终板膜并不直接接触，而是被充满了细胞外液的接头间隙(junctional cleft)隔开；运动神经末梢有大量囊泡，囊泡内含有大量ACh

（每个囊泡约含 1 万个 ACh 分子）；终板膜上则存在 N_2 型 ACh 受体阳离子通道（N_2-ACh receptor cation channel，N_2-AChR），属离子通道型受体或化学门控通道，它们集中分布于皱褶的开口处。在终板膜的表面还分布有乙酰胆碱酯酶，它可将 ACh 分解为胆碱和乙酸。

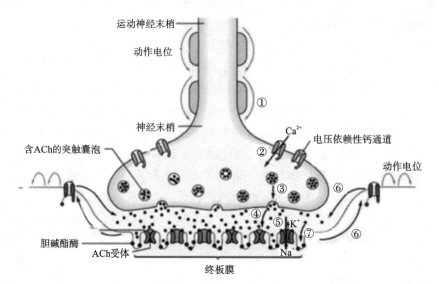

①动作电位传达神经末梢；②接头前膜电压门控钙通道开放；③囊泡释放 ACh；④ACh 扩散至终板膜并与终板膜上受体结合；⑤以钠离子内流为主的去极化形成终板电位；⑥终板电位扩布至临近细胞膜，引起临近细胞膜电压门控钠通道开放，产生动作电位；⑦胆碱酯酶水解 ACh。

图 2-14　神经-肌肉接头的兴奋传递过程

前面讨论过，神经冲动本质上就是动作电位。当运动神经冲动到达接头前膜时，首先使该处去极化，并引起其特有的电压门控 Ca^{2+} 通道开放，接头间隙的 Ca^{2+} 借助于电化学驱动力进入到接头前膜内。进入的 Ca^{2+} 触发囊泡的出胞机制，使其向轴突膜的内侧面靠近，通过囊泡膜与轴突膜的融合，并在融合处出现裂口，使囊泡中的 ACh 全部进入接头间隙。ACh 的排放是以囊泡为单位"倾囊"释放的，也称为量子式释放。一次动作电位的到达，能使 200～300 个囊泡的内容排放。Ca^{2+} 的进入量决定着囊泡释放的数目，细胞外液中低 Ca^{2+} 或高 Mg^{2+}，都可阻碍 ACh 的释放。

当 ACh 分子经过扩散到达终板膜表面时，立即与终板膜上的 N_2-AChR 结合，引起蛋白质分子内部构象变化，导致通道开放，从而引起 Na^+、K^+ 的跨膜移动。由于在静息时，Na^+ 的电化学驱动力远大于 K^+，其结果是形成了以 Na^+ 跨膜内移为主的离子电流，导致终板膜发生去极化，产生终板电位（endplate potential，EPP）。终板电位具有局部兴奋的特征：不表现"全或无"特性，其大小与接头前膜释放的 ACh 的量成比例；无不应期，可表现总和现象；以电紧张性扩布的形式影响终板膜周围的一般肌细胞膜。由于终板膜不存在电压门控性 Na^+ 通道，因此在该处不能产生动作电位。但其邻近的肌细胞膜含此类通道，其在 EPP 的影响下去极化并达到阈电位水平时，就会引发一次向整个肌细胞膜传导的动作电位，由此即完成了神经-肌肉接头的兴奋传递。

正常情况下，一次神经冲动所释放的 ACh 以及它所引起的终板电位的大小足以引起肌细胞膜产生动作电位，因此神经-肌肉接头处的兴奋传递通常是一对一的，保证了每次冲动到达运动神经末梢，都能触发一次肌细胞兴奋和收缩。每一次神经冲动所释放至接头间隙的ACh 在胆碱酯酶的作用下迅速清除，否则将导致终板膜持续去极化，并影响下次神经冲动的兴奋传递。许多药物可以作用于神经-肌肉接头兴奋传递过程中的不同阶段，影响肌肉收缩。例如，美洲箭毒、α-银环蛇毒以及某些肌肉松弛剂等属于 ACh 受体阻断剂，可以同 ACh 竞争终板膜上的 ACh 受体亚单位，阻断接头传递而使肌肉失去收缩能力；胆碱酯酶抑制剂，如有机磷农药及新斯的明，能抑制胆碱酯酶，使 ACh 不能及时清除而在局部堆积，表现出中毒症状；重症肌无力则是由于 ACh 受体数量不足或功能障碍所引起。Mg^{2+} 特异性竞争拮抗 Ca^{2+} 的促 ACh 释放作用，使神经肌肉接头处的 ACh 释放减少，导致骨骼肌松弛。如硫酸镁注射时发挥肌松作用，临床用于缓解子痫。

(二) 骨骼肌细胞的超微结构

骨骼肌在光镜下具有明暗相间的横纹，故又称为横纹肌。骨骼肌细胞在结构上最大特征是细胞内含有大量肌原纤维和丰富的肌管系统，且呈高度规律排列。

1. 肌原纤维和肌节

肌细胞内含有大量直径 $1\sim2~\mu m$ 的纤维状结构，与细胞长轴平行排列，贯穿肌纤维全长。称为肌原纤维(myofibril)。如图 2-15 所示，每条肌原纤维的全长都呈现规则的明、暗交替，分别称为明带(又名 I 带)和暗带(又名 A 带)。暗带的长度较固定，不论肌肉静止、受到被动牵拉或收缩时，均保持在约 $1.6~\mu m$ 的长度；暗带中央，有一较透亮的区域，称作 H 带，其长度在肌肉收缩时缩短，在被动拉长时增长。在整个暗带中央(H 带中央)，有一条横向的暗线，称为 M 线。明带的长度是可变的，在肌肉收缩时缩短，被动牵拉时延长。明带中央也有一条横向的线，称作 Z 线。相邻两条 Z 线之间的区域，是肌肉收缩和舒张的最基本单位，称为肌节(sarcomere)。它包含一个位于中间部分的暗带和两侧各 1/2 的明带，安静时为 $2.0\sim2.2~\mu m$。

进一步的研究发现，肌原纤维是由更细的、平行排列的丝状结构——肌丝(myofilament)构成(图 2-15)。肌节的暗带是由粗肌丝构成，直径约 10 nm。暗带中央的 M 线则是把成束的粗肌丝固定在一定位置的骨架蛋白。明带仅由细肌丝组成，直径约 5 nm，其一端固定于 Z线，另一端以游离端伸向粗肌丝之间，和粗肌丝处于交错和重叠的状态；暗带的两端是粗细肌丝重叠的区域，而暗带中间的 H 带是细肌丝未能到达的区域，也就是只有粗肌丝。粗肌丝一端固定于 M 线，另一端通过肌联蛋白(titin)固定于 Z 线。肌联蛋白具有很大的弹性，作为分子"弹簧"，连接肌节 M 线和 Z 线，参与形成肌肉被动张力，防止肌节过度拉长，使受牵拉变长的肌节弹性回缩到静息状态。粗、细肌丝在空间位置上的排列是非常规则的。图 2-15表示在肌节不同的断面上两种肌丝的分布情况——通过明带的横断面上只有细肌丝，其位置相当于一个正六边形的各顶点；通过 H 带的横断面上只有粗肌丝，它们位于正三边形的各顶点；而在 H 带两侧的暗带，是粗、细肌丝相互重叠的区域，每一条粗肌丝正处在以六条细肌丝为顶点的正六边形的中央。肌肉收缩就是在这样的结构基础上完成的。

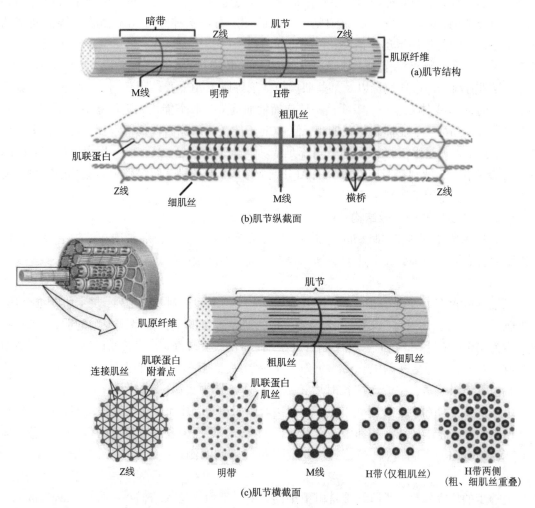

图 2-15 肌节结构及粗、细肌丝在肌节的位置关系

2. 肌管系统

肌管系统是指包绕在肌原纤维周围的膜性管状结构，由两套独立的管道系统组成，即横管(T管)系统和纵管(L管)系统(图 2-16)。横管系统走行方向和肌原纤维相垂直，是由肌细胞膜向内凹陷而成，它们垂直穿行在肌原纤维之间，并在 Z 线附近环绕肌原纤维，管腔通过肌膜凹入处的小孔与细胞外液相通。纵管系统走行方向与肌节平行，是细胞内特化的滑面内质网，称为肌质网(sacroplasmic reticulum)，它们主要是纵向包绕每个肌节的中间部分，在接近肌节两端横管所在部位时管腔膨大，形成终池。每一横管和来自两侧肌节的纵管终池，构成了三联管结构。事实上终池与横管并不接触，中间存在约 12 nm 的间隙，两套系统之间的信息联系通过特定的方式完成，这也是肌肉收缩的关键环节，相关内容将在下面详细阐述。

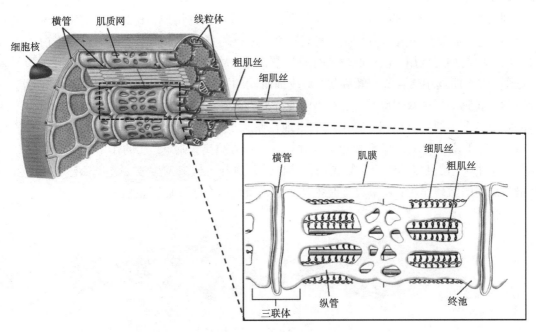

横管　肌质网　　线粒体

细胞核

粗肌丝
细肌丝

横管　　　　肌膜　　　细肌丝
　　　　　　　　　　　　粗肌丝

纵管　　　　　　终池

三联体

图 2-16　骨骼肌肌管系统

(三)骨骼肌的收缩机制和兴奋-收缩耦联

1.肌丝滑行理论

肌丝滑行理论(sliding theory)是 20 世纪 50 年代初期由 Huxley 等人提出的,用以解释肌肉的收缩机制,其主要内容是:肌肉收缩时肌纤维长度的改变并非由于肌丝或其所含蛋白分子的缩短,而是在肌节内发生了细肌丝向粗肌丝的滑行,即由 Z 线发出的细肌丝向暗带中央的 M 线移动,结果使各相邻的 Z 线都互相靠近,肌节长度缩短,以致形成整个肌纤维长度的缩短。滑行理论最直接的证据是,在收缩过程中,暗带长度固定不变,只能看到明带长度的缩短以及暗带中央 H 带相应变窄,这说明粗细肌丝本身长度并没有变化,只是细肌丝向暗带中央移动,和粗肌丝发生了更大程度的重叠,从而导致肌节缩短。

2.肌肉收缩的分子机制

肌丝蛋白质的分子结构及其特性是滑行理论的基础。粗肌丝主要由肌凝蛋白(myosin,亦称肌球蛋白)所组成,一条粗肌丝含有 200~300 个肌凝蛋白分子。每个肌凝蛋白分子长 150 nm,形似豆芽状,有一个长长的杆和一个球状膨大部,由 6 条肽链构成,两条重链(heavy chain)一端各结合一对轻链(light chain)而构成头部,其尾部相互缠绕形成双螺旋结构,构成杆部。各杆状部朝向 M 线,整齐排列聚合成束,形成粗肌丝的主干;头部则规律地裸露在粗肌丝主干的表面,形成横桥(cross bridge)。横桥通过弹性"铰链(hinges)"与杆部相连。安静状态时,横桥与主干的方向相垂直,突向细肌丝,且在所有横桥出现的位置,正好有一条细肌丝与之相对,而对于每条细肌丝来说,粗肌丝表面每隔 42.9 nm 就伸出一个横桥与之相对。这对于粗、细肌丝之间的相互作用非常有利。现已证明,横桥具有两个重要特征:①在一定条件下与细肌丝上的肌动蛋白可逆性的结合,并拖拽细肌丝向 M 线方向摆动;②具有 ATP

酶的作用，可以分解 ATP，为其摆动和做功提供能量。

细肌丝由三种蛋白即肌动蛋白、原肌凝蛋白和肌钙蛋白构成（图 2-17）。其中 60% 是肌动蛋白，它与肌凝蛋白直接参与肌丝滑行，故称为收缩蛋白；原肌凝蛋白与肌钙蛋白不直接参与肌丝间的相互作用，但对肌丝滑行有调节作用，故称为调节蛋白。肌动蛋白分子的单体呈球形，在细肌丝中聚合成双螺旋状，形成细肌丝的主干。原肌凝蛋白也呈双螺旋结构，在细肌丝中和肌动蛋白双螺旋并行，在肌肉安静时，正好位于肌动蛋白和横桥之间，阻碍了两者的相互结合。肌钙蛋白以一定的间隔出现在原肌凝蛋白分子上，其分子呈球形，含有三个亚单位：亚单位 C 是 Ca^{2+} 结合亚单位，对 Ca^{2+} 亲和力很高；亚单位 I 的作用是在亚单位 C 与 Ca^{2+} 结合时，把信息传递给原肌凝蛋白，引起后者的分子构象发生改变，解除它对肌动蛋白和横桥之间的阻碍作用；亚单位 T 是把整个肌钙蛋白结合于原肌凝蛋白上。

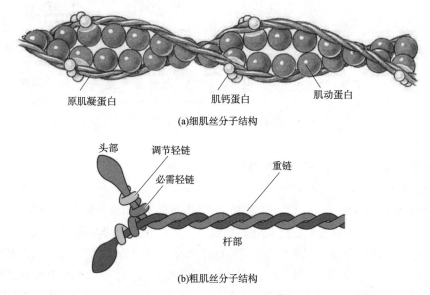

图 2-17　肌丝蛋白质分子构成

3. 肌丝滑行的基本过程及横桥的作用

一般认为，粗肌丝的横桥与细肌丝的肌动蛋白结合、扭动、解离和再结合，如此反复，使细肌丝不断向暗带中央移动；同时伴随着 ATP 的分解消耗和化学能向机械能的转换，最终完成肌肉的收缩。

肌丝滑行的基本过程包括四个步骤：①肌肉处于安静状态时，横桥发挥其 ATP 酶的作用，水解 ATP 为 ADP 和 P_i，并释放能量；此时的横桥与 ADP 和 P_i 结合，并呈现高势能状态，与肌动蛋白呈 90° 的垂直位置，且有很高的亲合力。但由于原肌凝蛋白的阻隔作用，横桥尚无法与肌动蛋白结合。②当胞浆 Ca^{2+} 浓度升高时，作为 Ca^{2+} 受体的肌钙蛋白结合足够数量的 Ca^{2+} 并引起肌钙蛋白构象改变，进而导致原肌凝蛋白的双螺旋结构发生扭转，暴露出肌动蛋白与横桥的结合位点，横桥与肌动蛋白结合。③横桥向 M 线方向作 45° 摆动，并拉动细肌丝向 M 线方向滑行。在此过程中横桥将分解 ATP 的能量用于克服负荷的张力和/或使肌节缩短，ADP 和 P_i 与之分离，横桥变为低能量状态。④横桥再次结合一分子 ATP，导致其与肌动蛋白的亲合力下降,从而与其解离。肌丝各成分又回到步骤①的状态。以上描述的横桥与肌动蛋白结合、摆动、解离、复位及再结合的过程称为横桥周期(图2-18)。在每次肌肉收缩过程中,上述四个步骤反复进行,导致肌肉产生不同程度的肌张力并发生缩短。

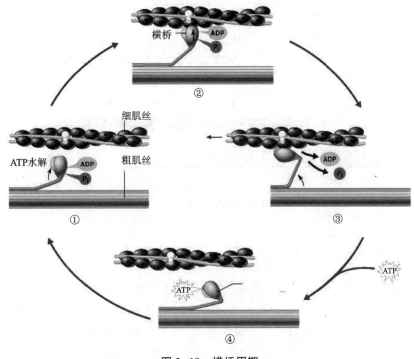

图 2-18　横桥周期

4.骨骼肌的兴奋-收缩耦联

兴奋-收缩耦联(excitation contraction coupling)是指将以动作电位为特征的兴奋过程和以肌丝滑行为基础的收缩过程耦联起来的中介过程。目前认为,它至少包括三个主要步骤(图2-19):①动作电位通过横管系统传向肌细胞深部。神经冲动或其他类型的刺激作用于肌细胞膜,使之产生动作电位,后者可沿着凹入细胞内部的横管膜传导,深入到三联管结构和每个肌节的附近。②三联体结构处的信息传递。已证实动作电位可激活横管的 L 型 Ca^{2+} 通道,使之发生变构效应,进而引起邻近肌质网上的另一种 Ca^{2+} 通道——ryanodine 受体(ryanodine receptor,RYR)的活化。在此过程 L-型通道并不开放,而是作为一个电压传感器将动作电位的信息传递至肌质网的 RYR。③肌质网(即纵管系统)对 Ca^{2+} 释放和再聚积。肌质网 Ca^{2+} 浓度远高于胞浆。肌质网上的 RYR 激活后,引起通道开放,终池的 Ca^{2+} 顺浓度差进入胞浆,致胞浆 Ca^{2+} 浓度迅速升高。实验证明,安静时胞浆中的 Ca^{2+} 浓度低于 10^{-7} mol/L,但动作电位发生后,Ca^{2+} 浓度可以在 $1\sim5$ ms 内升高到 10^{-5} mol/L 的水平,亦即增高 100 倍之多。而在 Ca^{2+} 浓度升高触发肌丝滑行的同时,也激活了位于肌质网上的钙泵。钙泵是一种 Ca^{2+} 依赖式 ATP 酶,利用分解 ATP 产生的能量将肌浆的 Ca^{2+} 逆浓度梯度转运至肌质网。由于肌浆中 Ca^{2+} 浓度的降低,Ca^{2+} 和肌钙蛋白结合解离,引起肌肉舒张。

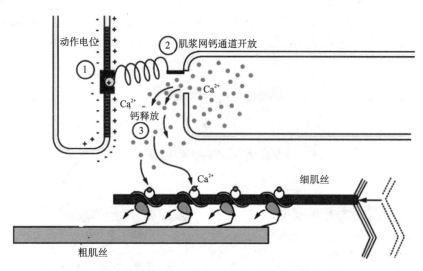

图 2-19　骨骼肌兴奋-收缩偶联的基本过程

二、骨骼肌收缩的形式和影响因素

骨骼肌收缩的机械效应是通过其缩短程度和张力变化来体现的。当肌肉克服外力而缩短，或因此而牵动某一负荷时，肌肉就完成了一定量的机械功。若以肌肉克服的阻力（或负荷）乘以其缩短长度，便可算出其做功的具体数值；如以缩短速度乘以负荷，则得出其输出功率。根据肌肉收缩的外部表现，收缩可分为等长收缩（isometric contraction）和等张收缩（isotonic contraction）两种不同的形式。前者是指在收缩过程中只有张力的增加而无长度的缩短，后者指在收缩过程中只有长度的缩短而无张力的增加。影响肌肉收缩时做功能力或其力学表现的因素至少有三个，即前负荷、后负荷和肌肉本身的功能状态（即肌肉收缩能力）。

（一）前负荷对肌肉收缩的影响

前负荷（preload）是指肌肉在收缩前承受的负荷，如把一条肌肉顺着它的肌原纤维的走行方向悬挂起来而把上端固定，再在另一端悬挂一定数量的重物，后者就是前负荷。前负荷使肌肉在收缩前就处于某种程度的被拉长状态，使它具有一定的长度，这称为初长度（initial length）。由于前负荷的大小直接决定着初长度，因此也可用初长度表示前负荷的大小。实际上肌肉都是在不同的初长度（前负荷）的条件下进行收缩的。

在生理实验中，如图 2-20（a）所示，将肌肉上方固定在一个可移动的装置上，后者通过上下调节将肌肉固定在不同的初长度；肌肉在下方也被固定，并且连接一个灵敏的张力换能器来记录肌肉收缩过程产生的张力大小。由于固定装置的作用使得后负荷固定在无限大时的位置，肌肉在收缩时不可能缩短而只能产生张力，于是就可以观察初长度不同时对同一肌肉产生张力的影响了。当把肌肉固定在不同的初长度时，可记录到两种不同的张力。一种是被动张力，也就是在不同初长度下肌肉受牵拉时产生的弹性回缩力。另一种是主动张力，即在受到刺激时肌肉收缩产生的张力。图 2-20（b）反映的是不同初长度下肌肉张力的大小，即长度-张力曲线。其中，曲线 a 反映不同初长度对应的被动张力的大小；曲线 b 记录的是总张力曲线，即被动张力和主动张力之和；曲线 c 为主动张力曲线，由曲线 b 减去曲线 a 而得。由曲线 c 可知，在一定范围内，随着初长度增加，肌肉收缩产生的主动张力也增加；而当初长度达某个值时产生的肌张力达到最大，之后再增加初长度，肌张力即开始下降。把能产生最大收缩张力所对应的初长度称作最适初长度(optimal initial length)，对应的前负荷称作最适前负荷。

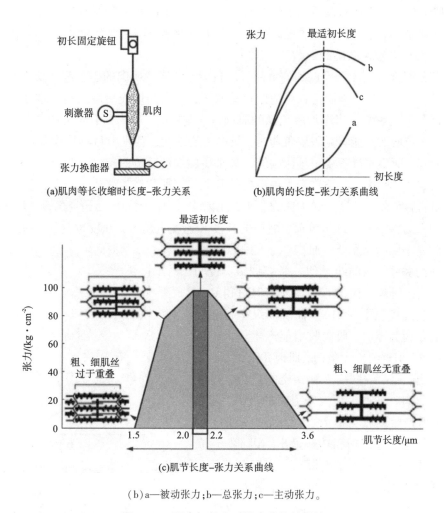

(a)肌肉等长收缩时长度-张力关系

(b)肌肉的长度-张力关系曲线

(c)肌节长度-张力关系曲线

(b)a—被动张力；b—总张力；c—主动张力。

图 2-20　肌肉初长度对肌肉收缩的影响

如前所述，肌肉收缩是通过粗肌丝表面的横桥与细肌丝之间的相互作用实现的，因此细肌丝和粗肌丝间的重叠关系直接影响到肌肉短缩的效果。肌节在不同初长度时，粗细肌丝便处于不同的重叠状态。粗肌丝长度为 1.5 μm，M 线两侧各 0.1 μm 的范围没有横桥，在 M 线两侧有横桥的粗肌丝长度各有 0.65 μm；细肌丝长度为 1.0 μm。若给予一定的前负荷，使肌节长度为 2.2 μm 时，每侧细肌丝伸入粗肌丝的长度则为 0.6 μm。因此，粗肌丝上所有横桥将与细肌丝相互作用，此时，收缩可产生最佳的效果；若稍稍减小前负荷使肌节长度为 2.0 μm，即每侧细肌丝各再伸入暗带 0.1 μm，伸入的部分正处于粗肌丝无横桥的区域，因此收缩效果依然处于最佳状态。因此，当肌节长度为 2.0~2.2 μm 时，此时的初长度便为最适初长度，也就是最适前负荷。若进一步减小前负荷使肌节长度小于 2.0 μm，细肌丝可能会穿过 M 线，与对侧细肌丝相互重合和卷屈，因而造成收缩张力下降。反之，如增加前负荷使初长度大于最适初长度，部分细肌丝将由粗肌丝区拉出，两者相互重合的程度逐渐变小，使得肌肉收缩时起作用的横桥数相应减少，也造成收缩张力下降；当肌节长度为 3.5 μm 时，细肌丝将全部由粗肌丝区拉出，两者不能相互作用，这时肌肉受刺激时不再产生主动张力。由此可见，当肌节初长度未达到最适初长度时，肌肉收缩产生的张力随初长度增加而增大，当肌节长度大于最适初长度时，肌肉收缩时的主动张力将逐步下降，直至为零。

(二)后负荷对肌肉收缩的影响

后负荷是肌肉开始收缩后遇到的负荷。后负荷主要影响肌肉的缩短速度及产生张力的大小。一般情况下，先把肌肉固定在最适前负荷水平，再人为地改变后负荷，即可观察不同后负荷对肌肉收缩的影响。当施加后负荷的肌肉进入收缩时，首先只有张力的增加，而没有缩短；当张力逐步增加到能够克服后负荷时，肌肉出现缩短，且张力将不再增加。前一个过程属于等长收缩，而后一过程属于等张收缩。如果所施加的后负荷超过了肌肉收缩时所能产生的最大张力，那么肌肉的收缩将变为单一的等长收缩，即只产生张力，而无长度的缩短。反之，当施加的后负荷小于这个最大张力，那么肌肉均可以产生短缩。研究发现，后负荷越小，肌肉产生的张力将越早超过该负荷，缩短的长度和速度也越大，速度也越快。张力-速度曲线反映的就是不同后负荷下，肌肉产生的张力与缩短速度之间的关系，该曲线类似一条双曲线，说明后负荷减小时，肌肉产生的张力减小，但可得到一个较大的缩短速度(图 2-21)。曲线同纵坐标相交的点表示后负荷为零时，肌肉收缩能产生最大的缩短速度(V_{max})，但这时因无负荷，肌肉并未做功，也没有功率输出；而曲线同横坐标相交的点(P_0)，相当于或大于肌肉收缩产生最大张力时的负荷，收缩速度为零，但产生的张力最大。在此后负荷时，肌肉不能缩短，也没有做功和功率输出。因此，后负荷过大或过小，均不利于肌肉做功。当后负荷为最大张力的 30% 左右时，肌肉的输出功率最大。

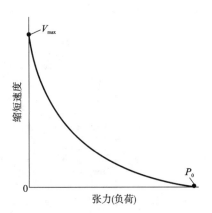

图 2-21　肌肉等张收缩时张力-速度曲线

后负荷的影响与横桥的活动密切相关。当后负荷增加时，横桥完成摆动的过程减慢，横桥周期延长，导致肌肉收缩需要更长时间，缩短速度减慢；但同时也导致更多横桥有机会与肌动蛋白发生作用，从而使肌肉收缩时产生更大张力。

(三)肌肉收缩能力对肌肉收缩的影响

以上描述的是外加负荷对肌肉收缩时张力大小、缩短速度以及做功等力学特征的影响。除此之外，肌肉本身的功能状态也可影响肌肉的收缩效应。肌肉的收缩能力(contractility)就是指影响收缩效能的肌肉内在特性，这种特性与前后负荷无关。肌肉收缩能力主要取决于兴奋-收缩耦联过程中 Ca^{2+} 的浓度、ATP 酶活性等因素。能量物质缺乏、缺氧、酸中毒、肌纤维蛋白质分子结构或横桥功能特性改变等，都可能降低肌肉收缩能力；而钙离子、肾上腺素等体液因素则可提高肌肉的收缩能力。肌肉收缩能力对肌肉收缩产生张力的大小以及缩短速度均有影响。当肌肉收缩能力增强时有可能使同一前负荷下肌肉收缩产生的张力增加,即长度-张力曲线上移,也可使同一后负荷下肌肉缩短的速度增加,即张力-速度曲线右上移位。

(四)肌肉的单收缩和单收缩的复合

骨骼肌受刺激后,先是产生一次动作电位,紧接着出现一次机械收缩,称为单收缩(twitch),包括一个收缩相及舒张相。前面叙述的肌肉收缩时各种力学表现,就是以单收缩为观察对象而进行分析的。但正常情况下,骨骼肌的自然收缩都是在神经冲动的连续刺激下产生的。在不同频率连续刺激的作用下,肌肉可出现不同的收缩特征。如图2-22所示,当刺激频率较低时,每一个刺激诱发一次单收缩,每一个单收缩都是在前一次收缩(包括舒张相)结束后出现;随着刺激频率增加,后一次收缩有可能在前一次收缩的舒张期尚未结束时就出现,这样便发生了收缩过程的复合,这种叠加的收缩称复合收缩。复合收缩包括两种形式:不完全强直收缩(incomplete tetanus)和完全强直收缩(complete tetanus)。当前一个收缩的舒张期还未完成就产生了下一个收缩,这称为不完全强直收缩;如果刺激频率继续增加,那么肌肉就有可能在前一次收缩的收缩期结束以前就开始新的收缩,这就是完全强直收缩。复合收缩的发生机制与肌细胞动作电位及肌肉收缩的时程有关。在产生兴奋的过程中,锋电位持续时间仅1~2 ms,但兴奋引起的肌肉收缩却持续约100 ms。因而在发生机械收缩的过程中,只要刺激在动作电位的不应期(约1~2 ms)之后,就完全可能再产生兴奋并引起收缩,即出现复合收缩。

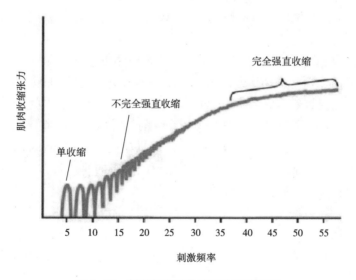

图2-22 刺激频率对骨骼肌收缩的影响

实际上,正常体内骨骼肌的收缩几乎都属于完全强直收缩,只不过强直收缩的持续时间各异。强直收缩显然可以产生更大的收缩效果,这是因为一次肌肉收缩所释放到胞浆中的Ca^{2+}很快被肌浆网上的Ca^{2+}泵回收入肌浆网,而连续刺激可使肌浆中的Ca^{2+}维持在一个饱和的高浓度水平,横桥不断发挥作用,致使肌肉收缩产生较大张力。

三、平滑肌收缩特性

平滑肌广泛分布于内脏器官如消化道、呼吸道、泌尿生殖器官及血管壁等。平滑肌在微细结构、收缩机制、收缩调控等各方面都与骨骼肌有很大区别。

（一）平滑肌的分类

依照功能活动特征可将平滑肌分为两大类：一类称为多单位（multi-unit）平滑肌，如分布于竖毛肌、虹膜肌、睫状肌及大血管的平滑肌等。由于细胞间很少有缝隙连接，每个细胞的活动都是彼此独立，很少相互影响，因此与骨骼肌相似，其收缩主要依靠神经冲动的支配。另一类称为单单位（single-unit）平滑肌，也称内脏平滑肌，是构成中空内脏器官管壁的主要结构，以胃肠、子宫、输尿管平滑肌为代表，其结构特征是在细胞间具有大量缝隙连接。因此，当一个细胞兴奋时，可通过缝隙连接使相邻细胞产生兴奋，从而使细胞的活动同步化。另外，这类平滑肌大都具有自律性，即在不受神经体液因素影响的情况下，也可自发地产生兴奋。

（二）平滑肌的微细结构及收缩机制

与骨骼肌相比，平滑肌的结构有很多特征。首先，平滑肌粗细肌丝排列不像骨骼肌细胞那样规律有序，因此没有横纹；同一体积的平滑肌所含其肌动蛋白的含量是骨骼肌的 2 倍，排列大致与细胞长轴平行；而肌凝蛋白的含量却只有骨骼肌的 1/4；平滑肌细胞中的细肌丝不含肌钙蛋白，由另一种钙结合蛋白即钙调蛋白（calmodulin）发挥作用，与 Ca^{2+} 结合触发肌肉收缩；平滑肌细胞没有 Z 线，细胞内有一种称作致密体的结构，是细肌丝的附着点，并实现细胞间的张力传递；平滑肌没有骨骼肌（和心肌）那样发达的肌管系统，肌细胞膜只有一些纵向排列的袋状凹入。

由于平滑肌的结构与骨骼肌不同，因此它的收缩机制也有别于骨骼肌。平滑肌细胞可以在化学信号或牵拉刺激下产生动作电位，通过兴奋-收缩耦联途径使胞内 Ca^{2+} 升高引起肌肉收缩，该途径称为电-机械耦联（electromechanical coupling）；另外，一些兴奋性递质、激素或药物同肌膜受体结合时，通过 G 蛋白耦联受体介导的信号转导通路在胞浆中产生第二信使，也可引起 Ca^{2+} 库中的 Ca^{2+} 释出，该途径称为药物-机械耦联（pharmacomechanical coupling）。升高的胞浆 Ca^{2+} 先结合于胞浆的钙调蛋白，进而使胞浆中的肌球蛋白轻链激酶（myosin light chain kinase，MCLK）活化，后者使横桥的肌球蛋白轻链磷酸化，横桥 ATP 酶活性因此提高，并引发肌丝滑行和肌肉收缩。反之，当胞浆 Ca^{2+} 浓度降低时，MLCK 失活，而 MLC 在肌球蛋白轻链磷酸酶（MLC phosphatase，MLCP）的作用下去磷酸化，导致平滑肌舒张。

（李建华　涂永生　白洪波）

复习思考题

1. 试述细胞膜物质转运的形式。
2. 何为静息电位？试述其离子机制。
3. 试述神经纤维动作电位形成的离子机制。
4. 请比较局部电位与动作电位的不同点。
5. 试述神经-肌接头兴奋的传递过程、机制及其特点。

第三章　血　液

内容提要

血液由血浆和悬浮于其中的血细胞组成。血细胞可分为红细胞、白细胞和血小板三大类，其中红细胞的数量最多，约占血细胞总数的99%。血细胞在血液中所占的容积百分比称为血细胞比容。红细胞的主要功能是运输氧和二氧化碳。红细胞生成的主要原料是铁和蛋白质，促成熟因子是叶酸和维生素B_{12}。红细胞的生成主要受促红细胞生成素和雄激素的调节。白细胞可分为中性粒细胞、嗜酸性粒细胞、嗜碱性粒细胞、单核细胞和淋巴细胞，主要功能为吞噬并杀灭外来微生物和参与免疫反应。血小板的生理特性包括黏附、聚集、释放、吸附和收缩，主要生理功能是参与生理性止血、促进血液凝固和维持毛细血管内皮完整性。生理性止血是指正常情况下小血管受损后出血自行停止的现象，包括小血管收缩、血小板止血栓的形成和血液凝固三个过程。血液凝固是指血液由流动的液态变成不流动的凝胶状态的过程。血液凝固分为内源性凝血和外源性凝血两条途径，包括三个基本步骤：①凝血酶原激活物的形成；②凝血酶的形成；③纤维蛋白的形成。此外，血浆中存在多种抗凝血物质（如抗凝血酶、肝素和蛋白质C系统），还存在纤维蛋白溶解系统，使血液凝固只局限于病变部位，保证血流畅通。

血型是指红细胞膜上特异性抗原的类型，其中与临床关系密切的是ABO血型系统和Rh血型系统。正确鉴定血型是保证输血安全的基础，因此每次输血前必须进行血型鉴定和交叉配血实验。

血液（blood）是由血浆（plasma）和血细胞（blood cell）组成的流体组织，循环流动于心血管系统，为全身各器官输送氧、营养物质及功能调节物质，并清理代谢产物。如果器官血液供应不足，将引起各器官细胞功能障碍、结构损伤，甚至死亡。由于很多疾病伴有血液组成成分或理化性质的特征性变化，因此，血液在医学诊断学和治疗学上均有重要价值。

第一节　概　述

一、血液的组成

（一）血液的组成

血液由血浆和悬浮于其中的血细胞组成，后者可分为红细胞、白细胞和血小板三大类。将新鲜抗凝血液离心后，可见离心管中分为三层（图3-1）：上层淡黄色的液体为血浆；下层深红色不透明的为红细胞；在血浆与红细胞之间有一灰白色的薄层是白细胞和血小板。血细胞在全血中所占的容积百分比称为血细胞比容（hematocrit）。因血细胞中99%为红细胞，故血细胞比容常称为红细胞比容，其数值主要反映全血中红细胞数量的相对值。正常成年男性红细胞比容为40%~50%，成年女性为37%~48%，新生儿约为55%。当血浆量或红细胞数量发生改变时，都可使红细胞比容发生改变。例如，严重腹泻或大面积烧伤时，体液中水分丧失较多，血浆量减少，红细胞比容将会升高；贫血患者的红细胞数量减少，红细胞比容就会降低。如果抽出的血液置于不加抗凝剂的试管中，血液将发生凝固，血凝块逐渐紧缩，析出透明的淡黄色液体，称为血清（serum）。血清与血浆主要不同之处在于血清中没有纤维蛋白原和某些凝血因子，但增加了凝血过程中血小板释放的物质。

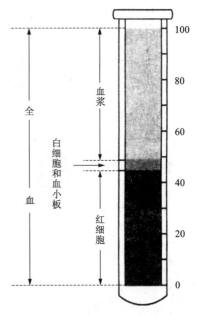

图 3-1　血液组成示意图

　　血浆含水量约为93%，溶解于其中的无机盐多以离子状态存在。阳离子以 Na^+ 为主，还有少量 K^+、Ca^{2+} 和 Mg^{2+} 等；阴离子主要是 Cl^- 及少量的 HCO_3^- 和 HPO_4^{2-} 等。这些离子的主要功能是形成血浆晶体渗透压，维持酸碱平衡和神经肌肉的正常兴奋性等。

　　血浆蛋白也是血液的重要成分，主要功能有：①形成血浆胶体渗透压；②与甲状腺激素、肾上腺皮质激素和性激素等结合，使其不易经肾脏排出；③作为载体运输脂质和维生素等物质；④参与血液凝固、抗凝和纤维蛋白溶解等生理过程；⑤抵御病原微生物的入侵；⑥营养功能。

　　血浆蛋白中的白蛋白（albumin，A）也称清蛋白，是含量最多的血浆蛋白；其次是球蛋白（globulin，G），纤维蛋白原最少。正常情况下，血浆白蛋白与球蛋白的比值（A/G）为 1.5 : 1~2.5 : 1。由于血浆中白蛋白主要由肝脏产生，当肝脏发生病变时常引起 A/G 比值下降。因此，临床上通过测定 A/G 比值来了解肝功能。

　　血浆中除蛋白质以外的含氮化合物总称为非蛋白含氮化合物，主要包括尿素、尿酸、肌酸和肌酐等。它们是体内蛋白质的代谢产物，经肾排出体外。这些化合物中所含的氮称为非蛋白氮（non-protein nitrogen，NPN），其中 1/3~1/2 的 NPN 为尿素氮（blood urea nitrogen，BUN）。正常情况下，血液中的 NPN 主要通过肾脏排出体外。当肾功能不全时，血中 NPN 和 BUN 的含量都升高。因此，测定血中 NPN 和 BUN 的含量有助于了解体内蛋白质代谢状况和肾脏功能情况。

　　此外，血浆中还含有葡萄糖、脂类、酮体、乳酸、酶、激素、维生素、氧和二氧化碳等物质。

　　（二）血量

　　人体内血液的总量称为血量（blood volume）。正常成人的血量相当于体重的7%~8%，即每公斤体重有70~80 mL 血液，其中血浆量为40~50 mL。安静时，全身大部分血液在心血管系统内快速循环流动，称为循环血量；小部分血液滞留在肝、肺、腹腔静脉以及皮下静脉丛内，流动很慢，称为储存血量。在运动或大出血等情况下，储存血量可被动员释放出来，补充循环血量。

血量的相对恒定是维持正常血压和全身各组织、器官足够血液供应的必要条件。一般认为当人体一次失血 500 mL 以下（不超过全身总血量的 10%）时，机体可通过心脏活动加强、血管收缩和储存血量的释放等加以代偿，而不出现明显的临床症状；若一次失血 1000 mL（达全身总血量的 20%），机体代偿功能不足而会出现血压下降、脉搏加快、四肢冰冷、眩晕、口渴、恶心和乏力等症状。严重失血（达全身总血量的 30% 以上），必须及时输血，否则可危及生命。由此可见，健康成人一次献血 200~300 mL，对身体不会带来损害，作为医务工作者应积极宣传和参与义务献血。

二、血液的功能

血液具有以下功能：①运输功能：运输 O_2、营养物质和激素到全身器官细胞，以及运输代谢产物和 CO_2 以利于排出体外。②缓冲作用：血液含有多种 pH 缓冲物质，可缓冲酸性或碱性代谢产物。③体温调节：血液中的水比热较大，可以吸收大量的热量，有利于维持体温相对恒定。④生理性止血：血液中的凝血因子和血小板发挥生理性止血作用，而抗凝血因子保障血流畅通。⑤免疫防御：血液中的中性粒细胞、单核细胞、淋巴细胞和血浆蛋白等构成机体的非特异性和特异性免疫系统，行使生理防御功能。

三、血液的理化特性

（一）颜色和比重

血液的颜色主要取决于红细胞内血红蛋白的颜色。动脉血中红细胞内的氧合血红蛋白含量较高，呈鲜红色；静脉血中红细胞含氧合血红蛋白较少，呈暗红色。血浆因含微量胆色素而呈淡黄色。

正常人全血的比重为 1.050~1.060，其高低主要取决于红细胞的数量；血浆的比重为 1.025~1.030，其高低主要取决于血浆蛋白的含量。红细胞的比重为 1.090~1.092，其高低主要取决于红细胞中血红蛋白的含量。

（二）黏滞性

血液的黏滞性来源于其内部溶质分子或颗粒之间的摩擦。通常在体外测定全血或血浆与水相比的相对黏滞性。例如，以水的黏滞性为 1，则全血的相对黏滞性为 4~5，血浆的相对黏滞性为 1.6~2.4。全血的相对黏滞性主要取决于血细胞比容的高低，血浆的黏滞性主要取决于血浆蛋白的含量。严重贫血的患者红细胞数量减少，血液黏滞性下降；大面积烧伤患者，因血浆水分大量渗出，红细胞数量相对增多，血液的黏滞性增高。血液的黏滞性增高可使血流阻力增大，血流速度减慢，既增加了心脏负担，又易引起血管内凝血，影响血液循环的正常运行。

（三）血浆渗透压

1. 血浆渗透压的概念及组成

渗透压（osmotic pressure）是指溶液中溶质分子通过半透膜吸引水分子的力量。渗透压的高低与溶液中所含溶质的颗粒(分子或离子)数目成正比,而与溶质的种类和颗粒的大小无关。溶质的颗粒数目越多,渗透压越高;反之,渗透压则越低。水总是从渗透压低的一侧向渗透压高的一侧渗透。正常人体内血浆渗透压约为 300 毫渗量/升(mOsm/L),相当于 5790 mmHg。根据形成渗透压的来源可将血浆渗透压分为晶体渗透压(crystal osmotic pressure)和胶体渗透压(colloid osmotic pressure)。晶体渗透压由血浆中的晶体物质(主要是 Na^+ 和 Cl^-)所产生,占血浆总渗透压的99%以上;胶体渗透压则由血浆中的胶体物质(如血浆蛋白,主要是白蛋白)所形成。血浆中虽含有大量蛋白质,但因蛋白质的分子量大,数量少,因此形成的渗透压也小,仅 1.3 mOsm/L(25 mmHg),不足血浆总渗透压的1%。而在血浆蛋白中,白蛋白的分子量较小,分子数量远多于球蛋白,故75%~80%的血浆胶体渗透压来自白蛋白。若血浆中白蛋白明显减少,即使球蛋白增加而保持血浆蛋白总量不变,血浆胶体渗透压也将明显降低。

2.血浆渗透压的生理意义

(1)血浆晶体渗透压:正常情况下,水和晶体物质可自由通过毛细血管壁,故血浆与组织液晶体渗透压基本相等;但血浆中的晶体物质绝大部分不易透过细胞膜,因此在红细胞外形成相对稳定的晶体渗透压。当血浆晶体渗透压降低时,血浆中的水被吸引进入红细胞,红细胞逐步膨胀,甚至破裂溶血;反之,当血浆晶体渗透压升高时,水从红细胞内渗出,导致细胞皱缩变形(图3-2)。因此,血浆晶体渗透压的相对恒定对维持细胞内外水平衡和细胞的正常形态及功能极为重要。

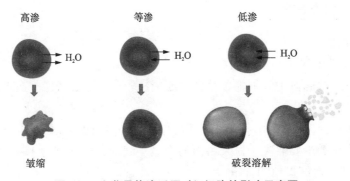

图 3-2　血浆晶体渗透压对红细胞的影响示意图

(2)血浆胶体渗透压:血浆蛋白的分子量较大,一般不能通过毛细血管管壁;同时组织液中蛋白质含量低于血浆。因此,血浆的胶体渗透压高于组织液,血浆能将组织液中的水吸引到血管内以维持血容量。当血浆蛋白含量减少时,如肝硬化(血浆蛋白合成减少)或慢性肾炎(血浆蛋白丢失过多),均可使血浆胶体渗透压下降,导致组织液回流减少形成组织水肿。因此,血浆胶体渗透压在调节毛细血管内外水平衡和正常的血浆容量中起重要作用(图3-3)。

由于血浆渗透压在体内起着重要作用,且渗透压的改变对机体影响很大。临床上给患者输液时要特别注意液体的渗透压。以血浆渗透压为标准,与血浆渗透压相等的溶液称为等渗溶液,如 0.9% NaCl(生理盐水)和5%葡萄糖注射液等。高于血浆渗透压的溶液称为高渗溶

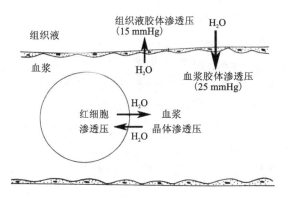

图 3-3 血浆晶体渗透压与胶体渗透压的作用示意图

液,如 10% 葡萄糖注射液。低于血浆渗透压的溶液则称为低渗溶液。临床上给患者大量输液时,一般应输入等渗溶液,以免影响细胞的形态和功能。需要注意的是,并非所有的等渗溶液均能使悬浮于其中的红细胞保持其正常形态和大小。如 1.9% 的尿素溶液是等渗溶液,但将红细胞置于其中很快则会发生破裂溶血,这是由于尿素分子能自由通过红细胞膜,不能在溶液中保持与红细胞内相等的张力所致,故 1.9% 的尿素溶液是等渗溶液而不是等张溶液。临床上将能使悬浮于其中的红细胞保持正常形态和大小的溶液称为等张溶液,0.9%NaCl 既是等渗溶液也是等张溶液。可见,等张溶液一定是等渗溶液,而等渗溶液不一定是等张溶液。

(四)血浆 pH

正常人血浆 pH 为 7.35~7.45,其相对恒定主要依靠血浆中的缓冲对来维持。血浆中最主要的缓冲对是 $NaHCO_3/H_2CO_3$,比值通常为 20∶1。当酸性或碱性物质进入血液时,通过缓冲系统的作用,特别是由肺和肾不断排出体内过多的酸或碱,使血浆 pH 的波动极小。当体内的酸性或碱性物质产生过多,超过机体的缓冲能力,血浆的 pH 将发生变化。血浆 pH 低于 7.35 为酸中毒,高于 7.45 为碱中毒;当血浆 pH 低于 6.9 或高于 7.8 时将危及生命。因此,血浆 pH 的相对恒定是机体进行正常生命活动的必备条件。

第二节 血细胞

血细胞包括红细胞、白细胞和血小板,均起源于造血干细胞。在个体发育过程中,造血器官发生程序性的变迁。胚胎发育早期是卵黄囊造血;从胚胎 2 个月开始,由肝、脾造血;胚胎发育到 4 个月后,肝、脾的造血活动逐渐减少,骨髓开始造血并逐渐成为造血的主要部位;出生后血细胞几乎都在骨髓生成。当造血需要增加时,肝、脾可参与造血以补充骨髓造血功能的不足。到 18 岁以后,则只有脊椎骨、肋骨、胸骨、颅骨和长骨近端骨骺处才具有骨髓造血功能。若成年人出现骨髓外造血,则是造血功能紊乱的表现。

一、造血过程

造血过程是各类造血细胞发育和成熟的过程。首先是造血干细胞(hematopoietic stem

cells)分化为造血祖细胞(hematopoietic progenitor cell)。造血干细胞经过不对称有丝分裂形成两个子代细胞,其中一个仍维持造血干细胞的全部特征,另一个子细胞分化成造血祖细胞。第二个阶段是造血祖细胞形成定向祖细胞(committed progenitor cell),分别为红系集落形成单位(colony forming unit-erythrocytes,CFU-E)、粒-单核系集落形成单位(colony forming unit-granulocytes and monocytes, CFU-GM)、巨核系集落形成单位(colony forming unit-megakaryocytes,CFU-MK)和淋巴系集落形成单位(colony forming unit-lymphocytes,CFU-L)。第三个阶段是上述各系定向祖细胞发育为前体细胞(precursors),此时的造血细胞已经发育成为形态上可以辨认的各系幼稚细胞。第四阶段是前体细胞进一步发育成熟为具有特殊功能的各类血细胞,然后有规律地释放进入血液循环(图3-4)。

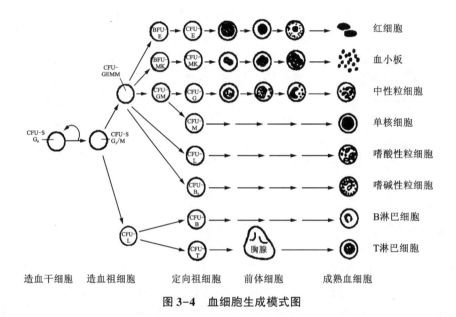

图3-4　血细胞生成模式图

　　造血依赖造血器官的造血微环境来调节和支持。造血微环境是造血干细胞定居、成活、增殖、分化和各系血细胞成熟的场所,包括基质细胞(网状细胞、内皮细胞和成纤维细胞等)、细胞外基质(胶原和糖蛋白等)、基质细胞分泌的各种造血调节因子以及进入造血器官的神经和血管。目前认为促进造血干细胞增殖的因子主要是Flt-3配基、促血小板生成素(thrombopoietin,TPO)、白细胞介素1、3、6(IL-1、IL-3、IL-6)和干细胞因子(stem cell factor,SCF)等。而抑制造血干细胞增殖的因子是转化生长因子β(transforming growth factor-β,TGF-β)、干扰素(interferon,IFN)和肿瘤坏死因子(TNF)等。一些理化(苯、X射线)、生物(某些病毒感染)和药物(氯霉素、环磷酰胺)等因素可引起骨髓造血干细胞及造血微环境异常,导致骨髓造血功能降低,血液中全血细胞减少,这类疾病称为再生障碍性贫血(aplastic anemia)。

　　造血干细胞具有的自我复制与多向分化的能力,使其在某些疾病的治疗中发挥越来越重要的作用。造血干细胞移植是治疗许多恶性血液病(如白血病和再生障碍性贫血等)的有效措施,也是大剂量细胞毒性制剂和放射线导致严重造血损伤救治中的不可缺少的重要措施。

此外，在基因治疗中，将目的基因导入造血干细胞，然后输入患者体内，可以治疗地中海贫血和重症联合免疫缺陷病等遗传性疾病。造血干细胞主要存在于骨髓、外周血(含脐带血)以及胎儿肝脏中，临床上采集造血干细胞的途径多为骨髓、外周血和脐带血。

二、红细胞

(一)红细胞的形态与数量

红细胞(red blood cell，RBC)是血液中数量最多的一种血细胞。我国成年男性红细胞的量为$(4.0 \sim 5.5) \times 10^{12}/L$，女性为$(3.5 \sim 5.0) \times 10^{12}/L$。红细胞内的蛋白质主要是血红蛋白(hemoglobin，Hb)，我国成年男性血红蛋白浓度为$120 \sim 160$ g/L；女性为$110 \sim 150$ g/L。生理情况下，红细胞数量和血红蛋白含量随年龄、性别、体质条件和生活环境不同而有一定的差异。如果血液中红细胞的数量或血红蛋白的含量低于正常者称为贫血(anemia)。

(二)红细胞的生理特性与功能

1.红细胞的生理特性

正常成熟红细胞无核，呈双凹圆碟形，直径为$7 \sim 8$ μm，周边最厚处为2.5 μm，中央最薄处为1 μm(图3-5)。

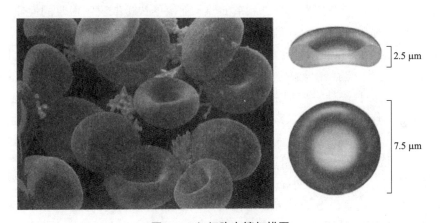

2.5 μm

7.5 μm

图 3-5　红细胞电镜扫描图

红细胞具有可塑变形性、悬浮稳定性和渗透脆性，这些均与红细胞的双凹圆碟形有关。

(1)可塑变形性：红细胞在血管中运行时，经常需要通过口径比它小的毛细血管和血窦孔隙，此时红细胞将发生卷曲变形，通过后又恢复原状，红细胞的这一特性称为可塑变形性(图3-6)。可塑变形性是红细胞生存所需的最重要特性。红细胞的变形能力取决于红细胞的几何形状、红细胞内的黏度和红细胞膜的弹性，其中以红细胞正常的双凹圆碟形最为重要。正常成人红细胞的体积约为90 μm^3，表面积约为140 μm^2，而相同体

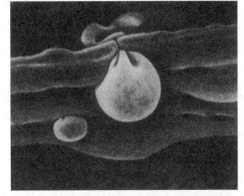

图 3-6　红细胞挤过脾窦的内皮细胞裂隙(大鼠)

积的球形物体的表面积仅为 $100\ \mu m^2$。因此，正常双凹圆碟形使红细胞的表面积与体积比增大，变形能力增强；如果红细胞变成球形(遗传性球形红细胞增多症)，则表面积与体积之比明显降低，变形能力就会显著减弱。此外，当红细胞内容物的黏度增大或红细胞膜的弹性降低时，也会降低红细胞的变形能力。

(2)悬浮稳定性：红细胞能相对稳定地悬浮于血浆中不易下沉的特性称为红细胞的悬浮稳定性。通常将抗凝血静置后红细胞在第 1 小时末下沉的距离来表示红细胞沉降的速度，即红细胞沉降率(erythrocyte sedimentation rate，ESR)，简称血沉。用魏氏法测定正常成年男性为 0~15 mm/h，女性为 0~20 mm/h。红细胞悬浮稳定性与血沉呈反变关系，即血沉愈大，悬浮稳定性愈小。

红细胞能保持悬浮除血液在血管内不断流动形成层流外，还与红细胞双凹圆碟形的形状有关。双凹圆碟形的红细胞具有较大的表面积与体积之比，导致红细胞与血浆之间的摩擦阻力较大；此外，红细胞表面带负电荷使红细胞之间相互排斥。如果红细胞彼此之间以凹面相贴重叠在一起，称为红细胞叠连。红细胞叠连之后，其表面积与总体积的比值减少，与血浆的摩擦力也减少，于是血沉加快。某些疾病时(活动性肺结核、风湿热、恶性肿瘤和骨折等)，由于多个红细胞彼此能较快的以凹面相贴，形成红细胞叠连，使血沉加快。故测定血沉可作为诊断某些疾病的参考依据。根据实验观察，血沉的快慢取决于血浆的性质，而与红细胞本身无关。通常血浆中白蛋白和卵磷脂含量增多时可提高红细胞悬浮稳定性，使血沉减慢；球蛋白、纤维蛋白原及胆固醇含量增多时可降低红细胞悬浮稳定性，使血沉加快。

(3)渗透脆性：红细胞在低渗盐溶液中发生膨胀破裂的特性称为红细胞的渗透脆性(osmotic fragility)，简称脆性。将正常人红细胞悬浮于一系列浓度递减的低渗 NaCl 溶液中，水将在渗透压差的作用下不断渗入红细胞，于是红细胞由正常双凹圆碟形逐渐胀大成为球形，直至破裂溶血。正常人红细胞一般在 0.42% NaCl 溶液中开始溶血(部分红细胞破裂)，在 0.35%NaCl 溶液中完全溶血(全部红细胞破裂)。这一现象说明红细胞对低渗溶液具有一定的抵抗力。抵抗力大则其脆性小，不容易破裂溶血；反之则其脆性大，容易破裂溶血。正常红细胞的渗透脆性也有一定的差异，如初成熟的红细胞较衰老的红细胞对低渗的抵抗力大，即脆性小。某些病理情况下(如遗传性球形红细胞增多症或先天性溶血性黄疸)的红细胞脆性增大。故临床上测定红细胞的渗透脆性有助于一些疾病的临床诊断。

2.红细胞的功能

红细胞的主要功能是运输 O_2 和 CO_2(详见第五章)。若红细胞发生破裂，逸出的血红蛋白则失去运输气体的功能。此外，红细胞内有多种缓冲对，对维持血浆 pH 的相对稳定起一定的作用。

(三)红细胞的生成与破坏

1.红细胞的生成

骨髓是成年人生成红细胞的唯一场所，因此骨髓造血功能的正常是红细胞生成的前提。某些原因(抗癌药物、电离辐射和放射线等)造成骨髓损伤，使造血功能下降或丧失，导致全血细胞减少而发生贫血，称为再生障碍性贫血。正常情况下，红细胞的生成是由红骨髓内的造血干细胞首先分化成红系定向祖细胞，再经过原红细胞、早幼红细胞、中幼红细胞形成晚幼红细胞。晚幼红细胞不再分裂，细胞内的血红蛋白含量已达到正常，细胞核逐渐消失，成为网织红细胞而逐渐释放入血，并于 1~2 天内脱去核糖体和线粒体，发育为成熟红细胞。

(1)生成的原料：红细胞的主要功能成分是血红蛋白，由珠蛋白和血红素组成。血红蛋白的合成始自原红细胞，持续至网织红细胞阶段，合成的主要原料是铁和蛋白质。成年人每天需要 20~30 mg 铁，用于红细胞的合成。铁的来源有两部分：一部分是"内源性铁"，由衰老的红细胞在体内破坏后释放出来，每天约 25 mg，相当于日需铁量的 95%；另一部分是"外源性铁"，由食物供给，每天 1~2 mg。因此，正常成人对铁的需要量很少。只有在各种慢性失血性疾病、胃肠道吸收障碍、儿童生长期、妇女月经期、妊娠和哺乳期等对铁的需求量增加，而食物中的铁供应不足时，机体才会出现缺铁。缺铁可使幼红细胞中血红蛋白合成不足，红细胞生成减少且平均体积低于正常，引起小细胞低色素性贫血，又称缺铁性贫血。可口服硫酸亚铁或枸橼酸铁铵等含铁药物予以治疗，并注意多吃含铁较多的食物，如菠菜、肝和蛋类等。在红细胞生成过程中还需要有足够的蛋白质，蛋白质主要来自于肉类及豆类食物。由于红细胞具有优先利用体内氨基酸合成所需要蛋白质的特性，故单纯缺乏蛋白质而发生的贫血极为少见。

(2)促成熟因子：叶酸和维生素 B_{12} 是红细胞发育过程中合成 DNA 必需的辅酶。叶酸在体内必须转化成四氢叶酸后才能进行一碳单位的转运，参与 DNA 的合成，而叶酸的转化需维生素 B_{12} 的参与。因此，当机体缺乏维生素 B_{12} 或叶酸时，DNA 合成减少，幼红细胞分裂增殖减慢，细胞体积增大，导致巨幼红细胞性贫血。正常情况下，食物中叶酸和维生素 B_{12} 的含量能满足红细胞生成的需要，但维生素 B_{12} 的吸收必须要有内因子的参与。内因子是由胃黏膜的壁细胞分泌的一种糖蛋白，它与维生素 B_{12} 结合形成复合物，从而保护维生素 B_{12} 不受小肠内蛋白水解酶的破坏，并通过回肠黏膜吸收入血。当胃大部分切除或萎缩性胃炎时，内因子分泌减少，可导致维生素 B_{12} 吸收障碍，亦可引起巨幼红细胞性贫血。

2. 红细胞的破坏

红细胞在血液中的平均寿命约 120 天。衰老或受损的红细胞变形能力减退，脆性增高。在通过骨髓和脾脏等处的微小孔隙时，容易滞留其中而被巨噬细胞所吞噬(称为血管外破坏)；也可因受湍急血流的冲击而破损(称为血管内破坏)，其中约 90% 的衰老红细胞被巨噬细胞吞噬破坏(主要在脾脏)。红细胞的生成与破坏呈动态平衡，从而使红细胞数量维持在正常范围内。

(四)红细胞生成的调节

红细胞的生成主要受促红细胞生成素(erythropoietin, EPO)和雄激素的调节。

1. 促红细胞生成素

促红细胞生成素是一种热稳定的糖蛋白，主要由肾脏产生(约占 90%)，但在肾外(如肝脏和胃等)组织也有少量产生。EPO 的作用主要是促进晚期红系祖细胞向原红细胞分化，加速幼红细胞的增殖和血红蛋白的合成，并促进网织红细胞的成熟与释放。任何引起肾脏氧供应不足的因素，如肾血流量减少、贫血和缺氧等均可使肾脏合成和分泌 EPO 增加，促进红细胞的生成，从而提高血液运输氧的能力，缓解组织缺氧状态(图 3-7)。正常人从平原进入高原地区，由于环境缺氧使机体血氧分压降低，导致 EPO 生成增加，外周血液中红细胞数量和血红蛋白含量增加。双肾实质严重破坏的晚期肾脏疾病患者，EPO 生成减少或基本停止，故常伴有难以纠正的贫血。红系祖细胞上 EPO 受体缺陷可致再生障碍性贫血。目前，临床上已成功将重组人的 EPO 用于治疗慢性肾功能衰竭贫血、恶性肿瘤贫血和再生障碍性贫血等。获得 2019 年诺贝尔生理学或医学奖的三位学者（Kaelin、Ratcliffe 和 Semenza）发现了"氧气感知/调节通路"，揭示了机体细胞感受低氧后 EPO 生成增加与缺氧诱导因子-1 表达增多有关。除缺氧诱导因子-1 外，研究者还发现了众多与细胞缺氧适应功能调控相关的基因。"氧气感知/调节通路"机制可解释新陈代谢、免疫、呼吸等问题，提供了进一步探讨缺血、癌症、感染、心衰、伤口治愈等疾病治疗的思路。

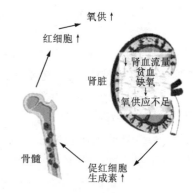

图 3-7　EPO 对红细胞生成的调节

2. 雄激素

雄激素可直接刺激骨髓造血组织，使红细胞生成增多；还可以刺激肾脏产生和释放 EPO，间接促进红细胞生成。而雌激素则可降低红系祖细胞对 EPO 的反应性，抑制红细胞生成。这可能是成年男性红细胞数量和血红蛋白含量高于女性的重要原因之一。临床上应用雄激素治疗某些难治性贫血，取得了一定的疗效。

此外，其他激素如甲状腺激素、生长激素和糖皮质激素等也可促进红细胞生成。

三、白细胞

(一) 白细胞的分类与数量

白细胞（white blood cell，WBC）根据其形态、功能和来源可以分为粒细胞、单核细胞和淋巴细胞三大类。粒细胞又可根据其胞浆颗粒嗜色性的差异分为中性粒细胞、嗜酸性粒细胞和嗜碱性粒细胞。

正常成人外周血白细胞总数为 $(4.0 \sim 10.0) \times 10^9/L$。其中中性粒细胞占 50%～70%，嗜酸性粒细胞占 0.5%～5%，嗜碱性粒细胞占 0～1%，单核细胞占 3%～8%，淋巴细胞占 20%～40%。生理情况下，白细胞的数目变异范围较大，新生儿白细胞数较高，一般为 $15 \times 10^9/L$；存在昼夜波动，下午白细胞数稍高于清晨；进食、疼痛及情绪激动也可使白细胞数显著增加。

(二) 白细胞的生理功能

1. 中性粒细胞

中性粒细胞在非特异性细胞免疫中起着十分重要的作用。当病原微生物入侵机体，尤其是化脓性细菌入侵时，中性粒细胞被趋化因子吸引到炎症部位，吞噬并杀灭细菌，使入侵的细菌被包围在局部，不能在体内扩散。当中性粒细胞吞噬数十个细菌后，发生自我溶解并释放溶酶体酶，后者能溶解周围的组织，并与死亡的白细胞一起形成脓液。此外，中性粒细胞还能吞噬、清除衰老的红细胞和抗原-抗体复合物等。当中性粒细胞数减少到 $1 \times 10^9/L$ 时，机体的抵抗力就会明显降低，发生感染的危险性大为增加。如癌症患者化疗后白细胞减少，机体极易感染。

2. 嗜酸性粒细胞

嗜酸性粒细胞的主要作用表现为：①抑制过敏反应：抑制肥大细胞和嗜碱性粒细胞引起的过敏反应，减弱过敏反应的程度。②参与对蠕虫的免疫反应：嗜酸性粒细胞在特异性免疫球蛋白 IgE 抗体和补体 C_3 的调理作用下，借助细胞表面的相关受体贴附于蠕虫体上，释放某些物质来杀伤蠕虫。因此，当机体发生过敏反应(支气管哮喘、荨麻疹)或寄生虫感染(血吸虫、线虫等)时，常伴有嗜酸性粒细胞增多。

3. 嗜碱性粒细胞

嗜碱性粒细胞无吞噬功能，形态上与肥大细胞相似。嗜碱性粒细胞的主要作用是参与人体的过敏反应，引起支气管哮喘和荨麻疹等过敏反应症状。嗜碱性粒细胞的胞浆中含有大小不等的颗粒，颗粒内含有肝素、组胺、过敏性慢反应物质(白三烯)和嗜酸性粒细胞趋化因子等多种生物活性物质。肝素具有很强的抗凝血作用；组胺可引起小血管扩张，毛细血管和静脉通透性增加，支气管、肠道平滑肌收缩等速发性 I 型超敏反应；过敏性慢反应物质可使支气管平滑肌收缩引起哮喘。

4. 单核细胞

单核细胞由骨髓进入血液时尚未成熟，在血液中停留 10~20 小时后迁移到周围组织中，成为吞噬能力很强的巨噬细胞，组成单核-巨噬细胞系统。该系统的主要功能有：①吞噬并杀灭外来微生物，特别是细胞内的致病物，如病毒、疟原虫、真菌和结核分枝杆菌等；②识别和清除衰老的红细胞及血小板；③参与免疫反应，激活淋巴细胞的特异性免疫功能；④识别和杀伤肿瘤细胞，发挥抗肿瘤作用；⑤激活的单核-巨噬细胞能合成和释放多种细胞因子，如集落刺激因子、干扰素、肿瘤坏死因子及白介素等，参与机体的防御机制。

5. 淋巴细胞

淋巴细胞在机体的特异性免疫反应应答过程中起着关键作用，根据其发生和功能可分为三大类：T 淋巴细胞、B 淋巴细胞和自然杀伤细胞。T 淋巴细胞主要与细胞免疫有关；B 淋巴细胞主要与体液免疫有关；自然杀伤细胞能识别并攻击与正常细胞不同的任何细胞膜表面发生变化的细胞，如肿瘤细胞或受到病毒攻击的细胞。

(三)白细胞的生成与破坏

白细胞与红细胞一样，也起源于骨髓的造血干细胞，先后经历定向祖细胞、可识别的前体细胞和成熟白细胞阶段。白细胞的增殖与分化受一组造血生长因子和抑制因子的调节，主要有①集落刺激因子：促进白细胞生成和发育；②抑制因子：如乳铁蛋白和转化生长因子-β等，它们可直接抑制白细胞的增殖、生长，或是限制一些造血生长因子的释放及作用。

白细胞的寿命较难准确判断，中性粒细胞进入组织后，一般 3~4 天后衰老死亡。若有细菌入侵，粒细胞在吞噬病原微生物后"自溶"。单核细胞的寿命为数小时到数天，但进入组织后则可存活数月。淋巴细胞有的仅生存 1~2 天，有的可长达数月或数年。

四、血小板

(一)血小板的形态和数量

血小板(platelet)体积小，无细胞核，呈两面微凸的圆盘状，少数呈梭形或不规则形。正常成年人的血小板数量是 $(100~300)×10^9/L$。当血小板数量超过 $1000×10^9/L$ 时，称为血小板过多，易发生血栓，可导致心、脑栓塞；血小板低于 $100×10^9/L$ 时，称为血小板减少。当减少到 $50×10^9/L$ 以下时，毛细血管壁脆性增加，导致皮肤、黏膜出血，临床上称之为血小板减少性紫癜。

(二)血小板的生理特性

1. 黏附

当血管内皮受损暴露出内膜下的胶原组织时，血小板便黏着于胶原组织上，这种现象称为血小板的黏附。黏附是血小板在止血过程和血栓形成中十分重要的起始步骤。

2. 聚集

血小板之间相互黏附在一起的现象称为聚集。血小板聚集可分为两个时相：第一时相发生迅速，聚集后还可解聚，称为可逆性聚集；第二时相发生缓慢，聚集后不能再解聚，称为不可逆性聚集。引起血小板聚集的物质称为致聚剂。体内的生理性致聚剂主要有二磷酸腺苷（ADP）、血栓素 A_2、肾上腺素、胶原、凝血酶、5-羟色胺和组胺等；病理性致聚剂主要有细菌、病毒和药物等。血液中也有抑制血小板聚集的抑制剂，如由内皮细胞合成的一氧化氮（NO）和前列环素（prostacyclin，PGI_2）。在生理状态下，致聚剂和抑制剂共同调节血小板活性，使血小板不发生聚集。在血管损伤的局部，内皮细胞释放抑制剂减少，血小板活性增高而发生聚集，起止血作用。如内皮细胞在有害因素(高血糖、高胆固醇和炎性因子等)慢性刺激下受损，NO 和 PGI_2 合成不足，使血小板活性过高，易引发血栓形成。

3. 释放

血小板受刺激后可将颗粒中的生物活性物质(如5-羟色胺、血小板因子Ⅲ和儿茶酚胺等)向外排出，这一过程称为血小板的释放。血小板释放的5-羟色胺可使小动脉收缩，有助于止血；血小板因子Ⅲ可以参与凝血过程。

4. 吸附

血小板膜表面能吸附血浆中多种物质，特别是一些凝血因子，如凝血因子Ⅰ、Ⅴ、Ⅺ、Ⅻ等。血小板吸附这些物质在血液中循环，一旦血管破损，大量血小板黏着、聚集于破损部位，局部凝血因子浓度因此升高，可促进和加速凝血过程。

5. 收缩

血小板通过其内部收缩蛋白的收缩作用，使血凝块回缩和血栓硬化，有利于止血。

(三)血小板的生理功能

血小板的主要生理功能是：①参与生理性止血(physiologic hemostasis)，其过程见下节。②促进血液凝固，血小板含有许多具有促进血液凝固的因子。血小板所含的这些因子统称为血小板因子(platelet factor，PF)。如：血小板磷脂表面的 PF_3 能将凝血因子Ⅱ、Ⅴ、Ⅷ、Ⅸ、Ⅹ 和 Ca^{2+} 吸附于其表面，参与凝血过程；PF_2(纤维蛋白原激活因子)能促进纤维蛋白原转变为纤维蛋白单体；PF_4(抗肝素因子)具有抗肝素作用，有利于凝血酶的生成和加速凝血。③维持毛细血管内皮完整性，正常情况下，血小板能填补血管内皮细胞脱落后留下的空隙并能融入内皮细胞，对血管内皮的修复及维持血管内皮完整性具有重要的作用。

(四)血小板的生成与破坏

血小板是从骨髓中成熟的巨核细胞上脱落下来的具有生物活性的小块细胞胞质。巨核细胞仅占骨髓有核细胞的 0.05%，但一个巨核细胞能产生 200~700 个血小板。从原始巨核细胞到释放血小板入血需8~10天。

血小板进入血液后，平均寿命为 7~14 天，但只在最初两天具有生理功能。在生理性止血活动中，血小板聚集后本身可解体并释出全部活性物质，也可融入血管内皮细胞。表明血小板除衰老和破坏外，还会在发挥生理作用过程中被消耗。全部血小板中，具有止血功能的血小板占20%~25%，其余大部分为衰老无活动能力的血小板，衰老的血小板在脾、肝和肺组织中被吞噬。因此，脾功能亢进有出血倾向。

第三节 生理性止血

一、生理性止血的基本过程

生理性止血是指小血管损伤后出血自行停止的现象。通常用出血时间来检测生理性止血的功能。出血时间是指用小针刺破耳垂或指尖使血液自然流出，测定出血延续的时间，正常值为1~3分钟。当血小板减少或血小板功能有缺陷等病理情况下，出血时间延长，甚至出血不止。

生理性止血可分为三个步骤：①血管收缩：血管壁损伤可刺激神经和平滑肌引起反射性血管收缩；血管损伤处血小板释放缩血管物质，如5-羟色胺和肾上腺素等也使血管收缩，从而减缓出血并促进止血。②血小板止血栓的形成：血管损伤后，内皮下的胶原暴露，血小板黏附于内皮下的胶原上聚集成团，形成松软的止血栓，暂时堵塞小出血口。③血液凝固：血小板结合并激活许多凝血因子，启动凝血过程，形成坚实的血凝块，封住血管破口，最后完成生理性止血过程。

二、血液凝固

血液由流动的液体状态变成不能流动的凝胶状态的过程，称为血液凝固（blood coagulation），简称凝血。血液凝固是一系列凝血因子参与的复杂的酶促级联反应，其实质是血浆中的可溶性纤维蛋白原变成不溶性纤维蛋白的过程。

（一）凝血因子

血浆与组织中直接参与血液凝固的物质称为凝血因子（coagulation factor）。国际上规定依照各因子被发现的顺序用罗马数字来命名（表3-1）。现公认的凝血因子有12种，即凝血因子Ⅰ~ⅩⅢ（其中Ⅵ是血清中活化的Ⅴa，不再被视为一个独立的凝血因子）；此外，还有前激肽释放酶，激肽原以及来自血小板的磷脂等也直接参与凝血过程。

表3-1 按国际命名法编号的凝血因子

编号	同义名	合成部位	编号	同义名	合成部位
Ⅰ	纤维蛋白原	肝细胞	Ⅷ	抗血友病因子	肝细胞和血小板
Ⅱ	凝血酶原	肝细胞	Ⅸ	血浆凝血激酶	肝细胞
Ⅲ	组织因子	内皮细胞和其他细胞	Ⅹ	斯图亚特因子	肝细胞
Ⅳ	Ca^{2+}		Ⅺ	血浆凝血活酶前质	肝细胞
Ⅴ	前加速素	内皮细胞和血小板	Ⅻ	接触因子	肝细胞
Ⅶ	前转变素	肝细胞	ⅩⅢ	纤维蛋白稳定因子	肝细胞和血小板

凝血因子具有以下特征：①通常大部分凝血因子(如Ⅱ、Ⅸ、Ⅹ、Ⅺ、Ⅻ)是以无活性的酶原形式存在，必须经过激活才具有活性，这一过程称为凝血因子的激活。习惯上被激活的凝血因子在右下角标"a"(activated)，如活化的Ⅹ写成Ⅹa。②除因子Ⅳ是Ca^{2+}外，其余凝血因子均为蛋白质，而且大多数具有蛋白水解酶的作用。③除因子Ⅲ(组织因子)正常时只存在于血管外的组织，其他凝血因子均存在于血浆中。④因子Ⅱ、Ⅶ、Ⅸ和Ⅹ在肝脏合成时需要维生素K的参与，故称为维生素K依赖性凝血因子。当体内维生素K缺乏或肝功能受损时可引起凝血障碍。

(二)凝血过程

凝血是一系列凝血因子相继激活的一个"瀑布"样反应过程，分为三个基本步骤：①凝血酶原激活物(也称为凝血酶原酶复合物)的形成；②在凝血酶原激活物的作用下，凝血酶原转变为凝血酶；③在凝血酶的作用下，纤维蛋白原转变成纤维蛋白(图3-8)。凝血酶原激活物由Ⅹa、血小板膜磷脂表面(PL)、Ⅴ和Ca^{2+}组合而成，其形成的关键是因子Ⅹ的激活。根据Ⅹ激活的途径不同，可以将凝血分成内源性凝血和外源性凝血两条途径。

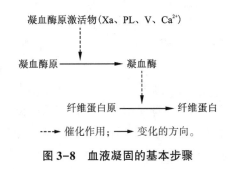

图3-8 血液凝固的基本步骤

1. 内源性凝血途径

内源性凝血途径是完全依靠血浆内的凝血因子逐步使因子Ⅹ激活的途径，由因子Ⅻ被激活而启动，可分为以下三个阶段：

(1)凝血酶原激活物形成：当血管内膜损伤，血液与带负电荷的内膜下结构接触，或血流与异物接触时，Ⅻ结合到相关结构表面并被激活为Ⅻa。Ⅻa激活因子Ⅺ成为Ⅺa。同时，Ⅻa还可激活前激肽释放酶为激肽释放酶，后者又正反馈激活Ⅻ，生成更多的Ⅻa。从因子Ⅻ激活到Ⅺa形成的过程，称为表面激活。表面激活过程还需有高分子激肽原的参与，作用机制尚不清楚。表面激活所形成的Ⅺa激活因子Ⅸ生成Ⅸa，这一步需要有Ca^{2+}存在。Ⅸa与因子Ⅷa、Ca^{2+}在血小板膜磷脂表面上形成因子Ⅹ激活物。在此复合物中，Ⅷa因子是十分重要的辅助因子，使Ⅸa对Ⅹ的激活速度提高20万倍。Ⅹa生成后，即与PL、Ⅴa、Ca^{2+}组合成凝血酶原激活物(Ⅹa-PL-Ⅴa-Ca^{2+})。

遗传性缺乏因子Ⅷ将发生血友病A，这时凝血过程非常慢，甚至微小的创伤也出血不止。先天性缺乏因子Ⅸ时，内源性途径激活因子Ⅹ的反应受阻，血液也不易凝固，这种凝血缺陷称为血友病B。

(2)凝血酶形成：在凝血酶原激活物的作用下，血浆中的凝血酶原(因子Ⅱ)被迅速激活成凝血酶(Ⅱa)。其中Ⅴa作为一种辅因子，它本身不是蛋白酶，不能催化凝血酶原的有限水解，但可使Ⅹa激活凝血酶原的速度提高10 000倍。凝血酶是一个多功能的凝血因子，主要作用是水解纤维蛋白原。

(3)纤维蛋白的形成：凝血酶能迅速催化纤维蛋白原，使之成为纤维蛋白单体。在Ca^{2+}的作用下，凝血酶还能激活因子ⅩⅢ成为ⅩⅢa，后者使纤维蛋白单体变为牢固的不溶性的纤维蛋白多聚体，即不溶于水的血纤维，后者交织成网，把血细胞网罗其中形成血凝块。

2. 外源性凝血途径

外源性凝血途径是由血液外的组织因子（Ⅲ）暴露于血液而启动的凝血过程。因子Ⅲ为磷脂蛋白质，广泛存在于血管外组织中，尤其在脑、肺和胎盘组织中特别丰富。当组织损伤时释放出因子Ⅲ，与血浆中的 Ca^{2+} 和因子Ⅶa形成复合物，激活因子Ⅹ为Ⅹa，其后的反应过程与内源性凝血过程相同。此外，该复合物还可激活Ⅸ，使内源性凝血途径与外源性凝血途径联系起来共同完成凝固过程。

上述凝血过程可综合为图 3-9。通常情况下，生理性止血过程中既有内源性凝血途径的激活，也有外源性凝血途径的激活，两者相互促进、同时进行。近年来研究表明，先天性缺乏内源性凝血途径的启动因子Ⅻ和前激肽释放酶或高分子量激肽原的患者，几乎没有出血症状；而缺乏外源性凝血途径的Ⅶ因子，则产生明显的出血症状。故目前认为，外源性凝血途径在体内生理性凝血反应的启动中起关键性的作用，而内源性凝血途径则在凝血反应开始后的维持和巩固中起重要作用，组织因子被认为是生理性凝血反应的启动因子。

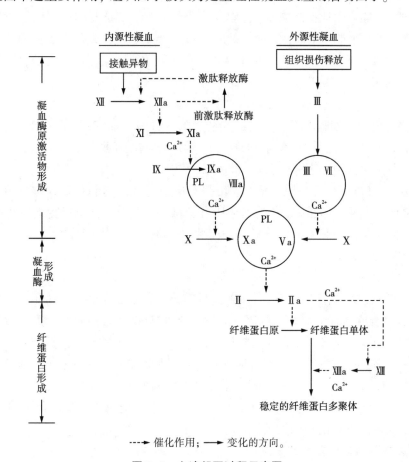

→ 催化作用；→ 变化的方向。

图 3-9　血液凝固过程示意图

需强调的是：①凝血过程是一个正反馈过程，一旦启动就会连续不断地进行下去，并迅速完成；② Ca^{2+} 在凝血过程的多个环节上起促凝作用，由于它易于处理，因此在临床上可通

过增加 Ca^{2+} 促进凝血或除去 Ca^{2+}(加入草酸或枸橼酸盐等)对抗凝血；③凝血过程本质上是一种酶促连锁反应，每一步骤之间密切联系，任何一个环节受阻则整个凝血过程就会停止。

(三) 抗凝和促凝

凡是能阻断或延缓凝血过程的因素都可以抗凝。相反，能加速凝血过程的因素都可以促凝。正常情况下，血管内的血液能保持流体状态而不发生凝固。即使当组织损伤而发生生理性止血时，止血栓也只局限于病变部位，并不延及未受损部位。这主要因为：①正常情况下血管内皮光滑完整，因子 XII 不易被激活，血小板也不易发生黏附；②适宜流速的血液可以带走少量活化的凝血因子，使早期凝血过程不会发生；③正常人血浆中存在多种抗凝血物质，如抗凝血酶(antithrombin，AT)、肝素和蛋白质 C 系统；④体内存在着纤维蛋白溶解系统。

1. 抗凝血酶

AT 主要由肝脏合成，也可由心、肺等组织、血管内皮细胞以及巨核细胞合成。AT 含有精氨酸残基，可与凝血因子 IXa、Xa、XIa 和 XIIa 等分子的活性中心上的丝氨酸残基结合，封闭这些凝血因子活性中心而使之失活，从而阻断凝血过程。正常情况下，AT 的直接抗凝作用非常慢而弱，不能有效地抑制凝血，但它与肝素结合后，其抗凝作用可增强 2000 倍以上。在生理情况下，循环血浆中肝素浓度低，此时，AT 主要通过与内皮细胞表面的硫酸乙酰肝素结合而增强血管内皮的抗凝功能。临床上 AT 缺乏易导致静脉血栓和肺血栓，但与动脉血栓的形成关系不大。

2. 肝素

肝素主要是由肥大细胞和嗜碱性粒细胞产生的一种酸性黏多糖，存在于大多数组织中，尤以肝、肺组织中含量丰富。肝素与 AT 结合后，使 AT 与凝血酶的亲和力增强，从而使凝血酶立即失活；肝素能抑制血小板的黏附、聚集和释放反应；肝素还可以作用于血管内皮细胞，使之释放凝血抑制物和纤溶酶原激活物，增强对凝血过程的抑制和对纤维蛋白的降解；此外，肝素还能激活血浆中的脂酶，加速血浆中乳糜微粒的清除，可减轻脂蛋白对血管内皮的损伤，有助于防止与血脂有关的血栓形成。因此，肝素是一种很强的体内、外抗凝物质，已在临床实践中广泛应用。

3. 蛋白质 C 系统

蛋白质 C 系统主要包括蛋白质 C、凝血酶调节蛋白、蛋白质 S 和蛋白质 C 的抑制物。蛋白质 C 是由肝脏合成的维生素 K 依赖因子，分子量为 62000。蛋白质 C 以无活性的酶原形式存在于血浆中，当凝血酶离开损伤部位与正常血管内皮细胞上的凝血酶调节蛋白结合后，可激活蛋白质 C。激活的蛋白质 C 主要有以下作用：①在磷脂和 Ca^{2+} 存在的情况下，蛋白质 C 可灭活因子 Va 和因子 VIIIa；②阻碍因子 Xa 与血小板表面的磷脂膜结合，从而削弱因子 Xa 对凝血酶原的激活作用；③促进纤维蛋白溶解。血浆中的蛋白质 S 是活化蛋白质 C 的辅因子，可使激活的蛋白质 C 的作用大大增强。

(四) 加速或延缓血液凝固的方法

在临床实际工作中常需采取一些措施，以加速或延缓血液凝固。

1. 加速凝血的方法

因血液凝固属于酶促反应，因此，在一定范围内(≤42℃)升高温度，可以加速酶促反应速度，促进血液凝固。临床上进行外科手术时，常用温热的生理盐水纱布或明胶海绵压迫伤口止血,因为在提高温度的同时还提供了粗糙的表面,从而加速血液凝固。此外,为防止患者在手术中大出血,常在术前注射维生素 K,以加速凝血。中医学中多种中草药,如三七和云南白药等都能够促进血液凝固。

2.延缓凝血的方法

(1)降低温度:当反应系统的温度降低至 10℃ 以下时,参与凝血过程的酶活性下降,可延缓血液凝固,但不能完全阻止凝血的发生。

(2)光滑的表面:可减少血小板的黏附和聚集,减弱对凝血过程的触发,因而延缓了凝血酶的形成。例如,将血液盛放在内表面涂有硅胶或石蜡的容器内,即可延缓凝血。

(3)去 Ca^{2+}:由于血液凝固的多个环节都需要 Ca^{2+} 的参加,因此减少血液中的 Ca^{2+},可阻止血液凝固。临床上常用枸橼酸钠或草酸盐(草酸钠和草酸钾)抗凝,就是因为其可与血浆中的 Ca^{2+} 结合成不易解离的络合物,血浆中因缺少 Ca^{2+} 而不能凝固。需要注意的是,由于少量枸橼酸钠进入血液循环不致产生毒性,因此常用来处理输血用的血液;而草酸盐对机体有害,只能在实验室检验时应用。

三、纤维蛋白溶解

血液凝固过程中形成的纤维蛋白被分解和液化的过程,称为纤维蛋白溶解,简称纤溶。纤溶的作用是防止血栓的形成,也与组织修复和血管再生等功能有关。

纤溶系统主要包括纤维蛋白溶解酶原、纤溶酶、纤溶酶原激活物与纤溶抑制物。纤溶的基本过程可分为两个阶段,即纤溶酶原的激活与纤维蛋白(或纤维蛋白原)的降解(图 3-10)。若纤溶系统活动低下,不利于血管的再通,将加重血栓栓塞;若纤溶系统活动亢进,则会引起伤害性出血。因此,生理情况下,止血栓的溶解液化在空间与时间上受到严格控制。

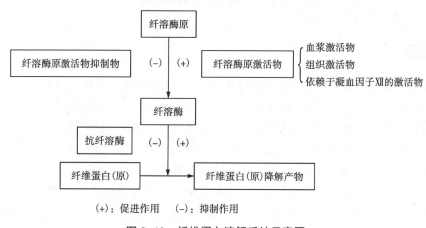

(+):促进作用 (−):抑制作用

图 3-10 纤维蛋白溶解系统示意图

(一)纤溶酶原的激活

纤溶酶原主要由肝脏产生,也可在骨髓、肾和嗜酸性粒细胞内合成。正常情况下,血浆中的纤溶酶是以无活性的纤溶酶原形式存在。纤溶酶原在激活物的作用下发生有限水解,脱下一段肽链而激活成纤溶酶。根据纤溶酶原激活物来源的不同,可分为三类:

血浆激活物：由血管内皮细胞合成和释放。当血管内出现血凝块时，可使内皮细胞释放大量激活物，所释放的激活物大都吸附于血凝块上，进入血流的很少。

组织激活物：存在于多种组织中，尤以子宫、甲状腺、前列腺和肺等处含量较多，在组织损伤时释放出来，因此上述器官手术时易发生术后渗血现象。月经血因含有这类激活物而不凝固。组织激活物的主要作用是在血管外促进纤溶，以利组织修复和创伤愈合。肾合成与分泌的尿激酶就属于这一类激活物，活性很强，有助于阻止肾小管中纤维蛋白沉积，临床上已用于治疗血栓病(如脑血栓和心肌梗死等)。

依赖于凝血因子Ⅻ的激活物：例如前激肽释放酶被Ⅻa激活后生成的激肽释放酶可激活纤溶酶原。这一类激活物可使凝血与纤溶相互配合，保持平衡。

(二)纤维蛋白的降解

纤溶酶是血浆中活性最强的蛋白水解酶，主要作用是将纤维蛋白或纤维蛋白原分解成许多可溶性的小分子肽，总称为纤维蛋白(原)降解产物。这些降解产物一般不会再凝固，其中一部分还有抗凝作用。

(三)纤溶抑制物及作用

纤溶抑制物存在于血浆和组织中，按其作用环节可分为两类：一类为激活物的抑制物，如血浆中的α_2巨球蛋白，它能与尿激酶竞争而发挥抑制纤溶酶被激活的作用；另一类为抗纤溶酶，是一种α球蛋白，能与纤溶酶结合形成复合物，从而使纤溶酶失去活性。

凝血与纤溶是两个相互对立又统一的功能系统。正常情况下，它们之间保持动态平衡，使机体既能实现有效的止血，又可防止血凝块堵塞血管，从而维持血液的正常流动。如果两者的平衡被打破，将导致血栓形成或出血倾向，给机体造成危害。

第四节　血型与输血原则

一、血型

血型(blood group)通常是指血细胞膜上特异性抗原的类型。通常所说的血型是指红细胞血型，至今已发现ABO、Rh、MNSs、Lutheran、Kell、Lewis、Duff和Kidd等30多个不同的红细胞血型系统，其中与临床关系密切的是ABO血型系统和Rh血型系统。

若将血型不相容的两个人的血滴放在玻片上混合，其中的红细胞即凝集成簇，这种现象称为红细胞凝集(agglutination)。红细胞凝集的本质是抗原-抗体反应。由于每个抗体上具有2~10个能与抗原结合的部位，因此抗体可以在若干个带有相应抗原的红细胞之间形成桥梁，使红细胞聚集成簇。在有补体存在的情况下，凝集的红细胞可发生溶血。当人体输入血型不相容的血液时，在血管内将发生红细胞凝集和溶血反应；同时，溶血后产生大量血红蛋白会损害肾小管并伴发变态反应，严重时可危及生命。因此，血型鉴定是输血及组织、器官移植成败的关键。由于血型是由遗传决定的，血型鉴定对人类学和法医学的研究具有重要意义。

此外，白细胞和血小板除了也存在一些与红细胞相同的血型抗原外，还有其自身特有的血型抗原。白细胞上最强的同种抗原是人类白细胞抗原(human leukocyte antigen, HLA)，是引起器官移植后免疫排斥反应最重要的抗原。由于在无关个体间HLA表型完全相同的几率极低，所以 HLA 的分型成为法医学上用于鉴定个体或亲子关系的重要手段之一。人类血小板表面也有一些特异的血小板抗原系统，如 PI、Zw 和 Ko 等。血小板抗原与输血后血小板减少症的发生有关。本节主要讨论红细胞的 ABO 血型系统和 Rh 血型系统。

(一) ABO 血型系统

1. ABO 血型的抗原和分型

1901 年 Landsteiner 发现第一个人类血型系统——ABO 血型系统，从此为人类揭开了血型的奥秘，使输血成为安全度较高的临床治疗手段。ABO 血型系统中有两种不同的抗原，抗原又称为凝集原（agglutinogen），分别是 A 抗原和 B 抗原。ABO 血型抗原为多糖抗原，其抗原的特异性是由红细胞膜上的糖蛋白或糖脂上所含的寡糖链决定的，这些寡糖链都是由暴露在红细胞表面的少量糖基所组成的，A 和 B 抗原的特异性就取决于这些寡糖链的组成和连接顺序。ABO 血型的分型就是根据红细胞膜上是否存在 A 抗原（凝集原 A）与 B 抗原（凝集原 B）将血液分为 4 种血型：凡红细胞膜上只含 A 抗原者为 A 型；只含 B 抗原者为 B 型；若 A 和 B 两种抗原都有者为 AB 型；两种抗原都没有者则为 O 型。血清中含有与抗原相对应的两种抗体，抗体又称为凝集素（agglutinin），即抗 A 抗体和抗 B 抗体。不同血型的人的血清中含有不同的抗体，但不含有与其自身红细胞抗原相对应的抗体，即 A 型血的血清中只含抗 B 抗体，不含抗 A 抗体；B 型血的血清中只含抗 A 抗体，不含抗 B 抗体；AB 型血的血清中不含抗 A 和抗 B 抗体；而 O 型血的血清中则同时含抗 A 和抗 B 抗体（表 3-2）。利用抗血清检测还可以发现，ABO 血型系统存在亚型，与临床关系密切的是 A 型中的 A_1 与 A_2 亚型，A_1 型红细胞上含有 A 抗原和 A_1 抗原，而 A_2 型红细胞上仅含有 A 抗原；在 A_1 型血清中只含有抗 B 抗体，而 A_2 型血清中则含有抗 B 抗体和抗 A_1 抗体。同样，AB 型血型中也有 A_1B 和 A_2B 两种主要亚型。虽然在我国汉族人中 A_2 型和 A_2B 型分别只占 A 型和 AB 型人群的不到 1%，但由于 A_1 型红细胞可与 A_2 型血清中的抗 A_1 抗体发生凝集反应，而且 A_2 型和 A_2B 型红细胞比 A_1 型和 A_1B 型红细胞的抗原性弱得多，在用抗 A 抗体做血型鉴定时，易使 A_2 型和 A_2B 型被误定为 O 型和 B 型。因此，在输血时仍应注意 A_2 和 A_2B 亚型的存在。

表 3-2　ABO 血型系统中的抗原和抗体

血型		红细胞上的抗原	血清中的抗体
A 型	A_1	$A+A_1$	抗 B
	A_2	A	抗 B+抗 A_1
B 型		B	抗 A
AB 型	A_1B	$A+A_1+B$	无
	A_2B	$A+B$	抗 A_1
O 型		无 A，无 B	抗 A+抗 B

2. ABO 血型系统的抗体

ABO 血型的抗体分为天然抗体和免疫抗体两类。ABO 血型系统存在天然抗体，包括抗 A 抗体、抗 A_1 和抗 B 抗体。新生儿的血液中尚无 ABO 血型抗体，出生后 2~8 个月开始产生

ABO 血型系统天然抗体，8~10 岁时达高峰。天然抗体多属 IgM，分子量大，不能通过胎盘。因此，血型与胎儿 ABO 血型不合的孕妇，由于体内天然的 ABO 血型抗体一般不能通过胎盘进入胎儿体内，不会使胎儿的红细胞凝聚破坏而发生新生儿溶血病。当机体接受了自身不具有的红细胞抗原刺激后，可产生 ABO 血型系统免疫性抗体。免疫性抗体属于 IgG，分子量小，能通过胎盘进入胎儿体内。因此，如果母体的血型与胎儿的血型不合，可因母体内的免疫性血型抗体进入胎儿体内而引起胎儿红细胞的凝集和破坏，发生新生儿溶血病。

3. ABO 血型的遗传

人类 ABO 血型是由 9 号染色体(9q34.1~q34.2)上的 A、B 和 O 三个等位基因来控制的。对每个人来说，在一对染色体上只可能出现上述三个基因中的两个，分别由父母双方各遗传一个给子代，从而决定子代血型的基因型，所以三个基因可组成六个可能的基因型。由于 A 和 B 基因为显性基因，O 基因为隐性基因，故血型的表现型仅四种(表 3-3)。血型相同的人，其遗传基因型不一定相同。例如，表现型为 A 型的人，其基因型可能是 AA 或 AO，表现型为 B 型的人，其基因型可能是 BB 或 BO，但表现型为 O 型的人，其基因型只能是 OO。由于血型是由遗传决定的，所以利用血型的遗传规律，已知双亲的 ABO 血型，可以推导出其子女可能有的血型和不可能有的血型，因此也就可能从子女的血型表现型来推断亲子关系。例如，父母中有一人为 AB 型，子女可能是 A、B 和 AB 型、不可能是 O 型；若父母都为 O 型，则子女一定是 O 型。但必须注意的是，法医学上依据血型来判断亲子关系时，只能做出否定的判断，而不能做出肯定的判断。由于血细胞上有多种血型系统，测定血型的种类愈多，作出否定性判断的可靠性也愈高。

表 3-3　ABO 血型的基因型和表现型

基因型	表现型
OO	O
AA，AO	A
BB，BO	B
AB	AB

4. ABO 血型的鉴定

正确鉴定血型是保证输血安全的基础。ABO 血型系统必须相合才考虑输血。常规血型鉴定的原则是用已知标准血清中的抗体去检测受试者红细胞膜上未知抗原的类型，根据是否发生红细胞凝集反应来确定血型。鉴定方法(玻片法)：①取洁净双凹玻片 1 张，在玻片上分别滴上 1 滴抗 A 抗体、1 滴抗 B 抗体；②75%乙醇溶液消毒耳垂或手指后，用采血针刺破皮肤，取 1 滴血滴入盛有 1 mL 生理盐水的小试管中混匀；③在每 1 滴抗体上再加 1 滴红细胞悬浮液，轻轻摇动，使红细胞和抗体混匀；④放置 10~30 分钟，观察有无凝集现象发生；⑤根据有无凝集现象判断血型(图 3-11)。

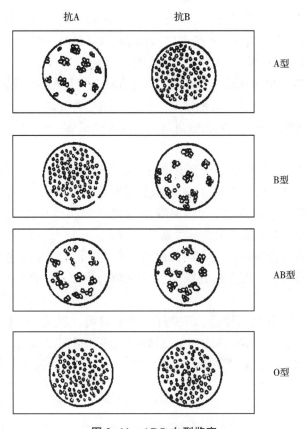

图 3-11 ABO 血型鉴定

(二)Rh 血型系统

1. Rh 血型的发现与分布

1940 年 Landsteiner 和 Wiener 用恒河猴(Rhesus monkey)的红细胞重复注入家兔体内后，使家兔血浆中产生抗恒河猴红细胞的抗体。再用含这种抗体的血清与人的红细胞混合，发现在美洲白种人中约 85% 的人红细胞可被这种血清凝集，表明这些人的红细胞上具有与恒河猴同样的抗原，因此把这种血型称为 Rh 阳性血型；另有约 15% 的人红细胞不被这种血清凝集，称为 Rh 阴性血型。这一血型系统称为 Rh 血型系统，是仅次于 ABO 血型的另一重要的血型系统。在我国汉族和其他大部分民族的人群中，Rh 阳性者约占 99%，Rh 阴性者只占 1% 左右。但是在某些少数民族中，Rh 阴性者较多，如苗族为 12.3%，塔塔尔族为 15.8%。在这些民族居住的地区，Rh 血型的问题应受到特别重视。

2. Rh 血型系统的抗原与分型

Rh 抗原只存在于红细胞膜上，在出生时已发育成熟，在其他组织细胞和体液中不存在。已发现 50 多种 Rh 抗原，与临床关系密切的是 D、E、C、c、e 5 种，其抗原性依次递减，因 D 抗原的抗原性最强，故临床意义最为重要。医学上通常将红细胞膜上含有 D 抗原者称为 Rh 阳性；而红细胞膜上缺乏 D 抗原者称为 Rh 阴性。Rh 血型抗原为蛋白抗原，其特异性取决于蛋白质的氨基酸序列。

3. Rh 血型的特点及其临床意义

与 ABO 血型系统不同的是，人血清中不存在抗 Rh 的天然抗体。只有当 Rh 阴性者接受 Rh 阳性的血液后，通过体液性免疫才产生抗 Rh 的免疫性抗体，血清中抗 Rh 抗体的水平在输血 2~4 个月后达到高峰。因此，Rh 阴性的受血者在第一次接受 Rh 阳性的血液后一般不会产生明显的输血反应。但再次输入 Rh 阳性的血液时，由于机体已存在抗 Rh 的抗体，即可发生抗原-抗体反应，导致输入的 Rh 阳性红细胞发生凝集而溶血。因此在临床上第二次输血时，即使是同一供血者的血液，也应在输血前作交叉配血试验，避免由 Rh 血型不合引起的严重后果。

Rh 血型系统的抗体主要是 IgG，分子量较小，能透过胎盘。因此，当 Rh 阴性的母亲第一胎怀有 Rh 阳性的胎儿时，Rh 阳性胎儿的少量红细胞可在分娩时进入母体，使母体产生抗 Rh 免疫性抗体，主要是抗 D 抗体。由于母体血液中的抗 Rh 抗体出现缓慢，故 Rh 阴性的母体第一次怀 Rh 阳性的胎儿，通常胎儿很少发生新生儿溶血。但该母亲再次怀有 Rh 阳性胎儿时，母体体内的抗 Rh 抗体可透过胎盘进入胎儿血液，导致胎儿红细胞发生凝集，出现新生儿溶血，严重时可导致胎儿死亡。对多次妊娠均造成死胎的孕妇，特别是少数民族地区的妇女，应引起高度重视。

由于母亲血清中的抗体增加缓慢，需要几个月的时间。因此，当 Rh 阴性母亲生育第一胎 Rh 阳性胎儿后，及时输注特异性抗 D 免疫球蛋白，可中和进入母体的 D 抗原，避免 Rh 阴性母亲所发生的变态反应，有效预防第二次妊娠时新生儿溶血的发生。

二、输血原则

中华现代血库的创始人
——易见龙

输血已经成为治疗某些疾病、抢救伤员生命和保证某些手术顺利进行的重要手段。但如果输血不当或发生差错，就会给患者造成严重损害，甚至死亡。为保证输血的安全和提高输血的效果，必须遵守输血的原则。输血的基本原则是保证供血者的红细胞不被受血者血清中的抗体所凝集。

（1）血型相合：正常情况下，在准备输血时，首先必须鉴定血型，坚持同型输血，以保证供血者与受血者的 ABO 血型相合，因为不相容输血常引起严重的反应。生育年龄的妇女和需要反复输血的患者，必须使供血者与受血者的 Rh 血型相合，特别要注意 Rh 阴性受血者产生抗 Rh 抗体的情况。

（2）必须做交叉配血试验：即使 ABO 血型系统中同型之间进行输血，输血前也必须进行交叉配血试验（cross-match test）。交叉配血试验既可复查血型鉴定的结果，又能发现供血者和受血者的红细胞或血清中是否存在其他不相容的血型抗原或血型抗体。将供血者的红细胞与受血者的血清相混合，称为交叉配血的主侧；再将受血者的红细胞与供血者的血清相混合，称为交叉配血的次侧（图 3-12）。交叉配血试验的目的是避免由 ABO 血型系统中的亚型（如 A 型中的 A_1 型和 A_2 型）和 ABO 血型系统外的其他因素引起的凝集反

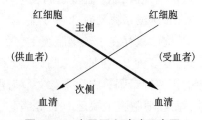
图 3-12　交叉配血试验示意图

应。如果主侧和次侧均无凝集反应，则为"配血相合"，可以进行输血。如果主侧凝集，则不管次侧是否凝集，即为"配血不合"，绝对不能进行输血。如果主侧不凝集而次侧凝集，称为"配血基本相合"，一般不宜进行输血，只有在紧急或无法得到同型血的情况下谨慎少量输血，这种情况见于将 O 型血输给其他血型的人或 AB 型接受其他血型的血液（即异型输血），但必须坚持一少（<200 mL）、二慢（输血速度不宜太快）、三勤看（医护人员监督）的原则，且血清中抗体效价不能太高（<1∶200）。如出现输血反应，应立即停止输血。

随着医学和科学技术的进步，近年来血液成分分离机的广泛应用以及分离技术和成分血的质量日益提高，输血疗法已经从原来的输全血发展为成分输血。成分输血（blood component therapy）是把人血中的各种有效成分，如红细胞、粒细胞、血小板和血浆，分别制备成高纯度或高浓度的制品，根据患者的需要，输注相应的成分。例如，严重贫血的患者主要是红细胞量不足，总血量不一定减少，可输注浓缩的红细胞悬液；而大面积烧伤患者，主要是创面渗出丢失大量血浆，应输注血浆或血浆代用品，如右旋糖酐溶液等；对各种出血性疾病的患者可根据疾病的情况输入浓缩的血小板悬液或含凝血因子的新鲜血浆，以促进止血或凝血过程。成分输血不仅针对性强、节约血源，而且因纯度大、浓度高而疗效好，还可减少不良反应，使输血更加安全。因此，成分输血已成为目前输血的主要手段。

（黎静　宋卓慧　杨慧慧）

复习思考题

1. 根据所学的生理学知识，试述贫血可能发生的原因和防治措施。
2. 根据生理性止血和血液凝固知识，试述防治血栓形成的可能措施。

第四章　血液循环

内容提要

心脏最重要的功能是泵血。心室肌收缩使室内压升高，超过动脉压时动脉瓣开放，心室射血入动脉。心室肌舒张使室内压下降至低于房内压时，房室瓣开放，血液由心房进入心室；在心室舒张末期，心房肌收缩升高房内压使心室进一步充盈。评价心脏泵血功能的指标主要有搏出量、心输出量、心指数、射血分数、心力储备和心脏作功。机体可通过调节搏出量和心率来改变心输出量。影响搏出量的因素有心室舒张末期容积或压力、心肌收缩能力和动脉血压。

心室肌细胞的静息电位主要由 K^+ 外流所致。其动作电位可分为 0、1、2、3、4 期，主要离子机制是：0 期去极：Na^+ 内流；1 期复极：K^+ 外流；2 期（平台期）：Ca^{2+} 内流与 K^+ 外流；3 期：K^+ 外流；4 期：Na^+-K^+ 泵和 Na^+-Ca^{2+} 交换等恢复细胞内外离子的正常浓度梯度。与心室肌细胞相比，浦肯野细胞动作电位的特点是 4 期发生自动去极化，主要由逐渐增强的 Na^+ 内流（I_f）以及进行性衰减的 K^+ 外流（I_k）引起。窦房结 P 细胞的动作电位分为 0、3、4 期，0 期去极化的机制是 Ca^{2+} 内流；3 期主要是 K^+ 外流；4 期自动去极化的机制主要是进行性衰减的 K^+ 外流，其次是逐渐增强的 Na^+ 内流（I_f）以及少量 Ca^{2+} 内流。

心肌的生理特性包括电生理特性（自律性、兴奋性和传导性）以及机械特性（收缩性）。窦房结的自律性最高，是心脏的正常起搏点；心脏除窦房结外的自律细胞则构成潜在起搏点。心肌细胞产生一次动作电位后的兴奋性出现周期性变化，依次经过有效不应期、相对不应期和超常期。心肌兴奋性的特点是有效不应期长，其生理意义是使心肌不产生完全强直收缩，而是作收缩与舒张交替进行的活动。由窦房结发出的兴奋传到心房（优势传导通路）、房室交界区、房室束和左、右束支、浦肯野纤维网，最后引起心室肌兴奋和收缩，其中兴奋传导速度最慢的部位是房室交界，所形成的房-室延搁保证了房室不同时收缩；传导速度最快部位是浦肯野纤维，后者保证了左、右心室几乎能同时兴奋及收缩。

动脉血压是血液流动的基本动力。形成动脉血压的前提是循环系统充盈有足够的血液，关键因素是心室射血和外周阻力，而大动脉管壁的弹性储器作用缓冲了动脉血压的过度波动。影响动脉血压的主要因素有：搏出量、心率、外周阻力、大动脉管壁的弹性以及循环血量与血管容量的比值等。静脉回心血量取决于中心静脉压与外周静脉压之差。微循环是指微动脉与微静脉之间的血液循环，其主要功能是完成血液和细胞间的物质交换，也影响体温和回心血量。决定组织液生成的有效滤过压=（毛细血管血压+组织液胶体渗透压）-（血浆胶体渗透压+组织液静水压），组织液在毛细血管动脉端生成，在静脉端与淋巴回流。

　　颈动脉窦和主动脉弓压力感受性反射是调节心血管活动最重要的反射，维持着动脉血压的相对稳定，属典型的负反馈。调节心血管活动的主要体液因素中，全身性体液因素如肾上腺素、去甲肾上腺素、血管紧张素、内皮素和血管升压素等具有升高血压的作用；而组胺、代谢产物和激肽等局部性体液因素则主要舒张局部血管。冠状动脉易受心脏收缩挤压，心肌供血以心舒期为主，主要受自身代谢水平影响；肺循环具有阻力小、压力低和血容量变化大的特点；脑循环的血管容量变化范围小，脑组织对血液灌流量的依赖程度大。

　　机体的循环系统是由心血管系统和淋巴系统组成的一套连续、封闭的管道系统。由心脏、血管和心血管内的血液组成心血管系统，是完成血液循环的主要系统；由淋巴管和淋巴器官组成的淋巴系统则在完成血液循环中起着辅助作用。血液在循环系统内按一定的方向流动称为血液循环（circulation）。血液循环的主要功能有：①物质运输：心脏作为动力器官驱动血液在血管内循环流动，完成体内多种物质如氧气、营养物质、代谢产物和激素以及其他物质的运输；②维持机体内环境的相对稳定：血液循环通过平衡不同器官细胞外液的理化性质、运输调节器官功能活动的激素以及经肾脏进行排泄等，实现机体内环境的相对稳定；③体温调节：血液循环将热能带给全身的组织器官，同时也将热能带到皮肤进行散热，以保持体温的相对稳定；④内分泌功能：心脏可分泌心房钠尿肽和抗心律失常肽等，血管内皮细胞可分泌一氧化氮和内皮素等多种生物活性物质，参与机体的体液调节。

　　心血管系统的活动受神经、体液和自身因素等调节。同时，心血管系统又与呼吸、泌尿、消化和神经内分泌等多个系统相互协调，使机体更好地适应内外环境的变化。一旦心血管系统出现障碍，将严重影响机体的功能状态，甚至危及生命。

第一节　心脏的泵血功能

一、心动周期与心率

　　心脏的活动呈周期性。心脏的一次收缩和舒张构成一个机械活动周期，称为心动周期（cardiac cycle）。在一个心动周期中，心房和心室的机械活动均包括收缩期（systole）和舒张期（diastole）。由于心室在心脏泵血过程中起主要作用，故心动周期通常是指心室的活动周期。

　　心动周期持续的时间与心跳频率有关。心跳频率（heart rate，HR）简称心率，是指每分钟心脏跳动的次数。正常成人安静状态下，心率为每分钟 60~100 次，平均每分钟 75 次。心率因年龄、性别和机体状态不同而有差异。若以正常成人心率平均每分钟 75 次计算，则每个心动周期历时 0.8 秒。此时，在心房的心动周期中，先是左、右心房收缩 0.1 秒，随后左、右心房舒张 0.7 秒；在心室的心动周期中，左、右心室收缩 0.3 秒，舒张期 0.5 秒（图 4-1）。心动周期的特点有：①心房和心室不同时收缩，心室收缩紧跟在心房收缩完毕后进行；②有一个心房和心室均为舒张状态的全心舒张期；③心动周期中心房和心室的舒张期均长于收缩期，这有利于心室充盈血液、保证心脏本身的血液供应以及心脏长期有效的工作。当心率加快时，心动周期缩短，收缩期和舒张期均相应缩短，但舒张期缩短更加明显。因此，心率加快时，心脏的工作时间相对延长，而心肌休息及心室充盈时间相对缩短，不利于心脏的持久活动。

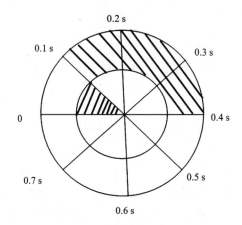

内环表示心房的活动周期，外环表示心室的活动周期。线条区和空白区分别代表收缩和舒张。

图4-1　心动周期中心房、心室活动的顺序和时间关系

二、心脏的泵血过程和机制

心脏是具有泵血功能的循环动力装置，为瓣膜结构的肌性空腔脏器。在生命过程中，心脏不断地作收缩和舒张交替进行的活动。心脏收缩时将血液射入动脉，为血液流动提供能量；心脏舒张时接受静脉回流的血液。心脏通过节律性的收缩和舒张以及所引起的瓣膜的规律性开启和关闭，推动血液沿单一方向循环流动。

心室在心脏泵血过程中起着主要作用。左、右心室的活动几乎同步，其射血和充盈过程极为相似，排血量也几乎相等。泵血过程包括心室将血液射入主动脉和血液进入心室的充盈。心脏泵血功能的完成主要依赖于：①心脏节律性地收缩和舒张造成心室与动脉或心室与心房之间的压力差，形成推动血液流动的动力；②心脏内有四套单向开放的瓣膜控制着血流的方向。下面介绍心率为每分钟75次即心动周期为0.8秒时左心室的泵血过程（图4-2）。

(一)心室收缩与射血过程
心室的收缩包括等容收缩期、快速射血期和减慢射血期。

1. 等容收缩期

心室肌开始收缩，室内压随即升高。当室内压超过房内压时，心室内血液出现向心房返流的动力，推动房室瓣关闭，使血液不会流入心房。此时室内压尚低于主动脉压，动脉瓣仍处于关闭状态。由于封闭的心室腔中充满着不可压缩的血液，心室肌的强烈收缩将使室内压急剧升高，但心室容积几乎不变，这一房室瓣和动脉瓣均处于关闭状态的时期，也就是从房室瓣关闭直到主动脉瓣开启前的时期称为等容收缩期(period of isovolumic contraction)，持续约0.05秒。在一个心动周期中，等容收缩期是室内压升高速度最快的时期。当主动脉压升高或心肌收缩力减弱时，等容收缩期将延长。

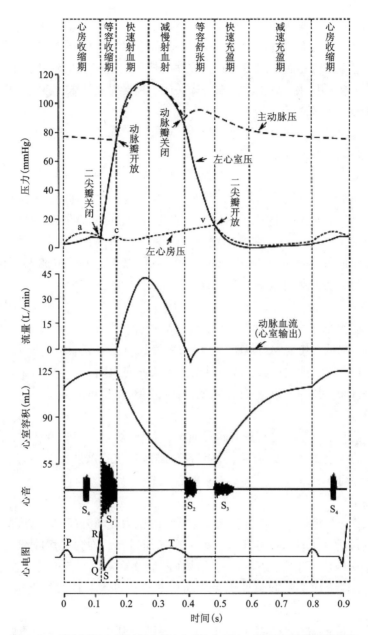

图 4-2　心动周期中各时相心室 (左侧) 内压力、容积和瓣膜等的变化

2. 快速射血期

当心室肌收缩使室内压升高超过主动脉压时，血液冲开主动脉瓣由心室射入主动脉，进入快速射血期 (period of rapid ejection)，历时约 0.1 秒。此期室内压随着心室肌的强烈收缩而继续升高，直至峰值；主动脉压亦随之升高，心室容积随着血液的射出而明显减小。快速射血期射出的血液量约占整个心缩期内全部射血量的 2/3。

3. 减慢射血期

在射血后期，由于心室肌的收缩强度逐步减弱，室内压峰值逐步下降，射血速度逐渐减慢，这段时期称为减慢射血期(period of slow ejection)，历时约 0.15 秒。虽然此时室内压已略低于主动脉压，但心室内的血液因受到心室收缩的挤压具有较高的动能，在惯性作用下逆着压力梯度继续流入主动脉内，故主动脉瓣仍未关闭，减慢射血期末，心室容积缩至最小。

(二) 心室舒张与充盈过程

心室舒张期包括等容舒张期、快速充盈期、减慢充盈期和心房收缩期，其中快速充盈期、减慢充盈期和心房收缩期属于心室充盈期。

1. 等容舒张期

心室射血完毕后，心室肌开始舒张，室内压急剧下降，主动脉内的血液向心室方向倒流，推动主动脉瓣关闭。此时心室内压仍明显高于心房内压，房室瓣依然关闭，心室又暂时成为一个密闭心腔。从主动脉瓣关闭到房室瓣开启的这一时期内，心室舒张而心室容积几乎不变，故称为等容舒张期(period of isovolumic relaxation)，历时 0.06~0.08 秒。该期心室肌张力迅速下降，是心动周期中室内压下降最快的时期。

2. 快速充盈期

当室内压下降至低于房内压时，房室瓣被血液冲开，心室便开始充盈。此时心室肌舒张加快，室内压明显降低，甚至成为负压；心房和大静脉内的血液顺房室压力梯度被"抽吸"而快速流入心室，心室容积随之增大，这一时期称为快速充盈期(period of rapid filling)，历时约 0.11 秒。在快速充盈期内流入心室的血液量约占心室充盈总量的 2/3。

3. 减慢充盈期

快速充盈期之后，心室内已充盈有较多血量，大静脉、心房和心室间的压力梯度逐渐减小，血液以较慢的速度继续流入心室，心室容积继续增大，该期称为减慢充盈期(period of slow filling)，历时约 0.22 秒。

4. 心房收缩期

在心室充盈期末，随着血液不断流入心室，室内压力逐渐升高，房室间的压力趋于平衡。在心室舒张期的最后 0.1 秒，心房开始收缩使房内压升高，称为心房收缩期(period of atrial systole)。此时，房内压高于室内压，心房内的血液继续挤入到已有相当充盈但仍处于舒张状态的心室，因此有学者将心房收缩期称为主动快速充盈期。心房收缩期末的心室容积达到最大。

右心室的泵血过程与左心室基本相同，但由于肺动脉压仅为主动脉压的 1/6，故在心动周期中右心室内压的变化幅度远远小于左心室。

综上所述，心室肌的收缩和舒张引起的室内压变化是导致心房和心室之间、心室和主动脉之间压力梯度形成的根本原因，而压力梯度是导致血液流动和瓣膜启闭的直接动力。

(三) 心房在心脏泵血活动中的作用

1. 心房的初级泵作用

心房的心动周期的大部分时间处于舒张状态，接纳和储存从静脉不断回流的血液。在心室收缩和射血时，这一作用非常重要。在心室舒张的大部分时间里，心房也处于舒张状态(即全心舒张期)，此时心房仅是静脉血液返流回心室的一条通道。只有在心室舒张期的后期心房才收缩。由于心房壁薄，收缩力量不强，收缩时间短，心房收缩对心室的充盈仅起辅助作用，心房肌收缩时挤入到心室内的血液占心室充盈量的25%。但心房收缩使心室舒张末期容积增大，心室肌收缩前的初长度增加，心肌收缩力量加强，继而提高了心室的泵血功能。反之，若心房肌不能有效收缩，将使房内压增高，中心静脉压升高，不利于静脉回流，间接影响心室射血。由此可见，心房肌收缩起着初级泵的作用，有利于心脏射血和静脉回流。而在病理情况下发生房颤时，可使心室充盈减少而影响心室射血量，但其影响不及室颤严重。

2. 心动周期中心房内压的变化

在心动周期中，左心房内压力曲线依次出现 a、c、v 三个小的正向波（图4-2）。其形成原理是：心房收缩时房内压升高，形成 a 波的升支；心房舒张，房内压回降，形成 a 波的降支。随后心室开始收缩使房室瓣关闭，而心室内血液的推顶作用使房室瓣向心房腔凸起，造成房内压轻度上升，形成 c 波的升支；随着心室射血的进行，心室体积缩小，心底部下移，房室瓣被向下牵拉，使心房容积趋于扩大，房内压下降，形成 c 波的降支。此后，因静脉血不断回流入心房，而房室瓣尚未开启，使心房内血液量不断增加，房内压缓慢升高至心室等容舒张期结束，形成缓慢上升的 v 波。

上述心房内压力变化的 a、c、v 三个波中只有 a 波是心房收缩所引起的。因此，a 波可作为心房收缩的标志。右心房也出现相似的压力变化，并可传递至大静脉，使大静脉内压发生相应的波动。

三、心脏泵血功能的评价

心脏泵血功能或心脏的功能状态正常与否，是临床医疗实践和实验研究工作中经常遇到的实际问题。目前评价心脏泵血功能常用的指标有：

1. 每搏输出量

一侧心室每次收缩射出的血量称为每搏输出量（stroke volume），简称搏出量，相当于心室舒张末期容积（约125 mL）减去心室收缩末期容积（约55 mL）。在静息状态下，健康成年人平卧时的搏出量约为70 mL（60~80 mL）。左、右心室的搏出量基本相等。

2. 每分输出量

一侧心室每分钟射出的血量称为每分输出量（minute volume），或称心输出量（cardiac output），等于搏出量与心率的乘积。健康成年男性在静息状态下，若心率为每分钟75次，搏出量为60~80 mL，则心输出量为4.5~6.0 L/min，平均5.0 L/min。女性比同体重男性的心输出量约低10%；青年人的心输出量高于老年人；成年人在剧烈运动时心输出量可增加至25~35 L/min；而在麻醉状态下可降至2.5 L/min。

3. 心指数

心输出量是以个体为单位计算的，但身体矮小和身体高大者新陈代谢总量并不相等。因此，用心输出量的绝对值来比较不同个体的心功能显然不够全面。研究表明，人体静息时的心输出量也和能量代谢一样，不与体重成正比，而与体表面积成正比。每平方米体表面积的心输出量，称为心指数（cardiac index）。中等身材的成年人体表面积为1.6~1.7 m²，安静和空腹时的心输出量为5~6 L/min，故心指数为3.0~3.5 L/（min·m²）。该心指数称为静息心指数，是分析比较不同个体心功能的常用指标。心指数随代谢、年龄不同而异。一般静息心指数在 10 岁左右时最大，可达 4 L/(min·m²)以上；以后随年龄增长而逐渐下降，到 80 岁时，静息心指数接近于 2 L/(min·m²)。运动时心指数随运动强度的增加而成比例增大。妊娠、进食和情绪激动时，心指数亦增大。

4. 射血分数

从搏出量和心室舒张末期容积可以看出，每次心室收缩射血时并未将心室内的血液全部射出。搏出量占心室舒张末期容积的百分比，称为射血分数（ejection fraction）。

$$射血分数 = \frac{搏出量(mL)}{心室舒张末期容积(mL)} \times 100\%$$

正常情况下，搏出量与心室舒张末期容积相适应，即当心室舒张末期容积增加时，搏出量也相应增加，故射血分数变化较小，维持在 50%~65%。但在心室异常扩大，如重度主动脉瓣关闭不全的患者，其心室舒张末期容积可高达 200 mL，若此时的搏出量仍为 70 mL，从搏出量、心输出量和心指数三个指标来看，心脏泵血功能似乎正常，但射血分数已降低为 35%，表明心室功能已经严重减退。因此，射血分数能更准确地反映心脏的泵血功能，有利于早期发现心脏泵血功能的异常。

5. 心力储备

健康人的心输出量在运动时能成倍增加，表明心脏泵血功能具有较强的储备能力。心输出量随机体代谢需要而增加的能力称为心力储备（cardiac reserve）或泵血功能储备。可用心脏每分钟能射出的最大血量，即最大心输出量来表示。例如，有些运动员在运动时的最大输出量为 35 L/min，为静息时的 7 倍，更利于进行剧烈运动。而心功能不全的患者静息时的搏出量、心输出量、心指数和射血分数均接近于正常人，可无明显的临床症状；但进行运动时因心输出量不能相应增加，患者可出现心悸和气促等症状。可见，心力储备是反映心脏健康程度的最好指标。

心力储备的大小取决于搏出量和心率，而搏出量等于心室舒张末期容积与收缩末期容积之差，因此，心力储备包括舒张期储备、收缩期储备和心率储备。正常成人静息时的心室舒张末期容积约为 125 mL，搏出量为 70 mL/min；由于心肌组织中存在有大量的胶原纤维，使得心室腔不能扩张过大，一般只能达到 140 mL 左右，故舒张期储备只有 15 mL。静息时的心室收缩末期容积约为 55 mL，当心脏作最大收缩时心室收缩末期容积可缩小至 15~20 mL，使搏出量增加 35~40 mL。因而收缩期储备明显大于舒张期储备。由此可见，搏出量的增加主要是通过提高心肌收缩力、增加收缩期储备来实现的。

成年人在静息时的心率为每分钟 75 次。在不超过每分钟 160~180 次时，心输出量随心率加快而增加。

综上所述，心力储备以心率储备和收缩期储备最为重要。

6. 心脏作功量

心脏收缩所作的功可分为外功和内功两大类。外功是指心室收缩时产生的形成和维持一定室内压并推动血液流动（心输出量）所做的机械外功，通常称为压力-容积功。内功是指心脏活动中用于完成离子的跨膜主动转运、引起兴奋和收缩、产生和维持心室壁张力以及克服心室内部的黏滞阻力所消耗的能量。因此，反映心脏作功量的指标主要有：

（1）心脏的效率：心脏所作的外功占心脏总能量消耗的百分比称为心脏的效率（cardiac

efficiency）。心脏的能量消耗主要来自营养物质的有氧氧化，因此，可用心脏耗氧量来反映心脏总能量消耗，即

$$心脏的效率 = \frac{心脏所作的外功}{心脏耗氧量} \times 100\%$$

实际上，心脏作功中内功所消耗的能量远大于外功，正常心脏的最大效率为 20%～25%。在相同的机械外功时心脏的效率可出现差异，例如，动脉血压升高一倍而搏出量减少一半时，与动脉血压降低一半而搏出量增加一倍所做机械外功几乎相等，但前者的耗氧量明显增加，心脏的效率低于后者。心脏的最大效率最低可降至 5%～10%。

（2）每搏功和每分功：心室一次收缩射血所作的功，或心脏搏动一次所作的机械功称为每搏功（stroke work），简称搏功。心脏作功所释放的能量主要为压力–容积功，动能仅占少部分，用于驱使心室内射出血液的快速流动。由于动能在整个搏功中所占比例很小，可以忽略不计，因此，心脏作功量可按下式计算：

$$每搏功 = 搏出量 \times （平均动脉压 - 平均心房压）$$

心室每分钟收缩射血时所作的功称为每分功（minite work），简称分功，为心脏完成每分输出量所作的机械外功，即

$$每分功 = 每搏功 \times 心率$$

右心室搏出量与左心室基本相等，但肺动脉平均压仅为主动脉平均压的 1/6，故右心室作功量相当于左心室的 1/6。在动脉压增高的情况下，心脏要射出与原先等量的血液就必须加强收缩；如果心肌收缩的强度不变，则搏出量减少。此时心肌收缩释放的能量主要用于维持血压。由此可见，在动脉血压高低不同的个体或同一个体动脉血压发生改变前后，用心脏作功量作为评价心泵血功能的指标更为客观全面。

四、影响心脏泵血功能的因素

心输出量是反映心脏泵血功能最基本的指标，心输出量等于搏出量乘以心率。机体可通过改变搏出量和心率来调节心输出量。

（一）搏出量的调节

搏出量的多少取决于心肌收缩的强度和速度。与骨骼肌类似，心肌收缩的强度和速度也受前负荷、后负荷和心肌收缩能力的影响。

1. 前负荷

前负荷是指肌肉收缩前所承受的负荷。对于中空近球形的心脏来说，心室肌的前负荷即舒张末期的充盈量。而舒张末期充盈量的多少将决定心室肌收缩前的初长度，进而影响心肌的收缩功能。由于测定心室内压比测定心室容积方便，且在一定范围内心室舒张末期容积与心室舒张末期压力具有良好的相关性，故在实验中常用心室舒张末期压力来反映前负荷。

为分析前负荷/初长度对心脏泵血功能的影响，在动物实验中将动脉血压维持在某一稳定水平，再逐渐改变心室舒张末期压力，同时测量每搏功。以每搏功为纵坐标，左室舒张末期压力为横坐标作图，所得到的曲线称为心室功能曲线（ventricular function curve）。该实验先后由德国生理学家 Frank 和英国生理学家 Starling 提出，故心室功能曲线又称为 Frank-Starling 曲线（图4-3）。图中实线为正常心室功能曲线。对正常心室功能曲线进行分析，可

以看出：①心室舒张末期压力为 12 ~ 15 mmHg 时是左心室最适前负荷。在最适前负荷左侧的一段是曲线的上升支，表明随着心室舒张末期压力增加，心室的每搏功增加。正常成年人安静状态下的心室舒张末期压力为 5~6 mmHg，远小于最适前负荷，是在心室功能曲线的升支段工作，表明心室具有较大的初长度储备。②在心室舒张末期压力为 15 ~ 20 mmHg 的范围内，曲线渐趋平坦，提示前负荷-心室舒张末期压力在其上限范围内变动时对心室的每搏功影响较小。③当心室舒张末期压力高于 20 mmHg 时不出现明显下降支，这是因为心肌细胞

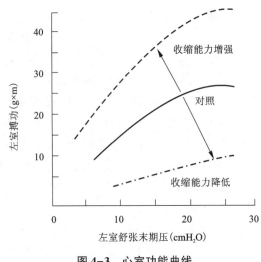

图 4-3　心室功能曲线

内含有大量韧性较强的胶原纤维，限制了心肌的过度伸展；此外，体内心包也限制了心脏的扩大。只有心室发生严重病变时，心室功能曲线才会出现降支。

从心室功能曲线可以看出，在最适前负荷以前，每搏功或搏出量随前负荷（初长度）增加而增加。实验证明，在去除神经和体液因素之后，该现象仍然存在。这种通过改变心肌细胞初长度而引起心肌收缩强度和速度变化的调节称为异长自身调节（heterometric autoregulation）。离体研究表明，在最适前负荷时肌小节的初长度为 2.0~2.2 μm，此时粗肌丝和细肌丝处于最佳重叠状态，每一横桥附近都有能与其结合的细肌丝，活化时形成的横桥连接数最多，肌肉收缩产生的张力最大，缩短速度最快。而在肌小节未达最适前负荷（初长度）之前，随着前负荷（初长度）的增加，粗、细肌丝的有效重叠程度增加，使得肌小节以及整个心室的收缩力逐渐加强，搏出量增加，每搏功增加。

异长自身调节的生理意义在于对搏出量进行精细的调节。在体位改变使静脉回流突然增加或减少，动脉血压突然增高；或当左、右心室搏出量不平衡导致心室充盈量微小变化时，心室可以通过异长自身调节来改变搏出量，使心室的射血量与静脉回心血量之间保持平衡，心室舒张末期压力和容积保持在正常范围内。但持久、剧烈的循环功能变化则超出了异长自身调节的范畴，需要通过改变心肌收缩能力等进行调节。

2.后负荷

后负荷是指肌肉开始收缩时才遇到的负荷。对在体心脏而言，心室收缩所产生的室内压必须克服大动脉血压的阻力才能实现射血。因此，动脉血压相当于后负荷。在心室前负荷（初长度）、心肌收缩能力和心率均不变的情况下，当动脉血压升高即心室后负荷增大时，若心室内压尚未超过动脉血压，则心室肌不会缩短。此时心室肌需要通过延长等容收缩期，使室内压急剧上升至峰值。由于等容收缩期延长，则射血期缩短；加上心肌收缩所释放的能量用于升高室内压的部分增多，使得射血期心肌纤维缩短速度和程度也减小。因此，搏出量将暂时减少。反之，当大动脉血压降低时，若其他条件不变，则搏出量将增加。临床上根据这一原理利用舒血管药物降低动脉血压（后负荷），以改善心脏泵血功能。

正常人动脉血压在 80~170 mmHg 范围内变化时心输出量无明显变化。只有当动脉血压超过 170 mmHg 时心输出量才开始下降（图 4-4），这与体内存在的多种调节机制有关。当动脉血压升高时左心室的搏出量减少，心室内的剩余血量增加；而此时右心室仍能正常泵血，使舒张期静脉回心血量不变。因此，左心室舒张末期容积增大，心肌的初长度增加。通过异长自身调节使心肌收缩加强，搏出量增加，左心室舒张末期容积大约 30 秒后恢复到原有正常水平。此时，

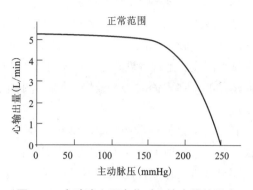

图 4-4　主动脉血压变化对心输出量的影响

尽管主动脉压仍维持在高水平，但搏出量不再减少。如果动脉血压长期持续升高，机体将通过增加心肌收缩能力，使机体在动脉血压升高的情况下，能够维持适当的心输出量。但这种心输出量的维持是以增加心肌收缩能力为代价的，长此以往，心脏将逐渐出现肥厚的病理改变，最终导致泵血功能的减退。

3. 心肌收缩能力

人体在运动或强体力劳动时，搏出量可成倍增加，但心室舒张末期容积不一定增大，甚至可能减小。此时，心肌收缩强度和速度的变化不再依赖于前、后负荷的改变，而是通过改变心肌收缩能力来适应不同代谢水平的需要。心肌收缩能力（myocardial contractility）又称为心肌的变力状态（inotropic state），是指心肌不依赖于前、后负荷而能改变其力学活动（收缩的强度与速度）的内在收缩特性。图 4-3 所示，在完整心脏，心肌收缩能力增强时（如去甲肾上腺素作用时），心室功能曲线向左上方移位；当心肌收缩能力下降时（如心力衰竭），心室功能曲线向右下方移位。这种通过改变心肌收缩能力、实现心脏泵血功能的调节可在初长度保持不变的情况下发生，故称为等长调节（homometric regulation）。

心肌收缩能力受多种因素影响。凡能影响心肌细胞兴奋-收缩耦联过程中任一环节的因素均可影响心肌收缩能力，其中以心肌细胞兴奋时活化的横桥数目和肌球蛋白头部 ATP 酶的活性最为重要。已知初长度决定粗、细肌丝的重叠程度，后者是形成活化横桥的前提，但并非所形成的横桥均有活性。同一初长度下，活化的横桥数越多，心肌收缩能力越强。增加活化横桥数的因素主要有心肌细胞兴奋时胞质内的 Ca^{2+} 浓度以及肌钙蛋白对 Ca^{2+} 的亲和力。儿茶酚胺（去甲肾上腺素和肾上腺素）可激活心肌细胞 β 肾上腺素受体，通过 cAMP 信号途径，激活 L 型 Ca^{2+} 通道，促进 Ca^{2+} 内流；再通过钙诱导钙释放机制，使胞质 Ca^{2+} 浓度进一步升高，活化的横桥数增多，心肌收缩能力增强。钙增敏剂（茶碱）能增加肌钙蛋白对 Ca^{2+} 的亲和力，使肌钙蛋白对胞质 Ca^{2+} 的利用率增加，活化的横桥数目增多，心肌收缩能力增强。某些强心药物如洋地黄也能通过增加心肌细胞胞质中的 Ca^{2+} 浓度，继而增强心肌的收缩能力。甲状腺激素和体育锻炼能提高肌球蛋白头部的 ATP 酶活性，增强心肌收缩能力。老年人或甲状腺功能低下的患者，其肌球蛋白分子结构改变致 ATP 酶活性降低，故心肌的收缩能力减弱，搏出量减少。

(二)心率对心输出量的影响

健康成人在安静状态下，心率为每分钟 60~100 次。心率快慢可随年龄、性别和不同生理状态而出现较大的波动。新生儿的心率较快，可达每分钟 130 次以上；随着年龄的增加，心率逐渐减慢，至青春期接近于成人水平。成年女性的心率快于男性。经常进行体力劳动和体育运动的人在安静时心率较慢。同一个体在安静或睡眠时心率较慢，运动或情绪激动时心率加快。

心输出量是搏出量和心率的乘积。在一定范围内增快心率，心输出量增加。但如果心率过快，超过每分钟 170~180 次时，心室舒张期大大缩短，尤其是快速充盈期明显缩短，回心血量明显减少，心室充盈严重不足，导致搏出量显著下降时，则心输出量减少。反之，当心率过慢（每分钟少于 40 次），心输出量也减少。心率过慢，心室舒张期过长，此时心室充盈已接近最大限度，再延长心室舒张时间也不能增加搏出量；加上心率过慢，故心输出量减少。

心率变化除影响心室充盈量外，也影响心肌收缩能力。实验证明，心室肌进行等长收缩时，心室肌产生的峰值张力随刺激频率加快逐渐增加；当刺激频率在每分 150~180 次时，心室肌收缩的峰值张力达到最大值。这种心率增快引起心肌收缩能力增强的现象称为阶梯现象（staircase phenomenon 或 treppe）。其产生机制与细胞内 Ca^{2+} 浓度升高有关。心率增快时，心室肌单位时间内产生的动作电位次数增多，Ca^{2+} 内流增加，胞质中 Ca^{2+} 浓度升高，使心肌收缩能力增强。阶梯现象是心肌等长自身调节的又一表现，有利于在心率增快的条件下维持一定的搏出量。

五、心音

在一个心动周期中，心肌收缩、瓣膜开闭、血流加速与减速对心血管壁的冲击以及血液流动形成的湍流等均可引起振动，所产生的声音称为心音（heart sound）。心音通过周围组织传递到胸壁，用耳朵直接贴附或用听诊器放置在胸壁上均可听到心音。用传感器将上述机械振动转换成电信号记录下来，称为心音图（phonocardiogram）。

正常心脏在一次搏动过程中可产生四个心音，即第一、第二、第三和第四心音。通过心音图均可记录到，而用听诊的方法通常只能听到第一心音和第二心音。

第一心音发生在心室收缩期，音调低，持续时间相对较长。第一心音产生于房室瓣关闭、心室肌收缩引起心室内血液冲击房室瓣引起的心室壁振动，以及心室射出的血液撞击动脉壁产生的振动等。在心尖搏动（第 5 肋间左锁骨中线）处最清楚。第一心音通常作为心室收缩期开始的标志，其强弱可反映心室收缩力量的大小。

第二心音发生在心室舒张期，音调高，持续时间短。主要产生于心室舒张时主动脉瓣和肺动脉瓣的突然关闭、血流冲击大动脉根部及心室内壁的振动。第二心音在胸骨旁第 2 肋间（即主动脉瓣和肺动脉瓣听诊区最清楚），是心室舒张期开始的标志。

第三心音发生在心室快速充盈期末，是低频低振幅的心音。主要产生于快速充盈期末血流突然减慢使心室壁和瓣膜发生振动。某些健康儿童和青年人可以听到第三心音。

第四心音出现在心室舒张晚期，主要与心房收缩所产生的振动有关，故又称为心房音（atrial sound）。正常情况下一般听不到第四心音，仅见于心音图记录。

心音可以反映心室收缩和瓣膜的功能状态。当瓣膜狭窄或关闭不全（风湿性心脏病或先天性心瓣膜病等)造成血流不畅或倒流现象时，可在第一心音或第二心音之外听到附加的声音，称为杂音。例如，二尖瓣关闭不全时，心尖区可听到收缩期吹风样杂音；二尖瓣狭窄时心尖区可听到舒张期隆隆样杂音。

第二节　心脏的生物电活动

心脏是推动血液流动的动力器官，其泵血功能的实现有赖于心肌细胞节律性的收缩与舒张。心室舒张时静脉血液回流，心室收缩时将血液射入动脉。与骨骼肌细胞一样，心肌细胞兴奋是触发收缩的始动因素。因此，掌握心肌细胞的生物电活动规律以及生理特性具有重要意义。

一、心肌细胞的生物电现象及其形成机制

心肌细胞的电活动有别于神经细胞和骨骼肌细胞，各类心肌细胞的跨膜电位差异较大(图4-5)。根据组织学、电生理特性和功能上的特点，心肌细胞可分为两大类：普通心肌细胞和特殊心肌细胞。普通心肌细胞包括心房肌和心室肌细胞，含有丰富的肌原纤维，具有收缩功能，故又称为心肌工作细胞(cardiac working cell)。这类细胞不能自动产生节律性的兴奋，属于非自律细胞，但具有产生兴奋和传导兴奋的能力。另一类是特殊分化了的心肌细胞，构成心脏的特殊传导系统(cardiac specific conduction system)，包括窦房结、房室交界区、房室束、左右束支和浦肯野纤维等。这类细胞具有自动产生节律性兴奋的能力，故称为自律细胞(autorhythmic cell)。自律细胞还具有兴奋性和传导性，但因细胞内肌原纤维稀少且排列不规则，故基本不具有收缩性。

下面重点介绍心室肌细胞和窦房结 P 细胞以及浦肯野纤维的跨膜电位变化及其形成机制。

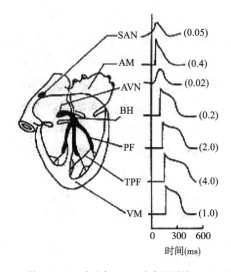

SAN：窦房结；AM：心房肌；AVN：结区；BH：希氏束；PF：浦肯野纤维；TPF：末梢浦肯野纤维；VM：心室肌。

图 4-5　心脏各部分心肌细胞的跨膜电位和兴奋传导速度(括号内的数字)

(一)心室肌细胞的跨膜电位变化及其形成机制

1.心室肌细胞的静息电位

心室肌细胞的静息电位约为-90 mV,产生机制与神经纤维类似。心室肌细胞膜上存在有大量 I_{K1} 通道,是内向整流钾通道(inward rectifier K^+ channel)中最常见的一种。静息状态下,心室肌细胞膜上的 I_{K1} 通道开放,K^+ 外流,形成静息电位。

2.心室肌细胞的动作电位

与神经纤维和骨骼肌细胞的动作电位相比较,心室肌细胞的动作电位存在明显差异。表现为升支和降支不对称、复极过程复杂和动作电位持续时间长。为便于讨论,人为地将心室肌细胞的动作电位分为 0 期、1 期、2 期、3 期和 4 期五个时相(图 4-6):

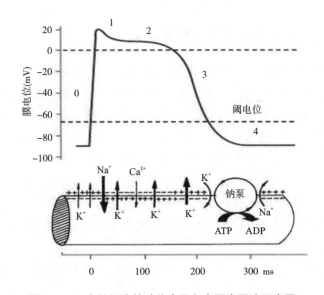

图 4-6 心室肌细胞的动作电位和主要离子流示意图

(1)去极化过程:又称为动作电位 0 期。当心室肌细胞受到刺激发生兴奋时,膜内电位由静息时的-90 mV 迅速去极化到 0 mV,并继续上升到+30 mV,构成动作电位的上升支。该期具有去极速度快(最大速率可达 200~400 V/s)、幅度高(120 mV)、持续时间短(1~2 ms)的特点。心室肌细胞动作电位 0 期形成的离子机制与神经纤维相似:当心室肌细胞受到有效刺激时,先使少量钠通道开放,Na^+ 顺浓度差内流使膜电位去极化。当去极化达到钠通道的阈电位(约-70 mV)时,钠通道大量激活开放,Na^+ 迅速内流,构成快钠流。在这一过程中,去极化引起 Na^+ 内流,Na^+ 内流又进一步加速去极化,形成一个再生性循环(正反馈)的过程。同时,随着去极化的进行,钠通道的失活过程也在启动,使开放后的钠通道迅速关闭,到 0 期去极化到达顶峰时钠通道已接近完全关闭。由于钠通道激活快,失活也快,放时间约 1 ms,被称为快钠通道。快钠通道可以被河豚毒(tetrodotoxin, TTX)选择性阻断。这种 0 期去极化过程由快钠通道介导的动作电位称为快反应动作电位(fast response action potential),因而心室肌细胞和心房肌细胞被称为快反应细胞(fast response cell)。

(2)复极化过程:指从 0 期去极化结束到恢复静息电位的过程。心室肌细胞动作电位的复极过程缓慢复杂，历时 200~300 ms，包括 1 期、2 期和 3 期。

①1 期：又称为快速复极初期，指膜内电位由去极的顶峰+30 mV 迅速下降到 0 mV 左右，历时约 10 ms。由于 0 期的快速去极和 1 期的快速复极构成一个尖锋状图形，通常将这两部分合称为锋电位（spike potential）。

1 期复极由一过性外向电流（transient outward current, I_{to}）所引起，其主要成分是 K^+ 外流，使心室肌膜电位快速下降至 0 mV。I_{to} 通道在膜电位去极到-30~-40 mV 时激活开放，开放 5~10 ms，可被钾通道阻滞剂 4-氨基吡啶选择性阻断。

②2 期：1 期复极结束后，复极变得非常缓慢，膜电位停滞在 0 mV 左右形成平台状，历时 100~150 ms，故 2 期又称平台期（plateau）。平台期是心室肌细胞动作电位区别于神经纤维和骨骼肌细胞动作电位的主要特征，也是心室肌细胞动作电位持续时间长和有效不应期特别长的主要原因。2 期复极涉及多种离子流，主要有 Ca^{2+} 内流和 K^+ 外流。由于 Ca^{2+}（和少量 Na^+）的内流与 K^+ 的外流所负载的电荷几乎相等而使膜电位保持 0 mV 左右，形成平台式的缓慢复极。在平台期 Ca^{2+} 的内流主要通过 L 型钙通道（long lasting calcium channel），该通道在 0 期膜电位去极到-40 mV 时开始激活，但激活过程需数毫秒，直到 2 期 Ca^{2+} 的内流量才达到最大值；而该通道激活后可持续开放数百毫秒后才失活，故 L 型电流成为平台期主要的内向电流。L 型钙通道可被 Mn^{2+} 和多种 Ca^{2+} 拮抗剂（如维拉帕米等）所阻断。L 型 Ca^{2+} 通道因其激活、失活和复活均慢，又称为慢通道（slow channel）。在平台期 K^+ 的外流主要通过延迟整流钾通道（delayed rectifier K channel，I_K 通道）。I_K 通道在 0 期膜电位去极到-40 mV 时激活开放，但通道的开放速率缓慢。由于 Ca^{2+} 内流量的逐步减少和 K^+ 外流量的逐步增加，使 2 期形成一个缓慢的复极过程。当 Ca^{2+} 内流停止而 K^+ 外流显著增加时，动作电位由 2 期（缓慢复极期）转入 3 期（快速复极末期），因此 Ca^{2+} 通道阻断剂可使平台期提前结束。

③3 期：又称为快速复极末期。此期内复极过程加速，膜电位由 0 mV 水平较快地降至 -90 mV 的静息电位，完成复极化过程，占时 100~150 ms。3 期复极主要机制是 L 型钙通道失活关闭，Ca^{2+} 内流停止，K^+ 外流进行性增加。在 3 期之初，主要是 I_K 通道开放、K^+ 外流；而当膜电位复极到-60 mV 左右，I_{K1} 通道更多开放，K^+ 外流不断加速，最终完成复极化过程。在 3 期中，K^+ 的外流造成复极，而复极化又加速 K^+ 的外流，形成一个再生性过程，因此 3 期复极化越来越快。

从 0 期去极开始到 3 期复极完毕的这段时间称为心室肌细胞动作电位时程（action potential duration，APD），历时 200~300 ms。

（3）静息期：又称为心室肌动作电位 4 期。此期膜电位已回到静息电位，但由于在动作电位产生过程中 Na^+ 和 Ca^{2+} 流入细胞，而 K^+ 流出细胞，使细胞内外离子分布发生改变。为保持心肌细胞的正常兴奋性，必须恢复细胞内外各种离子的正常浓度梯度。此时，通过心室肌细胞膜上的 Na^+-K^+ 泵（泵出 Na^+、摄回 K^+）、Na^+-Ca^{2+} 交换（将 3 个 Na^+ 转运入细胞内的同时，将 1 个 Ca^{2+} 转运出细胞），以及钙泵（主动排 Ca^{2+}）以恢复细胞内外离子分布。Na^+-Ca^{2+} 交换由膜两侧 Na^+ 内向性浓度梯度提供能量。临床上使用强心苷类药物抑制 Na^+-K^+ 泵可使 Na^+ 内向性浓度梯度减小，减少 Ca^{2+} 排出，继而升高心肌细胞内的 Ca^{2+} 浓度，提高心肌收缩力。值得注意的是钠泵和 Na^+-Ca^{2+} 交换体并非只在 4 期活动，而是在动作电位的不同时相持续进行，其活动强度可因当时膜内、外不同离子分布情况而改变，以维持细胞膜内外离子分布的稳态。

(二)浦肯野细胞的跨膜电位变化及其形成机制

浦肯野细胞的动作电位同样包括 0 期、1 期、2 期和 4 期，其中 0 期、1 期、2 期以及 3 期的波形和产生机制与心室肌细胞的动作电位相似(图 4-7)。

浦肯野细胞在 3 期复极至最大复极电位(maximal repolarization potential)后，4 期的膜电位并不稳定，而是立即开始自动去极化。当自动去极达到阈电位时即爆发一次新的动作电位。4 期自动去极化是自律细胞产生自律性的基础。在浦肯野细胞上存在允许 Na^+ 通过的 I_f 通道，开放时引起进行性增强的内向离子流，即 Na^+ 内流，称为 I_f 电流。I_f 通道在复极到 -60 mV 时自动开放，随着复极的进行，开放的 I_f 通道增加；当复极到 -100 mV 时，I_f 通道开放的数目最大，形成 4 期逐渐增强的 Na^+ 内流。这种 Na^+ 通道因超极化而充分激活，可被铯(Cs)所阻断，因此，该通道明显不同于快钠通道。此外，延迟整流钾电流(I_K)也参与浦肯野细胞 4 期自动去极化的形成。I_K 通道在复极化到 -50 mV 时去激活，造成 K^+ 外流衰减，I_K 电流逐渐减少，即相当于膜内的正电荷逐渐增多。总之，浦肯野细胞 4 期自动去极化的主要机制是逐渐增强的 Na^+ 内流(I_f)以及少量的 K^+ 外流衰减。

(三)窦房结 P 细胞的跨膜电位变化及其形成机制

窦房结内存在大量的具有起搏心脏能力的自律细胞，称为起搏细胞(pacemaker cell)，又称为 P 细胞。与浦肯野细胞比较，窦房结 P 细胞的跨膜电位明显不同(图 4-8)。其主要特点有：①0 期去极速度慢(10 V/s)、幅度低(70~85 mV)和持续时间长(7 ms)；②最大复极电位为 -70 mV、阈电位为 -40 mV；③无明显的复极 1 期和平台期，0 期之后直接进入复极 3 期；④4 期自动去极速度(约 0.1 V/s)快于浦肯野细胞(约 0.02 V/s)。

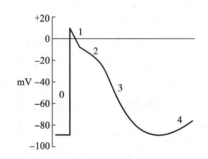

图 4-7　浦肯野细胞动作电位示意图

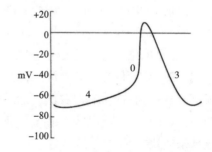

图 4-8　窦房结 P 细胞动作电位示意图

窦房结 P 细胞动作电位的 0 期去极是 L 型钙通道开放后 Ca^{2+} 内流所致。由于 L 型钙通道为慢钙通道，激活缓慢，因而 0 期去极速度慢。这种由慢钙通道介导 0 期去极化的动作电位称为慢反应动作电位(slow response action potential)，窦房结 P 细胞称为慢反应细胞。

由于窦房结 P 细胞上仅表达少量 I_{to} 通道和缺少 I_{k1} 通道，故 3 期复极主要是由 I_K 通道开放、K^+ 外流形成。

心脏自律细胞中以窦房结 P 细胞的 4 期自动去极速率最快，故窦房结 P 细胞的自律性最高。其 4 期自动去极的机制主要是 I_K 通道的关闭所致 K^+ 外流衰减所致；此外，逐渐增强的 Na^+ 内流(I_f)，和 T 型钙通道的激活所引起的少量 Ca^{2+} 内流(I_{Ca-T})以及生电性的钠-钙交换等也参与了窦房结 P 细胞的 4 期自动去极。

二、心肌的生理特性

心肌细胞具有兴奋性、自律性、传导性和收缩性四种生理特性。其中，兴奋性、自律性和传导性是以生物电活动为基础的电生理特性，而收缩性是以肌丝滑行为基础的机械特性。

(一) 自律性

在没有外来刺激的条件下，组织或细胞自动地发生节律性兴奋的特性，称为自动节律性（autorhythmicity），简称自律性。具有自律性的组织或细胞称为自律组织或自律细胞。单位时间内（每分钟）组织、细胞能够自动产生节律性兴奋的次数，称为自动兴奋的频率，是衡量自律性高低的指标。

1. 心脏的起搏点

心脏内特殊传导组织的大多数细胞具有自律性，但自律性的高低不一，以窦房结 P 细胞自律性最高（约每分钟 100 次）。但整体情况下安静时由于心迷走神经活动占优势，窦房结细胞自律性表现为每分钟 70 次左右；末梢浦肯野纤维网的自律性最低（约每分钟 25 次），而房室交界和房室束的自律性居中，分别为每分钟 50 次和 40 次左右。由于窦房结的自律性最高，对心脏兴奋起着主导作用，是心脏兴奋的正常起始部位，故将窦房结称为正常起搏点（normal pacemaker），由窦房结引起的正常心跳节律称为窦性心律（sinus rhythm）。兴奋自窦房结依次激动心房肌、房室交界、房室束、心室内传导组织和心室肌，引起整个心脏的节律性兴奋和收缩。窦房结以外的自律细胞虽有起搏能力，但因自律性低，通常受控于窦房结的节律之下，只起传导作用而不表现出本身的自律性，称为潜在起搏点（latent pacemaker）。潜在起搏点在窦房结起搏功能障碍或传出障碍时充当备用起搏点，可取代窦房结以较低频率维持心脏跳动，因而具有生理意义。但潜在起搏点一旦取代窦房结起搏，则成为异位起搏点（ectopic pacemaker）。异位起搏点所控制的一部分或整个心脏的活动，称为心律失常。

窦房结通过两种方式对潜在起搏点进行控制：

（1）抢先占领：窦房结的自律性高于潜在起搏点。因此，潜在起搏点在 4 期自动去极化尚未达到阈电位水平时，就已被窦房结传来的冲动所兴奋而产生动作电位，故其自身的自律性不能表现出来。窦房结对其他潜在起搏点的这一效应称为抢先占领（preoccupation）。

（2）超速驱动抑制：自律细胞受到高于其自身固有频率的刺激而发生的兴奋称为超速驱动。超速驱动一旦停止，该自律细胞的自律性活动需要经过一段时间后才能恢复，这种超速驱动后自律活动暂时受到抑制的现象称为超速驱动抑制（overdrive suppression）。超速驱动的频率和自律细胞的固有频率相差越大，受抑制的时间将越长。超速驱动抑制的产生原理复杂，与心肌细胞膜上的钠-钾泵活动增强关系密切。当自律细胞受到超速驱动时，每分钟产生的动作电位数增多。这样，心肌细胞必须将流入细胞内的大量 Na^+ 及时排出，将外流的 K^+ 摄回，以保持细胞膜两侧离子的不均衡分布。而钠-钾泵运转一次，将泵出 3 个 Na^+、摄回 2 个 K^+，形成生电性外向电流；后者既对抗了自律细胞自动去极化时的内向电流，又可以导致细胞膜超极化，使最大复极电位和阈电位之间的电位差加大，自动去极化不易达到阈电位，因而出现一段时间的自律性抑制。临床上在心脏人工起搏时，若需暂时中断起搏器的工作，则应先降低驱动频率，以免发生意外。

2. 影响自律性的因素

自律细胞的 4 期自动去极化使膜电位从最大复极电位到达阈电位水平而表现出自律性。因此,自律性的高低,取决于 4 期自动去极化的速率以及最大复极电位与阈电位之间的距离。

(1)4 期自动去极化的速率:心肌自律细胞 4 期自动去极化的速率是决定自律性高低最重要的因素。当 4 期自动去极化速度增快时,达到阈电位水平所需的时间缩短,单位时间内产生兴奋的次数增多,自律性增高。例如,交感神经兴奋时释放去甲肾上腺素,与心肌细胞膜上 β_1 受体结合后,加速 I_f 和 I_{Ca-L} 通道开放,加快 4 期自动去极化速率,加快心率。

(2)最大复极电位:如果最大复极电位绝对值变小,则与阈电位的距离减小,使自动去极化达阈电位所需时间缩短,更容易爆发下一次动作电位,自律性升高;反之,自律性降低。例如:迷走神经兴奋时,乙酰胆碱可使心肌细胞膜对 K^+ 通透性增高,最大复极电位增大,心率减慢。

(3)阈电位水平:在 4 期自动去极化的速率和最大复极电位不变时,阈电位水平下移,与最大复极电位的距离缩短,自动去极化达阈电位所需时间缩短,则自律性升高;反之,则自律性降低。

(二)兴奋性

心肌细胞在受到有效刺激时具有产生动作电位的能力,称为心肌细胞的兴奋性(excitability)。衡量心肌兴奋性的常用指标是刺激阈值,与兴奋性呈反比关系。

1. 决定和影响兴奋性的因素

(1)Na^+ 通道的性状:电压门控的快 Na^+ 通道可表现为激活、失活和备用三种状态。Na^+ 通道所处的状态取决于膜电位水平以及有关的时间进程,即 Na^+ 通道具有电位依从性和时间依从性。备用和失活状态时通道均为关闭,其中备用状态的 Na^+ 通道受刺激时可被激活开放;而失活状态的 Na^+ 通道则不能直接激活,必须复活到备用状态才能重新开放。因此,Na^+ 通道处于备用状态是细胞能产生动作电位的前提。

(2)静息电位(最大复极电位)与阈电位的距离:静息电位(最大复极电位)绝对值增大时,膜电位与阈电位的距离增大,引起兴奋所需的阈值也增大,兴奋性降低;反之,则兴奋性增高。若阈电位水平上移,与静息电位或最大复极电位之间的距离加大,引起兴奋所需的阈值增大,兴奋性降低;反之,则兴奋性增高。

2. 心肌一次兴奋过程中兴奋性的周期性变化

心肌细胞每兴奋一次,膜上的 Na^+ 通道由备用状态经历激活、失活和复活等过程,细胞的兴奋性也发生相应的周期性改变。下面以心室肌细胞为例,讨论心肌一次兴奋过程中兴奋性的周期性变化(图 4-9)。

(1)有效不应期:心室肌细胞受到有效刺激兴奋时,从动作电位 0 期开始到 3 期复极至 -55 mV 的这段时期称为绝对不应期(absolute refractory period,ARP)。此时,在 0 期极短的去极时期,大部分通道处于激活过程或激活状态,不可能被再次激活;从复极化开始至 -55 mV 期间内 Na^+ 通道几乎全部处于失活状态,兴奋性为零,对任何刺激均不产生反应。从 3 期复极的 -55 mV 到复极 -60 mV 的这一时期内,给予阈刺激不产生反应;给予阈上刺激则可产生局部反应,但不能产生动作电位,该时期称为局部反应期(local response period)。其机制是仅少部分通道复活到备用状态(局部反应期),所产生的内向电流不足以使膜电位达到阈电位。可见，从 0 期去极到复极的 -60 mV 的这段时期内，无论给予心肌细胞何种刺激均不能产生新的动作电位，该时期称为有效不应期（effective refractory period，ERP）。有效不应期内心室肌细胞的 Na^+ 通道几乎全部处于失活状态（绝对不应期），或仅少部分通道复活到备用状态（局部反应期），所产生的内向电流不足以使膜电位达到阈电位，故不能再次引起动作电位。

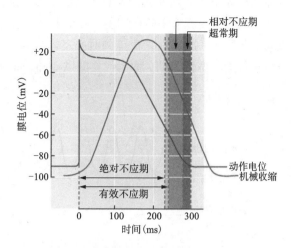

左侧曲线代表心肌细胞动作电位；
右侧曲线代表心肌机械收缩曲线。

图 4-9 心肌细胞兴奋性的周期性变化及其与机械收缩的关系

（2）相对不应期：在有效不应期之后，膜电位从 3 期复极的 -60 mV 到 -80 mV 这段时间内，再次给予阈刺激，心肌细胞仍不能产生新的动作电位；但给予阈上刺激则可产生一个新的动作电位，这一时期称为相对不应期（relative refractory period，RRP）。该期内的 Na^+ 通道已逐渐复活回到备用状态，但其开放能力尚未恢复到正常水平，由阈刺激激活的 Na^+ 通道开放所引起的内向电流不足以使心肌细胞的膜电位到达阈电位；只有受到阈上刺激时才能激活足够的 Na^+ 通道再次产生动作电位。在相对不应期内产生的动作电位由于 Na^+ 通道尚未全部恢复到正常的备用状态，而 I_K 通道尚未完全去激活，外向 K^+ 流仍很大，故复极化速度快，使动作电位时程短。兴奋的传导也比较慢。

（3）超常期：指 3 期复极化膜电位由 -80 mV 到 -90 mV 的时期。此时 Na^+ 通道基本回到备用状态，膜电位距阈电位的距离较小。在此期内给予心肌阈刺激，能产生可扩布的动作电位；同时给予强度接近于阈值的阈下刺激也可引起动作电位，表明此时心肌的兴奋性高于正常，这一时期称为超常期（supranormal period）。在超常期内因膜电位尚未达到静息电位水平，所产生的动作电位的 0 期去极化的速度和幅度以及兴奋传导的速度仍低于正常。

心肌细胞在经历了超常期后，膜电位回到静息电位水平，兴奋性也恢复至正常。

3.心肌兴奋性的周期性变化与收缩的关系

（1）心肌兴奋性的特点是有效不应期特别长，可兴奋细胞具有在兴奋过程中兴奋性将发生周期性变化的共同特点，但心肌细胞的有效不应期特别长（200~300 ms），一直延续到收缩活动的舒张期开始之后，相当于心肌的整个收缩期和舒张早期。因此，心肌在有效不应期内不可能再接受刺激产生第二次兴奋和收缩。这一特点使得心肌不会产生完全强直收缩而始终作收缩和舒张相交替的活动，以保证泵血功能的有效完成。

（2）期前收缩与代偿间歇：正常情况下，整个心脏是按窦房结发出的兴奋节律进行活动的。如果在心室肌有效不应期之后、下一次窦房结发出的兴奋传来之前，受到一次人工刺激或者来自异位起搏点的兴奋刺激，则可在下一个心动周期的窦房结节律性兴奋传来之前提前产生一次兴奋和收缩，称为期前兴奋（premature excitation）和期前收缩（premature systole），期前收缩又称为早搏。期前兴奋也有自身的有效不应期,当紧接在期前兴奋之后的一次窦房结的兴奋传到心室时,常常落在期前兴奋的有效不应期内成为无效刺激,不能引起心室的兴奋和收缩,直到又一次窦性兴奋传到时心室才能再次收缩。这样,在一次期前收缩之后往往出现一段较长的心室舒张期,称为代偿间歇(compensatory pause)(图4-10)。

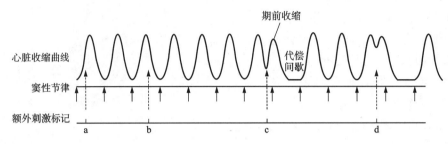

上排黑箭头代表窦房结冲动;下排代表额外刺激;

额外刺激 a、b 落在有效不应期内,不引起反应;额外刺激 c、d 落在相对不应期内,引起期前收缩与代偿间歇。

图4-10 期前收缩与代偿间歇

(三)传导性

心肌细胞传导兴奋的能力称为传导性(conductivity)。单个心肌细胞传导兴奋的原理与神经细胞相似,即以局部电流的方式传导。对于心脏整体而言,心肌细胞闰盘上有较多的缝隙连接形成细胞间的低电阻通道,局部电流易于通过,使心肌细胞的活动同步化。这样,整个心室(或心房)构成了一种功能合胞体。因此,心肌细胞膜任一部位产生的兴奋不但可以沿整个细胞膜传播,而且可以通过闰盘迅速传递到另一个心肌细胞,引起左、右心房或左、右心室肌的兴奋和收缩。

1.心脏内兴奋传播的途径和特点

正常情况下从窦房结发出的兴奋通过心房肌传播到右心房和左心房,同时沿由心房肌细胞组成的"优势传导通路(preferential pathway)"迅速传播到房室交界区,经房室束、左、右束支和浦肯野纤维网传播到心内膜侧的心室肌,再向心外膜侧心室扩布,最终兴奋整个心室(图4-11)。

兴奋在心脏不同部分的传播速度各异。一般心房肌的传导速度较慢(约为0.4 m/s),而"优势传导通路"的传导速度较快(1.0~1.2 m/s)。窦房结的兴奋

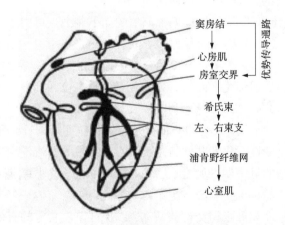

图4-11 心脏内兴奋传播途径示意图

可以沿着"优势传导通路"很快传播到房室交界区。兴奋在房室交界(结区)的传导速度最慢,仅为0.02 m/s。因此,兴奋通过房室交界时将产生约0.1秒时间延搁,这一现象称为房-室延搁(atrioventricular delay)。房室交界是生理状态时兴奋由心房进入心室的唯一通道,这种

缓慢传导保证了心房先收缩将血液进一步挤入心室，随后心室再开始收缩，从而避免房室收缩的重叠，有利于心脏的充盈和射血。兴奋在心室肌的传导速度约为 1 m/s，房室束和左、右束支的传导速度约为 2 m/s，而呈网状分布于心室壁的末梢浦肯野纤维的传导速度最快（约 4 m/s），能使由房室交界传入心室的兴奋沿着浦肯野纤维网迅速向左、右两侧心室壁传导，保证了心室几乎同步兴奋与收缩。

2. 影响传导性的因素

(1) 结构因素：细胞直径与细胞内电阻呈反变关系。细胞的直径越小，电阻越大，所产生的局部电流越小，兴奋传导速度也较缓慢；反之，则兴奋传导速度快。窦房结 P 细胞直径很小（5~10 μm），传导速度很慢；而房室交界结区细胞的直径更小（约 3 μm），故传导速度最慢。而末梢浦肯野细胞的直径最大（在某些动物直径可达 70 μm），故兴奋传导速度最快。

(2) 生理因素：心肌细胞的电生理特性是影响传导性的主要因素。心肌细胞通过形成局部电流来传播兴奋。因此，局部电流的形成以及邻近未兴奋部位细胞膜的兴奋性将影响心肌的传导性。

①动作电位 0 期去极化的速度与幅度：动作电位 0 期去极化的速度与幅度是影响心肌细胞传导性最重要的生理性因素。0 期去极化速度愈快，局部电流形成愈快，心肌细胞兴奋传导也愈快；0 期去极化的幅度愈大，兴奋和未兴奋部位之间的电位差愈大，形成的局部电流愈强，兴奋传导也愈快。局部电流是由兴奋部位膜 0 期去极化所引起，该局部电流的形成越快越强，则促使邻近未兴奋部位细胞膜去极化达到阈电位越快，所需时间越短，传导速度越快；反之，传导速度越慢。

心肌细胞动作电位 0 期去极化的速度和幅度受膜电位的影响。下面以快反应动作电位为例进行说明。快反应动作电位 0 期去极化依赖于快钠通道的激活开放，而快钠通道开放的速率（即钠通道的效应）和数量（钠通道的可利用率）是电压依从性的，即依赖于膜电位的大小。前文已述，快钠通道有激活、失活和备用三种状态。当心肌细胞膜处于极化状态，即静息电位（或最大复极电位），此时快钠通道处于备用状态，受到有效刺激可以充分激活开放，Na^+ 快速内流，动作电位 0 期去极化速度达到最大值（400~500 V/s）。此时进一步加大膜内负电位，因快钠通道已经充分激活，0 期去极速度基本不变。如果降低心肌细胞的膜内负电位，即部分去极化，则钠通道部分将处于失活状态。再次受到刺激兴奋时不能充分开放，Na^+ 内流量减少，动作电位 0 期去极化速率将明显降低。当心肌细胞膜电位降至 −55 mV 时，快钠通道全部失活，因而不能产生快反应动作电位。如果以膜电位为横坐标，以 0 期最大去极化速度为纵坐标作图，所得到的心肌细胞的膜电位与动作电位 0 期最大去极化速度的关系曲线，称为膜反应曲线（membrane response curve）。膜反应曲线呈 S 形，较好地反映了钠通道开放的电压依从性。某些药物可影响膜反应曲线，如苯妥英钠可使膜反应曲线左上移位，提高传导性（图 4-12）。

②邻近未兴奋部位的兴奋性：兴奋的传导是相邻细胞膜依次兴奋的过程。因此，邻近未兴奋部位心肌细胞的静息电位与阈电位的距离必然影响兴奋的传导。当二者距离扩大时，膜去极化达阈电位水平所需的时间延长，兴奋性降低，传导速度减慢。此外，只有邻近未兴奋部位细胞膜的兴奋性正常，兴奋才能正常传导。若邻近细胞膜已接受了一个刺激产生期前兴奋，且正处于有效不应期内，此时兴奋性为零，不再能接受刺激产生新的兴奋，则可导致传

导阻滞。

(四) 收缩性

心肌接受一次阈刺激而发生收缩反应的能力称为心肌的收缩性。心肌细胞内存在排列规律的粗、细肌丝，其收缩原理与骨骼肌基本相同，心肌的收缩也是以肌丝滑行为基础，但心肌的收缩有自身的特点。

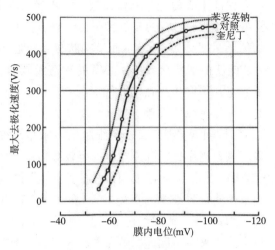

图 4-12 膜反应曲线

1. "全或无"式收缩

如前所述，心肌细胞间存在低电阻的闰盘使兴奋在细胞间能迅速传播，故左、右心房或左、右心室的肌细胞几乎同步兴奋、同步收缩，称为"全或无"式收缩或同步收缩。由于心房与心室之间存在纤维环和结缔组织将两者分隔开，左右心房和左右心室各为一个合胞体，且房室交界的传导纤维是联系两者的纽带。因此，窦房结兴奋后，心脏会先出现心房所有细胞收缩，之后心室所有细胞收缩。这种"全或无"式收缩或同步收缩的收缩力量大且效率高，有利于泵血。

2. 不发生强直收缩

心肌细胞产生一次兴奋后，其有效不应期特别长，相当于整个收缩期和舒张早期。因而在有效不应期内无论给予多么强大的刺激心肌都不会再次兴奋和收缩，故心肌不会像骨骼肌那样发生多个收缩过程融合的现象。因此，在正常情况下，心脏不会发生强直收缩，而是始终保持着收缩与舒张交替进行的节律活动，实现心脏有序地充盈和射血。

3. 心肌收缩依赖于细胞外 Ca^{2+} 的内流

心肌细胞中储存 Ca^{2+} 的肌质网终末池不发达，Ca^{2+} 储量较少；在 T 管与肌质网之间形成的是二联管而非骨骼肌的三联管。心肌收缩时经 L 型钙通道内流的 Ca^{2+} 主要起触发肌质网释放 Ca^{2+} 的作用，使胞质中的 Ca^{2+} 浓度升高。因此，心肌细胞的兴奋-收缩耦联过程高度依赖于细胞外 Ca^{2+} 的内流。一般经钙通道内流的 Ca^{2+} 占 10%~20%，由肌质网终末池释放的 Ca^{2+} 占 80%~90%。

心肌的生理特性大多与带电离子跨膜移动所引起的心肌细胞生物电活动有关，因而易受到细胞外液中离子浓度变化的影响，其中以 Ca^{2+} 和 K^+ 对心肌的影响最为重要。Ca^{2+} 浓度升高时心肌收缩加强，而高血 K^+ 对心肌的主要影响是抑制，故给低血 K^+ 患者补 K^+ 时绝对禁止静脉推注，必须低浓度缓慢滴注，以防心脏骤停；低血 K^+ 对心肌的主要作用是兴奋，容易导致期前收缩与异位节律。

三、体表心电图

在一个心动周期中，由窦房结发出的兴奋，依次传到心房和心室，引起整个心脏兴奋。心脏的这种生物电变化可以通过周围的导电组织和体液传播到体表。在体表一定部位记录到的心脏综合电变化，称为心电图(electrocardiogram, ECG)(图 4-13)。1924 年荷兰生理学家威廉·爱因托芬（WillemEinthoven）因发现心电图的产生机制和改进、完善心电图仪，被授予诺贝尔生理学或医学奖。正常心电图波形及其生理意义如下：

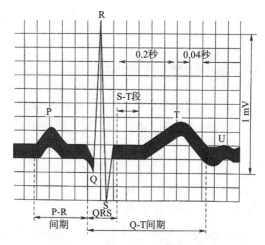

图 4-13 正常心电图波形模式图

1. P 波

P 波波形小而圆钝，波幅 0.05～0.25 mV，历时 0.08～0.11 秒。反映左、右心房的去极化过程。

2. QRS 波群

典型的 QRS 波群包括 3 个紧密相连的电位波动：第一个向下的波称为 Q 波，第一个向上的波称为 R 波，第二个向下的波称为 S 波。在不同导联中，这三个波不一定都出现，且波幅变化较大，QRS 波群历时 0.06～0.10 秒，代表兴奋在心室肌扩布所需的时间。QRS 波群反映了左、右心室的去极化过程。

3. T 波

T 波波幅为 0.1～0.8 mV，历时 0.05～0.25 秒。T 波的方向与 QRS 波的主波方向一致，在 R 波较高的导联中 T 波的波幅不应低于 R 波的 1/10。T 波反映左、右心室的复极过程。如果出现 T 波低平、双向或倒置，则称为 T 波改变，主要反映心肌缺血。

4. U 波

U 波是在 T 波之后 0.02～0.04 秒可能出现的低而宽的波，方向通常与 T 波一致。波幅一般小于 0.05 mV，历时 0.05～0.25 秒。其形成可能与浦肯野纤维网的复极化有关。

5. PR 间期

是指从 P 波起点到 QRS 波起点之间的时程，历时 0.12～0.20 秒。PR 间期代表由窦房结产生的兴奋经心房、房室交界和房室束传到心室，并引起心室开始兴奋所需要的时间，也称为房室传导时间。房室传导阻滞时，PR 间期延长。

6. QT 间期

是从 QRS 波起点到 T 波终点的时程，代表心室开始兴奋产生去极化，随后完全复极回到静息状态的时间。QT 间期的长短与心率呈负相关。

7. ST 段

是从 QRS 波终点到 T 波起点之间的线段。代表心室肌细胞全部处于动作电位的平台期，各部分细胞之间几乎无电位差，曲线回到基线水平。ST 段的异常压低或抬高常表示心肌缺血或损伤。

第三节　血管生理

一、各类血管的功能特点

由心室射出的血液流经由动脉、毛细血管和静脉相互串联组成的血管系统（vascular system），再返回心房。血管的主要功能是运送血液、分配血液和物质交换等。由于血管所处部位及其组织结构的不同，其生理功能存在很大差异。从生理功能的角度可将血管分为以下几类：

1. 弹性储器血管（windkessel vessel）

指主动脉、肺动脉主干及其发出的最大分支。这些血管的管壁坚厚，富含弹性纤维，具有较高的顺应性和弹性。当左心室射血时，主动脉血压升高，主动脉及其大分支弹性扩张，容积增大，将一部分心室射出的血液暂时储存于大动脉中；当主动脉瓣关闭、左心室停止射血后，扩张的大动脉管壁发生弹性回缩，使在射血期内储存的那部分血液继续流向外周。大动脉的这种功能称为弹性储器作用，从而使心脏间断的射血变成血管系统中连续的血流并避免动脉血压的过度变化。

2. 分配血管（distribution vessel）

指从弹性储器血管以后到分支为小动脉前的动脉管道，主要是指中动脉。其管壁中平滑肌较多，通过收缩和舒张可以调节分配至各器官组织的血流量。

3. 毛细血管前阻力血管（precapillary resistance vessel）

是指小动脉和微动脉，其管径小，对血流的阻力大，称为毛细血管前阻力血管。微动脉是动脉的最小分支，小动脉和微动脉的管壁富含平滑肌，其收缩或舒张可以使血管口径发生明显变化，从而改变对血流的阻力和所在器官、组织的血流量，是产生外周阻力的主要部位。

4. 毛细血管前括约肌（precapillary sphincter）

是指环绕在真毛细血管起始部的平滑肌。它的收缩或舒张可以控制毛细血管开放或关闭，调节毛细血管开放的数量及进入毛细血管的血流量。

5. 毛细血管（capillary）

毛细血管的管壁仅由单层扁平内皮细胞构成，其外只有一薄层基膜包被，故通透性很高。多种物质都能通过毛细血管进行转运，是血液和组织液之间进行物质交换的主要场所，故又称为交换血管（exchange vessel）。

6. 毛细血管后阻力血管（postcapillary resistance vessel）

主要指微静脉，其管径小，可对血流产生一定的阻力，但比例很小。微静脉的舒缩活动可影响毛细血管前阻力和毛细血管后阻力的比值，改变毛细血管血压以及体液在血管内和组织间的分布。

7. 容量血管（capacitance vessel）

与相应的动脉比较，静脉具有数量较多、管径较粗和管壁较薄的特点，因而张力低，扩张性强，容量大。当静脉系统出现较小的压力变化时即可引起很大的容积改变。在安静状态下，全身循环血量的60%~70%容纳在静脉系统中，故静脉系统具有血液储存库的作用。

8. 短路血管（shunt vessel）

是指在某些血管床中存在小动脉和小静脉之间的吻合支，又称为动-静脉短路（arteiovenous shunt）。它们可使小动脉内的血液不经过毛细血管而直接流入小静脉。在手指、足趾和耳郭等处的皮肤中分布大量的短路血管，参与体温调节。

二、血流动力学

血流动力学（hemodynamics）是指血液在心血管系统中流动的力学，主要研究血流量、血流阻力和血压以及它们之间的相互关系。由于血液是含有血细胞及胶体物质等成分的液体，而非绝对不可压缩的、完全没有黏滞性的理想液体，加上心血管系统具有弹性和可扩张的特点而非硬质的管道系统，因此血流动力学除与一般流体力学相似之外，还有其自身的特点。

（一）血流量与血流速度

血流量（blood flow）是指单位时间内流过血管某一截面的血量，也称为血流的容积速度，其单位为 mL/min 或 L/min。血流速度（velocity of blood flow）是指血液中的一个质点在血管内移动的线速度。当血液在血管内流动时，血流速度与血流量成正比，而与血管的横截面积成反比（图4-14）。

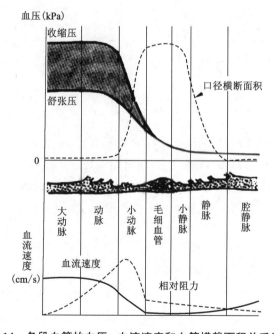

图4-14　各段血管的血压、血流速度和血管横截面积关系示意图

1. 泊肃叶定律

法国物理学家泊肃叶研究了液体在管道系统内流动的规律，即泊肃叶定律（Poiseuille's law），其表达式为：

$$Q = K\frac{r^4}{L}(P_1 - P_2)$$

从上式中可以看出，单位时间内液体的流量(Q)与管道两端的压力差(P_1-P_2)以及管道半径(r)的 4 次方成正比，与管道的长度(L)成反比。该等式中的 K 为常数，等于 $\pi/8\eta$(η 为液体的黏滞度)。

因此，泊肃叶定律表达式又可写成：

$$Q = \frac{\pi(P_1 - P_2)r^4}{8\eta L}$$

2. 层流和湍流

血液在血管内的流动方式可分为层流(laminar flow)和湍流(turbulent flow)两类。层流是指液体中每个质点的流动方向一致，即与血管的长轴平行，但各质点的流速并不相同，在血管轴心处流速最快，越靠近管壁流速越慢(图 4-15)。泊肃叶定律适用于液体为层流的情况。湍流是指当血液的流速加快到一定程度后，血液中各个质点的流动方向不再一致，出现旋涡，故湍流又称为涡流。正常情况下，心室内存在一定的湍流以利于血液充分的混合。在湍流情况下，泊肃叶定律不再适用。此时，血流量不是与血管两端的压力差成正比，而是与血管两端压力差的平方根成正比。关于湍流的形成条件，Reynolds 提出一个经验公式：

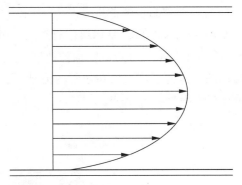

图 4-15　血液的层流

$$Re = \frac{vD\rho}{\eta}$$

式中的 v 为血液在血管内的平均流速，D 为管腔直径，ρ 为血液密度，η 为血液黏滞度，Re 为 Reynolds 常数。一般当 Re 常数超过 2000 时即可发生湍流。因此，在血流速度快、血管口径大、血液黏滞度低的情况下，容易发生湍流。在贫血患者的血管中经常发生湍流，即与贫血患者血液的黏滞度降低、血流速度加快有关。临床上房室瓣狭窄和主动脉瓣狭窄等可因产生湍流而出现病理性杂音。

(二) 血流阻力

血流阻力(blood resistance)是指血液在血管内流动时所遇到的阻力。产生于血液流动时血液内部以及血液与血管壁之间的摩擦，其消耗的能量通常表现为热能。该部分热能不再转换成血液的势能或动能，故血液在血管内流动时因能量的不断消耗将使推动血液流动的压力逐渐降低。

血流阻力一般不能直接测量，而通过计算得到。血流量、血流阻力和血管两端的压力差三者之间的关系与电学中电流强度与电位差和电阻之间的关系类似。根据欧姆定律，可用下式表示：

$$Q = \frac{P_1 - P_2}{R}$$

其中，Q 为血流量，P_1-P_2 为血管两端的压力差，R 为血流阻力。如果将此式与泊肃叶定

律进行比较，则可得到计算血流阻力的方程式，即

$$R = \frac{8\eta L}{\pi r^4}$$

可见，血流阻力与血管的长度和血液的黏滞度成正比，与血管半径的 4 次方成反比。由于血管的长度在生理情况变化很小，因此血流阻力主要由血管口径和血液黏滞度决定。对于某一个器官来说，若血液黏滞度不变，则该器官血流量的多少主要取决于它的阻力血管口径的大小。阻力血管口径扩大时，血流阻力降低，器官血流量增加；反之，当阻力血管口径缩小时，血流阻力升高，器官血流量减少。因此，机体可以通过控制各器官阻力血管的口径而改变血流阻力，从而有效地调节各器官的血流量。

血液黏滞度是影响血流阻力的另一因素。黏滞度表示在液体流动时液体中分子间的摩擦。通常以相对黏滞度表示，正常全血的黏滞度为水的 4~5 倍。血液黏滞度主要取决于血细胞比容，血细胞比容升高，则黏滞度增大。在层流情况下，相邻两层血液流速的差与液层厚度的比值称为血流的切率。切率较高时，血液黏滞度较低；反之，当切率较低时，红细胞易发生摩擦，血液黏滞度增高。温度对血液黏滞度也有影响，随温度降低血液黏滞度升高。因此，如果长久在寒冷环境中，血液流经露出的体表部分时，可因血液黏滞度的升高而导致局部循环障碍。

（三）血压

血压（blood pressure）是指血管内的血液对单位面积血管壁的侧压力，即侧压强。按照国际标准计量单位规定，压强的单位为帕（Pa），即牛顿/米^2（N/m^2）。但人们一般使用水银测压计来测量血压，加上血压数值相对较低，因此临床上表示血压数值的单位常用水银柱的高度即毫米汞柱（mmHg）来表示（1 mmHg = 0.133 kPa）。大静脉的压力较低，一般以厘米水柱（cmH$_2$O）为单位（1 cmH$_2$O = 0.098 kPa）。血液在流动过程中，由于血流阻力的存在消耗了大部分能量，血压逐渐降低。不同部位的动脉血压存在着明显差异（图 4-14）。主动脉压最高，正常人主动脉平均压约为 100 mmHg，近动脉端的毛细血管血压约为 30 mmHg，近静脉端约为 12 mmHg，在静脉中逐步降落，右心房作为体循环的终点，血压最低，接近于零。其中血液流经小动脉和微动脉时，血压降落幅度最大，因为血液流经此处所遇阻力最大，势能消耗最多。通常所说的血压是指动脉血压。

三、动脉血压

动脉血压（arterial blood pressure）是指血液在动脉内流动时对动脉管壁的侧压强。一般所说的动脉血压是指主动脉血压。

（一）动脉血压的正常值

在一个心动周期中，动脉血压随心脏的收缩与舒张发生周期性变化。心室收缩射血时动脉血压急剧升高，大约在收缩中期达到最高值，此时的动脉血压称为收缩压（systolic pressure，SP）；心室舒张时血压下降，在等容收缩期末达最低值，此时的动脉血压称为舒张压（diastolic pressure，DP）。因此，收缩压与舒张压分别指一个心动周期中动脉血压的最高值和最低值。收缩压与舒张压之差称为脉压（pulse pressure）。在一个心动周期中各瞬间动脉血压的平均值，称为平均动脉压（mean arterial pressure），它约等于舒张压+1/3 脉压。正常人的

血压随性别和年龄而异，一般男性高于女性，老年高于幼年。此外，在不同的生理情况下，动脉血压也有变化。如肌肉运动或情绪激动时，动脉血压可暂时升高，安静睡眠时则可降低。

测量动脉血压的方法包括直接测量法和间接测量法。直接测量法是将导管的一端插入动脉中，另一端连于 U 型检压计，从 U 型检压计两端液面的差值读出被测部位的血压值；或者连于压力换能器，将压强变化转换为电变化，通过仪器记录和显示出来。间接测量法是通过听诊器和血压计来进行测定的。由于大动脉中血压降落很小，故临床上通常测定肱动脉的血压代表主动脉血压。

临床上所指的高血压(hypertension)是以体循环动脉血压持续升高为特征的一组临床综合征，为最常见的心血管疾病之一，目前我国成人患病率约 12%。《中国高血压防治指南》2010 年修订版中规定高血压的诊断标准为：非同日三次血压测量，收缩压≥140 mmHg 或/和舒张压≥90 mmHg 者诊断为高血压。指南将血压<120/80 mmHg 归为正常血压，120～139/80～89 mmHg 列为正常高值；140～159/90～99 mmHg 为 1 级高血压(轻度)；160～179/100～109 mmHg 为 2 级高血压(中度)；≥180/110 mmHg 为 3 级高血压(重度)；收缩压≥140 mmHg，但舒张压<90 mmHg 列为单纯收缩期高血压。血压<90/50 mmHg 视为血压低于正常水平。脉压的正常值为 30～40 mmHg，平均动脉压为 100 mmHg 左右。

(二)动脉血压形成的主要因素

1. 心血管系统有足够的血液充盈

心血管系统有足够的血量充盈是形成动脉血压的前提条件。血液在循环系统中充盈的程度可用循环系统平均充盈压(mean circulatory filling pressure)来表示，其高低取决于循环血量与循环系统容积之间的相对关系。当血量增多(如输液)或者循环系统容积减小(如血管收缩)时，循环系统平均充盈压就升高；反之，循环系统平均充盈压就降低。实验条件下使心脏暂时停止搏动，血流也就暂停，循环系统中各处的压力很快平衡，此时在循环系统中任何部位所测得的压力即循环系统平均充盈压，约为 7 mmHg。

2. 心室收缩射血

心室向主动脉射血是形成动脉血压的原动力。心脏的节律性泵血可将血液射入到容量较小的动脉，使动脉管壁扩张，接纳的血量增多，动脉血压升高。当心室停止射血、心室舒张时，由于大动脉管壁的弹性作用，被扩张的血管发生弹性回缩，储存的弹性势能转变成舒张压以及推动血液流动的动能，动脉血压降低(图 4-16)。由于心脏的间断性射血，动脉血压随心脏搏动发生周期性的波动。

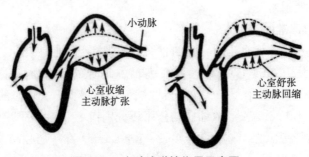

图 4-16　主动脉弹性作用示意图

3. 外周阻力

血管的外周阻力(peripheral resistance)是影响动脉血压的重要因素。循环系统的外周阻力主要是指小动脉和微动脉对血流的阻力。当心室每次收缩将一定量的血液射入主动脉时，由于外周阻力的存在，只有左心室搏出量1/3的血液从主动脉和大动脉流到外周血管，其余2/3的血液将暂时存储于主动脉和大动脉中，使动脉血压升高。如果仅有心室收缩射血而没有血管的外周阻力，则心室收缩期间，射入主动脉和大动脉的血液将会迅速流至外周血管。大动脉内没有足够的血液充盈，也就无法对血管壁产生一定的压力。因此，心室射血和血管的外周阻力是形成动脉血压的两个基本因素。

4. 主动脉和大动脉的弹性

主动脉和大动脉的弹性储器作用可降低动脉血压的波动幅度。当心室收缩射血时，主动脉和大动脉被动扩张。而在心舒期心室停止射血后，主动脉和大动脉的血管壁弹性回缩，驱动动脉内的血液继续向前流动，并使血压维持在一定水平。可见主动脉和大动脉的弹性储器作用，使得心室间断性射出的血液变为动脉内的连续血流；同时又避免了心动周期中出现收缩压过高和舒张压过低的情况。

(三)影响动脉血压的因素

如前所述，凡是与动脉血压形成有关的各种因素都能影响动脉血压。下面分析单一因素变动时对动脉血压的影响。

1. 心脏搏出量

如果心脏搏出量增加，心室收缩期射入主动脉的血量增多，主动脉管壁所承受的侧压力增大，收缩压将明显升高。而收缩压升高后血流速度加快，在其他因素不变时，舒张期末大动脉内容纳的血量与搏出量增加之前相比也有一定程度的增加，舒张压升高，但升高幅度不如收缩压明显。因此，当心脏搏出量增加时，动脉血压的升高主要表现为收缩压的升高，脉压增大。反之，当心脏搏出量减少时，则主要降低收缩压，脉压减小。因此，一般情况下，收缩压的高低主要反映了心脏搏出量的多少。

2. 心率

心率加快时心输出量将增加，使动脉血压升高；但心率加快时心室舒张期缩短，在心舒期内流出主动脉和大动脉的血量减少，即心舒末期主动脉和大动脉内存留的血量增多，使舒张压明显升高。由于动脉血压的升高加快了血流速度，故收缩压的升高不明显，脉压减小。反之，心率减慢时，舒张压比收缩压降低的幅度更大，脉压增大。

3. 外周阻力

当全身总外周阻力增大时，心室舒张期血液流出主动脉的速度减慢，心舒期末存留在主动脉和大动脉内的血量增多，舒张压明显升高。心室收缩期由于动脉血压升高使血流速度加快，留在主动脉的血量增加相对不多，因此收缩压的升高不明显，脉压也就相应减小。反之，当外周阻力减小时，舒张压比收缩压的降低幅度更大，故脉压加大。因此，在一般情况下，舒张压的高低主要反映了外周阻力的大小。

如前所述，血管口径是影响外周阻力的主要因素。在体内，血管口径主要受神经和体液的调节，如当交感神经兴奋或血中儿茶酚胺类物质浓度升高时，将使小动脉及微动脉收缩，外周阻力增加，动脉血压升高。临床上很多治疗高血压的药物，就是通过扩张血管而达到降血压的目的。此外,血液黏滞度也影响外周阻力,而血液黏滞度主要取决于红细胞数目;因此,临床上红细胞增多症的患者,血压可能升高;而严重贫血时,红细胞数量减少,血液黏滞度降低,动脉血压可能降低。

4.大动脉管壁的弹性

由于主动脉和大动脉的弹性储器作用,可缓冲动脉血压的变化。老年人大动脉管壁的胶原纤维增多,弹性减小,顺应性降低,大动脉的弹性储器作用减弱,将导致心脏收缩时动脉管壁不能相应扩张以及心脏舒张时不能有力回缩,故出现收缩压升高而舒张压降低,脉压增大。

5.循环血量与血管系统容量的比值

循环系统平均充盈压的大小取决于循环血量与血管容量之间的比值。在正常情况下,循环血量和血管容量相对稳定,血管系统充盈程度的变化不大。当失血时,循环血量减少,循环系统平均充盈压降低,则动脉血压降低。如果循环血量不变而血管系统容量增大,也会造成动脉血压下降。因此,在治疗高血压病时,降低患者的血容量,也是降压的手段之一。

以上讨论影响动脉血压的因素时都是假设改变单一因素而保持其他因素不变,实际上在整体情况下是多个因素同时发生变化,需要综合分析动脉血压的变化。如老年人除大动脉管壁弹性降低外,常同时伴有小动脉、微动脉硬化,外周阻力增加,因而舒张压也升高。

(四)动脉脉搏

在一个心动周期中心室的收缩与舒张引起动脉扩张和回缩。这种起源于主动脉根部的有节律的搏动波可沿着动脉壁依次向全身各动脉传播,称为动脉脉搏(arterial pulse)。走行表浅的动脉在皮肤上可触摸到动脉搏动。脉搏的强弱与心输出量、动脉的可扩张性和外周阻力密切相关。因此,脉搏是反映心血管功能的一项重要指标。中医学历来十分重视通过切脉来诊断疾病。

脉搏的波形可用脉搏描记仪记录下来,其波形与描记方法和部位有关。一般桡动脉脉搏波形包括一个上升支和下降支(图4-17)。上升支是左心室快速射血使动脉内血压迅速升高,动脉壁突然扩张所致;下降支坡度较平坦,其前段是由于心室射血后期射血速度减慢,射出的血量少于流向外周的血量,大血管开始回缩,动脉血压逐渐下降所形成。随后,心室舒张,主动脉弹性回位而形成脉搏波降支的其余部分。在下降支中段出现的小波称降中波,降中波前面的下凹部分称降中峡。降中峡的产生是由于左心室舒张,主动脉内血液倒流,血压突然下降,管壁回缩所形成。降中波则是由于主动脉瓣关闭,血流冲击在主动脉瓣上而弹回,动脉压略有升高致管壁轻度扩张而形成。脉搏波受外周阻力等多种因素的影响,如外周阻力加大,心输出量减少,射血速度变慢,则脉搏波上升支的斜率小、幅度低,下降支的下降速度较慢,坡度较平坦;反之,外周阻力减小,心输出量大,射血速度快,则上升支较陡,幅度也较大,下降支的下降速度较快,下降支较陡。主动脉瓣狭窄时,射血阻力高,脉搏波上升支的斜率和幅度都较小;而主动脉瓣关闭不全时,心舒期有部分血液倒流入心室,故下降支很陡,降中波不明显或者消失。

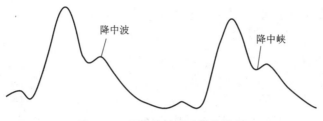

图 4-17 正常桡动脉脉搏的波形

四、静脉血压和静脉回心血量

静脉不仅是血液回流入心脏的通道，而且由于整个静脉系统易被扩张和收缩，容量很大，可在体内起着血液储存库的作用。静脉的收缩和舒张可明显地改变静脉内的血容量，有效调节回心血量和心输出量，进而调节动脉血压，使血液循环能够适应机体在不同生理条件下的需要。

(一)静脉血压

体循环血流经过动脉系统与毛细血管网后，因不断克服外周阻力消耗能量，到达微静脉时，血压降至 15～20 mmHg。到达体循环的终点右心房时，血压最低，接近于 0 mmHg。

通常将右心房和胸腔内大静脉的血压称为中心静脉压(central venous pressure，CVP)，而将各外周器官静脉的血压称为外周静脉压(peripheral venous pressure，PVP)。中心静脉压的正常变动范围为 4～12 cmH$_2$O。如果心脏射血力量强，能及时地将回流入心脏的血液射入动脉，则中心静脉压较低。反之，心脏射血力量减弱时则中心静脉压升高。如果静脉回流速度加快，回心血量增加，则中心静脉压也将升高。由于中心静脉压可反映回心血量及心脏射血力量与血容量之间的关系，故临床上通过测定患者的中心静脉压以了解心脏功能，并作为输液量和输液速度的参考。临床上治疗休克(动脉血压过低)输液时，除必须观察动脉血压变化外，也要观察中心静脉压的变化。如果此时中心静脉压偏低或有下降趋势，提示心脏射血功能正常，输液速度合适，如果需要还可以适当增加输液速度；而如果中心静脉压高于正常并有进行性升高的趋势，则提示输液过快或心脏射血功能不全，应当立即降低输液速度，否则会出现严重的心力衰竭。

(二)重力对静脉压的影响

受地球重力场的影响，血管系统内血液本身的重力作用于血管壁，产生一定的静水压。因此，实际测定身体各部分血管(包括动脉和静脉)的血压值，除心脏射血形成的血压外，还应加上该部分血管的静水压。而血管静水压与人体所取的体位有关，即取决于该血管所处位置与右心房水平之间的垂直距离。平卧时，身体各部分血管大致和心脏处在同一水平，故静水压也大致相等。当机体处于直立位时，足部血管内的血压明显高于卧位，其增高的部分相当于从足至心脏这一段血柱高度形成的静水压，约 90 mmHg(图 4-18)。而在心脏水平以上的部分，血管内的压力比平卧时低。血管的跨壁压(transmural pressure)是指血管内血液对管壁的压力和血管外组织对管壁的压力之差，它是保持血管充盈膨胀的必要条件。静脉的管壁薄，管壁中弹性纤维和平滑肌较少，在跨壁压降低时容易发生塌陷。当人体从平卧位转变为直立位时，由于身体绝大部分容量血管都在心脏水平以下，受静水压的影响跨壁压增大，这些静脉充盈扩张，容积扩大，可比在卧位时多容纳400～600 mL血液。

（三）静脉血流

1. 静脉对血流阻力的影响

在生理状态下，单位时间内回流入心脏的血量与心输出量相等。在静脉系统中，血液从微静脉到右心房的压力落差仅15 mmHg。可见静脉对血流的阻力影响很小。

2. 静脉回心血量及其影响因素

单位时间内静脉回心血量的多少取决于外周静脉压与中心静脉压之差，以及静脉对血流的阻力。因此，凡能影响外周静脉压、中心静脉压以及静脉血流阻力的因素，都可影响静脉回心血量。

（1）体循环平均充盈压：循环系统平均充盈压是反映血管系统充盈程度的重要指标。当血量增加或容量血管收缩时，体循环平均充盈压升高，静脉回心血量增多；反之，静脉回心血量减少。

（2）心脏收缩力量：心肌收缩力是血液在心血管系统内流动的原动力。心脏收缩时将血液射入动脉，舒张时从静脉抽吸血液。如果心脏收缩力量增强，则射血时心室排空程度高，心室舒张末期压力降低，对心房和大静脉内血液的抽吸力量增大。当右心衰竭时，右心室收缩力量显著减弱，右心室射出的血液减少，则心舒期右心室内压力升高，右心房流至右心室的血液减少，导致右心房和大静脉内血液淤积，中心静脉压升高，回心血量减少。此时，患者可出现颈外静脉怒张、肝充血肿大、下肢水肿等体征。当左心衰竭时，左心房压和肺静脉压升高，引起肺淤血和肺水肿。

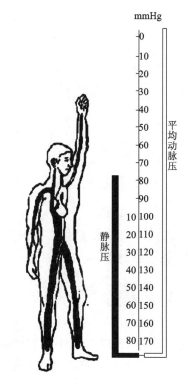

图4-18 直立体位对不同部位动脉和静脉血压的影响

（3）体位改变：由于静脉壁薄，扩张性较大，体位改变时可因静脉跨壁压的改变对静脉回流产生较大影响。从卧位变为直立位时，由于重力的作用，心脏水平以下的静脉扩张，容纳的血量增多，故静脉回心血量减少；反之，静脉回心血量增多。这种变化在健康人由于神经系统的迅速调节而不易被察觉。但在长期卧床的患者，静脉管壁的扩张性较高，加之腹腔和下肢肌肉的收缩力量减弱，故由平卧位突然站立时，可因大量血液积滞在心脏水平以下的静脉，导致静脉回心血量过少，动脉血压下降，因脑供血不足而出现眩晕、眼前发黑，甚至昏厥等症状。

（4）骨骼肌的挤压作用：机体处于直立体位时，下肢肌肉运动可挤压肌肉内和肌肉间的静脉，使静脉回心血流加快；同时由于静脉瓣膜的存在使静脉内的血液只能向心脏单方流动。因此，骨骼肌和静脉瓣膜对静脉回流起着"泵"的作用，称为"静脉泵"或"肌肉泵"。当肌肉收缩时，可将静脉内较多的血液挤向心脏；而当肌肉舒张时，静脉内压力降低，有利于微静脉和毛细血管内的血液流入静脉，使之充盈。肌肉泵的这种作用，对于在直立位情况下降低下肢静脉压和减少血液在下肢静脉内潴留，增加静脉回心血量具有重要的生理意义。例如，在站立不动时，足部的静脉压为90 mmHg，而在步行时则降低至25 mmHg以下。跑步时双下肢肌肉泵每分钟挤出的血液可达数升。因此，下肢肌肉泵的作功在相当程度上加速了全身的血液循环，对心脏泵血起辅助的作用。但如果肌肉长时间作紧张性收缩而非节律性的运动，长久站立工作的人，则不能充分发挥肌肉泵的作用，易造成静脉长时间的压迫而减少静脉回心血量。

（5）呼吸运动：呼吸运动能促进静脉回流，常称为"呼吸泵"。平静呼吸和用力吸气时，胸膜腔内压为负压，胸内负压使胸腔内大静脉的跨壁压增大而处于充盈扩张状态。吸气（特别是用力吸气）时，胸腔容积增大，胸膜腔的负压值进一步增大，胸腔内的大静脉和右心房明显扩张，故静脉回心血量增加；反之，呼气时，胸膜腔的负压值减小，静脉回心血量相应减少。需要指出，呼吸运动对肺循环静脉回流的影响和对体循环的影响不同。吸气时，随着肺的扩张，肺部的血管容积显著增大，能储留较多的血液，故由肺静脉回流至左心房的血量减少，左心室的输出量也相应减少。呼气时的情况则相反。

五、微循环

微循环（microcirculation）是指微动脉和微静脉之间的血液循环。血液循环最基本的功能是进行血液和组织之间的物质交换，这一功能在微循环完成。

（一）微循环的结构与功能

不同器官组织中的微循环的结构存在差异。一般来说，典型的微循环由微动脉、后微动脉、毛细血管前括约肌、真毛细血管、通血毛细血管（或称直捷通路）、动-静脉吻合支和微静脉等部分组成（图4-19）。

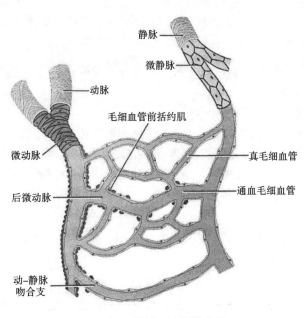

图4-19 微循环结构模式图

　　微动脉是小动脉的终末部分，管壁中含有环行的平滑肌，其舒缩活动可控制微血管的血流量，在微循环中起"总闸门"的作用。后微动脉是比微动脉管径更细的血管，是其直接延续的分支，管壁只有单层平滑肌细胞。真毛细血管一般从后微动脉以直角方向分出，是物质交换的场所。在真毛细血管的起始端，通常由1~2个平滑肌细胞形成一个环，即毛细血管前括约肌。毛细血管前括约肌的舒缩活动决定进入真毛细血管的血流量，在微循环中起"分闸门"的作用。"总闸门"和"分闸门"通过调节毛细血管前阻力，控制着灌入微循环的血量。

　　通血毛细血管是后微动脉的直接延伸，其管壁平滑肌逐渐稀少直至消失。通血毛细血管经常处于开放状态，血流速度较快，其主要功能是使血液能快速进入静脉。动-静脉短路是吻合微动脉和微静脉的通道。微静脉起始端有物质交换功能。较大的微静脉管壁有平滑肌，是微循环的后阻力血管，在微循环中起"后闸门"的作用。微静脉的功能在于其舒缩状态可影响毛细血管血压，进而影响组织液的生成和静脉回心血量。

　　从微动脉到微静脉有如下三条通路：

　　1. 迂回通路

　　迂回通路（circuitous channel）由微动脉、后微动脉、毛细血管前括约肌、真毛细血管和微静脉组成。真毛细血管管壁薄、通透性大，穿插于细胞间隙中，其数量多、容量大、流域广、血流速度慢，是血液和组织液之间进行物质交换的场所，故迂回通路又称为"营养通路"。

　　2. 直捷通路

　　直捷通路（thoroughfare channel）是指血液从微动脉经后微动脉和通血毛细血管进入微静脉的通路。直捷通路常处于开放状态，血流速度较快，其主要功能在于使一部分血液能迅速回流至心脏，保证心脏有足够的静脉回心血量。直捷通路在骨骼肌的微循环中较为多见。

　　3. 动-静脉短路

　　动-静脉短路（arterio-venous shunt）由微动脉、动-静脉吻合支和微静脉组成。动-静脉吻合支管壁厚、血流速度快，不能进行物质交换。动-静脉短路在皮肤分布较多，当体内需要大量散热时能大量开放，皮肤血流量增多，皮肤温度升高，有利于机体散热；反之，则有利于保存热量。因此，动-静脉短路对体温调节有一定作用。在某些病理状态下，例如感染性和中毒性休克时，动-静脉短路大量开放，经过真毛细血管网的血液进一步减少，将导致组织缺血、缺氧更严重。

（二）微循环的生理特点

　　微循环是循环系统的组成部分，其血压、血流和血管床的变化规律与整个循环系统基本相同。但由于其结构上的特点，因而又有特殊性，表现为血压低、血流慢、潜在容量大和灌流量易变等。

　　1. 血压低

　　微循环中的血流一般为层流。血液在流经微循环血管网时，由于不断克服阻力，血压逐渐降低。微动脉对血流的阻力最大，血压降落也最大。一般在毛细血管动脉端，血压为30~40 mmHg，毛细血管静脉端的血压为10~15 mmHg。

　　2. 血流慢

　　血流速度除取决于心室射血的动力外，还与各段血管总横截面积成反比。毛细血管分支多，数量极大。尽管单根毛细血管的口径很小，但总横截面积很大，因而血流极慢。毛细血管内的血流速度为 0.3~0.7 mm/s，约为主动脉中血流速度的 1/500。发生休克时，毛细血管大量开放，总横截面积增加，血流更慢，造成大量血液淤滞于微循环内，进一步加重病情。

3. 潜在容量大

安静时只有 20% 的毛细血管被开放。人体全身约有 400 亿根毛细血管，总长度达 611 万千米，占全身血管总长度的 90% 以上。据报道，肝脏的毛细血管若全部开放，几乎可容纳全身的循环血量。可见微循环的潜在容量极大。

4. 灌流量易变

多种因素可导致微循环灌注量发生很大的变化。

(三)微循环的调节

微动脉、后微动脉、毛细血管前括约肌和微静脉的管壁均含有平滑肌，其舒缩活动可直接影响到微循环的血流量。

微动脉和微静脉主要受交感缩血管神经的支配。当交感神经兴奋时，微动脉和微静脉收缩。前已述及，微动脉是毛细血管前阻力血管，在微循环中起"总闸门"作用。微动脉收缩时，毛细血管前阻力增大，在提高动脉血压的同时却可使微循环灌入量减少。微静脉是毛细血管后阻力血管，在微循环中起"后闸门"的作用。微静脉收缩，毛细血管后阻力增大，使毛细血管血压升高，有利于组织液生成；同时又使静脉回心血量减少。交感神经缩血管纤维兴奋时，微动脉的收缩要比微静脉明显。此外，微动脉和微静脉也受血管紧张素 II 和去甲肾上腺素等全身性缩血管物质以及组织胺等局部缩血管物质的调节。微静脉对去甲肾上腺素等缩血管物质的敏感性较微动脉低，而对缺 O_2 与酸性代谢产物的耐受性比微动脉高。

后微动脉，特别是毛细血管前括约肌一般不受神经支配，其舒缩活动主要受全身性缩血管物质和局部代谢产物的调节。毛细血管前括约肌在全身性缩血管物质如肾上腺素、去甲肾上腺素和血管紧张素 II 等影响下，产生一定程度的紧张性收缩，使真毛细血管关闭。此时，多种代谢产物如 CO_2、H^+、腺苷、乳酸和 K^+ 等堆积，当浓度增加到一定程度时，该处的微动脉和毛细血管前括约肌舒张，真毛细血管开放，局部血流量增多，可为组织提供更多的 O_2，同时带走代谢产物；随后毛细血管前括约肌与后微动脉在全身性缩血管物质的作用下又处于收缩状态，毛细血管关闭(图 4-20)。一般每分钟交替 5~10 次，即安静状态下同一时间内的骨骼肌组织中只有 20%~25% 的真毛细血管处于开放状态。当某一器官的活动增加，代谢旺盛时，该器官的血流量将大增，其原因就是局部代谢产物发挥的舒血管效应。

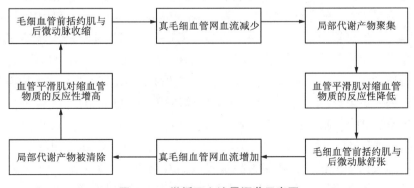

图 4-20 微循环血流量调节示意图

总之，微循环除受神经和体液因素调节之外，更重要的是局部代谢产物的调节。

（四）血液和组织液之间的物质交换

组织间隙是指组织细胞之间的空间，为组织液所充满，是组织、细胞直接所处的环境。组织细胞通过细胞膜与组织液进行物质交换。组织液与血液之间则通过毛细血管壁发生物质交换。血液和组织液之间的物质交换主要方式有：

1. 扩散

扩散是指液体中溶质分子顺浓度梯度进行的不耗能转运过程，是血液和组织液之间进行物质交换的最主要方式。水溶性物质如 Na^+、葡萄糖等可通过毛细血管壁上的孔隙进行扩散；脂溶性物质如 O_2 和 CO_2 等，则可以直接通过毛细血管壁的内皮细胞进行扩散。溶质分子扩散的速度远高于毛细血管血流速度，因此，虽然血液流经毛细血管的时间短暂，但血浆和组织液中的各种物质仍有足够的时间进行交换。

2. 滤过和重吸收

滤过（filtration）是指由于管壁两侧静水压和胶体渗透压的差异使液体由毛细血管内向组织间隙移动的现象；而液体由组织间隙向毛细血管内移动的现象称为重吸收（reabsorption）。虽然血液和组织液之间通过滤过和重吸收方式发生的物质交换仅占总物质交换的很小一部分，但在组织液的生成和回流过程中起重要作用。

3. 吞饮

吞饮（pinocytosis）是指在毛细血管内皮细胞一侧的液体被毛细血管壁内皮细胞膜包围并摄入细胞内，形成小的吞饮囊泡。吞饮囊泡被运送至毛细血管壁内皮细胞的另一侧，并以出胞的方式被排出到组织液中。一般认为，较大的分子如血浆蛋白等通过这种方式进行交换。

六、组织液的生成

组织液（interstitial fluid）存在于组织、细胞的间隙内，绝大部分呈胶冻状，不能自由流动，因而不会因重力作用流到身体的低垂部分，也不能抽出；组织液中有极小一部分呈液态，可自由流动。组织液中的各种离子成分与血浆相同，但其中的蛋白质浓度明显低于血浆。

（一）组织液的生成与回流

生理情况下，组织液是血浆经毛细血管壁的动脉端滤过进入组织间隙所形成的。促使液体经毛细血管壁向血管外滤过的力量，主要是毛细血管血压和组织液胶体渗透压；液体从血管外回流入毛细血管内的重吸收力量，则主要是血浆胶体渗透压和组织液静水压。滤过的力量与重吸收的力量之差，称为有效滤过压（effective filtration pressure）。可用下式表示：

有效滤过压 =（毛细血管血压 + 组织液胶体渗透压）-（血浆胶体渗透压 + 组织液静水压）

一般情况下，动脉端毛细血管血压约为 30 mmHg，静脉端毛细血管血压降低至 12 mmHg，血浆胶体渗透压约 25 mmHg。血浆蛋白质虽然较难滤过毛细血管，但仍有少量血浆蛋白质可经毛细血管壁进入组织液，由此形成的组织液胶体渗透压约 15 mmHg。组织液的静水压约为 10 mmHg。从图 4-21 可见，毛细血管动脉端的有效滤过压 =（30+15）-（25+10）= 10 mmHg，为正值；而毛细血管静脉端的有效滤过压 =（12+15）-（25+10）= -8 mmHg，为负值。因此，在毛细血管动脉端为净滤过，静脉端为净重吸收。其结果是，在毛细血管动脉端滤过的液体，约90%可在毛细血管静脉端重吸收入血；约10%进入毛细淋巴管，形成淋巴液。后者经淋巴系统又回到循环系统中。最终，组织液的生成与回流达到动态平衡。

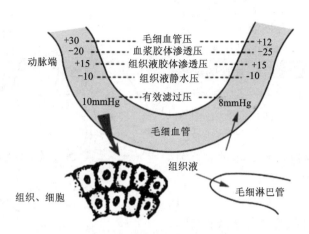

图 4-21　组织液生成与回流示意图

(二)影响组织液生成的因素

正常情况下，组织液不断生成，又不断回流入血管，两者之间保持动态平衡。因此，血量和组织液量能维持相对稳定。当这种动态平衡遭到破坏时，发生组织液生成过多或回流量减少，组织间隙中出现过多的液体潴留，形成组织水肿(edema)。凡是决定和影响有效滤过压的因素均会影响组织液的生成。

1.毛细血管血压

毛细血管血压与毛细血管前、后阻力有关。毛细血管前阻力血管扩张时，毛细血管血压升高，则有效滤过压升高，组织液生成增多。在运动着的肌肉或发生炎症的部位，均可出现这种现象。毛细血管后阻力血管收缩时，也可使组织液生成增加。例如，右心衰竭时，静脉回流受阻，毛细血管血压逆行性升高，有效滤过压增大，使组织液生成过多，出现组织水肿。

2.血浆胶体渗透压

血浆胶体渗透压升高，则有效滤过压降低，组织液生成减少；反之，血浆胶体渗透压降低，则有效滤过压增大，组织液生成增多。临床上严重营养不良时合成白蛋白的原料氨基酸不足、肝脏疾患导致白蛋白合成减少或肾脏疾病时白蛋白丢失都可使血浆胶体渗透压降低，有效滤过压增大，组织液生成增多，出现组织水肿。

3.毛细血管壁的通透性

若毛细血管壁的通透性增加，经毛细血管滤过到组织间隙中的血浆蛋白质增多，使组织液胶体渗透压升高，血浆胶体渗透压降低，有效滤过压增大，组织液生成增多，出现组织水肿。如临床上烧伤、过敏反应等情况下，可引起局部或全身水肿。

4.淋巴回流

由于一部分组织液是经淋巴管回流入血的，如果因肿瘤压迫或淋巴管炎症使淋巴回流受阻，在受阻部位远端的组织可出现水肿，例如临床上丝虫病患者的下肢水肿。

七、淋巴液的生成和回流

淋巴管系统是循环系统的组成部分，是组织液回流入血的重要辅助系统。毛细淋巴管的盲端起始于组织间隙，相互吻合成网，并逐渐汇合成大的集合淋巴管。淋巴管收集全身的淋巴液，最后由右淋巴导管和胸导管导入静脉。

(一) 淋巴液的生成及回流

组织液进入淋巴管即成为淋巴液（lymph）。毛细淋巴管比毛细血管的通透性更大，管壁由单层内皮细胞构成，没有基膜，也无周细胞。相邻内皮细胞的边缘像瓦片般互相覆盖，形成向管腔内开放的单向活瓣。组织液通过这种活瓣进入毛细淋巴管而不能返回组织液（图4-22）。生理条件下，组织液进入毛细淋巴管的动力来自于组织液和毛细淋巴管内淋巴液之间的压力差。因此，当组织液压力升高时，淋巴液的生成将增多。周围组织对淋巴管的压迫和按摩也能推动淋巴流动。

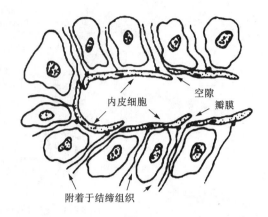

图4-22 毛细淋巴管壁结构示意图

正常成年人安静时每小时约有120 mL淋巴液进入血液循环，其中约100 mL淋巴液通过胸导管导入静脉。而来自右侧头颈部、右臂和右胸部的约20 mL淋巴液经由右淋巴导管导入静脉。人体每天生成2~4 L的淋巴液，大致相当于全身的血浆总量。

(二) 淋巴回流的生理意义

1. 回收组织液蛋白质

淋巴液回流最主要的生理功能是将组织液中的蛋白质逆浓度差带回至毛细淋巴管，再通过淋巴循环进入血液。淋巴回流是组织液中的蛋白质重新回到血液中的唯一途径。人体每天有75~200 g的蛋白质由淋巴液带回血液，从而维持血浆蛋白的正常水平，并使组织液中的蛋白质浓度保持在较低水平。

2. 运输脂肪及其他营养物质

小肠对营养物质的吸收可以通过小肠绒毛的毛细淋巴管进行。由肠道吸收的脂肪80%~90%经过毛细淋巴管，最终进入血液循环。此外，少量胆固醇和磷脂也经淋巴管吸收而进入血液循环。因此来自小肠的淋巴液呈白色乳糜状。

3. 调节血浆与组织液之间的平衡

尽管淋巴液回流的速度缓慢、总量少，但每天有2~4 L的组织液以淋巴液的形式回流入血。因此，淋巴回流在组织液与血量的平衡中发挥作用。

4. 防御和免疫功能

淋巴回流过程中，具有吞噬作用的巨噬细胞能清除淋巴液中不被毛细血管重吸收的红细胞和细菌等异物。同时，淋巴结中的淋巴细胞和浆细胞还参与机体的免疫反应，具有一定的防御和免疫作用。

第四节 心血管活动的调节

心血管系统的功能特点是心输出量能随机体代谢的改变而改变。在不同的生理状态下，各器官组织的代谢水平不同，对血流量的需求各异。机体可通过神经调节、体液调节和自身调节对心脏和血管的活动进行调控，协调各器官之间的血流分配，以满足不同情况下机体代谢的需要。

一、神经调节

支配心肌和血管平滑肌活动的神经为自主神经。机体可通过多种心血管反射来实现对心血管活动的神经调节。

(一)心脏和血管的神经支配

1. 心脏的神经支配

心脏接受交感神经(心交感神经, cardiac sympathetic nerve)和副交感神经(心迷走神经, cardiac vagal nerve)的双重支配，前者使心脏的活动增强，后者则抑制心脏的活动。

(1)心交感神经：心交感神经节前神经元的胞体位于脊髓第1~5胸段的中间外侧柱，其轴突末梢释放的递质为乙酰胆碱，它能激活节后神经元膜上的 N_1 型胆碱能受体。心交感神经的节后神经元位于星状神经节或颈交感神经节内，节后神经元的轴突组成心脏神经丛，支配心脏的窦房结、房室交界、房室束、心房肌和心室肌。两侧心交感神经对心脏支配的侧重点有所差别：右侧心交感神经主要支配窦房结，以引起心率加快的效应为主；左侧心交感神经主要控制房室交界和心室肌，以加速传导和加强心肌收缩能力为主。

心交感节后神经元末梢释放的递质是去甲肾上腺素，与心肌细胞膜上的 β_1 肾上腺素能受体(简称 β_1 受体)结合，使 If 电流加强，缩短有效不应期，使心率加快，称为正性变时作用(positive chronotropic action)；加快房室交界传导，称为正性变传导作用(positive dromotropic action)；增强心房肌和心室肌的收缩能力，称为正性变力作用(positive inotropic action)。刺激心交感神经可使心脏的收缩期缩短，收缩期心室内压力上升的速率加大和室内压的峰值增高，并加大心室舒张早期室内压下降的速率，有利于心室舒张期的充盈。交感神经末梢释放的去甲肾上腺素和循环血液中的儿茶酚胺都能作用于心肌细胞膜上的 β_1 受体，从而激活腺苷酸环化酶，使细胞内 cAMP 的浓度升高，继而激活蛋白激酶和细胞内蛋白质的磷酸化，使心肌膜上的钙通道激活，增加心肌动作电位平台期 Ca^{2+} 的内流，细胞内肌浆网释放的 Ca^{2+} 也增加，使心肌收缩能力增强，每搏输出量增加。同时，去甲肾上腺素也能增加肌钙蛋白对 Ca^{2+} 的亲和力，促进肌浆网对 Ca^{2+} 的摄取和心肌细胞的 Na^+-Ca^{2+} 交换，加快心肌舒张时胞质中 Ca^{2+} 浓度降低的速度，加快心肌的舒张过程。交感神经兴奋引起的传导速度加快，可使心室肌各部分肌纤维的收缩同步性增加，使心肌的收缩能力加强。

心交感神经对心肌的效应，除通过 β_1 受体实现外，还可由心肌的 α 肾上腺素能受体(简称 α 受体)来介导。激活心肌的 α 受体主要引起正性变力效应，而心率的变化则不显著；此外，室内压上升和下降的速率并无明显加快。心肌 α 受体的生理意义可能在于：当 β_1 受体功能受损时(例如长期使用 β 受体阻滞药)，心肌 α 受体能继续对交感神经和儿茶酚胺发生反应。心肌 α 受体还可能在心肌缺血后再灌注引起的心律失常中起一定的作用。

（2）心迷走神经：心迷走神经节前神经元的胞体位于延髓的迷走神经疑核和背核，节前纤维行走于迷走神经干中。在胸腔内，心迷走神经纤维和心交感神经纤维一起组成心脏神经丛，并和交感神经纤维伴行进入心脏，与心内神经节细胞发生突触联系。心迷走神经的节前神经元和节后神经元释放的递质都是乙酰胆碱。节后神经纤维支配窦房结、心房肌、房室交界、房室束及其分支。心室肌也有迷走神经支配，但纤维末梢的数量远较心房肌少。两侧心迷走神经对心脏的支配也有差别，但不如两侧心交感神经支配的差别显著。右侧迷走神经对窦房结的影响占优势；左侧迷走神经对房室交界的作用占优势。

心迷走神经节后纤维末梢以乙酰胆碱作为递质，作用于心肌细胞膜上的 M 型胆碱能受体（简称 M 受体），使心率减慢、心房肌不应期缩短、房室传导速度减慢和心房肌收缩能力减弱，即具有负性变时作用（negative chronotropic action）、负性变传导作用（negative dromotropic action）和负性变力作用（negative inotropic action）。刺激迷走神经时也能使心室肌收缩减弱，但其效应不如心房肌明显。迷走神经抑制心肌收缩能力的机制是其末梢释放的乙酰胆碱作用于 M 受体后，抑制腺苷酸环化酶，使细胞内 cAMP 浓度降低，肌浆网释放 Ca^{2+} 减少。

心交感神经和心迷走神经对心脏的作用是相互拮抗的。在睡眠和安静状况下，心迷走神经的作用比交感神经的作用更占优势。在动物实验中如同时刺激心迷走神经和心交感神经，常出现心率减慢的效应。

2. 血管的神经支配

除毛细血管外，其余血管壁上均有平滑肌细胞分布，绝大多数血管平滑肌都受自主神经支配。不同血管平滑肌细胞的生理特性有所不同，有些血管平滑肌有自发的肌源性活动，而另一些血管平滑肌很少有肌源性活动。毛细血管前括约肌上神经分布很少，其舒缩活动主要受局部组织代谢产物的影响。支配血管平滑肌的神经纤维可分为缩血管神经纤维（vasoconstrictior nerve fiber）和舒血管神经纤维（vasodilator nerve fiber）两大类，统称为血管运动神经纤维（vasomotor nerve fiber）。

（1）缩血管神经纤维：缩血管神经纤维都是交感神经纤维，故一般称为交感缩血管纤维（sympathetic vasoconstrictor nerve fiber）。其节前神经元位于脊髓胸$_1$~腰$_3$ 段的中间外侧柱内，末梢释放的递质为乙酰胆碱；而节后神经元位于椎旁神经节和椎前神经节内，末梢释放的递质为去甲肾上腺素。血管平滑肌细胞有 α 和 β_2 两类肾上腺素能受体。去甲肾上腺素与 α 受体结合，使血管平滑肌收缩；与 β_2 肾上腺素能受体（简称 β_2 受体）结合，则使血管平滑肌舒张。因去甲肾上腺素与 α 受体结合的能力比与 β_2 受体结合的能力强，故缩血管纤维兴奋时表现出缩血管效应。

体内几乎所有的血管平滑肌都受交感缩血管纤维支配，但不同部位血管的交感缩血管纤维的分布密度各异。例如：皮肤黏膜血管中交感缩血管纤维分布密度最大，骨骼肌和内脏的血管次之，冠状血管和脑血管中分布较少。在同一器官中，动脉壁的交感缩血管纤维的密度高于静脉壁；以微动脉的分布密度最高，但后微动脉中神经分布很少，而毛细血管前括约肌则没有交感神经纤维支配。

人体内多数血管仅接受交感缩血管纤维的单一神经支配。安静状态下，交感缩血管神经纤维持续发放 1~3 次/秒的低频冲动，称为交感缩血管紧张（sympathetic vasoconstrictor tone）。

这一紧张性活动可使血管平滑肌保持一定程度的收缩状态。交感缩血管紧张性增强时，血管平滑肌细胞的收缩性增加（血管收缩）；交感缩血管紧张减弱时，血管平滑肌细胞的收缩性降低（血管舒张）。在不同代谢状态下，交感缩血管纤维兴奋可使血管口径在很大范围内发生改变，从而调节不同器官的血流阻力和血流量。当支配某一器官血管床的交感缩血管纤维兴奋时，则该器官血管床的血流阻力增高，血流量减少；同时该器官毛细血管前阻力和毛细血管后阻力的比值增大，毛细血管血压降低，减少组织液的生成而有利于重吸收；此外，该器官的静脉血管收缩，静脉回流增加。

（2）舒血管神经纤维：体内有一部分血管接受缩血管纤维和舒血管纤维的双重支配。

舒血管神经纤维主要有：①交感舒血管神经纤维：支配骨骼肌微动脉的交感神经中除有缩血管纤维外，还有舒血管纤维。交感舒血管纤维末梢释放的递质为乙酰胆碱，作用于 M 受体，使骨骼肌血管舒张，血流量增多，其效应可被阿托品所阻断。②副交感舒血管神经纤维：主要支配脑膜、唾液腺、胃肠黏膜中的外分泌腺和外生殖器等中的血管平滑肌细胞。例如面神经中有支配软脑膜血管的副交感纤维，迷走神经中有支配肝血管的副交感纤维，盆神经中有支配盆腔器官和外生殖器血管的副交感纤维等。副交感舒血管纤维末梢释放的递质为乙酰胆碱，与 M 受体结合后使血管舒张。副交感舒血管纤维的活动只对器官组织局部血流起调节作用，对循环系统总的外周阻力影响很小。③脊髓背根舒血管纤维：皮肤伤害性感觉传入纤维在外周末梢可出现分支。当皮肤受到伤害性刺激时，感觉冲动沿传入纤维向中枢传导，同时在末梢分叉处沿其他分支到达受刺激部位邻近的微动脉，使微动脉舒张，局部皮肤出现红晕。这种仅通过轴突外周部位完成的反应称为轴突反射，此种神经纤维也称背根舒血管纤维，其递质可能是 P 物质，也可能是组胺或 ATP。

3. 心脏和血管的非肾上腺素能非胆碱能神经

除了上述传统的以去甲肾上腺素（称为肾上腺素能神经）和乙酰胆碱（称为胆碱能神经）作递质的神经元外，在心脏和脊神经节感觉神经元等自主神经元中，还有以其他物质作为递质，或者与其他递质共存的神经元，统称为非肾上腺素能非胆碱能神经。

在心脏中存在多种以肽类物质作为递质的神经纤维，如神经肽 Y、血管活性肠肽、降钙素基因相关肽和阿片肽等，这些神经纤维也称为肽能神经。目前对于分布在心脏的肽能神经的生理功能还不完全清楚，但心脏内肽能神经的存在表明这些肽类递质也可能参与对心肌和冠状血管作用，如降钙素基因相关肽有加快心率的作用等。

（二）心血管中枢

神经系统对心血管功能的调节是通过各种神经反射来实现的。通常将发动心血管活动和调节心血管活动的神经细胞群，统称为心血管中枢（cardiovascular center）。控制心血管活动的神经元分布于从脊髓到大脑皮层的各级神经组织中，共同协调心血管系统的活动，使心血管系统的活动与全身整体功能活动的需要相匹配。

1. 延髓心血管中枢

延髓是调节心血管活动的基本中枢。19 世纪 70 年代在整体动物实验中发现：在延髓以上的部位横断脑干后，血压无明显变化，刺激坐骨神经引起的升血压反射依然存在；如果将横断水平逐步移至脑干尾端时，动脉血压就逐渐降低，刺激坐骨神经引起的升血压反射效应也逐渐减弱；当横断水平往脊髓水平下移至延髓闩部时，动脉血压明显降低，降至 40 mmHg

(5.3 kPa)左右。这些结果显示，心血管的正常紧张性活动不是起源于脊髓，而是起源于延髓。因为只要保留了延髓及其以下中枢部分神经核群的完整性，就可以维持心血管正常的紧张性活动，并完成一定的心血管反射活动。

延髓心血管中枢神经元包括位于延髓内的控制心迷走神经、心交感神经和交感缩血管神经活动的神经元。这些神经元的特点是：①它们均有紧张性（tonicity）活动（生理学中将持续性活动称为紧张），表现为安静状态下相应的神经纤维上有持续的低频放电，分别称为心迷走紧张（cardiac vagal tone）、心交感紧张（cardiac sympathetic tone）和交感缩血管紧张。②控制心迷走神经与控制心交感神经和交感缩血管神经活动的神经元之间，存在着交互抑制作用，即交感中枢紧张性增加时，迷走中枢的紧张性降低；反之，交感中枢紧张性降低时，迷走中枢的紧张性增加。③其紧张性活动受呼吸周期变化的影响：吸气时，交感中枢神经元的紧张性增加，而迷走中枢的紧张性降低；呼气时，则完全相反。

一般认为，延髓心血管中枢至少包括以下4个部位：

（1）缩血管区：指位于延髓头端的腹外侧部（称为C1区）的神经元，其轴突下行到脊髓的中间外侧柱，释放递质兴奋心交感节前神经元，引起交感缩血管神经的紧张性活动。此外，心交感紧张也起源于此区神经元。

（2）舒血管区：指位于延髓尾端腹外侧部（称为A1区，在C1区的尾端）的神经元，它们以去甲肾上腺素为递质，活动加强时可抑制缩血管区（C1区）神经元的活动，降低交感缩血管神经元的紧张性，引起血管舒张。

（3）传入神经接替站：指延髓孤束核的神经元，接受来自颈动脉窦、主动脉弓和心肺感受器经舌咽神经和迷走神经传入的冲动，换元后发出传出纤维至延髓和中枢神经系统中其他部位的神经元，进而调节心血管活动。

（4）心抑制区：指位于延髓的迷走神经背核和疑核中的心迷走神经元。

2. 延髓以上的心血管中枢

在延髓以上的脑干部分、下丘脑、小脑和大脑皮层中，也存在着与心血管活动有关的神经元。它们在心血管活动调节中所起的作用更为高级，特别是在对心血管活动和机体其他系统功能之间的复杂性整合过程中。下丘脑是一个非常重要的整合部位，在调节体温、摄食、水平衡和情绪反应等活动中，均发生相应的心血管活动变化。如电刺激下丘脑的"防御反应区"，会立即引起动物的警觉状态，同时出现一系列心血管活动的变化，主要是心率加快、心搏加强、心输出量增加、皮肤和内脏血管收缩、骨骼肌血管舒张。这些反应显然与机体所处的状态相协调，以适应防御、搏斗或逃跑等行为的需要。大脑中的一些部位，特别是边缘系统，如颞极、额叶的眶面、扣带回的前部、杏仁核和海马等，通过影响下丘脑和脑干其他部位的心血管神经元的活动，来协调机体各种行为的改变。大脑新皮层的运动区兴奋时，除引起相应的骨骼肌收缩外，还能引起该骨骼肌的血管舒张。刺激小脑的一些部位也可引起心血管活动的反应。如刺激小脑顶核可引起血压升高，心率加快。顶核的这种效应可能与姿势和体位改变时伴随的心血管活动变化有关。

（三）心血管反射

当机体处于不同的生理状态，或机体的内、外环境发生改变时，可通过各种心血管反射（cardiovascular reflex），使心肌收缩能力、心输出量、各器官血管的缩舒状态以及动脉血压迅速发生改变,以尽快适应代谢的需要和机体内外环境的变化。

1.颈动脉窦和主动脉弓压力感受性反射

当外周动脉的血压突然升高时,可引起压力感受性反射(baroreceptor reflex),导致心率减慢,心肌收缩能力降低,外周阻力减小,血压下降,这一反射也称为减压反射。

(1)压力感受器:压力感受性反射的感受器位于颈动脉窦和主动脉弓血管外膜下的感觉神经末梢(图4-23),又称为动脉压力感受器(baroreceptor)。动脉压力感受器并不能直接感受动脉血管中血压变化,而是感受因动脉血压升高所引起的血管壁机械性牵张程度的变化(即血管壁的张力变化,实际上是张力感受器)。当动脉血压升高时,动脉管壁被牵张的程度增大,导致血管壁的张力增加,压力感觉器发放的神经冲动随即增多。在一定范围内,压力感受器的传入冲动频率与动脉管壁张力增加的程度成正比。由图4-24可见,在一个心动周期内,随着动脉血压的波动,窦神经的传入冲动频率也发生相应增减。在相同水平的动脉血压下,颈动脉窦压力感受器对牵张刺激的敏感性高于主动脉弓压力感受器的敏感性。

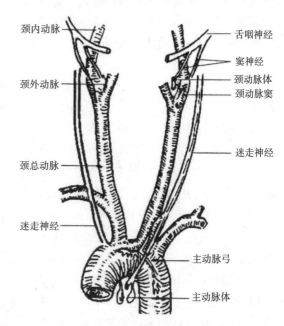

图4-23 颈动脉窦区与主动脉弓区的压力感受器和化学感受器示意图

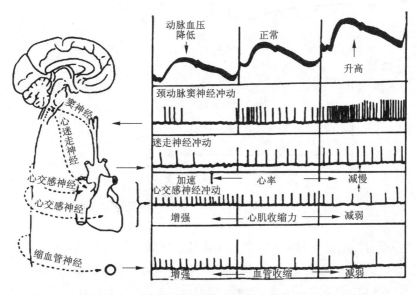

图4-24 颈动脉窦压力感受性反射发生过程中传入与传出神经的活动

(2)传入神经及其中枢联系：颈动脉窦压力感受器的传入神经纤维组成颈动脉窦神经，后者加入舌咽神经，进入延髓孤束核；主动脉弓压力感受器的传入神经纤维行走于迷走神经干内(兔的主动脉弓压力感受器传入神经自成一束，与迷走神经伴行，称为减压神经)，最终进入延髓达孤束核。压力感受器的神经冲动到达孤束核后，通过延髓内的神经通路抑制延髓头端腹外侧部 C1 区的血管运动神经元，使交感神经紧张性活动减弱；亦可与延髓内其他神经核团和脑干其他部位如脑桥和下丘脑中的神经核团发生联系，使交感神经的紧张性活动减弱；此外，压力感受器的传入冲动到达孤束核后，与迷走神经背核和疑核发生联系，使心迷走中枢神经元的紧张性活动增加。

(3)反射效应：当动脉血压升高时(血管壁张力增加)，压力感受器受到牵张刺激，其传入纤维上发放的神经冲动增多，到达延髓心血管中枢后，通过上述中枢调节机制，使心交感中枢和交感缩血管中枢的紧张性减弱，心迷走中枢的紧张性增加，导致心率变慢，心肌收缩能力减弱，心输出量减少，外周血管阻力减小，动脉血压下降。反之，随着动脉血压下降，压力感受器传入冲动减少，心交感中枢和交感缩血管中枢的紧张性增加，心迷走中枢紧张性减弱，使心率加快，心肌收缩能力加强，心输出量增加，外周血管阻力增大，动脉血压回升。由此可见，压力感受器反射(实际上包括减压反射和升压反射)是一个双向调节反射，实时监控动脉血压的变化，从而维持动脉血压的相对稳定。

在动物实验中将颈动脉窦区和体循环分离，但仍保留它通过窦神经与中枢的联系，通过人为地改变颈动脉窦区的灌注压，可引起体循环动脉压的变化，两者之间的关系称为压力感受性反射功能曲线(图 4-25)。图中曲线的中间部分变化较为陡峭，向两端渐趋平坦。当窦内压在 100 mmHg(13.3 kPa)左右发生变动时，压力感受性反射较为敏感，纠正偏离正常水平血压的能力强；而偏离正常水平愈远，该反射纠正异常血压的能力愈低。该结果提示，当动脉血压在一定范围内变化时，压力感受器反射具有较好的调节能力。

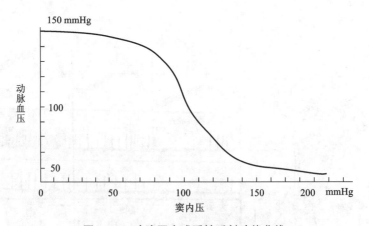

图 4-25 动脉压力感受性反射功能曲线

(4)压力感受性反射的生理意义：在心输出量、外周血管阻力、血容量和血管壁张力等发生突然变化时，压力感受性反射在短时间内能对动脉血压进行快速的调节，使动脉血压不致于发生剧烈的波动，从而维持动脉血压的相对稳定。因此，在生理学中将压力感受器的传入神经称为缓冲神经。在狗的动脉血压调节实验中可以看到，24 小时内动脉血压的变化一般在平均动脉压（约 100 mmHg, 13.3kPa）上下波动，变化幅度为 10~15 mmHg（1.3~2 kPa）；而在切除两侧缓冲神经后，狗的动脉血压经常出现很大的波动，其变动范围可超过平均动脉压上下的 50 mmHg（6.7 kPa）。但在切除动物的缓冲神经后，一天中血压的平均值并未改变，因而压力感受性反射在动脉血压的长期调节中并不起重要作用，即压力感受器反射对迅速变化的动脉血压起调节作用，对持续变化的高血压不敏感。在慢性高血压患者或实验性高血压动物中，压力感受性反射功能曲线向右移位，表示在高血压的情况下压力感受性反射的工作范围发生改变，即在比正常高的血压水平上进行调节反射。这种现象称为压力感受性反射的重调定（resetting）（图 4-26）。因此，压力感受器反射不能防止高血压的发生，也不能使已经发生了的高血压重新回归到正常水平。压力感受性反射重调定的机制比较复杂，重调定可以发生在感受器水平，也可发生在反射的中枢部分，其具体机制有待进一步的探究。

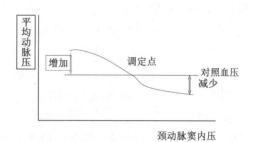

图 4-26　颈动脉窦内压与动脉血压相关曲线及调定点模式图

2. 心肺感受器引起的心血管反射

在心房、心室和肺循环大血管壁存在多种感受器，总称为心肺感受器（cardiopulmonary receptor），其传入纤维行走于迷走神经内。心肺感受器的适宜刺激有两类：①心脏和血管壁的机械牵张刺激：当心房、心室或肺循环大血管中压力升高或血容量增多时，心脏或血管壁受到牵张，这些机械或压力感受器就发生兴奋。相比颈动脉窦和主动脉弓压力感受器而言，心肺感受器位于循环系统压力较低的部分，故称为低压力感受器；而动脉压力感受器相应地被称为高压力感受器。在生理情况下，心房壁的牵张刺激主要由血容量增加引起，故心房壁的牵张感受器也称为容量感受器。②化学刺激：如前列腺素和缓激肽，以及某些药物（如藜芦碱等）。刺激心肺感受器兴奋后所引起的效应是：心交感中枢紧张性减弱，心迷走中枢紧张性增加，最终使心率减慢，心肌收缩能力下降，外周阻力降低，动脉血压下降。在实验动物中观察到，心肺感受器兴奋时，肾交感神经活动的抑制特别明显，使肾血流量增加，肾脏的排水量和排钠量明显增多。这些结果提示，心肺感受器引起的反射在调节血容量和体液的容量与成分中起着非常重要的作用。心肺感受器的传入冲动还可抑制血管升压素（抗利尿激素）的释放，该激素释放减少可导致肾脏的排尿量增多，使血容量减少。

3. 颈动脉体和主动脉体化学感受性反射

在颈总动脉分叉处和主动脉弓区域内，存在着颈动脉体和主动脉体化学感受器（chemoreceptor）。血液中的某些化学成分发生变化时，如 O_2 分压降低、CO_2 分压升高和 H^+ 浓度过高等，均可兴奋颈动脉体和主动脉体。因为颈动脉体和主动脉体的适宜刺激是血液中的化学物质，故称之为颈动脉体和主动脉体化学感受器。这些化学感受器受到刺激后，其神经冲动分别经颈动脉窦神经和迷走神经传入至延髓的孤束核，然后改变延髓内呼吸神经元和心血管活动神经元的紧张性。

生理情况下，颈动脉体和主动脉体的化学感受性反射的主要效应是使呼吸加深加快，肺通气量增加(详见第五章)。在动物实验中,如果人为地维持呼吸频率和呼吸幅度不变,则化学感受器的传入冲动对心血管活动的直接效应是使心率减慢,心肌收缩能力降低,心输出量减少,冠状动脉舒张,骨骼肌和内脏血管收缩(使体内的血液发生重新分配)。由于外周血管阻力增大的作用超过心输出量减少的作用,故血压升高。在动物保持自然呼吸的情况下,化学感受器受刺激时引起的呼吸加深加快,可间接地引起心率加快,心输出量增加,外周血管阻力增大,血压升高。在正常情况下,化学感受性反射对心血管活动和血压的调节作用不明显。但在低氧、窒息、失血、动脉血压过低和酸中毒,以及潜水等情况下,参与对心血管活动的调节。因此,化学感受器反射的生理意义主要在于参与机体应激状态下循环功能的调节,以维持血压,使血液重新分配,优先保证心和脑等重要器官的血液供应。

4.躯体感受器引起的心血管反射

刺激躯体各部位传入神经,也可引起各种心血管反射。反射活动的效应主要取决于感受器的性质、刺激强度和刺激频率等因素。用低到中等强度的低频电脉冲刺激骨骼肌传入神经,可记录到降血压效应;用高强度和高频率电刺激皮肤的传入神经时,则记录到升压效应。一般情况下,肌肉张力变化,皮肤温热和寒冷刺激,以及各种理化刺激都能引起心血管反射活动。中医针刺相关穴位治疗某些心血管疾病的生理基础,就是在于激活肌肉或皮肤中的一些心血管反射的感受器,使传入神经纤维上的冲动增加,通过中枢神经系统内复杂的整合机制,使心血管活动得到调整。

5.其他感受器引起的心血管反射

除上述反射外,扩张肺、胃、肠和膀胱等空腔器官,以及挤压睾丸等,通常可以引起心率减慢和外周血管舒张等效应。这些内脏感受器的传入神经纤维行走于迷走神经或交感神经内。脑缺血亦可通过相应的反射途径引起心血管反射,调节心血管活动与动脉血压。当脑血流量减少或脑缺血时,心血管中枢的神经元通过启动脑缺血反应,使交感缩血管中枢的紧张性活动显著加强,外周血管强烈收缩,动脉血压明显升高。

二、体液调节

心血管活动的体液调节是指血液和组织液中一些化学物质对心血管活动的调节作用。这些体液因素中,有些是通过血液运输的,可广泛地作用于全身的心血管系统(引起的效应多为收缩血管和增加心率),属于全身性体液调节;有些则在组织细胞中生成后,主要通过组织液作用于局部的血管,对组织局部的血流起调节作用(其效应多为舒张血管),属于局部性体液调节。

1.肾素-血管紧张素系统

肾素-血管紧张素系统(renin-angiotensin system, RAS)是人体内非常重要的体液调节系统,广泛存在于心肌、血管平滑肌和骨骼肌等多种组织器官中,特别是对体液的维持和恢复,具有非常重要的作用。

肾素(renin)是由肾球旁细胞(又称 J 细胞)合成和分泌的一种酸性蛋白水解酶。血浆中的肾素可分解肝脏合成和释放的血管紧张素原,生成十肽的血管紧张素 I(angiotensin I,Ang I),后者在血管紧张素转换酶(angiotensin-converting enzyme, ACE)的作用下水解成八肽的血管紧张素 II(angiotensin II,Ang II)。Ang II 在血浆和组织中的血管紧张素酶 A 的作用下，脱去一个氨基酸残基，形成七肽血管紧张素Ⅲ（angiotensin Ⅲ，Ang Ⅲ）。血管紧张素Ⅱ和血管紧张素Ⅲ作用于血管平滑肌和肾上腺皮质等细胞的血管紧张素受体，引起相应的生理效应。

当各种原因引起肾血流灌注减少时，肾素分泌就会增多。血浆中 Na^+ 浓度降低时，肾素分泌也增多。肾素分泌受神经和体液机制的调节，详见"第八章"。

血管紧张素Ⅰ对心血管系统的作用不明显，仅有轻微的刺激肾上腺髓质释放肾上腺素和去甲肾上腺素的作用。血管紧张素Ⅱ是已知收缩血管作用很强的活性物质之一，其主要作用有：①兴奋血管平滑肌 AngⅡ受体（AT1 受体），使全身微动脉收缩，增加外周阻力；使静脉收缩，增加回心血量；②作用于交感神经节后纤维，促进去甲肾上腺素的释放；③作用于中枢神经系统内的一些神经元，增加交感缩血管中枢紧张性，使外周血管的阻力升高；增加促肾上腺皮质激素（ACTH）的释放，产生口渴感，使人和动物产生饮水行为，增加血液容量；促进抗利尿激素的释放，水钠排泄减少；④与血管紧张素Ⅲ共同促进肾上腺皮质释放醛固酮。后者可促进肾小管对水钠的重吸收，增加循环血量。同时，血管紧张素Ⅱ还具有直接促进肾小管对水钠的重吸收的作用。综上所述，血管紧张素Ⅱ的总效应是升高血压。

生理情况下，循环血液中存在低浓度的血管紧张素Ⅱ，可能对维持交感缩血管紧张性活动具有一定意义。而在大量失血和失液等情况下，血压迅速下降，肾血流量减少，刺激肾脏的近球细胞大量分泌肾素，增加血液中血管紧张素Ⅱ和Ⅲ的含量，最终促使血压回升和血量的增加。

血管紧张素Ⅲ的缩血管效应仅为血管紧张素Ⅱ的 $10\% \sim 20\%$，但其刺激肾上腺皮质合成和释放醛固酮的作用明显强于血管紧张素Ⅱ。

近年来对 RAS 有了进一步的认识。已发现两个重要的新成员：与血管紧张素转换酶同源的血管紧张素转换酶2（ACE2），以及 ACE2 的酶切产物血管紧张素（1-7）[Ang（1-7）]。ACE2 几乎分布在整个循环系统以及局部组织器官中，以肺组织中含量最高。Ang（1-7）由 7 个氨基酸残基组成，主要由血管紧张素Ⅰ经 ACE2 直接水解成血管紧张素（1-7），也可先经 ACE2 水解成血管紧张素（1-9），然后继续水解成血管紧张素（1-7）；少数由血管紧张素Ⅱ转化而来。在体内，血管紧张素Ⅱ也是由血管紧张素Ⅰ转化生成的。因此，血管紧张素（1-7）和血管紧张素Ⅱ这两种活性物质都来源于血管紧张素Ⅰ这一前体物质。生理状态下血浆血管紧张素（1-7）和血管紧张素Ⅱ的浓度相近。血管紧张素（1-7）的生理作用在许多方面与血管紧张素Ⅱ相拮抗，如血管紧张素（1-7）通过作用于 Mas 受体，抑制血管紧张素Ⅱ对血管平滑肌的收缩作用，导致血管平滑肌舒张，降低血压等，二者共同调节着血管平滑肌收缩-舒张功能的平衡。另外，血管紧张素（1-7）可以抑制血管平滑肌细胞增殖，而血管紧张素Ⅱ则具有明显的促细胞增殖作用，两者在血管壁的重构中起重要的调节作用（图 4-27）。

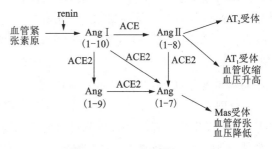

图4-27 肾素-血管紧张素系统

2. 肾上腺素和去甲肾上腺素

肾上腺素（epinephrine，E 或 adrenaline）、

去甲肾上腺素（norepinephrine，NE 或 noradrenaline，NA）和 5−羟色胺（5−hydroxytryptamine，5−HT）均属于儿茶酚胺。在循环血液中，前两者的含量高，起主要的调节作用。循环血液中的肾上腺素和去甲肾上腺素主要由肾上腺髓质的嗜铬细胞合成与分泌，其中肾上腺素约占80%，去甲肾上腺素约占 20%。肾上腺素能神经末梢因缺乏儿茶酚胺氧位甲基移换酶，故不能合成肾上腺素，而只能合成和释放去甲肾上腺素，所释放的去甲肾上腺素在局部发挥作用，大部分被单胺氧化酶所破坏，仅有极小一部分进入血液循环。血液中的肾上腺素和去甲肾上腺素对心脏以及血压的作用，主要取决于受体的分布及其与相应受体的结合能力。

肾上腺素能激活 α 受体和 β 受体。在心脏，肾上腺素主要兴奋 β_1 受体，产生正性的变时、变力和变传导作用，使心率加快、心肌的收缩能力加强和心输出量增加；在血管，肾上腺素的总效应取决于血管平滑肌上 α_1 和 β_2 受体分布密度。皮肤、黏膜、肾脏和胃肠道的血管平滑肌以 α_1 受体为主，因此，α_1 受体兴奋时可引起血管平滑肌收缩；而以 β_2 受体为主的骨骼肌和肝脏的血管，受体兴奋时则引起血管舒张。此外，肾上腺素与不同受体的结合能力不同，即血管平滑肌 β_2 受体比 α_1 受体对低浓度的肾上腺素更为敏感。因此，小剂量的肾上腺素以兴奋 β_2 受体为主，引起骨骼肌和肝脏的血管舒张，且该舒血管作用可超过肾上腺素对其他部位的缩血管效应，故全身总外周阻力降低；而大剂量的肾上腺素对 α_1 受体的作用明显加强，引起体内大多数血管收缩，总外周阻力增加。

去甲肾上腺素与血管的 α_1 受体的亲合力最强，与心肌 β_1 受体的结合能力次之，与血管平滑肌的 β_2 受体结合的能力非常弱。因此，静脉注射去甲肾上腺素后使全身血管广泛而强烈的收缩，外周阻力增加，动脉血压升高。而血压的迅速升高又使压力感受性反射活动加强，导致心迷走神经活动增强，抑制心脏活动，其效应超过去甲肾上腺素对心脏的直接兴奋效应，故机体表现为心率减慢。因此，临床上，常将肾上腺素作为强心药，而将去甲肾上腺素作为升压药。

3. 血管升压素

血管升压素（vasopressin，VP）产生于下丘脑视上核和室旁核的神经元。这些神经元的轴突行走于下丘脑垂体束中并进入垂体后叶，其末梢释放的 VP 作为垂体后叶激素进入血循环，因而又称垂体后叶加压素。VP 的主要作用是促进肾远曲小管和集合管对水的重吸收，起到抗利尿的作用，故又称为抗利尿激素（antidiuretic hormone，ADH，见第八章）。在循环系统中，VP 与血管平滑肌上的相应受体结合，产生很强的缩血管效应，是已知最强的缩血管物质之一。生理浓度下，VP 的主要作用是抗利尿效应，而对血压的调节作用不明显；只有当 VP 血浆浓度明显高于正常时，才引起血压升高，这是因为 VP 能提高压力感受性反射的敏感性，增加提升血压的效应。但在禁水、失水和失血等情况下，心房和肺血管的容量感受器传入冲动减少，VP 释放增加，这对维持体内细胞外液量、血浆渗透压和血压的稳态均起着重要作用。

4. 血管内皮细胞分泌的血管活性物质

血管内皮细胞（vascular endothelial cell，VEC）除了构成衬在心脏和血管腔面的单层细胞组织，还可以生成并释放多种生物活性物质来完成多种生理功能，如促进血管平滑肌生长、凝血/抗凝血、纤溶/抗纤溶、细胞黏附和调节血管紧张度等。近年来，VEC 对血管张力的调节作用越来越受重视。VEC 可通过合成多种舒张或收缩因子作用于血管平滑肌，使其舒张或收缩,这些物质分别被称作内皮源性舒张因子或内皮源性收缩因子,对正常血管舒缩功能的平衡起着重要的调节作用。

(1)VEC 生成的舒血管物质:VEC 生成和释放的舒血管物质有多种。VEC 的前列环素合成酶可以合成前列环素(也称前列腺素 I_2,即 PGI_2)。血管内血流的切变应力变化可促使 VEC 释放 PGI_2,它通过降低平滑肌细胞内 Ca^{2+} 浓度,使血管舒张。

VEC 生成的另一类舒血管物质更重要,即内皮源性舒张因子(endothelium derived relaxing factor, EDRF)。EDRF 的化学结构尚未完全弄清,但多数人认为可能是一氧化氮(NO)。NO 以弥散方式进入相邻的平滑肌细胞内,并与平滑肌细胞中血红素的亚铁离子结合,激活鸟苷酸环化酶(guanine cyclase, GC),使细胞内 cGMP 水平增高,游离 Ca^{2+} 浓度降低,从而导致血管舒张。血管内流动着的血液分子对 VEC 产生的切变应力可引起 EDRF 的释放;低氧也可使 VEC 释放 EDRF。此外,VEC 表面存在着一些受体,例如 P 物质受体、ATP 受体、5-羟色胺受体和 M 受体等,这些受体被相应的物质激活后,可释放 EDRF。有些缩血管物质,如去甲肾上腺素、VP、血管紧张素 II 等,也可使内皮释放 EDRF,后者可抑制缩血管物质对血管平滑肌的缩血管效应。在离体实验中证实,将乙酰胆碱作用于 VEC 完整的血管环,引起血管环舒张;而将 VEC 去除后,乙酰胆碱则不能引起血管舒张。

内皮依赖性超极化因子(endothelium dependent hyperpolarizing factor, EDHF)为舒血管因子。乙酰胆碱、缓激肽、腺苷和血流切变应力等刺激血管时,激活相关受体,使 VEC 内 Ca^{2+} 浓度升高,从而激活小、中电导型钙依赖钾通道,K^+ 外流,VEC 超极化,释放 EDHF,随后经多种胞内信号机制,导致平滑肌细胞超极化,血管舒张。

(2)VEC 生成的缩血管物质:VEC 也可产生多种缩血管物质,称为内皮源性缩血管因子(endothelum-derived vasoconstrictor factor, EDCF)。在缩血管物质中研究比较深入的是内皮素(endothelin, ET)。内皮素由 21 个氨基酸残基组成,具有三种异构体,即 ET-1、ET-2 和 ET-3,人 VEC 只生成 ET-1,它是已知最强的缩血管物质之一。给动物注射 ET 后可引起持续一小时以上的升血压效应。ET 通过与血管平滑肌上特异性受体结合后,促进肌质网释放 Ca^{2+},引起血管平滑肌强烈收缩。生理情况下,血流对 VEC 的切变应力可促进 ET 的合成与分泌。

尾加压素 II(urotensin, UT II)是一种具有生长抑素样环状结构,由 12 个氨基酸残基组成的血管收缩性多肽。哺乳类动物的 UT II 主要分布在神经系统延髓和脊髓前角,最近有实验证明在人的心血管系统也存在 UT II。人的 UT II 对猴子的动脉血管具有非常强烈的收缩作用,比 ET-1 强 6~28 倍,是迄今为止发现的最强的缩血管物质。UT II 对心血管的作用较为复杂,其作用机制是通过增加细胞内 Ca^{2+} 浓度实现的。

5.激肽释放酶-激肽系统

激肽(kinin)是一类具有舒血管活性的多肽类物质,最常见的有血管舒张素(kallidin)和缓激肽(bradykinin)。可参与对血压和局部组织血流的调节。激肽是由激肽原在激肽释放酶的作用下分解而成。

激肽释放酶可分为:①血浆激肽释放酶,使高分子量激肽原水解成为九肽的缓激肽;②组织激肽释放酶,使低分子量激肽原水解成为十肽的血管舒张素,后者可在氨基肽酶作用下脱去一个氨基酸残基而成为缓激肽。激肽可通过作用于 VEC 的相应受体,刺激 NO 释放从而使血管平滑肌舒张,增加毛细血管通透性,是目前已知最强烈的舒血管物质。但激肽对机体其他部位平滑肌的作用则是引起其收缩。

6. 心房钠尿肽

心房钠尿肽（atraial natriuretic peptide，ANP）是由心房肌细胞合成和释放的一类多肽。当心房壁受到牵拉、血容量增多或头低足高的体位时，血浆 ANP 浓度升高。ANP 主要作用于肾脏内相应的受体，抑制 Na^+ 的重吸收，具有强大的排钠和排水作用，故有钠尿肽之称。ANP 可舒张血管，降低外周阻力；也可使心脏每搏输出量减少，心率减慢，心输出量减少；此外，ANP 还能抑制肾素和醛固酮的释放，以及抑制脑内 VP 的释放。上述作用都可导致体内细胞外液量减少，血压降低。

7. 其他活性物质

（1）前列腺素（prostaglandin，PG）：PG 是一类种类多、活性强以及功能复杂的二十碳不饱和脂肪酸，体内分布广泛。不同类型的 PG 对于血管平滑肌的作用各异，如 PGE_2 和 PGI_2 等具有强烈的舒血管作用，而 $PGF_{2\alpha}$ 则使静脉收缩。

PG 对循环系统的主要作用有：①影响交感神经末梢神经递质的释放，并调节其他激素对血管的效应；②PGE_2 可作用于神经-平滑肌接头处交感神经末梢的相应受体，抑制交感神经末梢释放递质；③调节动脉血压，在维持动脉血压的稳定中具有重要作用；④某些生理或病理情况下，局部组织所分泌的 PG 可舒张局部血管，调节局部血流量。

（2）组胺（histamine）：组氨酸在脱羧酶的作用下生成组胺。机体内多种组织，尤其是皮肤、肺和肠黏膜的肥大细胞中含有大量的组胺。在组织受损或发生炎症和过敏反应时，均能释放组胺。后者具有强烈的舒血管作用，且能使毛细血管和微静脉管壁的通透性增大，组织液生成增多，导致局部水肿。

（3）阿片肽（opioid peptide）：人体内的阿片肽有三类，即 β-内啡肽、脑啡肽和强啡肽。垂体释放的 β-内啡肽和促肾上腺皮质激素一起被释放入血液。β-内啡肽进入脑内后，作用于与心血管活动有关的核团，使交感紧张性减弱，心迷走紧张性增强，导致血压降低。内毒素以及失血等可增加 β-内啡肽的分泌与释放，这可能是引起循环休克的原因之一；脑啡肽作用于外周血管的相应受体，引起血管舒张。此外，阿片肽还可作用于交感缩血管纤维末梢的接头前阿片受体，减少去甲肾上腺素分泌。

（4）气体信号分子：气体信号分子是近年来备受关注、具有明确特定功能、不同于传统细胞信号分子的小分子气体物质。它们在特定酶催化下生成，不依赖于膜受体而能自由地通过细胞膜的脂质双分子层。目前研究较多的这类物质，包括：①NO（前文已述）。②一氧化碳（CO）：体内 CO 是血红素在血红素加氧酶的作用下分解而成。它通过激活 sGC 使胞内 cGMP 水平升高，以及激活 K^+ 通道使血管平滑肌细胞超极化，使血管平滑松弛，血管舒张；CO 也可通过旁分泌的方式抑制 VEC 合成 ET-1 和血小板生长因子，间接抑制平滑肌细胞增殖和血小板的聚集。③硫化氢（H_2S）：哺乳动物体内的 H_2S 是在 L-半胱氨酸经胱硫醚 β 合成酶、胱硫醚 γ 裂解酶或 3-巯基丙酮酸硫基转移酶的催化下分解而成。H_2S 具有舒张血管、降低心肌收缩能力和维持正常血压的稳态等作用。

三、组织血流量的自身调节

体内各器官的血流量一般取决于组织器官的代谢活动，即代谢活动越强，耗氧越大，血流量也就越多。机体对各器官血流量的调节，主要是通过调控器官阻力血管的口径来实现的。除了上述的神经调节和体液调节机制外，还有局部组织内的调节机制。而这种局部调节机制存在于组织器官或血管本身，故又称为自身调节。一般认为主要有以下两类：

(一)代谢性自身调节机制

局部组织中，多种代谢产物(如 CO_2、H^+、腺苷、ATP 和 K^+等)积聚或氧分压降低，使局部血管舒张，血流量增多，使组织获取较多的氧，代谢产物被血流带走，局部血管又转为收缩(如前文中微循环毛细血管前括约肌的交替开放就是一种典型的代谢性自身调节机制)。如此周而复始，形成负反馈自身调节。这种效应不仅决定了局部组织在同一时间处在开放状态的真毛细血管比例，还决定了局部组织的血液灌流量。各组织器官代谢活动越强，耗氧越多，局部代谢产物越多，组织血流量就越多。

(二)肌源性自身调节机制

生理条件下，体内的血管平滑肌细胞经常保持一定的紧张性收缩，称为肌源性活动。当血管平滑肌受到外力牵张时，其肌源性活动加强。例如，当供应某一器官的血管内灌注压突然升高时，血管跨壁压增大，血管平滑肌受到的牵张刺激增加，肌源性活动加强，使该器官的血流阻力增大，保障器官的血流量不致因灌注压的升高而明显增多，从而维持相对稳定。该现象在毛细血管前阻力血管段特别明显。相反，当器官血管的灌注压突然降低时，阻力血管舒张，血流量也不会因此而明显减少。肌源性自身调节现象在肾血管表现尤为明显，在脑、心、肝、肠系膜和骨骼肌的血管也存在着这种现象，但在皮肤的血管中很少见到。

四、动脉血压的长期调节

神经反射对动脉血压的调节主要是在短时间内血压发生变化的情况下起调节作用。当动脉血压在较长时间内(如数天，数月或更长)发生变化时，神经反射的效应常常不足以将血压调节到正常水平。在动脉血压的长期调节中起重要作用的是肾脏，后者通过对体内细胞外液量的调节而对动脉血压起长期的调节作用。因而有学者将这种调节机制称为肾-体液调控系统(renal-body fluid system)。其活动过程如下：当体内细胞外液量增多或血容量增多时，血容量和循环系统容量之间的相对比值发生改变，使动脉血压升高；当动脉血压升高时，能直接导致肾排水和排钠明显增加，将过多的体液和血钠排出体外，从而使血压恢复到正常水平。如果体内细胞外液量减少时，控制系统的活动向相反的过程进行，即肾排水和排钠减少，使体液量和动脉血压恢复。

肾-体液调控体系调节血压的效能取决于一定的血压变化能引起多大程度的肾排水排钠变化。动物实验证明，动脉血压只要发生很小的变化，就可导致肾排尿量的明显变化。动脉血压从正常水平 100 mmHg(13.33 kPa)升高 10 mmHg(1.33 kPa)，肾排尿量可增加数倍，从而使细胞外液量减少，动脉血压下降。反之，动脉血压降低时，肾排尿明显减少，使细胞外液量增多，血压回升。因此，从长期的观点来看，动脉血压维持稳定的基础就是体液摄入量和排出量之间的平衡，使体液和血容量维持在正常水平。

体内一些生理性和病理性因素可以改变肾-体液调控系统的活动，其中较重要的是抗利尿激素(ADH)和 RAS。如前所述，ADH 在调节体内细胞外液量中起重要作用。ADH 使肾远曲小管和集合管增加对水的重吸收，导致细胞外液量增加。当血量增加时，ADH 释放减少，使肾排水增加，使细胞外液量得以恢复。血管紧张素Ⅱ除引起血管收缩，血压升高外，还能促使肾上腺皮质分泌醛固酮。醛固酮能使肾小管对 Na^+ 的重吸收增加，并分泌 K^+ 和 H^+，在重吸收 Na^+ 时也重吸收水，故细胞外液量和体内的 Na^+ 量增加，血压升高。如果肾脏功能不正常，过量的水钠摄入就可造成明显的血压升高，这就是高血压发生的机制之一。此外，肾脏和心脏的内分泌在动脉血压的长期调节中也起作用。一侧肾脏缺血时，该侧肾脏不仅排水、排钠量减少，而且肾素分泌增加，使血管紧张素Ⅱ生成增多，后者的增多又可使正常的肾单位减少对水和 Na^+ 排出，最后使体内的水钠发生潴留，动脉血压升高。在血容量增加时，ANP水平代偿性升高，使肾脏排钠、排水量增加，从而有利于血容量的恢复。

高血压的防治，从低盐饮食做起

总之，血压调节是复杂的过程。机体作为一个整体，通过相应的机制对各种刺激作出反应。每一种机制都在一个方面发挥调节作用，但不能完成全部的、复杂的调节。神经调节一般是快速的、短期的和精细的调节，主要是通过对阻力血管半径，以及心脏活动的调节来实现的；而长期的调节则主要是通过肾对细胞外液量和血容量的调节来实现的。

第五节 器官循环

体内每一器官的血流量取决于主动脉压和中心静脉压之间的压力差以及该器官阻力血管的舒缩状态。由于各器官的结构和功能各不相同，器官内部的血管分布又各有特征，因此其血流量的调节除服从之前已述的一般规律外，还有各自的特殊规律。本节主要讨论心、肺和脑的血液循环特点。

一、冠脉循环

冠脉循环（coronary circulation）是指心脏的血液循环。心脏处于终身连续活动状态，耗能大，所需要的营养物质和氧全部由冠脉循环提供。因此，冠脉循环对保证心脏功能极其重要。

（一）冠脉循环的解剖特点

心肌的血液供应来自左、右冠状动脉。左冠状动脉主要供应左心室的前部，右冠状动脉主要供应左心室的后部和右心室。左冠状动脉的血液流经毛细血管和静脉后，主要经由冠状窦回流入右心房，而右冠状动脉的血液则主要经较细的心前静脉直接回流入右心房。另外还有一小部分冠脉血液可通过心最小静脉直接流入左、右心房和心室腔内。

冠脉循环的解剖特点：①左、右冠状动脉主干行走于心脏表面，其小分支常以垂直于心脏表面的方向穿入心肌，并在心内膜下层分支成网。这样的血管走行使得冠脉血管在心肌收缩时容易受到压迫，血流量减少，尤其是在左心室更为明显。②心肌的毛细血管网分布极为丰富，心肌纤维数与毛细血管数的比例为 1∶1；在心肌横截面上，每平方毫米内有 2500～3000 根毛细血管，以保证心肌与血液间物质交换的迅速完成。当心肌发生病理性肥厚时，毛细血管数量并不随肌纤维直径增大而增加，故肥厚心肌容易发生供血不足。③冠状动脉之间有侧支相互吻合，但侧支较细小，血流量很少，不利于建立侧支循环。如果冠状动脉突然发生阻塞,侧支循环往往需要8~12小时才能建立,因此常可导致心肌梗死。但冠脉阻塞如果是缓慢进行的,则侧支可逐渐扩张,建立新的、有效的侧支循环,起到代偿作用。

(二)冠脉循环的生理特点

1. 途径短、血压高、血流快

冠脉循环的血液从主动脉根部,经全部冠状血管流回右心房,只需几秒钟就可完成。由于冠状动脉直接开口于主动脉根部,且血流途径短,并直接流入较小血管中,故血压仍能维持在较高的水平。

2. 冠脉循环的血流量大

在安静状态下,人体冠脉血流量为每100 g心肌60~80 mL/min。心脏的重量约占人体体重的0.5%,但中等体重的成人安静时,冠脉血流量却占心输出量的4%~5%,为200~250 mL/min。冠脉血流量的多少主要取决于心肌的活动,运动时,心肌活动加强,冠脉达到最大舒张状态时,血流量可增加4倍,达每100 g心肌300~400 mL/min。而骨骼肌占成人体重的40%,安静状态下其血流量仅占心输出量的20%,每100 g骨骼肌仅为4 mL/min,远远小于心肌的血流量。

3. 心肌的供血以心舒期为主

由于心缩期的动脉压高于心舒期,通常组织、器官的血液供应在心缩期大于心舒期。但心肌的供血却主要在心舒期。因为冠状血管的大部分分支深埋于心肌内,心肌收缩产生的压迫将使血流受阻。在左心室等容收缩期,心室肌强烈收缩压迫左冠状动脉致血流量突然急剧减少,甚至发生倒流。在左心室快速射血期,冠状动脉血压随主动脉压升高,但因心肌收缩压迫血管,冠脉血流量只有少量增加;到减慢射血期时,血压下降而心肌的挤压作用尚在,血流量再次下降。等容舒张期开始时,心肌挤压冠脉的作用减弱或消失,冠脉血流阻力减小,此时主动脉压仍较高,故冠脉血流量快速增加,在舒张的早期达到最高峰,然后随着主动脉压下降而逐渐减少。总之,在整个心动周期中,心舒期冠脉血流量大于心缩期,且心舒期长于心缩期,因此心脏的供血主要是在心舒期。一般而言,左心室在收缩期血流量大约只有在舒张期的1/5~1/3(图4-28)。当心肌收缩加强时,心缩期血流量所占的比例更小。安静情况下,右心室收缩期的血流量和舒张期的血流量相差不多。此外,动脉舒张压升高时,冠脉血流量增多。由此可见,动脉舒张压的高低以及心舒期的长短是影响冠脉血流量的重要因素。

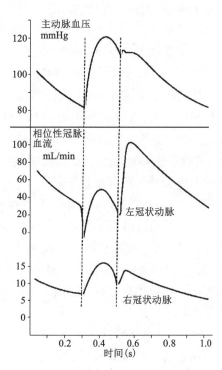

图4-28　一个心动周期中左、右冠状动脉血流的变化

4. 心肌摄氧能力强(安静时动–静脉血含氧量差大，氧储备少)

通常情况下，动脉中血氧含量约为 20 mL/dL，经过组织气体交换后形成的静脉血含氧量降低。因为不同器官从血液中摄取及利用氧的速度和数量不同，血液在流经不同的器官后，动、静脉血的氧差各异。在安静状态下，动脉血流经骨骼肌后，静脉血的含氧量为 15 mL/dL，即被骨骼肌摄取和利用了的氧为 5 mL；经过皮肤时，静脉血的含氧量为 19 mL/dL；在相同条件下，动脉血流经心脏后，静脉血的含氧量仅为 8 mL/dL，即被心肌摄取和利用了的氧为 12 mL。因此，人体耗氧增加时，心肌靠提高从单位血液中摄取氧的潜力较小，主要是依靠扩张冠状动脉增加血流量来解决。故冠脉循环缺血时，极易导致心肌缺氧。

(三) 冠脉血流量的调节

对冠脉血流量进行调节的各种因素中，最重要的是心肌本身的代谢水平。交感和副交感神经也支配冠脉血管平滑肌，但它们的调节作用是次要的。

1. 心肌代谢水平对冠脉血流量的调节

心肌收缩的能量来源几乎唯一地依靠有氧代谢。当心肌耗氧量增加或心肌组织中的氧分压降低时，机体通过舒张冠脉血管增加血流量，满足心肌对氧的需求。实验证明，冠脉血流量与心肌氧消耗量成正比，在去除神经和激素影响的情况下，这种关系依然存在。目前认为，冠脉血管舒张并非由于低氧本身，而是由某些心肌代谢产物的增加所致。在各种代谢产物中，腺苷起主要作用。当心肌代谢增强而使局部组织中氧分压降低时，心肌细胞中 ATP 分解为 ADP 和 AMP。存在于冠脉血管周围间质细胞中的 5′-核苷酸酶，可使 AMP 分解而产生腺苷，腺苷对小动脉有强烈的舒张作用。心肌的其他代谢产物如 H^+、CO_2、乳酸、缓激肽和前列腺素 E 等也有舒张冠脉的作用。

2. 神经调节

冠状动脉受迷走神经和交感神经的支配。冠状动脉平滑肌有 α 受体和 β 受体。α 受体介导血管收缩，而 β 受体介导血管舒张。刺激交感神经，可使冠脉先收缩后舒张。初期出现的冠脉收缩乃由于交感神经激活冠脉平滑肌的 α 受体，使血管收缩；而后期出现冠脉舒张，则因交感神经兴奋，激活心肌的 β 受体，使心率加快、心肌收缩加强、耗氧量增加、代谢加速、代谢产物增多所造成的继发反应。如给予 β 受体阻滞药后，刺激交感神经只表现为 α 受体兴奋，产生冠脉收缩反应。平时此缩血管作用往往被强大的继发性舒血管作用所掩盖，因此交感神经兴奋常引起冠脉舒张。

迷走神经对冠脉的直接作用是使冠脉舒张，但在完整机体内刺激迷走神经，对冠脉流量影响较小，这可能是由于迷走神经抑制心脏活动，减慢心率，降低心肌代谢率，故舒张冠脉血管的作用被减弱，因此刺激迷走神经对冠脉血流量影响较小。

总之，在整体条件下，心肌本身的代谢水平是冠脉血流量的主要调节因素。冠脉血流受神经因素的影响在很短时间内就被心肌代谢水平的改变所引起的血流变化所掩盖。

3. 体液调节

与交感神经的效应类似，肾上腺素和去甲肾上腺素不仅可作用于冠脉血管的 α 受体或 β 受体，引起冠脉血管收缩或舒张，还可通过增强心肌的代谢活动和耗氧量使冠脉血流量增加。甲状腺激素增多时，心肌代谢增强，耗氧量加大，使冠脉舒张，血流量增加。血管紧张素 II 和大剂量血管升压素能使冠状动脉收缩，冠脉血流减少。前列环素可舒张冠状动脉。

二、肺循环

肺循环(pulmonary circulation)是指右心室射出的静脉血通过肺泡毛细血管,进行气体交换后形成动脉血,进入左心房的血液循环。其功能是使血液在流经肺毛细血管时与肺泡气进行气体交换。此外,气管、支气管以及肺所需的营养物质由体循环的分支,即肺内的支气管动脉提供。肺循环和支气管循环在末梢部分有少量吻合,有一部分支气管静脉血可通过吻合支直接进入肺静脉和左心房,使已完成气体交换的动脉血中混入约占心输出量 1%~2% 的静脉血。

(一)肺循环的生理特点

肺循环与体循环相串联,其血流量与体循环总血流量相等,即右心室的每分输出量与左心室几乎相同。肺动脉及其分支都较粗短,管壁较薄。肺循环的全部血管均位于胸膜腔内,而胸膜腔内的压力低于大气压。这些因素决定了肺循环有不同于体循环的功能特点。

1.肺循环途径短,外周阻力小

肺循环血流途径明显短于体循环,肺动脉主干长 4 cm,随即分为左、右两支,且肺动脉的分支短而管径较粗,管壁薄,其厚度仅为主动脉的 1/3,可扩张性大,血管的总截面积大,肺循环的血管均处在低于大气压的胸腔内,因此肺循环血流阻力较小,约为体循环的 1/8。肺循环动脉和静脉对血流的阻力大致相等。

2.循环血压较低

肺循环毛细血管的有效滤过压低。肺循环毛细血管血压为 7 mmHg,血浆胶体渗透压为 25 mmHg,肺组织间液的胶体渗透压为 14 mmHg,肺组织间液静水压为 -5 mmHg。因此,肺毛细血管的有效滤过压较低,为 1 mmHg[(7+14)-(-5+25)]。较低的有效滤过压使毛细血管有少量液体持续进入组织间隙。这些液体少部分渗入肺泡内被蒸发,大部分经肺淋巴管返回入血。左心衰竭时,肺静脉压力升高,肺循环毛细血管随之升高,可使肺泡内液体积聚,形成肺水肿。

3.肺循环的血容量波动大

与体循环相比较,肺血管的顺应性大,循环血容量波动大。平静时肺部的血容量约为 450 mL,占全身血量的 9%。由于肺组织和肺血管的可扩张性大,故肺部血容量的变化范围较大。在用力呼气时,肺部血容量减少至约 200 mL;而在深吸气时可增加到约 1000 mL。由于肺的血容量较多,而且变化范围较大,故肺循环血管起着储血库的作用。当机体失血时,肺循环可将一部分血液转移至体循环,起代偿作用。

肺循环的血容量随着呼吸周期的变化而产生周期性波动,并对左心室输出量和动脉血压产生影响。在吸气时,胸腔内负压增大,由腔静脉回流入右心房的血量增多,右心室搏出量增加。同时,肺扩张可使肺循环的血管扩张,容纳较多的血液,导致肺静脉回流左心房的血液减少,左心室搏出量减少。但经几次心搏后,扩张的肺血管充盈,肺静脉回流入左心房的血液则逐渐增多。呼气进行过程中则发生相反的变化。因此,在吸气相的前半期动脉血压降低,到吸气相的后半期开始逐渐回升;呼气相的前半期动脉血压继续升高,呼气相的后半期又开始逐渐降低。呼吸周期中出现的这种动脉血压周期性波动称为动脉血压的呼吸波。

(二)肺循环血流量的调节

1.神经调节

肺循环血管受交感神经和迷走神经支配。刺激交感神经对肺血管的直接作用是引起收缩和血流阻力增大。但在整体情况下，交感神经兴奋时体循环的血管收缩，将一部分血液挤入肺循环，使肺循环内血容量增加。循环血液中的儿茶酚胺也有同样的效应。刺激迷走神经可使肺血管舒张，但作用较弱。乙酰胆碱也能使肺血管舒张，但在流经肺部后即分解失活。

2.肺泡气的氧分压

肺泡气的氧分压对肺部血管的舒缩活动有明显的影响。无论急性或慢性的低氧都能使肺部血管收缩，血流阻力增大。这与缺氧引起全身组织小血管舒张的效应不同。引起肺血管收缩的原因是肺泡气的氧分压低而不是血管内血液的氧张力低。当一部分肺泡内气体的氧分压低时，这些肺泡周围的微动脉收缩。在肺泡气的 CO_2 分压升高时，低氧引起的肺部微动脉的收缩更加显著。可见肺循环血管对局部低氧发生的反应和体循环血管不同。长期居住在高海拔地区的人，常可因肺动脉高压使右心室负荷长期加重而导致右心室肥厚。

3.血管活性物质对肺血管的影响

肾上腺素、去甲肾上腺素、血管紧张素 Ⅱ、血栓素 A_2、内皮素和前列腺素 $F_{2\alpha}$ 等均能使肺循环的微动脉收缩。5-羟色胺和组胺能使肺循环的微静脉收缩。乙酰胆碱、缓激肽和异丙肾上腺素等使肺血管舒张，但在流经肺循环后即分解失活。

三、脑循环

脑循环(cerebral circulation)的血液由椎动脉和颈内动脉供应。两侧椎动脉在颅内形成基底动脉，与两侧颈内动脉汇合形成颅底动脉环，再由此分支供给脑各部。大脑半球的前 2/3 脑区由颈内动脉供血，大脑半球的后 1/3 脑区及小脑和脑干由椎动脉供血。脑静脉注入静脉窦，然后，主要通过颈内静脉注入上腔静脉。脑循环主要是为脑组织供氧、供能、排出代谢产物以维持脑的内环境稳态。脑组织对缺氧极为敏感，脑供血停止数秒即可导致意识的丧失。

(一)脑循环的特点

1.血流量大、耗氧量多

脑是人体功能调节的最高级中枢，脑组织的代谢率高，所需能量几乎完全来源于糖的有氧分解。因此，脑组织血液供应十分丰富。在安静情况下，整个脑的血流量约为 750 mL/min，平均每分钟每 100 g 脑组织高达 50~60 mL。脑重量虽仅占人体体重的 2%，但其血流量却约占心输出量的 15%。在安静情况下，每 100 g 脑每分钟耗氧 3~3.5 mL；整个脑的耗氧量约占全身总耗氧量的 20%。当脑循环血流量小于 40 mL/(100 g·min)时，就会出现脑缺血等临床症状。

2.血流量变化小

脑位于颅腔内，颅腔壁为骨性结构，容积较为固定，颅腔由脑、脑血管以及脑脊液所填充，三者容积总和较为固定，与颅腔容积基本一致。由于脑组织和脑脊液是不可能被压缩也不可能被扩张的，故脑血管的收缩和舒张受到较大的限制，血流量的变化较小。因此，脑的血液供应增加主要依靠提高脑循环的血流速度。

3. 脑血流分布不均匀

虽然全脑血流量相对稳定，但脑内血流分布与脑功能密切相关。近些年通过正电子发射断层摄影术和磁共振成像等监测不同状态下的脑血流供应情况，观察到灰质的平均血流量为 69 mL/(100 g·min)，而白质仅为 28 mL/(100 g·min)。此外，在不同外周功能状态影响下，脑内血液供应向相关脑区集中。如握拳时，对侧大脑皮层运动区的血流量显著增加。即脑的各部位的血流量与该处脑组织的代谢程度有关。

4. 脑循环的吻合支少

脑循环的吻合支少，故一旦栓塞，不易建立侧支循环。

5. 多种物质不易进入脑组织

由于存在血-脑脊液屏障(blood-cerebrospinal fluid barrier)和血-脑屏障(blood-brain barrier)，限制了血液中的物质自由进出脑组织。

(二)脑血流量的调节

1. 脑血管的自身调节

由于脑血管的舒缩受到限制，故脑的血流量取决于脑的动脉和静脉之间的压力差，以及脑血管的血流阻力。正常情况下，颈内静脉压接近右心房压，变化较小，故颈动脉压对脑血流量起着决定作用。脑血流量随着颈动脉压升高而相应增加；反之，随颈动脉压降低而降低。

正常情况下，脑循环的灌注压为 80~100 mmHg。当灌注压在 60~140 mmHg 的范围内变动时，可通过自身调节机制保持脑血流量恒定。平均动脉压降低到 60 mmHg 以下时，则脑血流量减少，可引起脑功能障碍。反之，当平均动脉压超过脑血管自身调节上限时，脑血流量明显增加，严重时可导致脑水肿的发生(图4-29)。

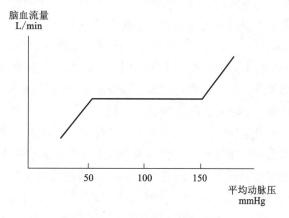

图 4-29 脑血流量的自身调节

2. CO_2 和 O_2 分压对脑血流量的影响

血液 CO_2 分压升高时，使细胞外液 H^+ 浓度升高，H^+ 引起脑血管舒张，脑血流阻力减小，血流量增加。但在整体情况下，高 CO_2 分压又可通过化学感受性反射，排出 CO_2 和吸入 O_2 来引起血管收缩。因此，在一般组织器官中，如皮肤、骨骼肌、肾脏等，中度的 CO_2 分压升高对血流量的影响很小。过度通气时，CO_2 呼出过多，动脉血 CO_2 分压过低，脑血流量减少，可引起头晕等症状。血液 O_2 分压降低时，也能使脑血管舒张。

3. 脑组织的代谢对脑血流的影响

脑各部分的血流量与该部分脑组织的活动程度有关。不同部分的脑组织在同一时间的血流量是不同的，当脑的某一部分活动加强时，该部分的血流量就增多。如写字时，对侧大脑皮层运动区的血流量增加。代谢活动增强引起局部脑血流增加的机制，可能是由于代谢产物如 H^+、K^+、乳酸和腺苷增加，CO_2 分压升高，以及 O_2 分压降低等因素引起脑血管舒张。

4.神经调节

脑血管受交感缩血管纤维和副交感舒血管纤维支配。颈上神经节发出的肾上腺素能纤维,其末梢分布至脑的动脉和静脉、软脑膜血管及少量脑实质血管;起自蓝斑的肾上腺素能神经元轴突末梢可支配脑实质内小血管的活动。同时,副交感胆碱能神经末梢也支配脑血管。此外,脑血管还有血管活性肠肽等肽能神经纤维末梢分布。神经对脑血管活动的调节作用不是很明显。刺激或切除支配脑血管的交感或副交感神经,脑血流量没有明显变化。在多种心血管反射中,脑血流量均变化很小。

(三)脑脊液的生成和吸收

脑脊液存在于脑室系统、脑周围的脑池和蛛网膜下隙内,可看作脑和脊髓的组织液和淋巴。成年人的脑脊液总量约 150 mL,每天生成的脑脊液约 800 mL,为脑脊液总量的 5~6 倍。但同时有等量的脑脊液被吸收入血液,可见脑脊液的更新率较高。

脑脊液主要由侧脑室、第三脑室和第四脑室的脉络丛分泌。侧脑室内的脑脊液经室间孔流入第三脑室,再经过导水管进入第四脑室,然后进入蛛网膜下隙。除脉络丛外,室管膜细胞也能分泌脑脊液。软脑膜血管和脑的毛细血管滤过的液体,一部分被重吸收,其余的则沿着血管周围间隙进入蛛网膜下隙,成为脑脊液的一部分。脑脊液主要通过蛛网膜绒毛被吸收入静脉的血液内。蛛网膜绒毛有活瓣状的细微的管道,其直径为 4~12 μm。当蛛网膜下隙的压力高于静脉窦的压力时,这些管道就开放。这时,脑脊液(包括其中所含的蛋白质分子甚至小的颗粒如红细胞等)可进入静脉窦血液。当蛛网膜下隙的压力低于静脉窦压力时,管道关闭,液体不能由静脉窦向蛛网膜下隙倒流。脑脊液压力的高低取决于其生成和吸收之间的平衡关系。正常人取卧位时,脑脊液压平均为 10 mmHg。当脑脊液吸收发生障碍时,脑脊液压升高,可影响脑血流和脑的功能。

脑脊液的主要功能有:①保护作用:脑脊液在脑、脊髓和颅腔、椎管之间起缓冲的作用,当脑受到外力冲击时,可因脑脊液的缓冲而大大减少脑的震荡。同时因脑脊液的浮力作用使脑的重量减轻到仅 50 g 左右,减轻了脑的重力对颅底部神经及血管的压迫。②脑和血液之间进行物质交换的媒介。③回收蛋白质:脑组织中没有淋巴管,由毛细血管漏出的少量蛋白质,主要经过血管周围间隙进入蛛网膜下隙的脑脊液中,然后通过蛛网膜绒毛回入血液。④浸泡脑。

(四)血-脑脊液屏障和血-脑屏障

脑脊液与血浆的成分不同。脑脊液中含蛋白质极少,葡萄糖含量为血浆的 60%,K^+、HCO_3^- 和 Ca^{2+} 的浓度比血浆中的低,但 Na^+ 和 Mg^{2+} 的浓度较血浆中的高。提示脑脊液是通过主动转运过程形成的,而且血中的一些大分子物质难以进入脑脊液。可见,在血液与脑脊液之间存在一道血-脑脊液屏障。

血-脑脊液屏障是指存在于血液和脑脊液之间限制物质自由交换的特殊屏障,其结构基础为无孔的毛细血管壁和脉络丛细胞中运输各种物质的特殊转运载体系统。脑脊液形成与组织液形成的原理不完全相同,主要由脑室的脉络丛和室管膜细胞分泌产生。由于脑毛细血管壁无孔,血液和脑脊液之间的物质交换不能进行扩散转运,而是通过各种物质载体系统主动转运。比如血液中一些大分子物质难以进入脑脊液,多种离子也很难通过这种屏障,但 O_2 和 CO_2 等脂溶性物质则易通过,表现为选择性地通透。

　　血-脑脊液屏障和血-脑屏障的存在，对于保持脑组织周围化学环境的稳定，防止有害物质侵入脑内具有重要的生理意义。例如，脑脊液中的 K^+ 浓度总维持低于血浆的正常水平，不因血浆 K^+ 浓度的增高而增高，以保证脑内神经元的兴奋性不会因血钾浓度而改变。循环血液中的肾上腺素、去甲肾上腺素和乙酰胆碱等不易进入脑脊液，从而避免了这些物质对脑组织功能的干扰。需要注意的是，脑损伤、脑肿瘤等可导致毛细血管的通透性增高，引起脑脊液的理化性质、血清学和细胞学特性的改变。临床用药时应考虑这些屏障的存在，如不易通过血-脑屏障的药物可直接注入脑脊液，使之能较快地进入脑组织。

（周勇　张君　李光华　文志斌　管茶香）

复习思考题

1. 在一个心动周期中，心脏的压力、容积、瓣膜和血流方向是怎样变化的？
2. 试述评价心脏泵血功能的指标及其生理意义。
3. 试述心输出量的影响因素及其效应。
4. 简述心脏兴奋产生和传导的特点及其意义。
5. 试述心室肌细胞和窦房结 P 细胞跨膜电位的特点及其产生机制。
6. 试述动脉血压的形成及其影响因素。
7. 试述组织液的生成及其影响因素。
8. 静脉注射去甲肾上腺素后，血压和心率有何改变，为什么？
9. 试述降压反射在动脉血压调节中的作用。
10. 冠脉循环的生理特点有哪些？其血流量的调节机制如何？

第五章　呼　吸

内容提要

呼吸是指机体与外界环境之间的气体交换过程。呼吸的全过程由外呼吸、气体在血液中的运输和内呼吸三个相互衔接且同时发生的环节组成。

实现肺通气的原动力是呼吸运动，而直接动力是肺内压与大气压之间的压力差。胸膜腔内压是指胸膜腔内的压力，其大小主要由肺回缩力所决定，其生理意义有：维持肺泡的扩张，促进静脉血和淋巴液的回流。肺通气的阻力包括弹性阻力和非弹性阻力，其中肺泡表面张力是最主要的弹性阻力；肺泡 II 型上皮细胞能分泌肺表面活性物质，后者具有降低肺泡表面张力，减小肺泡回缩力；降低吸气阻力，减少吸气做功；维持肺泡容积稳定性及防止肺水肿发生的重要意义。

肺活量是反映静态肺通气功能的指标。用力呼气量是评价肺通气功能的较好指标，尤其是第 1 秒用力呼气量具有重要临床意义。肺泡通气量是反映肺通气效率的最好指标。

肺换气和组织换气的动力来自于气体的分压差。影响肺换气的主要因素有气体的分压差、溶解度、分子量和温度，呼吸膜的面积和厚度以及通气/血流比值。

O_2 和 CO_2 的主要运输形式分别是氧合血红蛋白与碳酸氢盐。氧解离曲线是表示血液中 PO_2 与 Hb 氧饱和度关系的曲线；影响氧解离曲线的主要因素有血液中 pH、PCO_2、温度和红细胞内 2，3-二磷酸甘油酸。

呼吸运动的基本中枢位于延髓，而正常呼吸节律的形成有赖于延髓与脑桥的共同作用。血液、组织液或脑脊液中 CO_2、O_2、H^+ 是影响呼吸运动的主要化学因素。当血液中 PCO_2 增高、H^+ 浓度增高或 PO_2 降低时，可通过刺激外周化学感受器或（和）中枢化学感受器兴奋延髓呼吸中枢，使呼吸加深加快。肺牵张反射可阻止吸气过深过长；促使吸气转化为呼气。

机体在进行新陈代谢的过程中不断从外界环境摄取 O_2，并向外界排出代谢所产生的 CO_2，这种机体与外界环境之间的气体交换过程，称为呼吸（respiration）。由于体内储存的 O_2 仅 1500 mL，仅能维持机体正常代谢约 6 min。因此，呼吸是机体的基本生命活动之一。呼吸一旦停止，生命便将终结。

在人和高等动物，呼吸的全过程由三个相互衔接并同时进行的环节组成（图 5-1），即外呼吸，包括肺通气（肺与外界环境之间的气体交换过程）和肺换气（肺泡与肺毛细血管血液之间的气体交换过程）；气体在血液中的运输；内呼吸（组织细胞与组织毛细血管血液之间的气体交换以及细胞内的生物氧化过程）。由此可见，呼吸的完成有赖于呼吸系统和血液循环系统功能的紧密联系与协调，气体在肺部与外界环境之间进行的气体交换依赖于肺循环，而气体的运输和内呼吸有赖于体循环。由于肺通气是整个呼吸过程的基础，狭义的呼吸通常仅指呼吸运动。

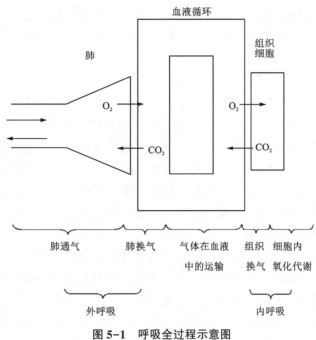

图 5-1　呼吸全过程示意图

第一节　肺通气

肺通气（pulmonary ventilation）是指肺与外界环境之间的气体交换过程。实现肺通气的结构包括呼吸道、肺泡、胸膜腔、膈和胸廓等器官。呼吸道是肺通气时气体进出肺的通道，同时还具有加温、加湿、过滤、清洁以及引起防御反射等保护作用；肺泡是肺泡气与血液气进行气体交换的主要场所；胸膜腔是连接肺和胸廓的重要结构；膈和胸廓是产生呼吸运动的重要动力器官。气体进出肺取决于推动气体流动的动力和阻止气体流动的阻力之间的相互作用，动力必须克服阻力才能实现肺通气。

一、肺通气的动力

根据物理学原理，气体进出肺的动力取决于肺泡气与外界大气之间的压力差。在一定的海拔高度情况下，外界大气的压力，即大气压是相对恒定的。因此气体能否进出肺取决于肺泡内气体压力的变化，即肺内压（intrapulmonary pressure）的变化。肺位于密闭的胸廓中，通过呼吸道与外界相通；肺内压在呼吸过程中的变化主要取决于肺的扩大和缩小，但肺自身没有主动收缩和舒张的能力，其容积的改变是通过胸廓的扩大和缩小引起的，而胸廓的扩大和缩小又是通过呼吸肌的收缩与舒张引起。可见，肺内压与大气压之间的压力差是实现肺通气的直接动力,而呼吸肌收缩和舒张引起的胸廓节律性的扩大和缩小,即呼吸运动(respiratory movement)是肺通气的原动力。

(一)呼吸运动

呼吸运动包括吸气运动和呼气运动。使胸廓扩大产生吸气运动的肌肉称为吸气肌,主要有膈肌和肋间外肌;使胸廓缩小产生呼气运动的肌肉称为呼气肌,主要有肋间内肌和腹壁肌群。此外,还有一些辅助吸气肌,如胸锁乳突肌、斜角肌等,只有在用力吸气时才参与呼吸运动。

1.呼吸运动的过程

(1)吸气运动:平静呼吸时,吸气运动的产生主要是由膈肌和肋间外肌的收缩而实现。膈肌位于胸腔和腹腔之间,构成胸腔的底部、腹腔的顶部。静息时膈肌呈穹窿状向上隆起。当膈肌收缩时,穹窿部下降,使胸腔上下径增大,胸腔容积增大。由于胸廓呈圆锥形,下部横截面积比上部横截面积大得多,因此膈肌稍有下降便使胸腔容积显著增大。肋间外肌起于上一肋骨下缘,斜向前下方走行,止于下一肋骨上缘。因脊柱的位置是固定的,而胸骨和肋骨可以移位,故肋间外肌收缩时,肋骨和胸骨上举,同时肋骨下缘向外侧偏转,从而使胸腔的前后径和左右径增大,胸腔容积增大。因此,由于膈肌和肋间外肌的收缩,使胸腔的上下径、左右径和前后径均增大,引起胸腔容积增大,肺容积也随之增大,肺内压下降低于大气压,气体进入肺内,完成吸气过程(图5-2)。平静呼吸时膈肌和肋间外肌均参与吸气过程,其中膈肌收缩引起的胸腔容积增大约占一次通气量的4/5,肋间外肌所起作用不如膈肌重要。

(2)呼气运动:平静呼吸时,呼气运动的产生是由膈肌和肋间外肌的舒张所引起,是一个被动的过程。当膈肌和肋间外肌舒张时,胸廓和肺因其自身的弹性回缩力而回位,使胸腔的上下径、左右径和前后径均缩小,从而引起肺容积的减小,肺内压升高大于大气压,肺内气体流出肺,完成呼气过程(图5-2)。

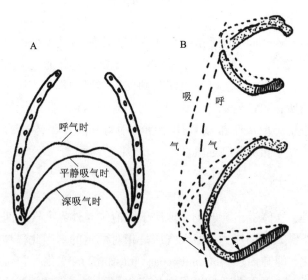

A.膈肌和肋间外肌收缩引起的胸腔容积变化;B.肋间外肌和肋间内肌收缩引起的胸腔容积变化。

图5-2 呼吸肌活动引起的胸腔容积变化示意图

2. 呼吸运动的类型

由于参与活动的呼吸肌的主次、多少和用力程度不同，呼吸运动可呈现不同的类型。

（1）平静呼吸和用力呼吸：平静呼吸是指人在安静时平稳而均匀的自然呼吸，每分钟 12~18 次。平静呼吸时，吸气运动是由膈肌和肋间外肌收缩引起的，肌肉收缩需要做功，因此吸气是主动过程；呼气运动的产生是由膈肌和肋间外肌的舒张所致，肌肉不需做功，故呼气是被动过程。用力呼吸是指机体进行活动时或吸入气中 CO_2 含量增加、O_2 含量减少时所出现的一种加深加快的呼吸运动。用力吸气时，除膈肌和肋间外肌加强收缩外，胸锁乳突肌、斜角肌等辅助吸气肌也参与收缩，使胸腔容积和肺容积进一步扩大，肺内压较平静吸气时更低，与大气压之间的压力差更大，则吸入肺内的气体更多。同时，用力呼气时，除吸气肌群舒张外，肋间内肌和腹壁肌群等呼气肌也参与收缩。肋间内肌走行方向与肋间外肌相反，收缩时使肋骨和胸骨下移，肋骨还向内侧旋转，使胸腔前后径和左右径缩小；腹肌收缩可压迫腹腔器官，推动膈肌上移，同时牵拉下部肋骨向下向内移位，使胸腔上下径缩小，肋间内肌和腹壁肌的收缩使胸腔容积和肺容积进一步缩小，肺内压升得更高，从而加强呼气。可见，用力呼吸时，吸气和呼气均为主动过程。在某些病理如缺 O_2、CO_2 增多等情况下，即使用力呼吸仍不能满足机体需要，患者可出现鼻翼扇动和胸部困压感，临床上称为呼吸困难。

（2）腹式呼吸和胸式呼吸：膈肌的收缩和舒张引起腹腔内器官位移，造成腹部的起伏，这种以膈肌舒缩活动为主的呼吸运动称为腹式呼吸。肋间外肌收缩和舒张时主要表现为胸部的起伏，因此以肋间外肌舒缩活动为主的呼吸运动称为胸式呼吸。正常成人一般呈腹式和胸式呼吸并存的混合式呼吸。胸膜炎、胸腔积液等患者，因胸廓运动受限，主要呈现腹式呼吸。妊娠后期的女性、腹膜炎、腹水、腹腔巨大肿块等患者，因膈肌活动受限，则主要表现为胸式呼吸。而婴幼儿因胸廓的肋骨倾斜度小，位置趋于水平，肋骨运动不易扩大胸腔容积，故主要表现为腹式呼吸。

（二）呼吸时肺内压和胸膜腔内压的变化

1. 肺内压

肺内压（intrapulmonary pressure）是指肺泡内气体的压力。在呼吸运动过程中，肺内压呈周期性波动。吸气时，肺容积随着胸腔容积的扩大而增大，肺内压下降并低于大气压 1~2 mmHg，以大气压为零，肺内压为 -1~-2 mmHg，外界气体经呼吸道进入肺泡；随着肺内气体的逐渐增加，肺内压也逐渐升高，至吸气末，肺内压升高至与大气压相等，吸气停止。呼气时，肺容积随着胸腔容积

人工呼吸

缩小而相应缩小，肺内压逐渐升高并高于大气压 1~2 mmHg，即肺内压为 +1~+2 mmHg，肺内气体经呼吸道呼出体外；随着肺内气体的减少，肺内压逐渐降低，至呼气末，肺内压又降至与大气压相等，呼气停止（图 5-3 右）。在呼吸过程中，肺内压变化的程度与呼吸运动的深浅、缓急和呼吸道是否通畅有关。在平静呼吸时，肺内压变化较小，变化幅度只在 1~2 mmHg 之间；但在用力呼吸或呼吸道不够通畅时，肺内压变化幅度显著增大。如紧闭声门并尽力吸气时，肺内压可低于大气压 30~100 mmHg，呼气时可高于大气压 60~140 mmHg。

由上可见，呼吸过程中由于肺内压的周期性变化，所形成的肺内压与大气压之间的压力

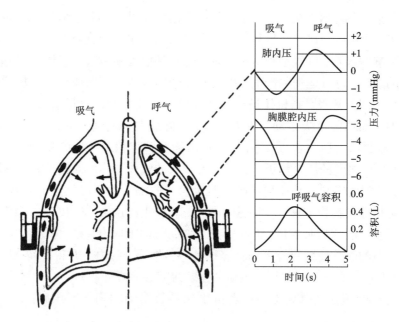

图 5-3 呼吸时肺内压、胸膜腔内压及呼吸气容积的变化(右)及胸膜腔内压的直接测量(左)示意图

差是推动气体进出肺的直接动力。根据这一原理,在自然呼吸停止时,可用人工的方法建立肺内压和大气压之间的压力差来维持肺通气,称为人工呼吸(artificial respiration)。人工呼吸可分为正压呼吸和负压呼吸两类。正压呼吸是人为地提高气道开口处的压力,使之高于肺内压,将气体压入肺内,形成吸气,借助胸廓的弹性回缩形成呼气,常见的有呼吸机正压通气和口对口人工呼吸。人为节律性举臂压背或挤压胸廓为负压人工呼吸。在实施人工呼吸时,首先要注意保持呼吸道通畅。

2. 胸膜腔内压

前已述及,在呼吸运动过程中肺容积随胸廓容积的变化而变化,使肺内压与大气压之间产生压力差,是实现肺通气的直接动力。但肺与胸廓是两个独立的器官,且肺自身不能自主运动,因此,肺随胸廓运动而产生的张缩是由胸膜腔的结构特点和胸膜腔内压决定的。

胸膜腔是存在于肺和胸廓之间的潜在的密闭腔隙,左右各一。由紧贴于肺表面的脏层胸膜与紧贴于胸廓内壁的壁层胸膜所构成。腔内无气体,只有少量浆液。这一薄层浆液一方面在两层胸膜之间起润滑作用,减小呼吸运动中两层胸膜互相滑动的摩擦;另一方面浆液分子之间的内聚力可使两层胸膜紧贴在一起不易分开,从而使肺和胸廓两个弹性体耦联在一起,保证肺随胸廓的张缩而张缩。

胸膜腔内的压力称为胸膜腔内压(intrapleural pressure),简称胸内压。测定胸膜腔内压的方法有两种:一是直接法,将与检压计相连的穿刺针头刺入胸膜腔内后,检压计的液面表示胸膜腔内压数值(图5-3左),其缺点是有损伤脏层胸膜和肺的危险。二是间接法,让受试者吞下带有薄壁气囊的导管至下胸段食管,测量食管内压。因为壁薄而软的食管位于胸膜腔内,呼吸过程中食管内压与胸膜腔内压的变化基本一致,故可用食管内压间接反映胸膜腔内压的变化。间接法简单、安全。

平静呼吸时，胸膜腔内压始终低于大气压。以大气压为零，则胸膜腔内压为负值。因此，通常将胸膜腔内压称为胸内负压，其值随呼吸运动而发生周期性变化。正常成人平静吸气末胸膜腔内压较大气压低 5~10 mmHg，平静呼气末较大气压低 3~5 mmHg（图 5-3 右）。当紧闭声门用力吸气时，胸膜腔内压可降低至低于大气压 90 mmHg；而紧闭声门用力呼气时，胸膜腔内压可升高至高于大气压 110 mmHg。

胸膜腔内负压的形成与肺和胸廓的自然容积不同有关。在人的生长发育过程中，胸廓的生长速度快于肺，使胸廓的自然容积总是大于肺，而胸膜腔的存在使脏层胸膜和壁层胸膜紧贴在一起不易分开。因此，当胎儿出生产生第一次呼吸开始，肺总是受到胸廓的牵拉作用而始终处于一定程度的被动扩张状态。被动扩张的肺所产生的弹性回缩力使肺趋于缩小，恢复其自然容积。同时，由于肺回缩力所形成的向内牵引也使胸廓的容积小于其自然容积。这将使得胸廓形成向外扩展的弹性回位力，使胸廓的容积趋于扩大而回复其自然容积位置。因此，在肺向内的弹性回缩力和胸廓向外的弹性回位力的作用下，胸膜腔内压低于大气压而形成负压。当肺的向内弹性回缩力和胸廓向外的弹性回位力相互平衡时，胸膜腔内压的数值等于肺内压与肺回缩压的代数和，即

$$胸膜腔内压 = 肺内压 + （- 肺回缩压）$$

在吸气末和呼气末，气道内气流停止，此时肺内压等于大气压，因此

$$胸膜腔内压 = 大气压 + （- 肺回缩压）$$

若以大气压为零，则

$$胸膜腔内压 = - 肺回缩压$$

可见胸膜腔负压的大小实际上是由肺回缩压决定的。在生理情况下，即使是呼气而胸廓缩小时，肺仍然处于扩张状态而表现出回缩倾向。因此，平静呼吸过程中胸膜腔内压总是保持为负值，只是在吸气时随着肺的扩张程度增大，肺回缩压增高，胸膜腔内负压增大；呼气时因肺的扩张程度降低，肺回缩压降低，胸膜腔内负压减小。

胸膜腔负压的生理意义主要是维持肺的扩张状态。同时，胸膜腔负压可使胸腔内壁薄而扩张性大的上、下腔静脉和胸导管等管道扩张，从而促进静脉血和淋巴液的回流。胸膜腔负压形成的必要条件是胸膜腔保持密闭。若因外伤等原因造成开放性气胸时，此时胸膜腔内压等于大气压，使肺扩张的跨肺压消失，肺将依其弹性而回缩，造成肺不张，且不再随胸廓的张缩而发生节律性的张缩。因而使肺的通气功能障碍、静脉血和淋巴液的回流受阻。气胸严重时，不仅患侧呼吸和循环功能发生障碍，由于纵隔向健侧移位，也将累及健侧的呼吸和循环功能。开放性气胸治疗的关键是使胸膜腔密闭以恢复胸内负压。

综上所述，肺内压与大气压之间的压力差是实现肺通气的直接动力，而由呼吸肌的舒缩产生的呼吸运动是肺通气的原动力。胸膜腔负压的存在，是保证肺处于扩张状态并随胸廓的运动而张缩，使原动力转化为直接动力的关键。

二、肺通气的阻力

肺通气过程中遇到的阻碍气体流动的力称为肺通气的阻力，可分为弹性阻力和非弹性阻力。弹性阻力包括肺弹性阻力和胸廓弹性阻力，其在气流停止的状态下仍然存在，属于静态

阻力，约占平静呼吸时总通气阻力的 70%。非弹性阻力包括气道阻力、惯性阻力和组织的黏滞阻力，其中气道阻力占 80%~90%。非弹性阻力只在气体流动时才会发生，故称为动态阻力，约占总通气阻力的 30%。

(一)弹性阻力和顺应性

弹性阻力(elastic resistance)是指弹性物体受到外力作用变形时产生的对抗变形的力。肺和胸廓都具有弹性，均为弹性体。弹性阻力的大小可用顺应性来衡量。顺应性(compliance，C)是指弹性体的可扩张性，它反映了弹性体在外力作用下发生变形的难易程度。弹性体的顺应性大，表示其变形能力强，即在较小的外力作用下可引起较大的变形；对中空器官来说，表示其可扩张性越大。顺应性的大小可用单位跨壁压(ΔP)的变化所引起的容积变化(ΔV)来表示，单位是 L/cmH_2O。

$$顺应性(C) = \frac{容积变化(\Delta V)}{压力变化(\Delta P)}(L/cmH_2O)$$

顺应性与弹性阻力成反变关系，弹性阻力越小，则顺应性越大，在外力作用下容易发生变形；反之，弹性阻力越大，则顺应性越小，在外力作用下不易发生变形。

1.肺的弹性阻力和顺应性

吸气时由于肺扩张变形所产生的回缩力，称为肺弹性阻力。肺的弹性阻力可用肺的顺应性($compliance\ of\ lung$，C_L)，即外力作用下肺扩张的难易程度表示。

$$肺顺应性(C_L) = \frac{肺容积变化(\Delta V)}{跨肺压变化(\Delta P)}(L/cmH_2O)$$

式中跨肺压是指肺内压与胸膜腔内压之差。健康成年人肺顺应性约为 $0.2\ L/cmH_2O$。

肺弹性阻力来自两个方面，一是肺泡内表面液-气界面形成的肺泡表面张力(surface tension)，约占肺弹性阻力的 2/3；二是肺组织本身的弹性纤维产生的弹性回缩力，约占肺弹性阻力的 1/3。

(1)肺泡表面张力和肺表面活性物质：根据离体动物肺实验证实，向离体肺内充气使其扩张比向肺内充生理盐水使其扩张所需的压力要大得多，前者约为后者的 3 倍。这是因为肺泡内表面有一薄层液体，肺泡内则充满气体，由此构成肺泡内表面的液-气界面。由于液体分子之间的引力远大于液体与气体分子之间的引力，使液体表面有尽可能缩小的倾向，这就是肺泡表面张力。球形液-气界面形成的表面张力的合力方向指向肺泡中心，是使肺泡趋于缩小的回缩力，成为肺泡扩张的阻力。而充生理盐水时，肺泡内因液-气界面消失，表面张力也随之消失，只有肺组织自身的弹性纤维产生的弹性阻力起作用。因此，肺泡表面张力是肺弹性阻力的主要构成部分。肺泡表面张力的存在对呼吸产生的不利影响有：①阻碍肺泡扩张，降低肺顺应性，增加吸气阻力。②使相连通的大小肺泡的容积不稳定。正常成年人两肺约由 7 亿个大小不等的肺泡构成，其半径可相差 3~4 倍。根据 Laplace 定律 $P = 2T/r$，其中 P 是肺内的压强，T 是表面张力系数，即单位长度的表面张力，r 是肺泡半径。在表面张力系数 T 不变的条件下，肺内压强 P 将随肺泡半径的增大而降低，使小肺泡的压力大，大肺泡的压力小，当大小肺泡连通时将使小肺泡内的气体流入大肺泡，导致小肺泡塌陷，大肺泡过度膨胀(图 5-4)。③增加肺部组织液的生成，导致肺水肿的发生。因肺泡表面张力可使肺泡缩小，肺组织间隙扩大，静水压降低，肺毛细血管有效滤过压增加，组织液生成增多，导致肺组织间隙和肺泡腔内水分潴留，产生肺水肿。但在正常人体肺泡内，肺泡表面张力要比预计值小得多，原因是在肺泡液体层表面存在着肺表面活性物质。

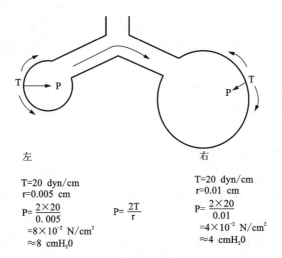

图5-4 相连通的大小不同的肺泡内压及气流方向示意图

肺表面活性物质（pulmonary surfactant）是由肺泡Ⅱ型上皮细胞合成和分泌的含脂质与蛋白质的混合物，其中脂质成分约占90%，脂质中60%以上是二棕榈酰卵磷脂（dipalmitoyl phospharidyl choline，DPPC）；表面活性物质结合蛋白（surfactant-associated protein，SP）约占10%。DPPC属双嗜性分子，一端是非极性疏水的脂肪酸，另一端是易溶于水的极性端。因此，DPPC分子垂直排列于肺泡液-气界面，极性端插入液体层，非极性端朝向肺泡腔，形成单分子层分布在肺泡液-气界面上，其密度可随肺泡的张缩而变化。SP至少有SP-A、SP-B、SP-C和SP-D 4种类型，它们对维持DPPC的功能以及在DPPC的分泌、清除和再利用等过程中有重要作用。

肺表面活性物质可减弱液体分子间的相互吸引力，从而起到降低肺泡表面张力的作用。肺表面活性物质的生理意义主要在于消除肺泡表面张力的不利影响：①降低吸气阻力，增加肺的顺应性，减少吸气做功。②维持大小肺泡容积的稳定性。因肺表面活性物质在肺泡内液-气界面的密度可随肺泡半径的改变而变化，在小肺泡或呼气肺泡减小时，肺表面活性物质的密度较大，分布密集，降低表面张力的作用加强，因而肺泡表面张力较小，使肺泡不至于萎陷；而在大肺泡或吸气肺泡增大时，肺表面活性物质的密度较小，分布稀疏，降低表面张力的作用减弱，肺泡表面张力较大，使肺泡不至于过度膨胀；从而使大小肺泡内压和容积保持相对稳定。③减少肺组织液的生成，防止肺水肿。肺表面活性物质可降低肺泡表面张力，从而减弱肺泡表面张力对肺毛细血管内液体的吸引力，防止液体过多渗入肺间质和肺泡，使肺泡保持"相对干燥"。

正常情况下，肺表面活性物质不断产生又不断灭活。若肺组织缺血缺氧等损伤了肺泡Ⅱ型上皮细胞，将使肺表面活性物质的合成和分泌减少，表面张力增大，吸气阻力增大，出现呼吸困难，甚至发生肺不张或肺水肿。胎儿的肺泡Ⅱ型细胞在妊娠6~7个月时开始分泌肺表面活性物质至肺泡上皮表面，之后逐渐增多至分娩前达高峰。早产儿常因肺泡Ⅱ型细胞发育尚未成熟，缺乏肺表面活性物质，而导致肺不张、肺水肿和肺泡内表面透明质膜形成，影响肺通气和气体交换，发生新生儿呼吸窘迫综合征，严重者可致死亡。为减少上述情况的发生，可通过产前检测羊水中肺表面活性物质的含量，预测新生儿发生该病的可能性，继而采取预防措施。当肺表面活性物质过低时，可通过延长妊娠时间或使用促胎肺成熟的药物如糖皮质激素促进肺表面活性物质合成。对于新生儿或早产儿可给予外源性肺表面活性物质进行替代治疗。

（2）肺弹性回缩力：肺弹性回缩力主要来自肺组织本身所含的弹性纤维和胶原纤维等弹性组织。在一定范围内，肺扩张愈大，肺弹性回缩力也愈大，即弹性阻力愈大。

肺的弹性阻力是吸气的阻力，呼气的动力。在某些病理情况，如肺充血、肺水肿、肺组织纤维化或肺表面活性物质减少时，肺的弹性阻力增大，肺顺应性减小，肺不易扩张，导致吸气阻力增大，患者表现为吸气困难；而肺气肿时，肺弹性纤维大量破坏，肺回缩力减小，弹性阻力减小，肺顺应性增大，患者表现为呼气困难。上述情况均导致肺通气功能降低。

2. 胸廓弹性阻力和顺应性

胸廓弹性阻力来自胸廓的弹性成分。胸廓是一个双向弹性体，其弹性回位力的方向视胸廓所处的位置而改变。当胸廓处于自然位置时（平静吸气末，肺容量约为肺总量的67%），胸廓弹性回位力为零，不表现出胸廓弹性阻力。当胸廓小于其自然容积时（平静呼气时，肺容量小于肺总量的67%），胸廓被牵拉向内而容积缩小，其弹性阻力向外，形成吸气的动力，呼气的阻力。当胸廓大于其自然容积时（深吸气时，肺容量大于肺总量的67%），胸廓被牵拉向外而容积扩大，其弹性阻力向内，成为吸气的阻力，呼气的动力。胸廓的弹性阻力可用胸廓的顺应性（compliance of chest wall, C_{chw}）表示，

$$胸廓顺应性（C_{chw}）= \frac{胸腔容积的变化（\Delta V）}{跨胸壁压的变化（\Delta P）}（L/cmH_2O）$$

式中跨胸壁压为胸膜腔内压与胸壁外大气压之差。正常人胸廓的顺应性是 0.2 L/cmH₂O。胸廓顺应性可因肥胖、胸廓畸形、胸膜增厚和腹内占位病变等而降低，但其病变对肺通气功能的影响较小。

3. 肺和胸廓的总弹性阻力与顺应性

肺和胸廓是相互串联的两个弹性体，其总弹性阻力是两者弹性阻力之和。因弹性阻力是顺应性的倒数，故可用下列公式计算肺和胸廓的总弹性阻力：

$$\frac{1}{C_{L+chw}} = \frac{1}{C_L} + \frac{1}{C_{chw}} = \frac{1}{0.2} + \frac{1}{0.2}$$

式中：C_{L+chw} 为肺和胸廓总的顺应性，C_L 为肺顺应性，C_{chw} 为胸廓顺应性。据测定，正常成人的肺顺应性和胸廓的顺应性均为 0.2 L/cmH₂O。因此，肺和胸廓的总顺应性约为 0.1 L/cmH₂O。

（二）非弹性阻力

非弹性阻力（inelastic resistance）包括惯性阻力、黏滞阻力和气道阻力，它们均属于动态阻力。惯性阻力是指气流在发动、变速、换向时因气流和组织的惯性所产生的阻碍肺通气的力。黏滞阻力来自呼吸时组织相对位移所产生的摩擦力，如肺与胸廓间、肺叶之间产生的摩擦。黏滞阻力与呼吸运动的速率呈正比，吸气量大、吸气速度快，黏滞阻力增加。平静呼

吸时，因呼吸频率较低、气流速度较慢，惯性阻力和黏滞阻力都很小。气道阻力(airway resistance)是指气流经过呼吸道时，气体分子间以及气体分子与气道管壁间的摩擦力。气道阻力增加是临床通气障碍疾患的常见病因。

影响气道阻力的主要因素有气流速度、气流形式和气道管径的大小。气流速度快，阻力大；气流速度慢，阻力小。气流形式有层流和湍流，层流阻力小，湍流阻力大。气流速度过快或气流突然换向以及气道内有黏液、渗出物、肿瘤或异物造成气道不规则时，容易发生湍流，通气阻力增大。如在大气道(气道口径>2 mm)，特别是主支气管以上的气道(鼻、咽、喉和气管)，由于总横截面积小，气流速度快，且管道弯曲而不规则，易形成湍流，因此是产生气道阻力的主要部位。故对某些严重通气不良患者作气管切开术，可大大降低气道阻力，从而有效改善肺通气。小气道(气道口径<2 mm)总横截面积约为大气道的30倍，且以层流为主，气流速度缓慢，其阻力仅占总气道阻力的10%左右。在层流时，气道阻力与气道半径的四次方呈反比，故气道管径的大小是影响气道阻力的主要因素。气道管径主要受以下四方面因素的影响。

1. 跨壁压

跨壁压是指呼吸道内外的压力差。呼吸道内压力高，跨壁压增大，气道管径被动扩大，气道阻力变小；反之，则气道阻力增大。

2. 肺实质对气道壁的牵引

小气道的弹力纤维和胶原纤维与肺泡壁的纤维彼此穿插，这些纤维像帐篷的拉线一样对气道发挥牵引作用，以保持那些没有软骨支持的细支气管的通畅。

3. 自主神经的调节

呼吸道平滑肌受交感和副交感神经的双重支配。副交感神经兴奋时末梢释放乙酰胆碱与气道平滑肌的胆碱能M受体结合，使气道平滑肌收缩，管径变小，阻力增加；同时乙酰胆碱还可使气道黏膜腺体分泌增多，气道阻力增加。交感神经兴奋时末梢释放去甲肾上腺素作用于 β_2 肾上腺素能受体，使气道平滑肌舒张，管径变大，阻力降低。临床上常用拟肾上腺素能药物解除支气管痉挛，缓解呼吸困难。呼吸道平滑肌的舒缩还受自主神经末梢释放的非乙酰胆碱的共存递质的调制，如血管活性肠肽、神经肽Y、速激肽等，它们或作用于接头前受体，调制递质的释放，或作用于接头后受体，调制气道平滑肌对递质的反应或直接改变气道平滑肌的反应。

4. 化学因素的影响

儿茶酚胺类物质可使气道平滑肌舒张；前列腺素 $F_{2\alpha}$ 可使气道平滑肌收缩，而前列腺素 E_2 使气道平滑肌舒张；过敏反应时由肥大细胞释放的组胺和慢反应物质使支气管平滑肌收缩；吸入气 CO_2 浓度的增加可以刺激支气管和肺的C类纤维，反射性地引起支气管收缩，气道阻力增加。此外，气道上皮细胞可合成和释放内皮素，使气道平滑肌收缩。哮喘患者肺内合成和释放内皮素增加，提示内皮素可能参与哮喘的病理生理过程。

在上述四种因素中，前三种均随呼吸而发生周期性变化，气道半径也因而出现周期性改变。吸气时半径增大，阻力下降。吸气时气道阻力下降的原因是：①肺容积增大，肺实质对气道壁的外向牵引作用增强，使细支气管的管径增大；②胸内压降低，呼吸道内外的跨壁压增大，使管径被动扩大；③交感神经的紧张性增高，使气道平滑肌舒张，管径变大。呼气时发生相反的变化，使气道口径变小，阻力增大，故支气管哮喘患者呼气比吸气更为困难。

三、肺通气功能的评价

肺通气过程受呼吸肌收缩活动、肺和胸廓的弹性特征以及气道阻力等多种因素的影响。呼吸肌麻痹、肺和胸廓的弹性发生变化、气胸和呼吸道阻塞等都可造成肺通气障碍，其中呼吸肌麻痹、肺和胸廓的弹性改变、气胸均使肺的扩张受限，发生限制性通气不足；而在支气管平滑肌痉挛、气道内异物、气管和支气管黏膜腺体分泌过多以及气道受压迫引起气道半径减小或呼吸道阻塞时，可出现阻塞性通气不足。对患者进行肺通气功能的测定有助于明确肺通气功能受损并鉴别肺通气功能降低的类型。

(一)肺容积

肺容积(pulmonary volume)是指不同状态下肺所能容纳的气体量。肺容积包括潮气量、补吸气量、补呼气量和余气量四部分(图5-5)。

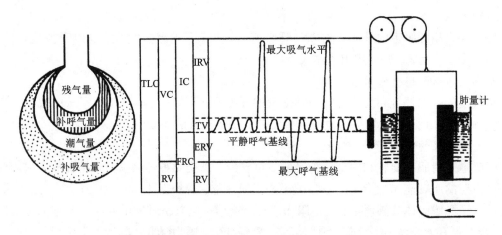

ERV：补呼气量；FRC：功能余气量；IC：深吸气量；IRV：补吸气量；
RV：余气量；TLC：肺总量；TV：潮气量；VC：肺活量。

图5-5 肺容积和肺容量图解

1. 潮气量

一次呼吸时吸入或呼出的气体量称为潮气量(tidal volume，TV)。正常成人平静呼吸时为400~600 mL，平均约500 mL。潮气量的大小受呼吸肌收缩的强度、胸廓和肺的机械特性以及机体代谢水平的影响。

2. 补吸气量或吸气储备量

平静吸气末，再尽力吸气所能吸入的气体量称为补吸气量(inspiratory reserve volume，IRV)或吸气储备量。正常成人为1500~2000 mL，补吸气量反映吸气的储备能力。

3. 补呼气量或呼气储备量

平静呼气末再尽力呼气所能呼出的气体量称为补呼气量(expiratory reserve volume，ERV)或呼气储备量。正常成年人为900~1200 mL。补呼气量可反映呼气的储备能力。

4. 余气量

最大呼气末仍存留于肺内的气体量称为余气量（residual volume，RV）。正常成人为1000~1500 mL。余气量是由于在作最大呼气时，细支气管特别是呼吸性细支气管关闭所致；且由于肺始终受到胸廓的牵拉而处于被动的扩张状态也使肺不能回到自然容积。余气量的存在可避免肺泡在呼气时发生塌陷。余气量过大，表示肺通气功能不良。支气管哮喘和肺气肿患者肺的弹性回缩力减小，使呼气动力减小，导致余气量增加。

（二）肺容量

肺容量（pulmonary capacity）是指肺容积中两项或两项以上的联合气体量；包括深吸气量、功能余气量、肺活量和肺总量四种指标。

1. 深吸气量

从平静呼气末作最大吸气时所能吸入的气体量称为深吸气量（inspiratory capacity，IC）。为补吸气量和潮气量之和，是衡量最大通气潜力的重要指标之一。胸廓、胸膜、肺组织和呼吸肌等发生病变，均可使深吸气量减少而降低最大通气潜力。

2. 功能余气量

平静呼气末尚存留于肺内的气体量称为功能余气量（functional residual capacity，FRC），是补呼气量与余气量之和，正常成人约为2500 mL。功能余气量的生理意义是缓冲呼吸过程中肺泡气 PO_2 和 PCO_2 的过度变化，从而保证肺泡内和血液中的 PO_2 及 PCO_2 不会随呼吸运动而出现大幅度的波动，有利于肺换气。肺气肿患者的功能余气量增大；肺纤维化、肺弹性阻力增大的患者，功能余气量减小。

3. 肺活量和用力呼气量

最大吸气后再尽力呼气所能呼出的最大气体量称为肺活量（vital capacity，VC），肺活量是潮气量、补吸气量和补呼气量之和。正常成年男性约3500 mL，女性约2500 mL。肺活量的大小反映一次呼吸时肺的最大通气能力，其测定方法简单、重复性好，是衡量肺通气功能的常用指标。但肺活量存在较大的个体差异，与身材大小、性别、体位和呼吸肌强弱等因素有关，故一般只作自身比较。

由于测定肺活量时不限制呼气的时间，一些肺组织弹性下降（如肺气肿）或气道阻力增大（如支气管哮喘）的患者，虽肺通气功能受损，但若延长呼气时间，其肺活量仍可达正常范围。因此，肺活量难以充分反映肺组织的弹性状态和气道的通畅程度，即不能全面反映肺的通气功能。用力肺活量和用力呼气量较肺活量能更好地反映肺通气功能。用力肺活量（forced vital capacity，FVC）是指一次最大吸气后，尽力尽快呼气所能呼出的最大气体量。正常时，用力肺活量略小于无时间限制的肺活量。用力呼气量（forced expiratory volume，FEV）是指一次最大吸气后用力尽快呼气，在一定时间内所能呼出的气体量，通常以第1、2、3秒末 FEV 占 FVC 的百分数来表示。正常成人第1秒末、第2秒末、第3秒末的 FEV 占 FVC 的百分数分别是83%、96%、99%，其中第1秒末的用力呼气量最有意义，在临床鉴别阻塞性肺疾病和限制性肺疾病中具有重要意义。在哮喘等阻塞性肺疾病患者，FEV_1 的降低比 FVC 更明显，因此 FEV_1/FVC 变小，需要更长的时间才能达到用力肺活量的气体量，且余气量增大；而肺纤维化等限制性肺疾病患者，FEV_1 和 FVC 均下降，且 FEV_1/FVC 可基本维持正常，余气量减少。用力呼气量是一项动态指标，它不仅反映了肺活量的大小，而且反映了通气阻力的变化，是评价肺通气功能较理想的指标。

4. 肺总量

肺总量（total lung capacity，TLC）指肺所能容纳的最大气体量，等于肺活量与余气量之和。其大小因性别、年龄、身材、运动锻炼情况和体位改变而异。正常成年男性约为 5000 mL，女性约为 3500 mL。

在临床肺功能测定中，肺活量、余气量、功能余气量、肺总量等指标通常受到重视。潮气量、深吸气量和补吸气量是辅助指标，一般不作为肺容量异常的依据。肺活量低于正常为异常；而余气量、功能余气量和肺总量高于或低于正常皆为异常。

(三) 肺通气量和肺泡通气量

1. 每分肺通气量

肺通气量（minute ventilation volume）指每分钟吸入或呼出的气体总量，等于潮气量乘以呼吸频率。正常成人平静状态下呼吸频率为每分钟 12~18 次，潮气量为 500 mL，则每分肺通气量为 6000~9000 mL。每分肺通气量可因性别、年龄、身材和活动量等不同而异，因此进行个体间比较时，应在基础状态下采用每平方米体表面积计算的通气量为指标。

剧烈活动和从事重体力劳动时，每分肺通气量增大。尽力作深而快的呼吸时，每分钟吸入或呼出的最大气体量称为最大随意通气量（maximal voluntary ventilation，MVV）。它反映单位时间内充分发挥全部通气能力所能达到的通气量，是估计一个人能进行多大运动量的生理指标之一。测定时，一般只测 10 s 或 15 s 的最深最快的呼出或吸入气量，再换算成每分钟的最大通气量。最大通气量一般可达每分钟 150 L，25 倍于肺通气量。对平静呼吸时的每分通气量与最大通气量进行比较，可了解通气功能的储备能力，通常用通气储量百分比表示。

$$通气储量百分比 = \frac{最大通气量 - 每分平静通气量}{最大通气量} \times 100\%$$

通气储量百分比的正常值等于或大于 93%。肺或胸廓顺应性降低，呼吸肌收缩力量减弱或气道阻力增大等因素均可使最大随意通气量减小。

2. 无效腔和肺泡通气量

从鼻到终末性细支气管是气体进出肺的通道，气体在此处不能与血液发生气体交换，称为解剖无效腔。解剖无效腔与体重相关，约 2.2 mL/kg，体重为 70 kg 的正常成人，解剖无效腔约为 150 mL。进入肺泡的新鲜空气也可因血液在肺内的分布不均而未能与血液进行气体交换，未能发生气体交换的这部分新鲜空气的容积称为肺泡无效腔（alveolar dead space）。正常人肺泡无效腔接近于零，但在病理情况下如肺血管栓塞时，某些肺泡有通气但无血流，肺泡无效腔增大。解剖无效腔与肺泡无效腔合称为生理无效腔（physiology dead space）。健康人平卧时生理无效腔等于或接近于解剖无效腔。

由于无效腔的存在，每次吸入的新鲜空气不能全部到达肺泡与血液进行气体交换。因此，为计算真正有效的气体交换量，应以肺泡通气量为准。肺泡通气量（alveolar ventilation）指每分钟吸入肺泡的新鲜空气量，即肺泡通气量=（潮气量−无效腔气量）×呼吸频率。平静呼吸时，潮气量为 500 mL，无效腔气量为 150 mL，每次吸入肺泡的新鲜空气量为 350 mL。若功能余气量为 2 500 mL，则每次呼吸时仅使肺泡内的气体更新 1/7 左右。若潮气量减少或功能余气量增加，均可使肺泡气体的更新率降低，不利于肺换气。由表 5-1 可见，当潮气量减半而呼吸频率加倍、或潮气量加倍而呼吸频率减半时，肺通气量保持不变，但肺泡通气量却发生明显变化。因此，在一定范围内，深而慢的呼吸较浅而快的呼吸通气效率更高。

表 5-1　不同呼吸频率和潮气量时的肺通气量与肺泡通气量

呼吸形式	呼吸频率/(次/min)	潮气量/mL	肺通气量/(mL/min)	肺泡通气量/(mL/min)
平静呼吸	16	500	8000	5600
浅快呼吸	32	250	8000	3200
深慢呼吸	8	1000	8000	6800

第二节　呼吸气体的交换

呼吸气体的交换包括肺泡与肺毛细血管血液之间以及组织细胞与组织毛细血管血液之间 O_2 和 CO_2 的交换。前者称为肺换气，后者称为组织换气。

一、气体交换的原理

根据物理学原则，气体分子总是不停地进行无定向的热运动。当不同区域之间存在分压差时，气体分子总是从分压高处向分压低处发生净移动，直至两处分压相等为止，这一过程称为气体的扩散。肺换气和组织换气均以扩散方式进行。通常将单位时间内气体的扩散量称为气体扩散速率(diffusion rate, D)。气体扩散速率主要与组织两侧的气体分压差、温度、扩散面积和气体的溶解度成正比，而与扩散距离(组织的厚度)和分子量的平方根成反比，其关系式如下式所示

$$D \propto \frac{\Delta P \cdot T \cdot A \cdot S}{d \cdot \sqrt{MW}}$$

式中：ΔP 为某气体的分压差；T 为温度；A 为气体扩散的面积；S 为气体分子的溶解度；d 为气体分子扩散的距离；MW 为气体的分子量。

(一)气体分压差

在混合气体中，某种气体分子运动所产生的压力称为该气体的分压。混合气的总压力等于各气体分压之和。在温度恒定时，某一气体的分压等于该气体在混合气体中所占的容积百分比与混合气总压力的乘积。气体的分压可按下式计算

气体分压 = 混合气体的总压力 × 该气体所占的容积百分比

气体在两个区域之间分压的差值称为该气体的分压差，它是气体扩散的动力，分压差越大，气体扩散速率越大；反之，分压差小则气体扩散速率小。空气、肺泡气、血液、组织中的氧分压和二氧化碳分压见表 5-2。

表 5-2　海平面上空气、肺泡气、血液及组织中 O_2 和 CO_2 的分压(mmHg)

	空气	肺泡气	动脉血	混合静脉血	组织
PO_2	159	102	100	40	30
PCO_2	0.3	40	40	46	50

(二)气体的分子量与溶解度

气体的扩散速率与该气体分子量(MW)的平方根成反比。O_2 和 CO_2 的分子量分别是 32 和 44,按分子量计算 O_2 的扩散速率比 CO_2 大。如果扩散发生在气相和液相之间,则气体扩散速率还与气体在溶液中的溶解度(S)成正比。溶解度是某种气体在单位分压下溶解于单位体积溶液中的毫升数。一般以 1 个大气压、38℃时,100 mL 液体中溶解的气体毫升数来表示气体的溶解度。溶解度与分子量的平方根之比称为扩散系数(diffusion coefficient),它取决于气体分子本身的特性。CO_2 和 O_2 在血浆中的溶解度分别是 51.5 mL/100 mL 和 2.14 mL/100 mL,即 CO_2 在血浆中的溶解度为 O_2 的 24 倍。即在单位分压差下,CO_2 的扩散系数是 O_2 的 20 倍。因此临床上缺 O_2 比 CO_2 潴留更为常见。

(三)扩散的面积和距离

气体扩散的速率与扩散面积(A)成正比,与扩散距离(d)成反比。

(四)温度

气体扩散的速率与温度(T)成正比。人体体温相对恒定,故温度因素可忽略不计。

二、肺换气

(一)肺换气过程

如图 5-6 所示,肺泡气的 PO_2(102 mmHg)高于混合静脉血的 PO_2(40 mmHg),而肺泡气的 PCO_2(40 mmHg)低于混合静脉血的 PCO_2(46 mmHg)。因此,当肺动脉的混合静脉血流经肺毛细血管时,在气体分压差的作用下,O_2 由肺泡扩散入血液,CO_2 则由血液向肺泡扩散,完成肺换气过程。其结果是使肺毛细血管中含 O_2 较少、含 CO_2 较多的静脉血变成含 O_2 较多、含 CO_2 较少的动脉血。O_2 和 CO_2 在血液与肺泡之间的扩散速率极快,不到 0.3 s 即可达到平衡。通常情况下,血液流经肺毛细血管的时间约为 0.7 s,因此,当血液流经肺毛细血管全长约 1/3 时肺换气过程基本完成,表明肺换气有很大的储备能力。

在正常安静状态下,肺动脉血的 O_2 含量为 15 mL/100 mL,经过肺换气后升至 20 mL/100 mL,CO_2 含量则由 52 mL/100 mL 降至 48 mL/100 mL。即每 100 mL 静脉血液流经肺毛细血管后摄取了 5 mL 的 O_2,同时释放了 4 mL 的 CO_2。正常情况下,体循环动脉血的 PO_2 稍低于肺静脉血,主要是因为混入了来自支气管静脉的少量静脉血。

(二)影响肺换气的因素

前已述及,气体分压差、扩散面积、扩散距离和温度等因素均可影响气体扩散速率。这里进一步讨论扩散距离、扩散面积及肺通气/血流比值对肺换气的影响。

1.呼吸膜的厚度

肺泡气在与肺毛细血管血液之间进行气体交换时,必须通过肺泡与肺毛细血管之间的

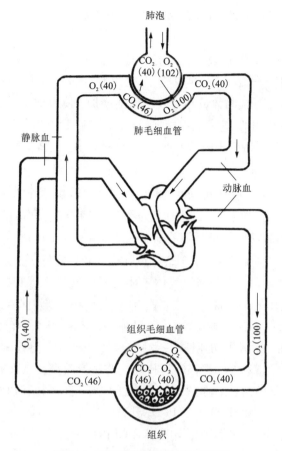

图 5-6 肺换气和组织换气示意图

气-血屏障，即呼吸膜。呼吸膜由六层结构组成(图 5-7)：含肺表面活性物质的液体层、肺泡上皮细胞层、肺泡上皮基底膜层、肺泡上皮基底膜与毛细血管基膜之间的间隙、毛细血管基膜和毛细血管内皮细胞层。呼吸膜虽然有六层结构，却很薄，总厚度平均约 0.6 μm，有的部位仅 0.2 μm，气体易于扩散通过。肺毛细血管平均直径约为 5 μm，但红细胞直径为 7~8 μm，需要挤过肺毛细血管，因此红细胞膜通常与毛细血管壁相接触，O_2 和 CO_2 不需经过大量的血浆层就可到达红细胞或进入肺泡，扩散距离短，交换速度快。气体扩散速率与呼吸膜厚度成反比关系，呼吸膜越厚，单位时间内交换的气体量越少。因此，使呼吸膜增厚或扩散距离增加的疾病，如肺纤维

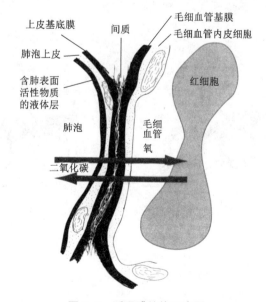

图 5-7 呼吸膜结构示意图

化、肺水肿等，都将降低气体扩散速率，减少气体扩散量。

2. 呼吸膜的面积

气体的扩散速率与扩散面积成正比。正常成人的两肺约有 7 亿个肺泡，总扩散面积达 70 m^2，平静呼吸时，用于气体扩散的呼吸膜面积约为 40 m^2，因此有很大的面积储备。劳动或运动时，肺泡毛细血管开放的数量和开放的程度增加，使有效扩散面积大大增加，气体扩散量增多，以适应机体代谢的需要。在病理情况下，如肺不张、肺实变、肺气肿、肺叶切除、肺毛细血管关闭或阻塞的患者，均可使呼吸膜的面积减小，气体扩散量减少。

3. 通气/血流比值

通气/血流比值(ventilation/perfusion ratio, $\dot{V}_A/\dot{Q}$)是指每分肺泡通气量($\dot{V}_A$)和每分肺血流量($\dot{Q}$)的比值。正常成人安静时，肺泡通气量约为 4.2 L/min，每分肺血流量约为 5.0 L/min，则 $\dot{V}_A/\dot{Q}$ 为 0.84。此时肺泡通气量与肺毛细血管血流量之间的匹配最适宜(图 5-8A)，气体交换效率最高。若通气/血流不匹配，则会导致肺换气效率降低。如果 $\dot{V}_A/\dot{Q}$ 比值增大，意味着通气过度或血流相对不足，部分肺泡气体未能与血液气体充分交换，使肺泡无效腔增大，见于肺血管栓塞等疾患(图 5-8B)。反之，$\dot{V}_A/\dot{Q}$ 比值减小，则意味着通气量不足或血流相对过多，部分血液流经通气不良的肺泡，混合静脉血中的气体得不到充分更新，未能完全成为动脉血就流回心脏，犹如形成了功能性动-静脉短路，见于支气管痉挛等疾患(图 5-8C)。可见，无论 $\dot{V}_A/\dot{Q}$ 比值增大或减小，都将影响肺换气的交换效率，导致机体缺 O_2 和 CO_2 潴留，但以缺 O_2 更明显。这是因为：①动、静脉血液之间 PO_2 差远大于 PCO_2 之差，故发生动-静脉短路时，动脉血 PO_2 下降的程度大于 PCO_2 升高的程度；②CO_2 的扩散系数是 O_2 的 20 倍，故 CO_2 的扩散较 O_2 为快，不易潴留；③动脉血的 PO_2 下降和 PCO_2 升高，均可刺激呼吸中枢，使呼吸加深加快，增加肺泡通气量，有助于 CO_2 的排出，却几乎无助于 O_2 摄取，这是由氧解离曲线和 CO_2 解离曲线的特点所决定的(见本章第三节)。肺气肿患者，因细支气管阻塞和肺泡壁的破坏，上述两种 $\dot{V}_A/\dot{Q}$ 异常都可以存在，致使肺换气速率受到极大损害，是造成肺换气功能异常最常见的疾病之一。因此，通气/血流比值可作为衡量肺换气功能的一个指标。

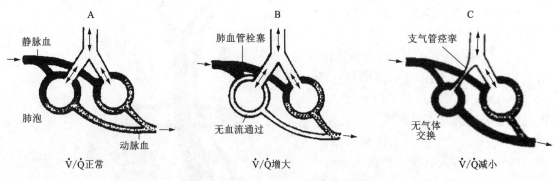

图 5-8 肺通气/血流比值变化示意图

健康成年人安静时全肺总的 $\dot{V}_A/\dot{Q}$ 比值约为 0.84。但肺泡通气量与肺毛细血管血流量在肺内的分布不均匀,因此各部位的 $\dot{V}_A/\dot{Q}$ 比值并不相同。例如,人在直立位时,由于重力等因素的作用,肺尖部的肺泡通气量和血流量均小于肺底部,尤以血流量减少更为显著,故肺尖部 $\dot{V}_A/\dot{Q}$ 比值较大,可达 3.3;而肺底部肺泡通气量和血流量均增加,以血流量增加更为显著,$\dot{V}_A/\dot{Q}$ 比值可低至 0.63(图 5-9)。虽然正常情况下肺泡通气量和血流量分布不均,导致肺不同部位的 $\dot{V}_A/\dot{Q}$ 比值有差异,但由于呼吸膜的面积远远超过肺换气的实际需要,因而并不影响正常的气体交换效率。

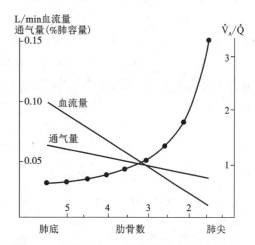

图 5-9　正常人直立时肺通气和血流量的分布

三、组织换气

(一)组织换气过程

组织换气是指发生在血液、组织液和组织细胞之间的气体交换过程。由于组织中细胞的有氧代谢不断消耗 O_2 和产生 CO_2,使组织内 PO_2(30 mmHg)低于动脉血的 PO_2(100 mmHg),PCO_2(50 mmHg)高于动脉血的 PCO_2(40 mmHg)。当动脉血流经组织毛细血管时,在分压差的推动下,O_2 由血液向组织细胞扩散,CO_2 则从组织细胞向血液扩散,完成组织换气(图 5-6),结果使动脉血变成了含 O_2 少而含 CO_2 较多的静脉血。

(二)影响组织换气的因素

影响组织换气的因素主要有组织细胞代谢水平、毛细血管血流量及通透性、气体扩散距离等。当组织细胞代谢增强时,血液与组织间的 PO_2 差和 PCO_2 差增大,同时组织代谢产生的腺苷和 H^+ 增多,使毛细血管开放数量增加,局部毛细血管血流量增加,有利于气体交换。组织水肿时,组织细胞与毛细血管之间的距离增大;同时,组织毛细血管受压,血流量减少,均可妨碍气体交换。

第三节　气体在血液中的运输

肺换气摄取的 O_2 通过血液循环被运输到机体各组织器官,供细胞利用;细胞代谢产生的 CO_2 经组织换气进入血液后经血液循环运输到肺泡排出体外。因此,气体在血液中的运输是实现气体交换的重要中间环节。O_2 和 CO_2 在血液中的运输形式有两种,即物理溶解和化学结合。

气体在溶液中溶解的量与分压和溶解度成正比,和温度成反比。温度 38℃ 时,1 个大气压下,O_2 和 CO_2 在 100 mL 血液中溶解的量分别是 2.36 mL 和 48 mL。按此计算,静脉血 PCO_2 为 46 mmHg,则每 100 mL 血液含溶解的 CO_2 为 2.91 mL;动脉血 PO_2 为 100 mmHg,每

100 mL 血液含溶解的 O_2 为 0.31 mL。可是，血液中实际的 O_2 和 CO_2 含量比这数字大得多（表 5-3），显然单靠物理溶解形式来运输 O_2 和 CO_2 不能适应机体代谢的需要，主要依靠化学结合的方式运输。虽然血液中物理溶解的气体量很少，但其作用却很重要，因为经肺换气或组织换气进入血液的 O_2 和 CO_2 须先溶解在血浆中，才能发生化学结合；而化学结合的气体也必须先解离成溶解状态后才能从血液中逸出。物理溶解和化学结合两者之间处于动态平衡。

表 5-3　血液中 O_2 和 CO_2 的含量（mL/100 mL 血液）

气体	动脉血			混合静脉血		
	物理溶解	化学结合	合计	物理溶解	化学结合	合计
O_2	0.31	20.0	20.31	0.11	15.2	15.31
CO_2	2.53	46.40	48.93	2.91	50.0	52.91

一、氧的运输

血液中物理溶解的 O_2 量很少，约占血液总 O_2 含量的 1.5%，而化学结合的 O_2 量占 98.5%。O_2 的化学结合形式是氧合血红蛋白（HbO_2）。血红蛋白（hemoglobin，Hb）是红细胞内的色蛋白，其分子结构特征使其成为有效的运 O_2 工具。

（一）Hb 的分子结构

Hb 分子由 1 个珠蛋白和 4 个血红素组成。每个血红素又由 4 个吡咯基组成一个环，其中心为一个 Fe^{2+}。珠蛋白有 4 条多肽链，每条多肽链与 1 个血红素相连接，构成 Hb 的单体或亚单位。Hb 是由 4 个单体构成的四聚体。不同 Hb 分子珠蛋白多肽链的组成有所不同。成年人 Hb（HbA）由 2 条 α 链和 2 条 β 链组成，为 $\alpha_2\beta_2$ 结构。胎儿 Hb（HbF）由 2 条 α 链和 2 条 γ 链组成，为 $\alpha_2\gamma_2$ 结构。每条 α 链含 141 个氨基酸残基，每条 β 链或 γ 链含 146 个氨基酸残基，HbF 的 γ 链与 HbA 的 β 链的区别在于其中有 37 个氨基酸残基不一样。出生后不久，HbF 即为 HbA 所取代。血红素基团中心的 Fe^{2+} 可与 O_2 结合，使 Hb 成为氧合血红蛋白（oxyhemoglobin，HbO_2），没有结合 O_2 的 Hb 称为去氧血红蛋白（deoxyhemoglobin，Hb），因此 Hb 既可以是血红蛋白的一般称谓，也可以是指去氧血红蛋白。

Hb 的 4 个亚单位之间和亚单位内部由盐键连接。Hb 与 O_2 的结合或解离将影响盐键的形成或断裂，使 Hb 发生变构效应，与 O_2 的亲和力也随之发生变化，这是 Hb 氧解离曲线呈 S 形和波尔效应的基础。

（二）Hb 与 O_2 结合的特征

O_2 与 Hb 结合的特征有：

1. 可逆性和快速性

O_2 与 Hb 的结合是可逆的、反应迅速、不需酶的催化，反应的方向取决于 PO_2 的高低。当血液流经 PO_2 高的肺部时，Hb 与 O_2 结合，形成 HbO_2；当血液流经 PO_2 低的组织时，HbO_2 迅速解离，释放 O_2，成为去氧 Hb，反应式如下：

$$\text{Hb} + \text{O}_2 \xrightleftharpoons[\text{PO}_2\,\text{低（组织）}]{\text{PO}_2\,\text{高（肺部）}} \text{HbO}_2$$

2. O_2 与 Hb 的结合是氧合反应

Hb 中的 Fe^{2+} 与 O_2 结合后仍是二价铁，故 O_2 与 Hb 的结合反应是氧合，而不是氧化。

3. 1 分子 Hb 可结合 4 分子 O_2

前已提到，1 分子 Hb 可结合 4 分子 O_2。成年人 Hb 的分子量为 64458，因此在 100% O_2 饱和状态下，1 g Hb 可结合的最大 O_2 量为 1.39 mL。正常情况下，红细胞中含有少量不能结合 O_2 的高价铁 Hb 以及其他能影响 Hb 与 O_2 结合的因素，因此 1 g Hb 实际结合的量 O_2 低于 1.39 mL，通常按 1.34 mL 计算。100 mL 血液中，Hb 所能结合的最大 O_2 量称为 Hb 的氧容量 (oxygen capacity)，该值受 Hb 浓度的影响。而 Hb 实际结合的 O_2 量称为 Hb 的氧含量 (oxygen content)，其值受 PO_2 的影响。Hb 氧含量与 Hb 氧容量的百分比称为 Hb 氧饱和度 (oxygen saturation)。例如，Hb 浓度在 15 g/100 mL 血液时，Hb 的氧容量为 $15 \times 1.34 = 20.1$（mL/100 mL 血液），如果 Hb 的氧含量是 20.1 mL，则 Hb 氧饱和度是 100%；如果 Hb 氧含量实际是 15 mL，则 Hb 氧饱和度约为 $15/20 \times 100\% = 75\%$。通常情况下，血浆中溶解的 O_2 极少，故可忽略不计，因此，Hb 氧容量、Hb 氧含量和 Hb 氧饱和度可分别视为血氧容量、血氧含量和血氧饱和度。

HbO_2 呈鲜红色，Hb 呈紫蓝色。当血液中去氧血红蛋白含量达到 5 g/100 mL 以上时，体表毛细血管丰富的部位如皮肤、甲床、口唇及黏膜等处可出现青紫色，称为发绀。发绀常表示机体缺氧。但也有例外，如某些严重贫血患者，因血液中去氧血红蛋白含量不到 5 g/100 mL，虽有缺氧但不出现发绀。反之，某些红细胞增多的人（如高原性红细胞增多症），血液中去氧血红蛋白的含量超过 5 g/100 mL，人体可出现发绀，但不一定缺氧。

4. 氧解离曲线呈 S 形

Hb 与 O_2 的结合或解离曲线呈 S 形与 Hb 的变构效应有关。目前认为 Hb 有两种构型：Hb 为紧密型 (tense form，T 型)，HbO_2 为疏松型 (relaxed form，R 型)，两者相互转换。在红细胞的一生中，Hb 大约发生 10^8 次转换。当 O_2 与 Hb 中的 Fe^{2+} 结合后，盐键逐步断裂，Hb 分子逐步由 T 型变为 R 型，对 O_2 的亲和力逐步增加；反之，当 HbO_2 释放 O_2 时，Hb 分子逐渐由 R 型变为 T 型，对 O_2 的亲和力逐渐降低。R 型 Hb 对 O_2 亲和力约为 T 型的 500 倍。Hb 的 4 个亚单位无论在结合 O_2 或释放 O_2 时，彼此之间存在协同效应，即 1 个亚单位与 O_2 结合后，由于变构效应，其他亚单位更易与 O_2 结合；反之，当 HbO_2 的 1 个亚单位释出 O_2 后，其他亚单位更易释放 O_2。因此，Hb 氧离曲线呈 S 形。

（三）氧解离曲线及影响因素

1. 氧解离曲线

氧解离曲线 (oxygen dissociation curve) 是表示血液氧分压与 Hb 氧饱和度之间关系的曲线（图 5-10）。即在不同 PO_2 下 O_2 与 Hb 的结合和解离情况。在一定范围内，Hb 氧饱和度与氧分压呈正相关，但并非完全的线性关系，而是呈近似 S 形的曲线。根据氧解离曲线的 S 形变化趋势及功能意义，该曲线分为三段。

测定条件：温度 37℃，血液 pH 7.4，PCO_2 40 mmHg，Hb 浓度 15 g/100 mL。

(1) 氧解离曲线上段：相当于 PO_2 在 60~100 mmHg 之间时的 Hb 氧饱和度。此段曲线较平坦，反映 Hb 与 O_2 结合的部分，表明在此范围内血液 PO_2 的变化对 Hb 氧饱和度的影响不大。如 PO_2 为 100 mmHg 时，Hb 氧饱和度约为 97.4%，血氧含量约为 19.4 mL/100 mL（血液）；如将吸入气的 PO_2 提高到 150 mmHg，Hb 氧饱和度将升至 100%，此时 PO_2 提高了 50%，但 Hb 氧饱和度仅增加了 2.6%，血氧含量约为 20.0 mL/

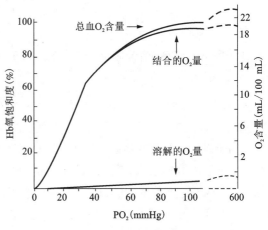

图 5-10 氧解离曲线

100 mL（血液），增加不到 1 mL。这就解释了为何 $\dot{V}_A/\dot{Q}$ 不匹配时，增加肺泡通气量几乎无助于 O_2 的摄取。当 PO_2 降至 60 mmHg 时，Hb 氧饱和度仍可维持在 90%。因此，在高原地区生活或某些呼吸系统疾病的患者，即使吸入气或肺泡气 PO_2 下降，只要动脉血中 PO_2 不低于 60 mmHg，Hb 氧饱和度仍可维持在 90% 以上，血液仍能携带足够的 O_2，不致发生明显的低氧血症。但这不利于发现呼吸系统和心血管疾病引起的早期缺氧。

(2) 氧解离曲线中段：相当于 PO_2 在 40~60 mmHg 之间时的 Hb 氧饱和度，该段曲线较陡直，反映 HbO_2 释放 O_2 的部分。表明在此范围内，PO_2 稍有下降，Hb 氧饱和度就明显降低，较多的氧将从氧合血红蛋白中解离出来。氧解离曲线的这一特点有利于对低氧环境的组织细胞供 O_2。如 PO_2 为 40 mmHg 时，相当于混合静脉血的 PO_2，Hb 氧饱和度为 75%，血氧含量约 14.4 mL/100 mL（血液）。即每 100 mL 动脉血流经组织时释放出 5 mL O_2。血液流经组织时释放出的 O_2 容积占动脉血氧含量的百分数称为氧利用系数（utilization coefficient of oxygen）。安静时，心输出量约 5 L，每分钟耗氧量约为 250 mL，因此 O_2 的利用系数约为 25%。因此，该段曲线可反映安静状态下机体的供 O_2 情况。

(3) 氧解离曲线下段：相当于 PO_2 在 15~40 mmHg 之间时的 Hb 氧饱和度。该段曲线最陡，也是反映 HbO_2 释放 O_2 的部分。当组织代谢增强（如剧烈运动）时，组织耗氧量增多，组织中 PO_2 可降至 15 mmHg，HbO_2 进一步解离，Hb 氧饱和度降至更低水平，血氧含量仅约 4.4 mL/100 mL（血液），即每 100 mL 血液可释放 15 mL O_2 供组织利用，氧的利用系数可提高到 75%，是安静时的 3 倍。可见该段曲线可反映血液供 O_2 的储备能力。

2. 影响氧解离曲线的因素

Hb 与 O_2 的结合和解离受多种因素影响，使 Hb 对 O_2 的亲和力发生变化，氧解离曲线位置偏移。通常用 P_{50} 表示 Hb 对 O_2 的亲和力。P_{50} 是使 Hb 氧饱和度达 50% 时的 PO_2，正常为 26.5 mmHg。P_{50} 增大，表明 Hb 对 O_2 的亲和力降低，需更高的 PO_2 才能达到 50% 的 Hb 氧饱和度，氧解离曲线右移；P_{50} 降低，表示 Hb 对 O_2 的亲和力增加，达 50% Hb 氧饱和度所需的 PO_2 降低，氧解离曲线左移。影响 Hb 与 O_2 亲和力或 P_{50} 的因素有血液的 pH、PCO_2、温度和有机磷化合物等（图 5-11）。

(1)血液 pH 与 PCO_2 的影响：pH 降低或 PCO_2 升高，Hb 对 O_2 的亲和力降低，P_{50} 增大，氧解离曲线右移；反之，pH 升高或 PCO_2 降低，Hb 对 O_2 的亲和力增加，P_{50} 降低，氧解离曲线左移。血液酸度和 PCO_2 对 Hb 与 O_2 亲和力的影响称为波尔效应（Bohr effect）。波尔效应的机制与 pH 改变时 Hb 发生构象变化有关。酸度增加时，H^+ 与 Hb 多肽链某些氨基酸残基的基团结合，促进盐键形成，使 Hb 分子构象由 R 型向 T 型转变，从而降低了 Hb 对 O_2 的亲和力，氧解离曲线右移；酸度降低时，则促使盐键断裂释放出 H^+，Hb 分子构象由 T 型向 R 型转变，对

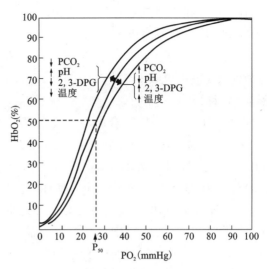

图 5-11 影响氧解离曲线位置的主要因素

O_2 的亲和力增加，氧解离曲线左移。PCO_2 改变时一方面通过 pH 产生间接效应；另一方面也通过 CO_2 与 Hb 结合而直接影响 Hb 与 O_2 的亲和力，但这一效应不明显。

波尔效应有重要的生理意义，它既可促进肺毛细血管血液摄取 O_2，又有利于组织毛细血管血液释放 O_2。当血液流经肺部时，CO_2 从血液向肺泡扩散，血液 PCO_2 下降，H^+ 浓度也降低，两者均使 Hb 对 O_2 的亲和力增加，血液运 O_2 量增加。当血液流经组织时，CO_2 从组织扩散进入血液，血液 PCO_2 和 H^+ 浓度升高，Hb 对 O_2 的亲和力降低，促使 HbO_2 解离向组织释放更多的 O_2。

(2)温度的影响：温度升高，Hb 对 O_2 的亲和力降低，P_{50} 增大，氧解离曲线右移，促使 O_2 的释放；反之，温度降低，氧解离曲线左移，不利于 O_2 的释放。温度对氧解离曲线的影响可能与温度影响了 H^+ 活度有关。温度升高，H^+ 活度增加，降低了 Hb 对 O_2 的亲和力；温度降低，增加 Hb 对 O_2 的亲和力。

当组织代谢活跃使局部组织温度升高，CO_2 和酸性代谢产物增加时，均有利于 HbO_2 解离，使组织可获得更多的 O_2，以适应组织细胞代谢增加的需要。临床低温麻醉手术时，低温有利于降低组织的耗 O_2 量。值得注意的是，当组织的温度降至 20℃ 时，即使 PO_2 仅有 40 mmHg，Hb 的氧饱和度仍能维持在 90% 以上，此时可由于 HbO_2 对 O_2 的释放减少而导致组织缺 O_2，而血液因氧含量较高而呈红色，因此容易疏忽组织缺 O_2 的情况。

(3)红细胞内 2，3-二磷酸甘油酸：红细胞中含有丰富的磷酸盐，如 2，3-二磷酸甘油酸（2，3-diphospoglyceric acid，2，3-DPG）、ATP 等，特别是 2，3-DPG 在调节 Hb 和 O_2 的亲和力中作用重要。2，3-DPG 浓度升高时，Hb 对 O_2 的亲和力降低，P_{50} 增大，氧解离曲线右移；反之，2，3-DPG 浓度降低，Hb 对 O_2 的亲和力增加，氧解离曲线左移。其机制可能是 2，3-DPG 与 Hb 的 β 链形成盐键，促使 Hb 变成 T 型的缘故。此外，2，3-DPG 可以提高红细胞内 H^+ 浓度，通过波尔效应来降低 Hb 对 O_2 的亲和力。

2，3-DPG 是红细胞无氧糖酵解的产物。高原低 O_2、贫血、慢性缺 O_2 等情况，糖酵解加强，红细胞 2，3-DPG 增加，氧解离曲线右移，有利于 HbO_2 释放较多的 O_2，改善组织缺氧；

但同时减少了 Hb 在肺部对 O_2 的结合。在血库中用抗凝剂枸橼酸-葡萄糖液保存 3 周后的血液，糖酵解停止，红细胞内的 2，3-DPG 浓度下降，使 Hb 与 O_2 的亲和力增加，O_2 不容易解离出来而影响对组织的供氧。故临床上给患者输入大量经过长时间储存的血液时，医务人员应考虑到该血液在组织中释放 O_2 的能力降低的情况；而采用枸橼酸盐-磷酸盐-葡萄糖液作抗凝剂，这种影响要小些。

（4）CO：CO 可与 Hb 结合形成一氧化碳血红蛋白，占据 Hb 分子中 O_2 的结合位点，使 Hb 氧饱和度和血液氧含量显著下降。CO 与 Hb 的亲和力约为 O_2 的 250 倍，这意味着在极低的 PCO 下，CO 即可取代 HbO_2 中的 O_2。肺泡 PCO 为 0.4 mmHg（肺泡 PO_2 100 mmHg 的 1/250）时，CO 即可与 O_2 等量竞争，使 Hb 与 O_2 的结合量减半；肺泡 PCO 为 0.6 mmHg（空气中 CO 浓度低于 1/1000）即可致人死亡。此外，CO 还有一极为有害的效应，当 CO 与 Hb 分子中一个血红素结合后，将增加其余 3 个血红素对 O_2 的亲和力，使氧解离曲线左移，妨碍 O_2 的解离，故 CO 中毒既可妨碍 Hb 与 O_2 的结合，又能妨碍 Hb 与 O_2 的解离，危害极大。

Hb 与 CO 结合后呈樱桃色，因而 CO 中毒时，机体虽有严重缺氧却不出现发绀，在临床实际工作中必须高度关注。此外，CO 中毒时，血液 PO_2 可能是正常的，因而机体虽然缺氧，但不会刺激呼吸运动而增加肺通气，相反却可能抑制呼吸中枢（见本章第四节），减少肺通气，进一步加重缺氧。因此，在给 CO 中毒患者吸 O_2 时，常同时加入 5% CO_2，以刺激呼吸运动。

（5）其他因素：除上述因素外，Hb 与 O_2 的结合还受自身性质的影响。亚硝酸盐中毒或氰化物中毒使 Hb 的 Fe^{2+} 氧化成 Fe^{3+}，失去运输 O_2 的能力。胎儿 Hb 和 O_2 的亲和力较高，有助于胎儿血液流经胎盘时从母体摄取 O_2。

二、二氧化碳的运输

成人在安静状态下，机体代谢过程中每分钟大约产生 200 mL CO_2，经组织换气扩散进入血液的 CO_2，以物理溶解和化学结合两种方式运输，其中物理溶解的 CO_2 仅占血液 CO_2 总运输量的 5%，化学结合的约占 95%。

（一）化学结合

CO_2 的化学结合形式有碳酸氢盐和氨基甲酰血红蛋白两种，前者约占 CO_2 总运输量的 88%，后者约占 7%。

1. 碳酸氢盐

血液流经组织时，组织细胞生成的 CO_2 首先扩散入血浆。进入血浆的 CO_2 绝大部分又迅速扩散入红细胞，在碳酸酐酶的催化下，CO_2 与 H_2O 结合生成 H_2CO_3，H_2CO_3 解离成 HCO_3^- 和 H^+，使红细胞内 HCO_3^- 浓度升高。红细胞内碳酸酐酶含量丰富，故该反应极为迅速，不到 1 秒即可达到平衡。由于红细胞膜对负离子的通透性较高，HCO_3^- 除一部分与细胞内的 K^+ 结合成 $KHCO_3$ 外，大部分顺浓度差通过红细胞膜扩散进入血浆，红细胞内负离子因此减少。因红细胞膜不允许正离子自由通过，而允许小的负离子通过，故血浆中的 Cl^- 则向红细胞内扩散，以维持膜两侧电荷的平衡，这一现象称为氯转移。红细胞内生成的 HCO_3^- 与血浆中的 Cl^- 通过红细胞膜上的 HCO_3^--Cl^- 转运体进行跨膜交换，可避免 HCO_3^- 在红细胞内的堆积，有利于 CO_2 的运输。随着 CO_2 的进入，红细胞内的渗透压由于 HCO_3^- 或 Cl^- 的增多而升高，H_2O

便进入红细胞以保持其渗透压平衡,使静脉血中的红细胞轻度"肿胀"。同时,由于动脉血中的一部分液体经淋巴而不是经静脉回流,所以静脉血的血细胞比容要比动脉血的血细胞比容高约 3%。因红细胞膜对正离子的通透性极小,因此上述反应中 HCO_3^- 解离出的 H^+ 不能伴随 HCO_3^- 外移,而主要与 Hb 结合被缓冲(图 5-12)。由此可见,进入血浆的 CO_2 主要以 $NaHCO_3$ 形式在血浆中运输。另有小部分溶解于血浆的 CO_2 与水结合,生成 H_2CO_3,又解离成 HCO_3^- 和 H^+。HCO_3^- 主要与血浆中的 Na^+ 结合,生成 $NaHCO_3$,H^+ 被血浆缓冲系统缓冲,血浆 pH 不发生明显变化。但血浆中缺乏碳酸酐酶,使该反应过程缓慢,需数分钟才能达到平衡。

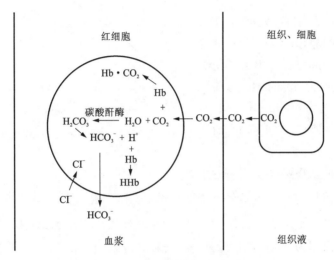

图 5-12 CO_2 在血液中的运输示意图

在红细胞内发生的上述反应迅速而可逆,反应的方向取决于 PCO_2 的高低。当血液流经肺部时,由于肺泡气的 PCO_2 低于静脉血,血浆中溶解的 CO_2 扩散入肺泡,红细胞内的 HCO_3^- 与 H^+ 生成 H_2CO_3,碳酸酐酶又加速 H_2CO_3 分解成 CO_2 与 H_2O,血浆中的 HCO_3^- 进入红细胞以补充消耗了的 HCO_3^-,Cl^- 则扩散出红细胞。CO_2 扩散入血浆后再向肺泡扩散,最后排出体外。

2.氨基甲酰血红蛋白

进入红细胞内的 CO_2,一部分还可直接与 Hb 的氨基结合,生成氨基甲酰血红蛋白(HHbNHCOOH)。该反应不需酶的催化,反应迅速、可逆,反应的方向取决于 PO_2,反应式如下:

$$HbNH_2O_2 + H^+ + CO_2 \underset{\text{肺部}}{\overset{\text{组织}}{\rightleftharpoons}} HHbNHCOOH + O_2$$

调节这一反应的主要因素是氧合作用。HbO_2 与 CO_2 结合生成 HHbNHCOOH 的能力比 Hb 小。在组织,HbO_2 解离释放出 O_2 变成 Hb,Hb 与 CO_2 结合生成大量 HHbNHCOOH;在肺部,PO_2 较高,Hb 与 O_2 结合生成 HbO_2,促使 HHbNHCOOH 解离释放出 CO_2 而扩散入肺泡。虽以氨基甲酰血红蛋白形式运输的 CO_2 仅占 CO_2 运输总量的 7%,但在肺部排出的 CO_2 中却有 17.5% 是从氨基甲酰血红蛋白释放的, 可见该运输形式对 CO_2 排出具有重要意义。

(二) CO_2 解离曲线

CO_2 解离曲线 (carbon dioxide dissociation curve) 是表示血液中 CO_2 含量与 PCO_2 关系的曲线。由图 5-13 可知, 血液中 CO_2 的含量随 PCO_2 升高而增加, 但与氧解离曲线不同的是, CO_2 解离曲线几乎成线性关系而不呈 S 形, 而且没有饱和点。因此, CO_2 解离曲线的纵坐标不用饱和度而用浓度来表示。

图 5-13 中的 A 点是 PO_2 为 40 mmHg、PCO_2 为 45 mmHg 的静脉血液中 CO_2 的含量, 约为 52 mL/100 mL 血液; B 点是 PO_2 为 100 mmHg、PCO_2 为 40 mmHg 的动脉血液中 CO_2 含量, 约为 48 mL/100 mL 血液。可见, 血液流经肺时, 每 100 mL 血液释出 4 mL CO_2。

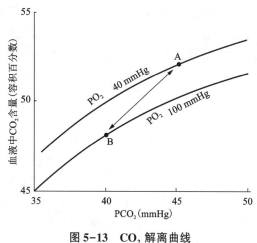

图 5-13　CO_2 解离曲线

(三) 氧与 Hb 的结合对 CO_2 运输的影响

O_2 与 Hb 结合可促使 CO_2 释放, 而去氧 Hb 则容易与 CO_2 结合, 这一现象称为何尔登效应 (Haldane effect)。从图 5-13 可以看出, 在相同 PCO_2 下, 动脉血 (HbO_2 多) 携带的 CO_2 比静脉血少。这主要是因为 HbO_2 酸性较强, 而去氧 Hb 酸性较弱, 所以去氧 Hb 易与 CO_2 结合生成 HHbNHCOOH, 也易于与 H^+ 结合, 使 H_2CO_3 解离过程中产生的 H^+ 被及时中和有利于反应向右进行, 提高了血液运输 CO_2 的量。因此, 在组织中, 由于 HbO_2 释出 O_2 而变成去氧 Hb, 经何尔登效应促使血液摄取并结合 CO_2; 在肺部, 则因 Hb 与 O_2 结合, 促使 CO_2 释放。可见 O_2 和 CO_2 的运输不是孤立进行的, 而是相互影响的。CO_2 通过波尔效应影响 O_2 与 Hb 的结合和释放, O_2 又通过何尔登效应影响 CO_2 与 Hb 的结合和释放。

第四节　呼吸运动的调节

呼吸运动是由呼吸肌的舒缩完成的节律性运动, 其节律性起源于呼吸中枢。呼吸运动的深度和频率可随机体内外环境的改变而发生相应变化, 以适应机体代谢的需要。例如在肌肉运动时, 机体耗 O_2 量和 CO_2 生成量均增加, 此时呼吸运动加深加快, 肺通气量增加, 以摄取更多 O_2, 排出更多 CO_2 来满足机体代谢活动增强的需要。呼吸节律的形成及其与机体代谢水平的适应, 是通过中枢神经系统的调节来实现的。

一、呼吸中枢与呼吸节律的形成

(一) 呼吸中枢

在中枢神经系统内产生和调节呼吸运动的神经元细胞群称为呼吸中枢 (respiratory

center）。呼吸中枢广泛分布于神经系统各级中枢，包括大脑皮层、间脑、脑桥、延髓和脊髓等部位，它们在呼吸节律的产生和调节中发挥不同的作用。正常呼吸节律的形成是在各级中枢的相互协调、相互制约下实现的。

在对呼吸中枢定位的诸多实验中，最具有意义的是 1923 年由英国的生理学家 Lumsden 对猫脑干进行系列横切的研究（图 5-14）。该实验观察到，若在动物的延髓和脊髓之间横断，动物的呼吸运动立即停止（图 5-14D），且不再恢复。若在中脑和脑桥之间横断脑干，仅保留低位脑干（延髓与脑桥）与脊髓的联系，动物的呼吸节律无明显变化（图 5-14A）；表明低位脑干是产生呼吸节律的基本部位。如果在脑桥上、中部之间横切，动物的呼吸将变深变慢（图 5-14B）；如再切断双侧迷走神经，吸气时间大大延长；这一结果提示脑桥上部有抑制吸气活动的中枢结构，称为呼吸调整中枢。来自肺部的迷走传入冲动也有抑制吸气的作用，当延髓失去来自脑桥上部和迷走神经传入这两方面的抑制作用后，吸气活动不能及时被中断，出现长吸呼吸。若再在脑桥和延髓之间横切，则呈喘息样呼吸（图 5-14C），表现为不规则的呼吸节律。这些结果表明脑桥中下部可能存在兴奋吸气活动的长吸中枢。在 20 世纪 20—50 年代期间形成了三级呼吸中枢理论学说：即在延髓内有喘息中枢，产生最基本的呼吸节律；在脑桥中下部有长吸中枢，对吸气活动产生紧张性易化作用；在脑桥上部有呼吸调整中枢，对长吸中枢产生周期性抑制作用，三者共同形成正常的呼吸节律。后来的研究肯定了关于延髓有呼吸节律基本中枢和脑桥上部有呼吸调整中枢的结论，但未能证实脑桥中下部存在长吸中枢。

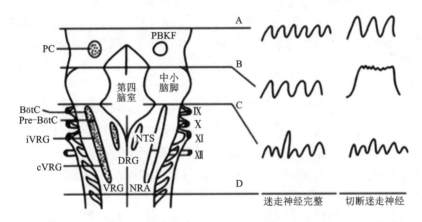

BötC：包钦格复合体；cVRG：尾段腹侧呼吸组；DRG：背侧呼吸组；iVRG：中段腹侧呼吸组；
NRA：后疑核；NTS：孤束核；PBKF：臂旁内侧核和 Kölliker-Fuse（KF）核；PC：呼吸调整中枢；
pre-BötC：前包钦格复合体；VRG：腹侧呼吸组；Ⅸ、Ⅹ、Ⅺ、Ⅻ分别为第 9、10、11、12 对脑神经；
A、B、C、D：为脑不同平面横切。

图 5-14 脑干呼吸神经核团（左）和在不同平面横切脑干后呼吸运动的变化（右）示意图

近年来，用微电极等新技术研究发现，在中枢神经系统内有与呼吸周期相关的神经元节律性放电，这些神经元被称为呼吸相关神经元或呼吸神经元。根据其自发放电的时间分为：在吸气相放电的吸气神经元，在呼气相放电的呼气神经元，在吸气相放电并延续至呼气相的吸气-呼气神经元，在呼气相放电并延续到吸气相的呼气-吸气神经元，后两类神经元均系跨时相神经元。

1. 脊髓

脊髓中支配呼吸肌的运动神经元位于第3~5颈段(支配膈肌)和胸段(支配肋间肌和腹肌等)脊髓前角。在相应脊髓前角运动神经元的支配下,呼吸肌发生节律性收缩和舒张,引起呼吸运动。脊髓不能产生节律性呼吸运动,但是联系高位脑和呼吸肌的中继站以及整合某些呼吸反射的初级中枢。

2. 延髓呼吸中枢

在延髓,呼吸神经元主要集中在延髓背侧和腹侧两组神经核团内,分别称为背侧呼吸组(dorsal respiratory group, DRG)和腹侧呼吸组(ventral respiratory group, VRG)。背侧呼吸组的神经元分布在延髓的背内侧部,相当于孤束核的腹外侧部,该部位主要含吸气神经元,其作用是兴奋脊髓膈运动神经元,引起膈肌收缩而吸气。腹侧呼吸组神经元分布在延髓的腹外侧区,从尾端到头端相当于后疑核、疑核和面神经后核以及它们的邻近区域,含有多种类型的呼吸神经元,平静呼吸时作用不明显,仅当机体代谢增强产生用力呼吸时,它们的活动使脊髓呼吸运动神经元兴奋,进而加强吸气并引起主动呼气,增加肺通气量;此外,它们还可调节辅助呼吸肌的活动,进而调节气道阻力。20世纪90年代初以来,有学者发现,在VRG中相当于疑核头端的平面存在一个称为包钦格复合体(pre-Bötzinger complex, pre-BötC)的区域,该区域可能是哺乳动物呼吸节律起源的关键部位。

3. 脑桥呼吸调整中枢

脑桥内呼吸神经元相对集中于臂旁内侧核和与其相邻的 Kölliker-Fuse(KF)核,合称为PBKF核群。PBKF核群是呼吸调整中枢所在部位,主要含呼气神经元,与延髓呼吸神经元之间存在广泛的双向联系。主要作用是抑制延髓吸气神经元,促使吸气向呼气转化,防止吸气过长过深。

4. 高位脑

呼吸运动还受脑桥以上中枢部位的影响,如大脑皮层、边缘系统、下丘脑等,尤其是大脑皮层。大脑皮层可在一定范围内随意改变呼吸的深度和频率,配合说话、唱歌、咳嗽和吞咽等动作,参与建立呼吸运动条件反射。大脑皮层对呼吸运动的调节是通过皮质脊髓束和皮质脑干束,直接改变呼吸肌运动神经元的活动;以及通过对脑桥和延髓呼吸中枢的作用,调节呼吸节律。

呼吸运动受随意和非随意调节系统的双重调节,大脑皮层是随意呼吸调节系统,而低位脑干则为非随意的自主呼吸调节系统。临床上可见到自主呼吸和随意呼吸分离的现象。当低位脑干或自主呼吸通路受损时,自主节律性呼吸运动出现异常甚至停止,而患者仍可进行随意呼吸,但这种患者常需依靠人工呼吸机来维持肺通气,否则患者一旦入睡,呼吸运动就会停止;当相应大脑皮层运动区或皮层脊髓束受损时,患者可以进行自主呼吸,但不能完成对呼吸运动的随意调控。

(二)呼吸节律的形成

关于正常呼吸节律的形成机制尚不清楚,主要有两种学说,即起步细胞学说(theory of pacemaker)和神经元网络学说(theory of neuronal circuit)。起步细胞学说认为,节律性呼吸运动犹如窦房结起搏细胞的节律性兴奋引起整个心脏产生节律性收缩那样,由延髓内具有起步样活动的神经元的节律性兴奋而引起，上述包钦格复合体可能就是呼吸节律起步神经元的所在部位。神经元网络学说认为，呼吸节律的产生依赖于延髓内呼吸神经元之间的相互联系和相互作用，有学者在大量实验研究的基础上提出了多种模型，其中最有影响的是20世纪70年代提出的中枢吸气活动发生器和吸气切断机制模型（图5-15），该模型认为延髓内存在一些起中枢吸气活动发生器和吸气切断机制作用的神经元。当中枢吸气活动发生器自发地兴奋时，其冲动沿轴突传至脊髓吸气肌运动神经元，吸气肌收缩，产生吸气。吸气切断机制神经元接受来自吸气神经元、脑桥呼吸调整中枢和肺牵张感受器三方面的传入冲动（冲动沿迷走神经传入）而兴奋，从而抑制中枢吸气活动发生器神经元的活动，使吸气活动及时终止，即吸气被切断，转为呼气。如此周而复始，形成正常呼吸节律。

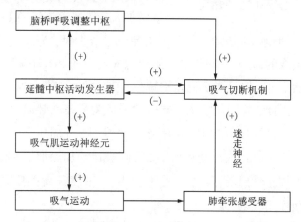

图 5-15 中枢吸气活动发生器和吸气切断机制模型

由于方法学的限制，目前有关起搏细胞学说的实验依据多来自新生动物，而关于神经元网络学说的依据主要来自成年动物。因此，很可能两种机制都起作用，只是在动物的不同发育阶段，各自的地位有所不同，在新生期以起步细胞的活动起主导作用；随着动物的生长发育，呼吸神经元之间的相互作用加强，网络的作用更加重要。但无论如何，即使呼吸节律的产生依赖于起步细胞的活动，神经元网络的作用对于完整机体正常节律性呼吸活动的样式和频率的维持也是必需的。

二、呼吸的反射性调节

呼吸中枢接受各种感受器传入的冲动实现对呼吸运动的反射性调节，使呼吸的频率、深度和形式发生适应性改变。呼吸反射主要有以下几种：

(一) 化学感受性呼吸反射

化学感受性反射是指动脉血、组织液或脑脊液中的 PO_2、PCO_2 以及 H^+ 浓度的变化通过化学感受器反射性调节呼吸运动，从而维持机体内环境中这些化学因素的相对稳定和机体代谢活动的正常进行。

1. 化学感受器

化学感受器是指其适宜刺激为 CO_2、O_2 和 H^+ 等化学物质的感受器。根据所在部位的不同，化学感受器分为外周化学感受器（peripheral chemoreceptor）和中枢化学感受器（central chemoreceptor）。

（1）外周化学感受器：外周化学感受器位于颈动脉体和主动脉体，它们感受动脉血液中 PO_2、PCO_2 和 H^+ 浓度的变化。当动脉血中 PO_2 降低、PCO_2 或 H^+ 浓度升高时，颈动脉体和主动脉体受到刺激产生兴奋，冲动分别经窦神经（舌咽神经的分支）和迷走神经传入延髓呼吸中

枢，反射性地引起呼吸加深加快和心血管活动的变化。虽然颈动脉体、主动脉体二者均参与呼吸和循环的调节，但颈动脉体主要调节呼吸，而主动脉体在循环调节方面更为重要。

研究表明，当颈动脉体灌流液中 PO_2 下降、PCO_2 升高或 H^+ 浓度升高时，窦神经传入冲动频率增加，呼吸运动加深加快，肺通气量增加；若保持灌流液中 PO_2 于 100 mmHg，仅减少灌流量，其传入冲动频率也增加。这是因为灌流量减少时，为满足颈动脉体的耗氧量，其从单位容积血液中摄取的 O_2 量相对增加，使细胞外液中的 PO_2 下降。但在贫血或 CO 中毒时，血液 O_2 含量虽然下降，但只要灌流量不减少，PO_2 仍可维持正常，化学感受器传入神经放电频率并不增加。因此，外周化学感受器所感受的刺激是动脉血中 PO_2 的下降，而不是 O_2 含量的降低。

当动脉血中 PCO_2 或 H^+ 浓度升高时，外周化学感受器可因 H^+ 进入细胞内而受到刺激，引起传入神经传入冲动频率增加，呼吸运动加深加快，肺通气量增加。CO_2 较 H^+ 更容易扩散进入外周化学感受器细胞，使细胞内 H^+ 浓度升高；因此，相对而言，CO_2 对外周化学感受器的刺激作用较 H^+ 强。

(2)中枢化学感受器：中枢化学感受器位于延髓腹外侧浅表部位，左右对称，分为头、中、尾三个区(图 5-16A)。头端和尾端区均有化学感受性，中间区不具有化学感受性；但局部阻滞或损伤中间区后动物通气量降低，并使头端、尾端区受刺激时引起的通气量增加的反应消失，提示中间区可能是头端区和尾端区传入冲动向脑干呼吸中枢投射的中继站。近年来的研究表明，在斜方体后核、孤束核、蓝斑、下丘脑等部位也有化学敏感神经元。

中枢化学感受器的有效刺激是脑脊液或局部细胞外液中的 H^+ 浓度，而非 CO_2 本身。但血液中的 CO_2 能迅速通过血-脑屏障进入脑脊液，在碳酸酐酶的作用下与 H_2O 结合成 H_2CO_3，继而解离出 H^+，使脑脊液中的 H^+ 浓度升高，刺激中枢化学感受器，再引起呼吸中枢兴奋(图 5-16B)，使呼吸运动加深加快，肺通气量增加。由于脑脊液中碳酸酐酶含量很少，

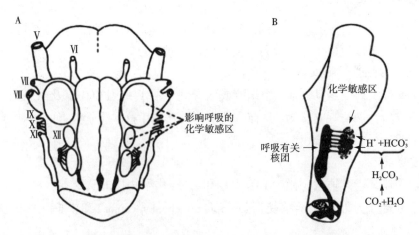

A：延髓腹外侧浅表部位的中枢化学感受区；B：血液或脑脊液升高刺激呼吸运动的中枢机制；
Ⅴ、Ⅵ、Ⅶ、Ⅷ、Ⅸ、Ⅹ、Ⅺ、Ⅻ分别为第 5、6、7、8、9、10、11、12 对脑神经。

图 5-16 中枢化学感受器示意图

CO_2 与水的水合反应很慢，故中枢对 CO_2 的反应有一定的时间延迟。血液中的 H^+ 不易通过血液屏障，因而血液 pH 的变化对中枢化学感受器的作用不大，也较缓慢。中枢化学感受器不感受缺 O_2 的刺激，但对 H^+ 的敏感性比外周化学感受器高。中枢化学感受器的作用可能是调节脑脊液的 H^+ 浓度，使中枢神经系统的 pH 环境相对稳定；而外周化学感受器的作用则主要是在机体缺氧时驱动呼吸运动，以改善缺氧状态。

当体内 CO_2 持续增多时，在最初数小时内，引起呼吸兴奋的作用很明显，但在随后的 1~2 天内，引起呼吸兴奋的效应逐渐减弱到原先的 1/5 左右，即存在适应现象。这是因为：①肾对血液 pH 具有调节作用；②血液中的 HCO_3^- 也可缓慢透过血-脑屏障和血-脑脊液屏障，使脑脊液和局部细胞外液的 pH 回升，减弱 H^+ 对呼吸运动的兴奋作用。所以，血液中的 PCO_2 升高对呼吸运动的急性兴奋作用较强，而慢性刺激作用则较弱。

2. CO_2、H^+ 和低 O_2 对呼吸运动的调节

（1）CO_2 对呼吸运动的调节：CO_2 是调节呼吸运动最重要的生理性化学因素，对呼吸调节起着经常性作用。如果机体过度通气，体内 CO_2 浓度过低可出现呼吸暂停，表明血液中保持一定浓度的 CO_2 是维持呼吸中枢正常兴奋性的必要条件。在一定范围内增加吸入气中的 CO_2 浓度，肺泡气中 PCO_2 随之升高，动脉血中 PCO_2 也升高，引起呼吸加深加快，肺通气量增加，使 CO_2 排出增加，肺泡气和动脉血中的 PCO_2 又恢复到正常水平（图 5-17）。但吸入气中 CO_2 含量超过一定水平时，肺通气量不再相应增加，则血液中 PCO_2 显著升高，使中枢神经系统的活动受到抑制，引起头痛、头昏、呼吸困难，甚至昏迷，出现 CO_2 麻醉。

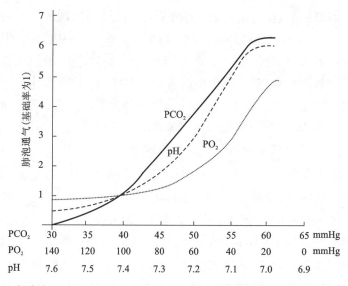

图 5-17 改变动脉血 PCO_2、PO_2、pH 任一因素而维持其他因素正常时的肺泡通气反应

CO_2 刺激呼吸运动是通过两条途径实现的：一是通过升高脑脊液中的 H^+ 浓度、刺激中枢化学感受器再兴奋呼吸中枢；二是直接刺激外周化学感受器，冲动经窦神经和迷走神经传入延髓，二者反射性引起呼吸加深、加快，肺通气量增加。实验表明，切断颈动脉体和主动脉体化学感受器的传入神经后，CO_2 引起的通气反应仅下降约 20%。动脉血 PCO_2 只需升高

2 mmHg 即可刺激中枢化学感受器, 出现肺通气加强的反应, 而刺激外周化学感受器, 则需升高 10 mmHg。可见, 中枢化学感受器在 CO_2 引起呼吸兴奋中起主要作用。但因中枢化学感受器对 CO_2 的反应较慢, 因此, 当动脉血中 PCO_2 突然升高时, 外周化学感受器在引起快速呼吸反应中可起重要作用。当中枢化学感受器受到抑制、对 CO_2 的敏感性降低或产生适应后, 则外周化学感受器起重要作用。

(2) H^+ 对呼吸运动的调节: 动脉血液中 H^+ 浓度升高时, 可引起呼吸运动加深加快, 肺通气量增加; H^+ 浓度降低时, 呼吸运动受到抑制, 肺通气量降低(图 5-17)。H^+ 对呼吸运动的调节是通过外周化学感受器和中枢化学感受器实现的。中枢化学感受器对 H^+ 的敏感性约为外周化学感受器的 25 倍, 但由于 H^+ 不易通过血-脑屏障, 限制了它对中枢化学感受器的作用。因此, 血液中的 H^+ 对呼吸运动的调节主要是通过刺激外周化学感受器起作用。

(3) 低 O_2 对呼吸运动的调节: 吸入气中 PO_2 降低时, 肺泡气和动脉血 PO_2 随之降低, 反射性地引起呼吸运动加深加快, 肺通气量增加(图 5-17)。通常在动脉血 PO_2 下降至 80 mmHg 以下时, 肺通气量才出现可觉察到的增加。可见, 动脉血 PO_2 的改变对正常呼吸运动的调节作用不大, 仅当机体严重缺氧时才有重要意义。但在某些特殊情况下, 如严重肺气肿、肺心病患者, 因肺换气功能障碍, 导致低 O_2 和 CO_2 潴留, 长时间的 CO_2 潴留能使中枢化学感受器对 CO_2 的刺激作用产生适应; 而外周化学感受器对低 O_2 刺激的适应很慢, 此时低氧对外周化学感受器的刺激成为兴奋呼吸运动的主要刺激因素。因此, 在给慢性肺通气或肺换气功能障碍所引起低 O_2 的患者氧疗时, 如果吸入纯 O_2, 会导致低 O_2 对外周化学感受器的刺激作用解除, 反而引起呼吸暂停, 故在临床上应采取低浓度持续给 O_2。

低 O_2 对呼吸运动的刺激作用完全是通过外周化学感受器实现的。切断动物外周化学感受器的传入神经后, 低 O_2 对呼吸运动的刺激效应消失。低 O_2 对中枢的直接作用是抑制, 并且这种抑制作用可随低 O_2 程度加重而加强。在轻、中度低 O_2 时, 通过外周化学感受器对呼吸中枢的兴奋作用可抵消低 O_2 对呼吸中枢的直接抑制作用, 使呼吸中枢兴奋, 呼吸运动加强, 肺通气量增加。但在严重缺氧时, 来自外周化学感受器的兴奋作用不足以抵消低 O_2 对呼吸中枢的直接抑制作用时, 则导致呼吸运动减弱甚至停止。

3. CO_2、H^+ 和低 O_2 在呼吸运动调节中的相互作用

图 5-17 显示的是只改变 CO_2、H^+ 和 O_2 三个因素中的一个因素, 保持其他两个因素不变时, 它们各自对肺通气效应的影响。然而, 在自然呼吸情况下, 一个因素的改变往往会引起另外一个因素或两个因素相继发生改变或几个因素同时改变。三者之间相互影响, 此时的肺泡通气效应是综合作用的结果(图 5-18)。例如, 当血液中 CO_2 增加时, H^+ 浓度也随之升高, 两者对呼吸的刺激产生协同效应, 使肺泡通气效应比 CO_2 增多单因素的作用更明显; 当 H^+ 浓度增加时, 刺激呼吸运动引起肺通气量增大, 增加 CO_2 的排出, 血液中 CO_2 减少, 从而部分抵消 H^+ 的刺激作用, 使肺泡通气效应比 H^+ 浓度增高单因素的作用小; 血液 PO_2 降低时, 可因肺通气量增加排出较多的 CO_2, 导致血液 PCO_2 和 H^+ 浓度降低, 从而减弱低氧对呼吸的刺激效应。由此说明 CO_2 对呼吸的刺激作用最强, 且比其单因素作用更明显; H^+ 的作用次之; 低氧的作用最弱。

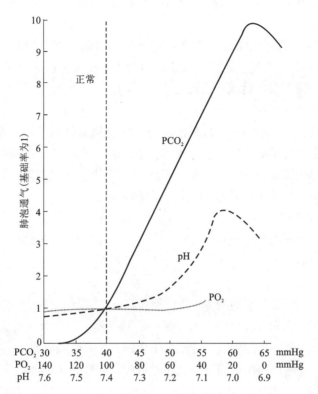

图 5-18 改变动脉血 PCO_2、PO_2、pH 三因素之一而不控制另外两个因素时的肺泡通气反应

(二)机械感受性反射

1. 肺牵张反射

1868 年 Breuer 和 Hering 观察到,在麻醉动物,肺扩张或向肺内充气,可引起吸气抑制;而肺缩小或从肺内抽气则引起吸气加强。切断迷走神经,上述反应消失,表明上述现象是由迷走神经参与的反射性反应。这种由肺扩张或肺萎陷引起吸气抑制或吸气兴奋的反射称为肺牵张反射(pulmonary stretch reflex)或黑-伯反射(Hering-Breuer reflex)。肺牵张反射包括肺扩张反射和肺萎陷反射两种形式。

(1)肺扩张反射:肺扩张时引起吸气抑制的反射称为肺扩张反射(pulmonary inflation reflex)。感受器位于气管到细支气管的平滑肌中,对机械牵拉刺激敏感,其兴奋阈值低、适应慢。当吸入肺内气量达到一定容积时,牵拉支气管和细支气管而使感受器兴奋,传入冲动经迷走神经传入延髓,在延髓内通过一定的神经联系,使吸气切断机制兴奋,促使吸气转为呼气。肺扩张反射的生理意义在于阻止吸气过长过深,加速吸气向呼气转换。在动物实验中,切断双侧迷走神经,则动物的吸气延长、呼吸深而慢。

肺扩张反射有明显的种属差异。兔的肺扩张反射最敏感,而人的敏感性最低。在新生儿期,这一反射较明显,但在出生 4~5 天后肺扩张反射的敏感性显著减弱。在成年人,潮气量要超过 1500 mL 才能引起肺扩张反射,因此平静呼吸时,肺扩张反射一般不参与呼吸运动的调节。但在某些病理情况下,如肺炎、肺充血、肺水肿及肺栓塞等,由于肺顺应性降低,肺不易扩张，吸气时对气道牵张感受器的刺激作用增强，传入冲动增多，可引起该反射，使呼吸变浅变快。

（2）肺萎陷反射：肺缩小时增强吸气活动或促进呼气转为吸气的反射，称为肺萎陷反射（pulmonary deflation reflex）。感受器位于气道平滑肌内，该反射在平静呼吸时不参与调节，但在防止呼气过深以及肺不张等情况下可能起一定作用。

2. 呼吸肌本体感受性反射

呼吸肌是骨骼肌，其本体感受器是肌梭。当肌梭受到牵张刺激而兴奋时，冲动经背根传入脊髓中枢，反射性地引起受牵拉的肌肉收缩，呼吸运动增强，称为呼吸肌本体感受性反射。该反射在维持正常呼吸运动中起一定作用，尤其在运动状态或气道阻力加大时，可反射性地加强呼吸肌的收缩力，克服气道阻力，以维持正常肺通气功能。

（三）防御性呼吸反射

呼吸道黏膜受到刺激时所引起的一系列保护性呼吸反射，称为防御性呼吸反射，其主要有咳嗽反射和喷嚏反射。

1. 咳嗽反射

咳嗽反射是常见的重要防御性呼吸反射。系因喉、气管和支气管的黏膜受到物理、化学性刺激而引起的一系列协调、有序的反射性效应。感受器受刺激发生的兴奋经迷走神经传入延髓呼吸中枢，反射性地引起深吸气，继而紧闭声门，呼吸肌强烈收缩，使肺内压迅速升高，然后突然开启声门，气体快速由肺内冲出，同时将肺及呼吸道内异物或分泌物排出。

2. 喷嚏反射

喷嚏反射类似于咳嗽反射，不同的是刺激作用于鼻黏膜的感受器，冲动由三叉神经传入中枢，反射性引起腭垂下降，舌压向软腭，而不是声门关闭，呼出气从鼻腔喷出，以清除鼻腔中的刺激物。

三、周期性呼吸

周期性呼吸是异常呼吸型之一，表现为呼吸加强加快与减弱减慢交替出现。最常见的有陈-施呼吸和比奥呼吸。

（一）陈-施呼吸

陈-施呼吸（Cheyne-Stokes respiration）又称为潮式呼吸，其特征是呼吸由浅慢变为深快又由深快变为浅慢，随后出现一段呼吸暂停，如此周而复始。每个潮式呼吸周期可长达 30 s 至 2 min，呼吸暂停可持续 5~30 s。

目前认为陈-施呼吸产生的基本机制是呼吸中枢对二氧化碳的反应性降低，即呼吸中枢兴奋的阈值高于正常值，血中二氧化碳的分压低于能兴奋呼吸中枢的阈值，呼吸浅慢，进而呼吸暂停。呼吸的抑制又使 PCO_2 升高，通过作用于外周化学感受器和中枢化学感受器，兴奋呼吸中枢，呼吸加深、加快，肺通气量增加。当呼出过多的 CO_2 时，再次使 PCO_2 下降，呼吸再受抑制。上述过程周而复始，周期性进行，产生陈-施呼吸。引起陈-施呼吸主要出现于下列情况：①肺-脑循环时延长（如心力衰竭），此时脑 PCO_2 升高，增强了对呼吸的刺激，触发了陈-施呼吸。②呼吸中枢反馈增益增加。反馈增益是指一定程度的 PCO_2 或 pH 变化所引起的通气变化，通气变化大，则增益大。低 O_2 或某种脑干损伤可出现增益增大，导致陈-施呼吸。

（二）比-奥呼吸

比-奥呼吸（Biot respiration）又称为间停呼吸，是由卡米·比奥在1876年归结出的一种病理性的周期性呼吸。比-奥呼吸的周期在10~60 s，其特点是一次或多次强呼吸后，随之是长时间的呼吸停止，接着又再次出现一次或多次强呼吸。比-奥呼吸机制可能与呼吸中枢受损有关，常见于脑膜炎、脑损伤、脑脊液压力升高，多是死亡前出现的危急症状，预后通常很差。

（张天杰　李雪飞　崔艳茹）

复习思考题

1. 何谓胸膜腔内压？有何生理意义？
2. 简述肺表面活性物质的来源、主要成分、作用及生理意义。
3. 何谓氧解离曲线？试分析该曲线的特点及生理意义。
4. 动脉血中 CO_2 增多时对呼吸运动有何影响？为什么？
5. 增大无效腔后呼吸运动有何变化，为什么？
6. 在家兔实验中切断双侧迷走神经后，呼吸有何变化？为什么？

第六章 消化与吸收

内容提要

消化器官包括消化道和消化腺，对食物进行机械性和化学性消化，消化道还具有吸收功能。消化道平滑肌有其独特的生理特性，其生物电活动包括静息电位、基本电节律和动作电位。消化道受自主神经支配。副交感神经兴奋可引起消化道活动增强，消化腺分泌增加；交感神经兴奋则引起消化道活动减弱，消化腺分泌减少。内在神经丛是一个完整的相对独立的调节系统，可完成局部反射，对胃肠活动的调节十分重要。胃肠道也是体内最大的内分泌器官，可以分泌多种胃肠激素，其中重要的胃肠激素有促胃液素、促胰液素、缩胆囊素和抑胃肽。

胃液的主要成分包括盐酸、胃蛋白酶原、内因子和黏液。胃液分泌的调节包括兴奋因素和抑制因素。乙酰胆碱、促胃液素和组胺促进胃液分泌。消化期胃液分泌可分为头期、胃期和肠期，其中头期分泌量大、酸度高、消化力强。抑制胃液分泌的因素主要有盐酸、脂肪和高张溶液，通过肠-胃反射和肠抑胃素抑制胃的运动和分泌。胃的运动包括紧张性收缩、容受性舒张和蠕动。胃排空是指食糜由胃排入十二指肠的过程，为间断性的。小肠运动有紧张性收缩、分节运动和蠕动，对消化和吸收有重要作用。胰液是最重要的消化液，含有胰淀粉酶、胰脂肪酶、胰蛋白酶原和糜蛋白酶原等，可消化三大营养物质。胰液分泌受神经和体液调节，体液因素主要有促胰液素和缩胆囊素。胆汁中不含消化酶，含有的胆盐对脂肪消化和吸收起重要作用。胆汁的分泌和排放受神经和体液调节，体液因素有缩胆囊素、促胰液素、促胃液素和胆盐。小肠是消化和吸收的主要部位。糖的吸收形式是单糖，蛋白质的吸收形式是氨基酸和寡肽，均为继发性主动重吸收，经血液途径吸收。长链脂类分解产物通过淋巴途径吸收，而中、短链的通过血液途径吸收。

第一节 概 述

生命活动中时刻进行着新陈代谢，需要从外界不断地摄取营养物质和能量。人体所需的营养物质包括蛋白质、脂肪、糖类、维生素、无机盐和水，均来自于食物。人体的消化系统由消化道和消化腺组成，消化道包括口腔、咽、食管、胃、小肠、大肠、直肠和肛管；消化腺包括唾液腺、肝、胰和散在分布于消化道内的腺体。消化系统的主要生理功能就是对食物进行消化和吸收，从而为机体的新陈代谢提供必要的营养物质和能量来源。食物中的无机盐、水和大多数维生素可以直接吸收利用，而蛋白质、脂肪、糖类都以结构复杂的大分子形式存在，不能被人体直接利用，必须在消化道内加工成结构简单的小分子物质，如氨基酸、甘油、脂肪酸和葡萄糖等才能通过消化道黏膜被吸收。

消化(digestion)是食物中所含的营养成分(糖、蛋白质和脂肪)在消化道内被分解为可吸收的小分子物质的过程。消化的方式分为两种:一种是机械性消化(mechanical digestion),即通过消化道肌肉的运动,将食物磨碎,并使其与消化液充分混合,同时将其向消化道远端推送;另一种消化方式是化学性消化(chemical digestion),即通过消化液中各种消化酶的作用,将食物中的大分子物质(糖、蛋白质和脂肪)分解为可吸收的小分子物质。通常这两种消化方式相互配合,同时进行,共同完成对食物的消化过程。经过消化后的小分子物质,以及维生素、无机盐和水透过消化道黏膜,进入血液或淋巴的过程,称为吸收(absorption)。消化和吸收是两个相辅相成、紧密联系的过程。不能被消化和吸收的食物残渣,最终形成粪便,通过肛门排出体外。

食物在消化过程中不仅是被消化的对象,而且它对消化器官也是一种有效的刺激物,对消化器官的功能起触发和调节作用。消化器官除对食物进行消化和吸收外,还具有重要的内分泌功能和免疫功能。

一、消化道平滑肌的生理特性

在整个消化道中,除口、咽、食管上段和肛门外括约肌的肌肉属于骨骼肌外,其余都是平滑肌。消化道平滑肌细胞之间存在缝隙连接。平滑肌的舒缩活动与食物的机械性消化、化学性消化以及吸收过程密切相关,细胞间的缝隙连接可使电信号在细胞间传递而进行同步性活动。

(一)消化道平滑肌的一般生理特性

消化道平滑肌和其他肌肉组织一样,具有兴奋性、传导性和收缩性,还有自律性,但由于其结构、生物电活动和功能不同又具有其自身的特点。

1. 兴奋性低,收缩缓慢

与骨骼肌、心肌相比,消化道平滑肌的兴奋性较低,收缩缓慢,收缩的潜伏期、收缩期和舒张期所占的时间长,而且变异很大。

2. 自律性低,较不规则

消化道平滑肌在离体后置于适宜环境中,仍能进行节律性收缩,但变异性较大,通常每分钟数次至十余次,远不如心肌那样规则。

3. 具有一定的紧张性

消化道平滑肌经常保持微弱的持续收缩状态,即具有一定的紧张性。消化道平滑肌的紧张性有利于消化道(如胃、肠)保持一定的形状和位置,并使消化道管腔内保持基础压力;平滑肌的各种收缩活动都是在紧张性的基础上产生的。

4. 伸展性大

消化道平滑肌能根据实际需要而作很大程度的伸展。这一特性使中空的容纳器官(特别是胃)能容纳较多食物而不发生明显的压力变化。

5. 对化学、温度及机械牵张刺激较为敏感

消化道平滑肌对电刺激不敏感,而对化学、温度及机械牵张刺激较为敏感。例如,微量的乙酰胆碱可使之收缩增强,迅速改变温度和轻度突然牵拉都可引起强烈收缩等。消化道平

滑肌的这种对化学、温度和机械牵张刺激的敏感性，与其所处的环境有关，因为消化道内容物对平滑肌的牵张、温度和化学刺激是引起内容物推进或混合的自然刺激因素。

(二)消化道平滑肌的电生理特性

消化管平滑肌的电活动比骨骼肌要复杂得多，其电变化可分为静息电位、慢波电位和动作电位。

1. 静息电位

消化道平滑肌的静息电位波动幅度较大，为$-50 \sim -60$ mV。其产生机制主要为K^+向膜外扩散，Ca^{2+}、Cl^-、Na^+-K^+泵的生电作用也参与了平滑肌静息电位的形成。

2. 慢波

消化道平滑肌细胞可在静息电位的基础上产生自发性去极化和复极化，形成缓慢的节律性电位波动，由于其频率较慢，故称为慢波(slow wave)，因为慢波频率对平滑肌的收缩节律起决定性作用，所以又称为基本电节律(basic electrical rhythm，BER)。慢波的波幅为$5 \sim 15$ mV，持续时间由数秒至十几秒，不同部位消化道平滑肌的慢波频率不同，胃约3次/min，十二指肠$11 \sim 12$次/min，回肠末端$8 \sim 9$次/min。

实验证明，慢波活动受自主神经的调节，交感神经活动增强时，慢波的幅度变小；副交感神经活动增强时，其幅度增加。但在去除平滑肌的神经支配或用药物阻断神经冲动后，慢波依然存在，提示慢波的产生并不依赖于神经的支配。慢波起源于纵行肌与环行肌之间的Cajal细胞(interstitial cell of Cajal，ICC)。ICC既非神经细胞，又非平滑肌细胞，是一种兼有成纤维细胞和平滑肌细胞特性的间质细胞，与纵、环两层平滑肌细胞形成缝隙连接。ICC的电活动以电紧张形式通过缝隙连接快速传播到平滑肌，因而ICC被认为是胃肠收缩的起搏细胞。慢波产生的机制尚不十分清楚。以往认为与平滑肌细胞的Na^+-K^+泵活动周期性抑制有关，但目前认为与细胞内钙波关系更为密切。ICC的电活动引起平滑肌细胞的电压门控Ca^{2+}通道开放，Ca^{2+}内流。胞内Ca^{2+}浓度增高时，激活细胞膜上Ca^{2+}激活的Cl^-通道，Cl^-外流，引起膜去极化。平滑肌细胞存在机械阈(mechanical threshold)和电阈(electrical threshold)两个临界膜电位值。当慢波去极化达到或超过机械阈时，细胞内Ca^{2+}浓度增加，慢波幅度增大，虽不产生动作电位，但可引起平滑肌小幅收缩。当去极化达到或超过阈电位时，则引发动作电位产生，使更多的Ca^{2+}进入平滑肌细胞内，使其收缩进一步增强。慢波上出现的动作电位数目越多，平滑肌细胞收缩越强(图6-1)。

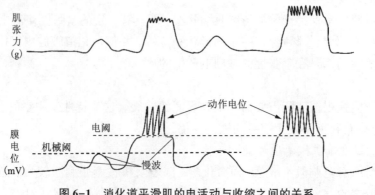

图6-1 消化道平滑肌的电活动与收缩之间的关系

3.动作电位

消化道平滑肌在慢波的基础上，受到各种理化因素的刺激后，可进一步去极化，当去极化达到电阈(阈电位)水平(约-40 mV)时，便会产生每秒 1 至数个动作电位。消化道平滑肌动作电位的时程较骨骼肌长(10~20 ms)，幅值较低。动作电位的去极化相主要由大量 Ca^{2+} 和少量 Na^+ 内流引起，内流的 Ca^{2+} 又可引起平滑肌收缩，因此，动作电位的频率越高，平滑肌收缩幅度越大。平滑肌动作电位的复极化与骨骼肌相同，都是通过 K^+ 的外流引起，所不同的是，平滑肌的 K^+ 外流与 Ca^{2+} 内流在时间进程上几乎相同，因此，锋电位的幅度低，而且大小不等。

综上所述，消化道平滑肌的慢波、动作电位和肌肉收缩三者之间是紧密联系的。平滑肌的收缩主要是继动作电位之后产生，而动作电位则是在慢波基础上产生的，动作电位频率较高时引起的平滑肌收缩也较强，慢波上动作电位的数目可作为平滑肌收缩力大小的指标。因此，慢波被认为是平滑肌的起步电位，它是决定肌肉收缩频率、传播速度和方向的控制波(图 6-1)。

二、消化腺的分泌功能

在消化道附近有唾液腺、肝和胰腺，在消化道黏膜内还有许多散在的腺体，它们向消化道内分泌各种消化液，包括唾液、胃液、胆汁、胰液、小肠液和大肠液。成人每日分泌消化液的总量为 6~8 L，其主要成分是水、无机盐和各种有机物(包括各种消化酶、黏液、抗体等)，特别是各种消化酶，由它们完成对食物的化学性消化(表 6-1)。消化液的主要功能为：①稀释食物，使之与血浆的渗透压相等，以利于吸收；②改变消化腔内的 pH，为消化酶提供适宜的酸碱环境；③水解复杂的食物成分，使之便于吸收；④通过分泌黏液、抗体和大量液体，保护消化道黏膜，防止物理性和化学性的损伤；⑤进入体内的某些异物可随消化液排出体外，因而消化液具有排泄功能。

表 6-1　消化液的成分及其作用

消化液	分泌量/(L·d⁻¹)	pH	主要成分	酶的底物	酶的水解产物
唾液	1.0~1.5	6.6~7.1	黏液		
			α-淀粉酶	淀粉	麦芽糖
胃液	1.5~2.5	0.9~1.5	黏液、盐酸		
			胃蛋白酶(原)	蛋白质	䏣、胨、多肽
			内因子		
胰液	1.0~2.0	7.8~8.4	HCO₃⁻		
			胰蛋白酶(原)	蛋白质	寡肽
			糜蛋白酶(原)	蛋白质	氨基酸
			羧基肽酶(原)	肽	氨基酸
			核糖核酸酶	RNA	单核苷酸
			脱氧核糖核酸酶	DNA	单核苷酸

续表6-1

消化液	分泌量/(L·d⁻¹)	pH	主要成分	酶的底物	酶的水解产物
			α-淀粉酶	淀粉	麦芽糖、寡糖
			胰脂肪酶	甘油三酯	脂肪酸、甘油、甘油一酯
			胆固醇酯酶	胆固醇酯	脂肪酸、胆固醇
			磷脂酶	磷脂	脂肪酸、溶血磷脂
胆汁	0.8~1.0	6.8~7.4	胆盐		
			胆固醇		
			胆色素		
小肠液	1.0~3.0	7.6	黏液		
			肠激酶	胰蛋白酶原	胰蛋白酶
大肠液	0.5	8.3	黏液		
			HCO₃⁻		

消化腺的分泌是腺细胞主动活动的过程，它包括从血液内摄取原料、在细胞内合成、以酶原颗粒或囊泡等形式储存，需要时将分泌物由细胞内排出等一连串的复杂活动。对消化腺分泌细胞的刺激-分泌耦联的研究表明，腺细胞膜上往往存在着多种受体，不同的刺激物与相应的受体结合，可引起细胞内一系列的生化反应，最终导致分泌物的释放。

三、消化道的神经支配

除口腔、食管上段及肛门外括约肌受躯体神经支配外，大部分消化道都受副交感和交感神经的双重支配。植物神经与消化道壁内存在的复杂的神经网络——内在神经系统（肠神经系统）一起，共同调节消化道平滑肌的运动、腺体分泌和血管运动。

（一）内在神经系统

胃肠道内在神经系统（intrinsic nervous system）是指存在于消化道壁内无数的神经元和神经纤维组成的复杂神经网络，包括位于纵行肌与环行肌之间的肌间神经丛（myenteric plexus）（或称欧氏神经丛）和位于环行肌与黏膜层之间的黏膜下神经丛（submucosal plexus）（或称麦氏神经丛）（图6-2）。这些神经丛含神经元总数约10^8个，包括运动神经元、感觉神经元以及中间神经元。各种神经元之间通过短的神

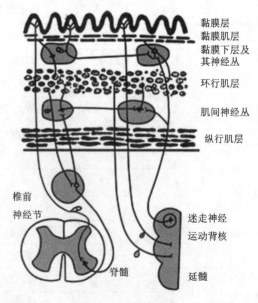

黏膜层
黏膜肌层
黏膜下层及其神经丛
环行肌层
肌间神经丛
纵行肌层
椎前神经节
迷走神经运动背核
脊髓
延髓

图6-2 消化道内在神经系统与自主神经系统

经纤维形成网络联系，组成一个结构和功能十分复杂、相对独立而完整的网络整合系统，因而有"肠脑"之称。内在神经系统释放的神经递质和调质的种类很多，包括 NO、ACh、5-羟色胺（5-HT）、GABA 等及众多的肽类，如脑啡肽、血管活性肠肽（VIP）、P 物质等。总之，内在神经系统将消化道壁内的各种感受器、效应器、外来神经和壁内神经元紧密联系在一起，其中黏膜下神经丛主要参与调节胃肠腺体及内分泌细胞的分泌，肌间神经丛主要参与消化道运动的控制。虽然内在神经系统能独立行使其功能，但外来神经的活动可进一步加强或减弱其活动。

（二）自主神经系统

支配胃肠道的自主神经系统主要包括交感和副交感神经。副交感神经包括迷走神经和盆神经，前者分布于横结肠及其以上的消化道，后者分布于降结肠及其以下的消化道。其节前纤维直接进入胃肠组织，与肌间神经丛和黏膜下神经丛的神经元形成突触，发出节后纤维支配腺细胞、上皮细胞和平滑肌细胞。胃肠副交感神经的节后纤维主要为胆碱能纤维，其兴奋通常引起胃肠道运动增强，腺体分泌增加，而消化道括约肌松弛。

交感神经纤维发自脊髓胸腰段侧角，在腹腔神经节、肠系膜神经节或腹下神经节更换神经元后，分别终止于内在神经系统中的胆碱能神经元（抑制其释放 ACh）或直接支配胃肠道平滑肌、血管平滑肌及胃肠道腺细胞。交感神经兴奋主要引起胃肠道运动减弱，腺体分泌抑制和血流量减少，而消化道括约肌收缩。

交感神经与副交感神经都是混合神经，例如，迷走神经中有 80% 的纤维是传入纤维，这些纤维传导冲动到延髓，延髓发出的传出冲动又经迷走神经中的传出纤维传到胃肠道，以调节它们的功能（图 6-3）。

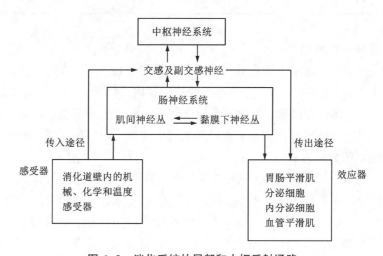

图 6-3 消化系统的局部和中枢反射通路

四、消化道的内分泌功能

消化器官的功能除了受神经调节外，还受激素的调节。在胃肠道黏膜下存在着 40 多种内分泌细胞，消化道内所含的内分泌细胞数远大于体内所有内分泌腺所含的细胞总数。因此消化道不仅是个消化器官，也是目前所知的体内最大的内分泌器官。由消化道黏膜内分泌细胞合成和释放的具有生物活性的化学物质，统称为胃肠激素（gastrointestinal hormones 或 gut hormone）。由于这些激素几乎都是肽类，故又称为胃肠肽（gastrointestinal peptides）。胃肠激素的调节是神经调节的重要补充，甚至对某些消化器官的活动调节起主导作用。迄今已发现和鉴定的胃肠激素多达30多种，其中最主要的有5种，它们的主要生理功能及引起其释放的因素见表6-2。

表6-2　几种消化道激素的分布、作用和引起释放的刺激物

激素名称	在消化道的分布		主要生理作用	引起释放的刺激物
	部位	细胞		
促胃液素	胃窦 十二指肠	G	促进胃酸和胃蛋白酶原分泌、使胃窦和幽门括约肌收缩、延缓排空、促进胃肠上皮细胞生长	蛋白质消化产物、迷走神经递质、扩张胃
促胰液素	十二指肠 空肠	S	刺激胰液和胆汁中 HCO_3^- 和水的分泌，抑制胃酸分泌和胃肠运动，收缩幽门括约肌	盐酸、脂肪酸、蛋白质消化产物、脂肪酸
缩胆囊素	十二指肠 空肠	I	刺激胰液分泌和胆囊收缩，增强小肠和结肠运动，抑制胃排空，增强幽门括约肌的收缩，松弛 Oddi 括约肌	蛋白质消化产物、脂肪酸
抑胃肽	十二指肠 空肠	K	刺激胰岛素分泌、抑制胃酸和胃蛋白酶原分泌、抑制胃运动	葡萄糖、氨基酸、脂肪酸
胃动素	十二指肠 空肠	M_0	刺激胃和小肠运动	迷走神经、脂肪、盐酸

(一) 胃肠道内分泌细胞

胃肠道的内分泌细胞常单个散在分布于胃肠道黏膜上皮细胞之间，分为两类：①开放型细胞：细胞顶端有微绒毛突入胃肠腔，直接感受胃肠道内食物成分和 pH 的刺激，分泌颗粒集中于细胞基底部。②闭合型细胞：细胞顶端无微绒毛，和胃肠腔无直接联系，胃肠腔的机械作用（如压力）、温度变化以及组织液和血液等局部的变化，均可刺激闭合型细胞分泌。

(二) 胃肠激素的分泌方式

胃肠激素常见的分泌方式有：①远距分泌：促胃液素（又称胃泌素）和促胰液素等多肽类胃肠激素直接释放进入血液，通过血液循环运送到远处靶细胞而起作用；②旁分泌：胃肠激素通过细胞间隙，从分泌细胞扩散到邻近靶细胞而发挥调节作用；③神经分泌：胃肠激素作为神经递质或神经调质起作用的，属于神经分泌；④自分泌：胃肠激素分泌到细胞外，扩散到细胞间隙，再作用于分泌该激素的细胞胞膜上的受体而发挥作用；⑤腔分泌：内分泌细胞把胃肠激素直接分泌入胃肠腔内发挥作用，称为腔分泌。

(三) 胃肠激素的作用

胃肠激素的生理作用广泛，其对消化器官的作用主要体现在：①调节消化腺的分泌和消化道的运动：不同的胃肠激素对不同的器官、组织可产生不同的调节作用；一个激素可调节多个消化器官的功能，而一个消化器官又受多种胃肠激素的影响。如促胃液素既能刺激胃

酸、胰酶、胆汁、小肠液等的分泌,又能促进食管和胃的括约肌以及消化道平滑肌的收缩;而胃酸的分泌既可为促胃液素、缩胆囊素所促进,又可被促胰液素、抑胃肽所抑制。②营养作用:某些胃肠激素具有促进胃肠道组织的代谢和生长作用,即营养作用。例如,促胃液素能刺激胃泌酸部和十二指肠黏膜的蛋白质、RNA 和 DNA 的合成,从而促进其生长。在临床上观察到,切除胃窦的患者血清促胃液素水平下降,同时可发生胃黏膜萎缩;相反,在患有促胃液素瘤的患者,血清促胃液素水平很高,这种患者多有胃黏膜增生和肥厚。③调节其他激素的释放:如缩胆囊素能促进胰岛素等的释放,加强由促胰液素引起降钙素的释放;消化道释放的抑胃肽对胰岛素的分泌具有很强的刺激作用;口服葡萄糖比静脉注射同样剂量的葡萄糖引起更多的胰岛素分泌;生长抑素能抑制促胰液素等的释放。

(四)脑-肠肽

研究发现,一些最初在胃肠道发现的肽也存在于中枢神经系统中;而有些原来认为存在于中枢神经系统的神经肽也存在于消化道中。这些双重分布的肽被称为脑-肠肽(brain-gut peptide)。现已知的脑-肠肽有促胃液素、缩胆囊素、P 物质、生长抑素、神经降压素等 20 多种激素。目前对双重分布的某些脑-肠肽功能的研究正在深入。脑-肠肽具有广泛的生物学活性,如调节消化管活动和消化腺分泌、调节代谢、调节摄食活动、调节免疫功能、细胞保护作用和调节行为活动等。

(五)APUD 细胞

胃肠内分泌细胞都具有摄取胺前体、进行脱羧而产生肽类和活性胺的能力,具有这种能力的细胞称为 APUD 细胞(amine precursor uptake and decarboxylation cell)。神经系统、甲状腺、肾上腺髓质、垂体等组织中也含有 APUD 细胞。

(六)消化道的血液循环特点

1.消化道的血供特点

消化道是机体最大的储血器官。在静息状态下,消化系统(包括胃、肠、肝、胰、脾)的血流量约占心输出量的1/3。在进餐后,小肠绒毛及其邻近的黏膜下层的血流量可增加至平时的 8 倍以上,胃肠壁肌层的血流量也随之增加,直至 2~4 h 后才降至进餐前的水平。可见,消化道的血流量与局部组织的活动水平密切相关。

2.影响消化道血流量的因素

消化期内消化道血流量增多的原因很多。由于消化系统活动增强,可使消化道组织的代谢率增加,导致局部代谢产物(如腺苷)生成增加,因而血管舒张;由于食物的刺激,消化道可释放多种胃肠激素,如缩胆囊素、促胃液素和促胰液素等,以及血管活性物质,如血管舒张素和缓激肽等,这些物质均具有舒血管作用。此外,消化道血流量也受神经调节。副交感神经兴奋时,局部血流量增加;交感神经兴奋时,则消化道血管收缩,血流量减少,但数分钟后,血流量即可恢复,基本可维持胃肠的供血需要。这是由于血管收缩造成组织缺血缺氧,使局部代谢产物增加所致。

第二节　口腔内消化

消化过程从口腔开始。食物在口腔内通过咀嚼运动被磨碎，被唾液湿润形成食团便于吞咽，同时由于唾液淀粉酶的作用，食物中的淀粉开始分解。食物在口腔内停留的时间很短暂，只有 15~20 秒，但可以为胃肠内的消化创造有利的条件。

一、咀嚼与吞咽

(一) 咀嚼

咀嚼(mastication)是由咀嚼肌按一定的顺序收缩而实现的，是一种受大脑皮层支配的复杂的反射性动作。咀嚼是食物消化的第一步，它的作用是：①磨碎、混合和湿润食物，使之易于吞咽，也可减少大块、粗糙食物对胃肠黏膜的机械性损伤；②使食物与唾液淀粉酶接触，开始淀粉的化学性消化；③反射性地引起胃、胰、肝、胆囊的活动，为食物的下一步消化过程准备有利的条件。龋齿患者不仅严重阻碍咀嚼进而影响消化、吸收，还能引起牙髓炎、牙周炎、颌骨周围炎，甚者影响全身健康。

(二) 吞咽

吞咽(swallowing)是指食团由口腔经咽、食管进入胃的过程，是一种复杂的神经反射动作。根据食团通过的部位，可将吞咽过程分为三期：

口腔期：指食团从口腔进入咽。主要通过舌的运动把食团从舌背推入咽部，这些运动是在大脑皮层控制下的随意运动，受意识控制，因此又称为随意期。

咽期：指食团由咽到食管上段。咽期的基本过程包括：食团刺激软腭和咽部的触觉感受器，传入冲动传至吞咽中枢(延髓和脑桥下端网状结构)，传出神经冲动经迷走神经和舌下神经反射性地引起咽部肌肉收缩，喉头提高并前移，鼻、口、喉通道关闭，防止食物进入气管或逆流鼻腔；食管上括约肌舒张，使食团从咽进入食管。咽期由一系列快速反射动作协调完成，历时不到 1 秒。此期呼吸被反射性抑制。

食管期：食团沿食管下移入胃，主要由食管蠕动来完成，完全是反射性活动，是由食团刺激食管等部位的感受器，兴奋通过三叉神经、舌咽神经和迷走神经传入到延髓的基本反射中枢，传出冲动通过迷走神经传到食管而引起。当食团经过食管上括约肌后，引起该括约肌反射性收缩，食管产生由上而下的蠕动，将食团推送入胃。蠕动(peristalsis)是指空腔器官(如食管)平滑肌的顺序收缩，形成一种向前推进的波形运动。蠕动波起源于咽上缩肌，在吞咽的咽期传到食管，再沿食管向胃的方向传播，通常 7~10 秒便可推动食团入胃。如果此蠕动波未能将食物推入胃中而暂时滞留于食管内，食团对食管的扩张刺激，通过局部肌间神经丛及迷走-迷走反射，将再次发动蠕动(继发蠕动)，猛推残留于食管或从胃反流的食物入胃。咽期和食管期都是不随意反射动作。因此，当吞咽中枢受损，可导致吞咽功能障碍。

在食管和胃之间，虽然不存在解剖学上的括约肌，但确实有一个高压区，长 3~5 cm，其内压力比胃内压高 5~10 mmHg，可阻止胃内容物逆流入食管，起到了类似生理性括约肌的作用，故称为食管下括约肌(lower esophageal sphincter, LES)。LES 的张力受神经和体液因素调节。LES 受迷走神经抑制性和兴奋性纤维的双重支配。食物刺激食管壁可反射性地引起迷走神经的抑制性纤维末梢释放 VIP 和 NO，引起 LES 舒张。当食团入胃后，迷走神经的兴奋性纤维末梢释放 ACh，使 LES 收缩。食物入胃可引起促胃液素和胃动素等释放，引起 LES 收缩；而促胰液素、缩胆囊素和前列腺素 A_2 等则使 LES 舒张。另外，过量饮酒、吸烟和妊娠等可引起 LES 的张力下降。当 LES 静息压异常降低或自发性松弛频繁，或者胃内压增高时会发生胃食管反流，过多的胃、十二指肠内容物反流入食管引起烧心等症状，同时导致食管炎和咽、喉、气道等食管以外的组织损害。

二、唾液及其分泌

人的口腔内有 3 对主要的大唾液腺，即腮腺、颌下腺和舌下腺，还有众多散在的小唾液腺，唾液是这些腺体分泌的混合液。

(一)唾液的性质和成分

唾液为无色无味黏稠的低渗液体，呈弱酸性(pH 6.6~7.1)，每天分泌量为 1.0~1.5 L。其中水分约占 99%，无机物有 Na^+、K^+、Ca^{2+}、HCO_3^-、Cl^- 和一些气体分子等，这些离子的浓度随唾液分泌速度而变化。有机物主要为黏蛋白、免疫球蛋白、氨基酸、唾液淀粉酶、溶菌酶等。唾液的渗透压随分泌率变化而异。目前认为，刚从腺泡细胞中排出的分泌液电解质组成及渗透压与血浆相似。在流经导管时，导管上皮细胞对电解质的吸收速率受唾液分泌速率的影响。在唾液最大分泌速率时，其渗透压可接近血浆，其中的 Na^+ 和 Cl^- 的浓度较高，K^+ 的浓度较低；在分泌速率低时则相反，唾液的渗透压可低至 50 mOsm/(kg·H_2O)。

(二)唾液的作用

唾液有很重要的生理作用：①湿润口腔和食物，以引起味觉并易于吞咽。②可以清除口腔中食物的残渣，冲淡和中和进入口腔的有害物质，对口腔起清洁和保护作用。③唾液中的溶菌酶和免疫球蛋白有杀灭细菌和病毒的作用，唾液缺乏的人(如口腔干燥症)，龋齿及颊黏膜慢性感染的发生率比正常人高。④唾液中含有唾液淀粉酶，可将淀粉分解为麦芽糖。此酶的最适 pH 为 7.0，故随食物进入胃后还可以继续作用一段时间，当 pH<4.5 后酶失活。⑤排泄功能：进入体内的某些物质如铅、汞、氰化物等可部分随唾液排出；有些致病微生物(如狂犬病毒)也可以从唾液排出，因此，经唾液可传播一些疾病。

(三)唾液分泌的调节

不同情况下唾液腺的分泌速率有很大差异。在安静状态下，分泌量约为 0.5 mL/min，发挥湿润口腔的作用，称为基础分泌。进食时，最高可达 4 mL/min。唾液分泌的调节完全是神经反射性的，包括条件反射和非条件反射。通常在进食时，两种调节同时存在。

在进食之前，食物的形状、颜色、气味和环境刺激，甚至想到或谈论食物时均可引起条件反射性的唾液分泌。进食过程中，食物对口腔黏膜的机械、温度和化学刺激则引起非条件反射性的唾液分泌。酸性食物是使唾液分泌的最强刺激物。恶心引起大量富含黏液的唾液分泌，而睡眠、疲劳、失水、恐惧通过抑制延髓唾液分泌中枢，使唾液分泌减少。条件反射的传入纤维在第Ⅰ、Ⅱ、Ⅷ对脑神经中，非条件反射的传入纤维在第Ⅴ、Ⅶ、Ⅸ、Ⅹ对脑神经中。唾液分泌的初级中枢是延髓的上涎核和下涎核，其高级中枢位于下丘脑及大脑皮层的味觉及嗅觉感受区。支配唾液腺分泌的传出神经为副交感神经(在第Ⅶ、Ⅸ对脑神经中)和交感神经，以前者的作用为主(图 6-4)。副交感神经兴奋时唾液分泌量大，但含有机物少，同时伴有唾液腺血管扩张,其递质分别为 ACh 和 VIP。阿托品可阻断 ACh 的作用,使唾液分泌减少。交感神经兴奋(递质为去甲肾上腺素)时,唾液分泌量少,但富含有机物,同时唾液腺血管收缩。

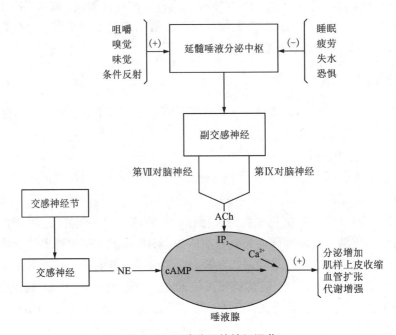

图 6-4　唾液分泌的神经调节

第三节　胃内消化

胃是消化道中最膨大的部分,具有暂时储存食物的功能。成人胃的容量为 1~2 L。食物在胃内还将受到胃液的化学性消化和胃壁肌肉运动的机械性消化。

一、胃液及其分泌

(一) 胃的分泌细胞

从功能上通常将胃分为头区和尾区,头区包括胃底和胃体的上端 1/3,而胃体的下端 2/3 和胃窦合称为尾区。胃黏膜是一个复杂的分泌器官,含有 3 种管状外分泌腺和多种内分泌细胞。

1. 外分泌细胞

胃黏膜的外分泌细胞构成外分泌腺。胃的外分泌腺主要有 3 种,即①贲门腺:分布在胃与食管连接处的宽 1~4 cm 的环状区内,为黏液腺,分泌稀薄的碱性黏液;②泌酸腺:分布在占全胃黏膜约 2/3 的胃底和胃体部,由壁细胞、主细胞和黏液颈细胞组成,它们分别分泌盐酸、胃蛋白酶原和黏液;③幽门腺:分布在幽门部,主要分泌碱性黏液。胃液是由这三种腺体和胃黏膜上皮细胞的分泌物构成的。除上述三种胃腺外,还有分布于胃的所有区域的上皮细胞，它们分泌黏稠的黏液，是构成胃表面黏液层的主要成分。

2. 内分泌细胞

胃黏膜内还含有多种内分泌细胞，主要有：①G 细胞：分布于胃窦部，分泌促胃液素和ACTH 样物质；②D 细胞：分布于胃底、胃体和胃窦部，分泌生长抑素，生长抑素对促胃液素和胃酸的分泌起抑制作用；③肠嗜铬样细胞：分布于胃泌酸区黏膜内，能合成和释放组胺。

（二）胃液的性质、成分和作用

纯净的胃液（gastric juice）是无色酸性液体，pH 为 0.9~1.5，正常成人每日分泌量为1.5~2.5 L。胃液的成分除水、Na^+、K^+、HCO_3^- 等外，主要有盐酸（又称胃酸）、胃蛋白酶原、黏液和内因子。

1. 盐酸

盐酸（hydrochloric acid，HCl）是由泌酸腺中的壁细胞分泌的，包括游离酸和结合酸（与蛋白质结合），两者在胃液中的总浓度称为胃液总酸度。胃液中的盐酸含量通常以单位时间内分泌的毫摩尔（mmol）数表示，称为胃酸分泌量。正常成人空腹时的盐酸排出量很少，平均为0~5 mmol/L，这称为基础胃酸分泌量。基础胃酸分泌在不同人或同一人在不同时间也是不同的，具有昼夜节律性，即早晨5~11 时分泌率最低，下午6 时至次日1 时分泌率最高。基础胃液分泌受迷走神经紧张性活动和少量促胃液素自发释放的影响。在食物或某些药物（促胃液素或组胺）的刺激下，胃液分泌量明显增加，正常人的胃酸最大分泌量可达 20~25 mmol/L。男性的胃酸分泌率大于女性，50 岁后分泌率有所下降。一般认为胃酸分泌量主要取决于壁细胞的数目与功能状态（图 6-5）。

（1）盐酸的分泌及其机制：胃液中 H^+ 的浓度最高可达 150~170 mmol/L，比血浆中 H^+ 浓度高 300 万~400 万倍。胃液中 Cl^- 浓度为 170 mmol/L，约1.7 倍于血浆 Cl^- 浓度。由此可知，壁细胞分泌 H^+ 是逆着巨大的浓度梯度主动进行的，需要消耗能量。H^+ 的分泌是依靠壁细胞顶端膜上的质子泵实现的。质子泵位于壁细胞顶端膜内陷形成的分泌小管膜上，是一种转运蛋白，有转运H^+、K^+ 和催化 ATP 水解的功能，其实质是H^+-K^+-ATP 酶。每水解一分子的 ATP，可

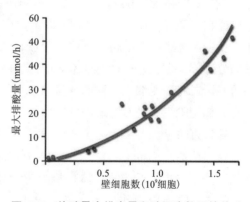

图 6-5 盐酸最大排出量和壁细胞数目的关系

促使一个 H^+ 从壁细胞胞浆分泌至分泌小管腔内，同时一个 K^+ 从分泌小管腔进入细胞浆。壁细胞分泌的 H^+ 是由胞质中的水解离生成的，H^+ 在顶端膜上质子泵的作用下，主动分泌到分泌小管腔内。同时，顶端膜上的 K^+ 通道和 Cl^- 通道也开放，进入细胞内的 K^+ 又经 K^+ 通道进入分泌小管腔，细胞内的 Cl^- 通过 Cl^- 通道进入分泌小管腔，与 H^+ 形成 HCl，当需要时，HCl则由壁细胞分泌入胃腔。

在壁细胞内含有丰富的碳酸酐酶，当 H^+ 被质子泵泵出后，留在胞质中的 OH^- 便和 CO_2 在碳酸酐酶的催化下形成 HCO_3^-。胞质内的 HCO_3^- 则通过壁细胞基底侧膜上的 Cl^--HCO_3^- 逆向转运体，与来自血浆中的 Cl^- 进行交换，被转运到细胞外而进入血液，与 Na^+ 形成 $NaHCO_3$，

而血浆中的 Cl^- 则进入壁细胞,再通过分泌小管顶端膜上的特异性的 Cl^- 通道进入小管腔,不断地与 H^+ 结合形成 HCl(图6-6)。因此,餐后大量胃酸分泌的同时,血和尿的 pH 往往升高,出现所谓的餐后碱潮。质子泵已被证实是各种因素引起胃酸分泌的最后通路。选择性抑制质子泵的药物(如奥美拉唑)在临床用来有效地抑制胃酸分泌,治疗胃酸分泌过多引起的消化性溃疡。

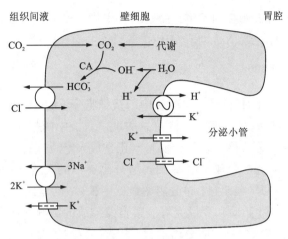

图 6-6　壁细胞分泌盐酸的基本过程

(2)盐酸的主要作用:①激活胃蛋白酶原,使之转变为有活性的胃蛋白酶,并为胃蛋白酶提供适宜的酸性环境;②使食物中的蛋白质变性,易于被蛋白酶水解;③杀死随食物入胃内的细菌;④盐酸进入小肠内可引起促胰液素、缩胆囊素的释放,从而促进胰液、胆汁和小肠液的分泌;⑤盐酸造成的酸性环境有利于铁和钙在小肠内吸收。因此,盐酸分泌过多,会损伤胃和十二指肠黏膜,诱发或加重溃疡;如果分泌过少,可引起腹胀、腹泻等消化不良症状。胃大部切除患者易发生缺铁性贫血。

2. 胃蛋白酶原

胃蛋白酶原(pepsinogen)主要由泌酸腺的主细胞分泌,黏液颈细胞、贲门腺和幽门腺的黏液细胞及十二指肠近端的腺体也能分泌胃蛋白酶原。分泌入胃腔的胃蛋白酶原是无活性的,在胃酸或胃蛋白酶作用下,分离出 1 个小分子多肽后,转变为具有活性的胃蛋白酶(pepsin)。胃蛋白酶能水解蛋白质的多肽链,其主要产物是胨和胨,并产生少量的多肽或氨基酸。胃蛋白酶作用的最适 pH 为 1.8~3.5,随着 pH 的升高,胃蛋白酶的活性即降低,当 pH>5.0 时,胃蛋白酶便失活。

3. 黏液和碳酸氢盐

胃的黏液(mucus)是由胃黏膜表面的上皮细胞、泌酸腺的黏液颈细胞以及贲门腺和幽门腺共同分泌的,其主要成分为糖蛋白。由于黏液具有较高的黏滞性和形成凝胶的特性,可在正常人胃黏膜表面形成一个厚约 500 μm 的凝胶层,能减少粗糙坚硬食物对胃黏膜的机械性损伤。胃黏液的作用有:①具有润滑作用,有利于食糜在胃内的往返运动;②保护胃黏膜免受坚硬食物的机械性损伤;③黏液呈中性或弱碱性,可降低胃液的酸度,减弱胃蛋白酶的活性；④由于黏液具有较高的黏滞性，在胃黏膜表面形成的黏液层能减慢胃腔中的 H^+ 向黏膜层扩散速度。胃内 HCO_3^- 主要由胃黏膜的非泌酸细胞分泌，仅有少量的 HCO_3^- 是从组织间液渗入胃内的。基础状态下，胃 HCO_3^- 的分泌速率仅为 H^+ 分泌速率的5%，进食时分泌速率增加，通常与 H^+ 分泌速率的变化平行。

研究表明，黏液与胃黏膜分泌的 HCO_3^- 一起构成的一个厚 $500 \sim 1000 \ \mu m$ 的凝胶层，能更有效地保护胃黏膜，称为黏液-碳酸氢盐屏障(图6-7)。它的主要作用是当胃腔内的 H^+ 向胃壁扩散时，通过凝胶层的速度比通过水层要慢得多，H^+ 与上皮细胞分泌的 HCO_3^- 在黏液层中相遇，发生表面中和作用，使黏液层内出现 pH 梯度，即在靠近胃腔面的一侧，pH 约为2.0，呈强酸性；而在靠近黏膜上皮细胞的一侧，pH 约为7.0，呈中性或偏碱性。这不但避免了 H^+ 对胃黏膜的直接侵蚀，而且使胃蛋白酶原在该处不能激活，从而有效地防止了胃液对胃黏膜本身的消化作用。

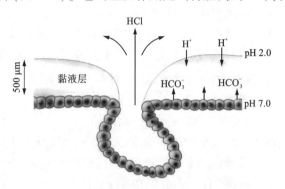

图6-7　胃黏液-碳酸氢盐屏障

正常情况下，胃酸和胃蛋白酶不会消化胃黏膜本身，除了上述的黏液-碳酸氢盐屏障外，胃上皮细胞之间存在的紧密连接也起重要作用，它们对 H^+ 相对不通透，可防止胃腔内的 H^+ 向黏膜层内扩散。因此，胃上皮细胞的顶端膜和相邻细胞之间存在的紧密连接构成了胃黏膜屏障。同时，胃黏膜能合成与释放大量的前列腺素(PGE_2、PGI_2)和表皮生长因子(EGF)，它们可抑制胃酸、胃蛋白酶原分泌，刺激黏液、碳酸氢盐分泌，使黏膜微血管扩张，增加胃黏膜血流，因此，有助于维持胃黏膜的完整和受损的胃黏膜的修复。某些胃肠激素，如神经降压素、铃蟾素、生长抑素和降钙素基因相关肽等，也具有明显的胃黏膜保护作用。通常将前述能直接保护胃黏膜的作用称为直接细胞保护作用。胃内食物、胃酸、胃蛋白酶、反流的胆汁等可经常对胃黏膜构成弱刺激，使其持续少量地释放前列腺素和生长抑素等，亦能有效地防止或减轻强刺激对胃黏膜的损伤，这种现象称为适应性细胞保护作用。

大量饮酒或大量服用吲哚美辛、阿司匹林等药物，不但可以抑制黏液、HCO_3^- 分泌，破坏黏液-碳酸氢盐屏障，还能抑制黏膜合成前列腺素等，降低直接细胞保护作用。硫糖铝等药物可与胃黏膜蛋白络合，并有抗酸作用，对胃黏膜屏障、黏液-碳酸氢盐屏障均有保护及加强作用，故被用于治疗消化性溃疡。

目前公认，消化性溃疡是幽门螺杆菌感染所致。幽门螺杆菌能产生大量高活性的尿素酶，将尿素分解为氨和二氧化碳。氨能中和胃酸，使幽门螺杆菌能在酸度很高的胃内生存。尿素酶和氨的积聚对胃黏膜屏障和黏液-碳酸氢盐屏障具有破坏作用，引起 H^+ 从胃腔侧向黏膜层扩散，从而导致产生消化性溃疡。

胃溃疡与幽门螺杆菌

4. 内因子

壁细胞还分泌一种分子量约6万的糖蛋白，称为内因子(intrinsic factor)。内因子发挥作用是通过两个活性部位实现的，其中一个活性部位与维生素 B_{12} 结合，形成内因子-维生素

B_{12} 复合物，从而保护了维生素 B_{12} 免被小肠内水解酶破坏；另一个活性部位则与回肠黏膜上皮细胞的特异性受体结合，促进维生素 B_{12} 的吸收。壁细胞受损或减少时，内因子分泌减少，维生素 B_{12} 的吸收减少，引起巨幼红细胞性贫血。胃大部切除者必须由胃肠外补充维生素 B_{12}。各种引起胃液分泌的刺激，如刺激迷走神经、组胺和促胃液素，都可致内因子分泌增多。

(三) 胃液分泌的调节

在消化间期时，胃只分泌少量含黏液、胃蛋白酶原和胃酸的胃液，称为基础胃液分泌或消化间期胃液分泌。强烈的情绪刺激使消化间期的胃液分泌明显增加，且为高酸度、高胃蛋白酶原的胃液。有人认为，这可能是产生应激性溃疡的一个因素。进食可刺激胃液大量分泌，称为消化期胃液分泌，是神经、体液调节的综合结果。

1. 刺激胃液分泌的内源性物质

(1) 乙酰胆碱：乙酰胆碱(ACh)是由大部分支配胃的迷走神经节后纤维末梢及部分胃肠壁内在神经末梢释放的递质。ACh 可直接作用于壁细胞，刺激胃酸分泌，同时也能引起主细胞分泌胃蛋白酶原和黏液细胞分泌黏液。迷走神经节后纤维末梢还支配 G 细胞和肠嗜铬样(ECL)细胞，使它们分别释放促胃液素和组胺，间接引起壁细胞分泌胃酸。支配 ECL 细胞的迷走神经末梢释放的是 ACh，而支配 G 细胞的纤维释放促胃液素释放肽(gastrin-releasing peptide，GRP，又称铃蟾素，bombesin)。前述 ACh 对靶细胞的作用可被 M 受体拮抗剂阿托品所阻断，说明这些作用是通过 M(M_3)受体产生的；而通过 GRP 对 G 细胞的作用是由铃蟾素受体所介导的。

(2) 促胃液素：促胃液素(gastrin)是由胃窦及小肠上段黏膜 G 细胞分泌的一种多肽激素，主要经血液循环到达壁细胞，与细胞膜的缩胆囊素-B/促胃液素受体结合而刺激胃酸分泌(通过 CCK_B 受体-G_q-PLC-Ca^{2+} 和 DG-PKC 信号通路实现)，其受体拮抗剂为丙谷胺。促胃液素也可作用于 ECL 细胞上 CCK_B 受体，促进 ECL 细胞分泌组胺，间接刺激盐酸分泌。体内的促胃液素以多种分子形式存在，主要有两种：含 34 个氨基酸残基的大促胃液素(G-34)和含 17 个氨基酸残基的小促胃液素(G-17)。促胃液素的活性由 C 末端 4 个氨基酸残基决定，临床上使用的五肽促胃液素由天然促胃液素 C 末端 4 个氨基酸加上丙氨酸组成，具有与天然促胃液素相同的生理活性。促胃液素的作用比较广泛，主要有：①刺激胃酸和胃蛋白酶原的分泌；②刺激 ECL 细胞分泌组胺，间接促进壁细胞分泌胃酸；③促进消化道黏膜的生长和刺激胃、肠、胰的蛋白质合成，即营养作用；④加强胃肠运动和胆囊收缩，促进胰液、胆汁的分泌。促胃液素的间接作用可能比其直接作用更重要。促胃液素的分泌和作用也受其他因素的调节。胃酸对促胃液素的分泌具有负反馈调节作用，促胰液素、胰高血糖素、抑胃肽、血管活性肠肽均可抑制促胃液素的分泌，生长抑素既可抑制促胃液素的分泌，又可抑制促胃液素基因的表达。

(3) 组胺：组胺是由胃泌酸区黏膜中的 ECL 细胞分泌的，可通过局部组织液扩散，作用于壁细胞上的组胺受体(H_2 受体)，具有很强的刺激胃酸分泌的作用。H_2 受体阻断剂甲氰咪胍及其类似物可阻断组胺与壁细胞结合而抑制胃酸分泌。ECL 细胞膜上含有促胃液素受体和 M_3 受体。因此，促胃液素及 ACh 可通过各自受体刺激 ECL 细胞释放组胺，组胺再作用于壁细胞上的 H_2 受体，促进壁细胞分泌盐酸，同时组胺还可提高壁细胞对 ACh 或促胃液素的敏感性。

ACh、促胃液素和组胺与壁细胞上各自的受体结合后，通过不同的信号转导途径，刺激壁细胞泌酸(图6-8)。其中组胺通过 G_s 蛋白中介，激活 AC-cAMP 系统，升高 cAMP 水平；ACh 和促胃液素则激活 PLC-IP$_3$/DG 系统使细胞内 Ca^{2+} 储库内的 Ca^{2+} 释放。cAMP 和 Ca^{2+} 通过激活蛋白激酶，使更多的 Cl^- 通道和 H^+-K^+-ATP 酶分子镶嵌于壁细胞的分泌小管膜上，从而增加 HCl 分泌。上述三种物质之间还存在着相互加强作用，即两种内源性物质的共同作用，要超过此两种物质单独作用的总和。临床上使用甲氰咪胍治疗消化性溃疡时，不仅可阻断壁细胞对组胺的反应，而且还能降低壁细胞对促胃液素和 ACh 的敏感性。

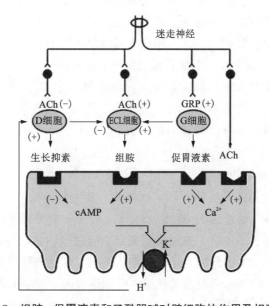

图 6-8 组胺、促胃液素和乙酰胆碱对壁细胞的作用及相互关系

刺激胃酸分泌的因素还有钙、乙醇、咖啡因及低血糖等。引起壁细胞分泌盐酸的大多数刺激均能促进主细胞分泌胃蛋白酶原及黏液细胞分泌黏液。ACh 是主细胞分泌胃蛋白酶原的强刺激物；促胃液素也可直接作用于主细胞；H^+ 可通过壁内神经丛反射性地刺激胃蛋白酶原的释放；十二指肠黏膜分泌的促胰液素和缩胆囊素也能刺激胃蛋白酶原的分泌。

2. 抑制胃酸分泌的内源性物质

胃体和胃窦黏膜内的 D 细胞可释放一种十四肽的激素，称为生长抑素(SS)。主要通过以下途径抑制胃酸分泌：①抑制壁细胞的腺苷酸环化酶，降低胞浆 cAMP 水平而抑制胃酸分泌；②抑制胃窦 G 细胞释放促胃液素；③抑制 ECL 细胞释放组胺，从而间接抑制胃壁细胞分泌盐酸。进食后，特别是进食蛋白质和脂肪类食物后 SS 分泌增加。

此外，促胰液素、前列腺素、表皮生长因子都能抑制促胃液素和胃酸分泌。

3. 消化期胃液分泌的调节

进食后胃液分泌的调节机制，可按感受食物刺激的部位人为分成 3 个时期来分析，即头期、胃期和肠期。这 3 个时期的划分只是为了便于叙述，实际上，进食时这 3 个时期几乎同时开始、相互重叠。

(1)头期胃液分泌:由进食动作引起,传入冲动均来自头部感受器(眼、耳、鼻、口腔、咽、食管)。头期胃液分泌的机制曾用假饲方法进行研究。先将狗的食管切断,并在胃部造瘘,食物经口进入食管后,随即从食管切口流出体外,而不能入胃(称为假饲),但可引起胃液分泌。假饲引起的胃液分泌机制包括条件反射和非条件反射。前者是食物的形状、气味、声音等刺激作用于视、嗅、听感受器,分别由第Ⅰ、Ⅱ、Ⅷ对脑神经传入中枢引起的;后者是咀嚼、吞咽食物的过程,刺激了口腔、咽喉等处的化学和机械感受器而引起的,由第Ⅴ、Ⅶ、Ⅸ、Ⅹ对脑神经传入。反射中枢位于延髓、下丘脑、边缘系统及大脑新皮层。迷走神经是这些反射共同的传出神经。当切断支配胃的迷走神经后,假饲就不再引起胃液分泌。

迷走神经兴奋引起的胃液分泌是通过两种机制实现的,一是直接刺激壁细胞;二是刺激G细胞及ECL细胞,分别释放促胃液素和组胺,间接促进胃液分泌。研究表明,支配G细胞的迷走神经节后末梢释放GRP。在头期胃液分泌中,迷走神经的直接作用更为重要。

头期胃液分泌受情绪和食欲的影响很大。食物的色、香、味,可通过神经调节促进胃液的分泌,而淡而无味的食物几乎不引起反应。疼痛、忧虑、恐惧等能抑制胃液分泌,使食欲减退。一般情况下,头期胃液分泌持续时间可长达2~4小时,分泌量约占进食后分泌量的30%,酸度及胃蛋白酶原的含量均很高,因而消化力强。

(2)胃期胃液分泌:食物进入胃后,可进一步刺激胃液分泌。

胃期胃液分泌的机制包括神经调节和体液调节。其主要途径为:①食物的扩张刺激可兴奋胃体和胃底部的感受器,通过迷走-迷走神经长反射和壁内神经丛的短反射直接或通过促胃液素间接引起胃液分泌;②食物扩张刺激胃窦部,通过壁内神经丛,兴奋G细胞,引起促胃液素释放;③G细胞的顶端有微绒毛样突起伸入胃腔,可以直接感受胃腔内食物的化学刺激,主要是蛋白质分解产物肽和氨基酸的刺激,引起促胃液素释放(图6-9)。在人类,不同氨基酸对胃酸分泌的刺激作用不同,苯丙氨酸和色氨酸的作用最强。其他化学物质,如咖啡、牛奶、乙醇、茶、Ca^{2+}等也能引起胃液大量分泌。

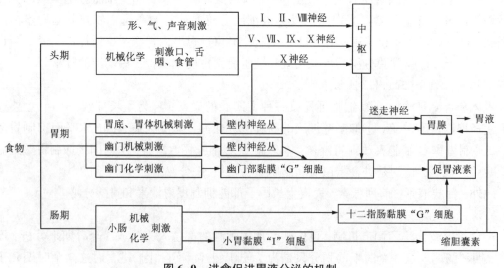

图6-9 进食促进胃液分泌的机制

　　胃期胃液分泌持续时间长，可达 3~4 小时，其特点是分泌量大，胃期分泌的胃液量约占进食后总分泌量的 60%，酸度很高，但胃蛋白酶原的含量较头期少，故消化力比头期弱。

　　(3)肠期胃液分泌：食糜进入十二指肠后继续引起胃液分泌。分泌的机制主要是食物的机械扩张刺激及食物的消化产物作用于十二指肠黏膜可使其释放促胃液素、肠泌酸素等胃肠激素，通过血液循环作用于胃。此外，小肠内的消化产物氨基酸被吸收后通过血液循环作用于胃腺，也能刺激胃液分泌。在切除外来神经后，食物对小肠的刺激仍可引起胃液分泌，提示在肠期胃液分泌调节中，神经调节的作用不大，主要是体液调节的结果。肠期胃液分泌的特点是：量少，约占进食后胃液分泌总量的 10%，总酸度和胃蛋白酶原的含量也较少。

　　4. 胃液分泌的抑制性调节

　　在消化期内，胃液分泌受兴奋性因素和抑制性因素共同调节。抑制胃液分泌的因素除精神、情绪因素和上述抑制胃酸分泌的几种物质外，主要还有盐酸、脂肪和高张溶液三种。

　　(1)盐酸：当胃窦部 pH≤1.2~1.5 时，对胃酸分泌可产生抑制作用。这种抑制作用的机制之一是盐酸直接抑制胃窦黏膜中的 G 细胞，减少促胃液素的释放；另一个原因是盐酸引起胃黏膜内 D 细胞释放生长抑素，后者可抑制促胃液素和胃液的分泌。临床上胃黏膜萎缩的患者胃酸分泌很低，他们血浆中促胃液素浓度却比正常人高 2~30 倍；如向这患者胃内注入盐酸，使胃窦酸化，血浆促胃液素浓度即下降，说明胃内容物的酸度对促胃液素释放、胃液分泌具有重要影响作用。

　　当十二指肠内的 pH≤2.5 时，对胃酸分泌也产生抑制作用。已知胃酸可刺激十二指肠黏膜释放促胰液素，后者对促胃液素引起的胃酸分泌有明显的抑制作用。此外，十二指肠球部在盐酸刺激下还可释放出一种抑制胃酸分泌的肽类激素——球抑胃素，但球抑胃素的化学结构尚未确定。

　　盐酸是胃腺活动的产物，它对胃腺活动又产生抑制作用，因而是胃腺分泌的一种负反馈调节因子，这对防止胃酸过度分泌，保护胃肠黏膜具有重要的生理意义。

　　(2)脂肪：脂肪进入小肠后可明显抑制胃液的分泌。我国生理学家林可胜先生早在 20 世纪 30 年代，就发现脂肪可刺激十二指肠和空肠上部黏膜释放抑制胃液分泌的激素，并命名为肠抑胃素。近些年的研究表明，肠抑胃素并不是一个单独的激素，而是一类激素，可能包括抑胃肽、促胰液素、神经降压素等多种激素。它们经血液循环可直接或间接地抑制胃液分泌和胃的运动。

　　(3)高张溶液：十二指肠内的高张溶液可通过两种途径抑制胃液分泌，即激活小肠内渗透压感受器，通过肠-胃反射抑制胃液分泌以及通过刺激小肠黏膜释放一种或几种胃肠激素而抑制胃液分泌。

二、胃的运动

　　胃具有储存食物和将胃内容物排入十二指肠的功能。头区运动较弱，主要是容纳和暂时储存食物，调节胃内压及促进液体的排空；尾区运动较明显，其功能是磨碎进入胃内的食团，使之与胃液充分混合，形成食糜，并将食糜排入十二指肠。

(一) 胃的运动形式及其调节

1. 容受性舒张

当咀嚼和吞咽时，食物对口腔、咽、食管等处感受器的刺激可反射性地引起胃底和胃体（以胃头区为主）的肌肉舒张，并使胃腔容量由空腹时的约 50 mL 增加到进食后的约 1.5 L，胃壁肌肉的这种活动称为容受性舒张（receptive relaxation），是胃特有的运动形式。虽然胃随着胃内容物的增加而伸展，但胃内压升高不明显。胃容受性舒张的生理意义是容纳和储存食物，同时保持胃内压基本不变，从而防止食糜过早排入小肠，有利于食物在胃内的充分消化。胃的容受性舒张是通过迷走-迷走反射调节完成的，切断人和动物的双侧迷走神经，容受性舒张即不再出现。在这个反射中，迷走神经传出通路是抑制性纤维，其末梢释放的递质可能是血管活性肠肽（VIP）或一氧化氮（NO）。

头区的胃壁比较薄，收缩力较弱，且很少发生收缩，所以食物入胃后不致很快与胃液混合，而是分层分布于胃的内表面，即先入胃的在外层，后入胃的在中央，暂时不与胃黏膜接触，因此饭后服药可减少药物对胃黏膜的直接刺激。

2. 紧张性收缩

消化道平滑肌经常处于微弱的持续收缩状态，称为紧张性收缩（tonic contraction）。胃紧张性收缩使胃内具有一定的基础压力，有助于胃液渗入食物内部，进行化学性消化，并可协助食糜向十二指肠方向推送；同时还可使胃保持一定的形状和位置，不致出现胃下垂。

3. 蠕动

进食后 5 min 左右，胃开始出现明显的蠕动。蠕动起始于胃体的中部，每分钟约 3 次，每个蠕动波约需 1 min 到达幽门。因此，进食后胃的蠕动通常是一波未平，一波又起。蠕动波开始时较小，在向幽门推进过程中波幅和波速越来越大，接近幽门时达最大。在蠕动波及其产生的压力作用下，胃窦内容物被推向幽门，同时幽门括约肌开放，少量食糜（1~2 mL）排入十二指肠内，这种作用也被称为"幽门泵"。并非每一个蠕动波都到达幽门，有些蠕动波到胃窦后即行消失。一旦收缩波超越胃内容物，并到达胃窦终末时，由于胃窦终末部的有力收缩，部分胃内容物将被反向地推回到近侧胃窦和胃体部。这种运动使食糜和胃液充分混合，食糜中的块状食物被反复研磨，形成微小颗粒。胃蠕动的生理意义在于对食物进行机械性和化学性消化，并将食糜由胃排入十二指肠。

(二) 胃排空及其影响因素

1. 胃排空的过程

一般在食物入胃后 5 min 即有食糜排入十二指肠。食物由胃排入十二指肠的过程称为胃排空（gastric emptying）。胃排空的速度因食物的种类、性状和胃的运动情况而异。流体食物较固体食物排空快；切碎的、颗粒小的食物比大块的食物快；等渗溶液比非等渗液体快。在三种主要食物中，糖类排空最快，蛋白质次之，脂肪类排空最慢。混合食物由胃完全排空通常需要 4~6 h。

胃的运动加强、胃内压升高是胃排空的动力，幽门和十二指肠收缩是胃排空的阻力。胃排空的速率取决于胃内压与十二指肠内压之差。因此，胃排空的速率受胃和十二指肠两方面因素的控制。

2. 影响胃排空的因素

（1）胃内促进排空的因素 ①胃内食物量。一般来说，胃排空的速率与胃内食物量的平方根成正比。胃内容物扩张胃壁的机械刺激，通过壁内神经反射或迷走-迷走神经反射促进胃运动，加速胃排空。②食物的扩张刺激和某些化学成分，主要是蛋白质消化产物，可引起胃窦部黏膜释放促胃液素。促胃液素不仅能刺激胃酸分泌，还有利于增加胃内压，促进胃排空。

（2）十二指肠内抑制排空的因素 ①肠-胃反射。在十二指肠壁上存在多种感受器，酸、脂肪、渗透压及机械扩张等都可刺激这些感受器，反射性地抑制胃运动，使胃排空减慢，这种反射称为肠-胃反射。肠-胃反射对胃酸的刺激特别敏感，当小肠内 pH 降到 3.5~4.0 时，反射即可引起，抑制胃的运动和胃排空，从而可延缓酸性食糜进入十二指肠。②胃肠激素。大量的食糜，特别是胃酸和脂肪进入十二指肠后，可引起小肠黏膜释放多种激素，如缩胆囊素、促胰液素、抑胃肽等，这些激素可抑制胃的运动和胃排空，统称为肠抑胃素。当进入十二指肠的酸性食糜被中和、渗透压降低以及食物的消化产物被吸收后，对胃运动的抑制性影响被消除，胃运动又逐渐增强，于是又推送另一部分食糜进入十二指肠。如此反复进行。可见胃的排空是间断性的，与上段小肠内的消化、吸收相适应。

另外，情绪兴奋时，胃排空加速，忧虑、悲伤及疼痛时胃排空减慢。

若胃排空的抑制机制长期异常，易引起十二指肠溃疡或胃溃疡。胃大部切除或胃空肠吻合患者，进食应少量多餐，如一次进食过多，由于缺少胃排空抑制机制，过量胃内容物快速进入小肠，超过小肠吸收速度，高渗透压的肠内容物吸引肠壁的水分进入肠腔，可导致腹泻，严重时可致血容量减少和低血压。

（三）非消化期的胃运动

人在空腹时，胃运动呈现以间歇性强力收缩伴有较长的静息期为特征的周期性运动，并向肠道方向扩布。胃肠道在消化间期的这种运动称为移行性复合运动（migrating motor complex，MMC），其意义是可将上次进食后遗留的残渣和积聚的黏液等推送到十二指肠，为下次进食做好准备，进食后这种运动消失。MMC 的每一周期 90~120 分钟，可分为四个时相：Ⅰ相，只能记录到慢波电位，而不出现胃肠收缩，持续 45~60 分钟；Ⅱ相，出现不规则锋电位，并出现散发的胃肠蠕动，持续时间为 30~45 分钟；Ⅲ相，每个慢波上均出现成簇的锋电位，并出现规则的高振幅收缩，持续 5~10 分钟；Ⅳ相，从Ⅲ相转入下一周期Ⅰ相的过渡期，持续约 5 分钟。目前一般认为Ⅰ相与 NO 有关，Ⅲ相与胃动素的分泌有关。Ⅲ相的强力收缩通过胃肠道时，可将胃肠内容物消除干净，起着"清道夫"的作用。如消化间期胃肠运动减退，可引起功能性消化不良及肠道内细菌过度繁殖等病症。

（四）呕吐

呕吐（vomiting）是经过一系列复杂的反射活动，将胃肠内容物从口腔强力驱出的动作。机械的和化学的刺激作用于舌根、咽部、胃、大小肠、胆总管、泌尿生殖道等处的感受器或颅内压增高、头部旋转运动（视觉、前庭器官等受刺激）等都可引起呕吐。呕吐中枢位于延髓网状结构的背侧，与呼吸中枢、心血管中枢有着密切的联系，故呕吐前除了有恶心等消化道症状外，还常伴有呼吸急促、心跳加快等表现。来自身体许多部位感受器的传入冲动都可到达呕吐中枢，发动呕吐反射。在延髓呕吐中枢附近第四脑室底存在一个特殊的化学感受区，体内代谢的改变(如糖尿病酸中毒)、肝肾衰竭、中枢催吐药、乙醇、麻醉剂等，均可刺激该化学感受区，继而兴奋呕吐中枢。

呕吐是一种具有保护意义的防御性反射，可将胃内有害的物质排出。但长期剧烈的呕吐会影响进食和正常的消化活动，使大量的消化液丢失，造成体内水、电解质和酸碱平衡的紊乱。

(五)胃运动的调节

1. 神经调节

迷走神经兴奋时通过其末梢释放乙酰胆碱，使胃的慢波和动作电位频率增加，胃蠕动加强加快。交感神经兴奋时通过其末梢释放去甲肾上腺素，使胃的慢波和动作电位频率降低，胃蠕动减弱。正常情况下，以迷走神经的作用占优势。食物对胃壁的机械、化学刺激，可通过内在神经丛的局部活动使平滑肌紧张性加强，蠕动波传播速度加快。

2. 体液调节

促胃液素和胃动素可使胃的慢波和动作电位频率加快，胃蠕动加强加快。缩胆囊素、促胰液素、抑胃肽等抑制胃的运动。

第四节　小肠内消化

食糜由胃进入小肠后，即开始小肠内消化。小肠内消化是整个消化过程中最重要的阶段。食物消化和吸收的主要部位在小肠，口腔内消化和胃内消化是为小肠内消化打基础的。食糜在小肠内停留的时间随食物的性质而异，一般为 3~8 小时，并受到小肠内多种消化液(胰液、胆汁和小肠液)的化学性消化和小肠运动的机械性消化作用，使营养物质彻底分解，成为可以被吸收的小分子物质。食物通过小肠后，消化、吸收过程基本完成。未被消化的食物残渣被推送到大肠，形成粪便排出体外。

一、胰液的分泌

胰腺由外分泌腺和内分泌腺两部分组成。胰液是由胰腺外分泌腺的腺泡细胞及小导管细胞分泌的，其中含有多种消化酶，是最重要的消化液。

(一)胰液的成分和作用

胰液是一种无色、无臭的液体，pH 为 7.8~8.4，每日分泌量为 1~2 L，渗透压与血浆相等。胰液的成分包括水、无机物和有机物。

1. 胰液的无机成分与作用

无机物主要由小导管的上皮细胞分泌，其中主要阳离子为 Na^+ 和 K^+，它们在胰液中的浓度比较恒定，并与血浆中 Na^+ 和 K^+ 浓度相近。胰液中的阴离子主要为 HCO_3^- 和 Cl^-，它们在胰液中的浓度随胰液分泌速率的变化而变化。在一定范围内，分泌速率越高，HCO_3^- 浓度也越高，而 Cl^- 浓度则降低，这也是胰液呈碱性的原因。胰液中 HCO_3^- 浓度最高时可达 145 mmol/L，比其在血浆中的浓度高 5 倍。HCO_3^- 主要作用是中和进入十二指肠的胃酸，保护肠黏膜免受强酸的侵蚀；也为小肠内多种消化酶的活动提供适宜的弱碱性环境。

2.胰液的有机成分与作用

胰液的有机物主要是由胰腺腺泡细胞分泌的多种消化酶，即分解三大类营养物质的各种酶，如蛋白水解酶、淀粉酶、脂肪酶等。

（1）蛋白水解酶：胰液中的蛋白水解酶主要有胰蛋白酶（trypsin）、糜蛋白酶（chymotrypsin）和羧基肽酶，它们均以不具活性的酶原形式存在于胰液中，胰蛋白酶原在肠液中肠激酶（enterokinase）的作用下，转变为有活性的胰蛋白酶，此外，胃酸、胰蛋白酶本身以及组织液也能使胰蛋白酶原激活。胰蛋白酶是胰液中含量最多的酶。糜蛋白酶原在胰蛋白酶作用下转变为有活性的糜蛋白酶。胰蛋白酶和糜蛋白酶的作用极相似，都能分解蛋白质为朊和胨。当两者共同作用于蛋白质时，则可将蛋白质水解为小分子的多肽和氨基酸，多肽可被羧基肽酶进一步分解为氨基酸。

正常胰液中还含有核糖核酸酶、脱氧核糖核酸酶等核酸水解酶，均以酶原形式存在，被胰蛋白酶激活后可将相应的核酸水解为单核苷酸。

3.胰淀粉酶

胰淀粉酶（pancreatic amylase）属于 α-淀粉酶，不需激活就有活性，可将淀粉、糖原及大多数碳水化合物水解为糊精、麦芽糖及麦芽寡糖，但不能水解纤维素。胰淀粉酶对生的和熟的淀粉水解效率都很高，最适 pH 为 6.7~7.0。在小肠内，淀粉与胰液接触约 10 分钟就可全部被水解。

4.胰脂肪酶

胰脂肪酶（pancreatic lipase）属于糖蛋白，最适 pH 为 7.5~8.5，是以活性形式分泌的，它可将脂肪水解为脂肪酸、甘油一酯及甘油，这一作用需要辅脂酶（colipase）和胆盐的参与。辅脂酶是胰腺分泌的一种小分子蛋白质，以酶原形式分泌，在胰蛋白酶的作用下变为有活性的辅脂酶。胆盐具有去垢剂特性，可清除被胆盐微胶粒乳化的脂滴表面的蛋白质，影响胰脂肪酶对脂滴的分解。辅脂酶与胆盐微胶粒具有较高的亲和力，该特性使胰脂肪酶、辅脂酶和胆盐形成三元络合物，有利于胰脂肪酶附着在脂肪颗粒表面，增加胰脂肪酶的水解效果。因此，辅脂酶可比喻为附着在脂滴表面的"锚"。胰液中还含有胆固醇酯酶及磷脂酶 A_2，分别水解胆固醇酯及卵磷脂，生成胆固醇、溶血磷脂。

由于胰液中含有水解三种主要营养成分的消化酶，因而是最重要的消化液。当胰液缺乏时，即使其他消化液分泌正常，食物中的脂肪和蛋白质仍不能完全消化和吸收，常产生脂肪泻，同时脂溶性维生素 A、D、E、K 的吸收亦受到影响，但不影响糖的消化和吸收。

一般正常情况下，胰液中的蛋白质水解酶是以酶原的形式分泌的，因而并不消化胰腺本身。胰腺腺泡细胞还同时分泌胰蛋白酶抑制物，可与胰蛋白酶、糜蛋白酶结合而形成无活性的化合物，从而防止胰腺自身被消化。但胰液中胰蛋白酶抑制物含量少，所以作用有限。当暴饮、暴食或胰腺导管梗阻、痉挛时，胰液大量分泌使胰腺导管内压力升高，引起小导管和腺泡破裂，胰蛋白酶原大量溢入胰腺间质，并被组织液激活，可对胰组织本身进行消化，引起急性胰腺炎。该疾病是胰酶在胰腺内被激活后引起胰腺组织自身消化的化学性炎症。胰酶的激活作用开始较慢，以后越来越快，因此，严重的急性胰腺炎可以在几个小时内将全部胰腺消化，引起休克，甚至导致死亡。

(二)胰液分泌的调节

在非消化期,胰液分泌很少或几乎不分泌。进食后,胰液便开始分泌。因此,食物是刺激胰液分泌的自然因素。胰液分泌受神经和体液双重调控,但以体液调节为主。

1. 神经调节

食物的颜色、性状、气味以及食物对口腔、食管、胃和小肠的刺激都可通过神经反射(条件反射和非条件反射)引起胰液分泌。反射的传出神经主要是迷走神经。切断迷走神经或注射阿托品阻断迷走神经的作用,均能显著减少胰液分泌。迷走神经纤维末梢释放的 ACh 直接作用于胰腺,也可通过释放 GRP,引起促胃液素的释放,间接引起胰液分泌(图6-10)。迷走神经主要作用于胰腺的腺泡细胞,对小导管细胞的作用较弱,所以,迷走神经兴奋引起胰液分泌的特点是水和碳酸氢盐含量少,而酶的含量却很丰富。

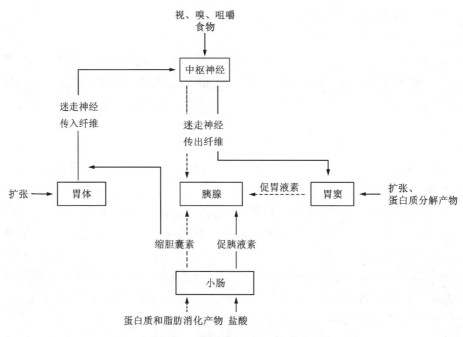

图 6-10 胰液分泌的神经和体液调节

内脏大神经属于交感神经,对胰液分泌的影响不甚明显。内脏大神经中的胆碱能纤维可促进胰液分泌,而其中的肾上腺素能纤维可促使胰腺血管收缩,导致胰液分泌的"水源"明显不足,故影响胰液分泌。

2. 体液调节

调节胰液分泌的体液因素主要有促胰液素和缩胆囊素。

(1)促胰液素(secretin):是由小肠黏膜内的 S 细胞分泌的,它是由 27 个氨基酸残基组成的直链多肽,当其分子完整时表现出的作用最强。食糜中的盐酸是引起促胰液素释放的最强的刺激因素,引起其释放的 pH 值在 4.5 以下,当 pH 降到 3.0 时可引起大量的释放。蛋白质分解产物和高浓度的长链脂肪酸也引起促胰液素释放,糖类则无刺激作用。促胰液素通过血液循环作用于胰腺小导管的上皮细胞,使其分泌水分和碳酸氢盐增多,而酶的含量却很低。

（2）缩胆囊素（cholecystokinin，CCK）：又称促胰酶素（pancreozymin，PZ），是由十二指肠及空肠黏膜的 I 细胞释放的由 33 个氨基酸组成的多肽。CCK 通过血液循环作用于胰腺腺泡细胞，分泌含酶多的胰液，此作用和迷走神经的作用类似，但作用更强。CCK 的作用有：①促进胰腺腺泡分泌多种消化酶；②促进胆囊平滑肌强烈收缩，促使胆囊胆汁排出；③对胰腺组织具有营养作用，促进胰腺组织蛋白质和核糖核酸的合成。引起 CCK 释放的因素由强至弱的顺序为蛋白质消化产物（䏢、胨、肽、氨基酸等）、脂酸钠、盐酸、脂肪，而糖类则无作用。影响胰液分泌的体液因素还有促胃液素和血管活性肠肽，它们的作用分别与缩胆囊素和促胰液素相似。

促胰液素和缩胆囊素之间存在协同作用，促胰液素能加强缩胆囊素对腺泡细胞的作用，缩胆囊素也可加强促胰液素对胰腺导管的作用。此外，迷走神经也可加强促胰液素的作用，在切断迷走神经后，促胰液素引起的胰液分泌量大大减少。可见，激素之间、激素与神经之间均有相互加强作用，对进餐时胰液的大量分泌具有重要意义。

进食后，小肠上段黏膜释放 CCK 释放肽，可引起小肠 I 细胞释放 CCK 并进而引起胰酶大量分泌，而胰酶的分泌又可使 CCK 释放肽失活，反馈性的抑制 CCK 和胰酶的分泌。这种反馈调节在于防止胰酶过度分泌。在慢性胰腺炎患者，胰酶分泌减少，其反馈抑制作用减弱，使 CCK 释放增加而刺激胰腺分泌，并产生持续性的疼痛。胰酶的补充性治疗既可补充胰酶的不足，又可减少 CCK 的释放和胰腺分泌，从而降低导管内压力，减轻疼痛。

二、胆汁的分泌和排出

胆汁（bile）由肝细胞不断生成。消化期胆汁经肝管、胆总管直接进入十二指肠；而非消化期胆汁经胆囊管进入胆囊储存，待需要时再排入十二指肠。刚从肝细胞分泌出来的胆汁称肝胆汁，储存于胆囊内的胆汁称胆囊胆汁。

（一）胆汁的性质和成分

成年人每日分泌胆汁 800~1000 mL。肝胆汁呈金黄色，pH 约 7.4；胆囊胆汁因被浓缩而颜色变深，并因碳酸氢盐被胆囊吸收而呈中性或弱酸性，pH 6.8。胆汁的成分很复杂，除 97% 的水分和钠、钾、钙、碳酸氢盐等无机成分外，还有有机成分胆汁酸、胆色素、脂肪酸、胆固醇、卵磷脂和黏蛋白等。胆汁中无消化酶。胆汁酸与甘氨酸或牛磺酸结合形成的钠盐或钾盐称为胆盐，它是胆汁参与消化和吸收的主要成分。胆色素是血红蛋白的代谢产物，包括胆红素和胆绿素。胆色素的种类和浓度决定了胆汁的颜色。肝能合成胆固醇，其中约一半转化为胆汁酸，另一半则随胆汁排入小肠。胆汁中的胆盐、胆固醇和卵磷脂保持一定的比例是维持胆固醇呈溶解状态的必要条件。当胆汁中的胆固醇过多或胆盐、卵磷脂减少时，胆固醇容易沉积下来而形成结石。

（二）胆汁的作用

胆汁中不含消化酶，但胆汁对脂肪的消化和吸收有重要作用。

1. 乳化脂肪

胆汁中的胆盐、胆固醇和卵磷脂可作为乳化剂，降低脂肪表面张力，使脂肪乳化成直径仅 3~10 μm 的微滴，并散在水性的肠液中，这就增加了胰脂肪酶的作用面积，使其分解脂肪的速度加快，从而促进脂肪的消化。

2. 促进脂肪的吸收

胆盐占胆汁中固体成分的 50%。它是双嗜性分子，所以在水溶液中超过某一浓度时便形成聚集物——圆筒形的微胶粒。在微胶粒中，胆盐的疏水性表面朝向内部，而亲水性一面朝外与水接触，围成圆筒状。胆汁中的胆固醇、磷脂以及食物中的脂肪酸和脂溶性维生素均可渗入到微胶粒的内部，共同组成混合微胶粒。在十二指肠，胆盐围绕脂肪微粒，使之分散于水溶液中形成混悬液，增加了脂肪与脂肪酶作用的表面积，利于脂肪的分解。胆盐形成的混合微胶粒作为运载工具使不溶于水的脂肪酸、甘油一酯及脂溶性维生素等变成水溶性复合物（即混合微胶粒），穿过小肠绒毛表面的不流动水层，到达小肠黏膜纹状缘上而被吸收。如小肠中胆汁缺乏，将有 40% 的饮食脂肪不能被消化、吸收，从粪便排出，可引起脂肪泻。

3. 促进脂溶性维生素的吸收

胆汁在促进脂肪分解产物吸收的同时也促进脂溶性维生素 A、D、E、K 的吸收。

4. 其他作用

胆汁在十二指肠中还可以中和一部分胃酸。胆盐重吸收后可直接刺激肝细胞分泌胆汁，即胆盐的利胆作用。微胶粒中的胆盐（更主要是卵磷脂）是胆固醇的有效溶剂，因而可防止胆固醇析出形成胆固醇结晶结石。如胆固醇含量超过微胶粒的溶解能力，便可在胆汁中形成胆固醇结晶，而后者又成为钙和磷酸盐沉积的核心，因此易于导致胆固醇胆结石的形成。长期高脂肪饮食者较易发生胆结石。

（三）胆汁分泌和排出的调节

肝细胞不断分泌胆汁，但在非消化期间，肝胆汁都流入胆囊内储存。由于胆囊黏膜可吸收胆汁中的 Na^+、Cl^-、碳酸氢盐和水（但不吸收胆汁中的有机物），可使肝胆汁浓缩 4~10 倍。在消化期，胆汁可直接由肝脏分泌以及由胆囊大量排出至十二指肠。在胆汁排出过程中，胆囊收缩时，Oddi 括约肌舒张；不排胆汁时，胆囊舒张，Oddi 括约肌则收缩。食物是引起胆汁分泌和排出的自然刺激物，其中以高蛋白食物作用最强，高脂肪和混合食物次之，而糖类食物作用最弱。胆汁的分泌和排出受神经和体液因素的调节，其中以体液调节为主。

1. 神经调节

进食动作或食物刺激胃、小肠，都可通过神经反射使肝胆汁的分泌增加、胆囊收缩、Oddi 括约肌舒张，胆汁排出。反射的传出神经是迷走神经。迷走神经兴奋，释放的乙酰胆碱直接作用于肝细胞，增加胆汁分泌；还可通过引起促胃液素释放间接引起肝胆汁的分泌。

2. 体液调节

（1）促胃液素：促胃液素可直接作用于肝细胞，引起肝胆汁分泌；同时，还可通过血液循环作用于胃腺，促使胃酸分泌，然后再由盐酸作用于十二指肠黏膜，通过引起促胰液素释放而刺激胆汁分泌。

（2）促胰液素：促进胆汁分泌的胃肠激素中以促胰液素的作用最为明显。促胰液素对肝细胞分泌胆汁有一定的刺激作用，但促胰液素主要是促进胆管上皮大量分泌水和碳酸氢盐，胆盐的含量不升高，称为水利胆。

（3）缩胆囊素：小肠上部黏膜内 I 细胞释放的 CCK 通过血液循环兴奋胆囊平滑肌，引起胆囊强烈收缩和 Oddi 括约肌舒张，促使胆囊胆汁大量排放。CCK 也能刺激胆管上皮，使胆汁流量和 HCO_3^- 的分泌增加，但作用较弱。临床上做胆囊造影时，常让受试者食用脂肪和蛋类食物以促进胆囊运动,检查胆囊的收缩功能。

(4)胆盐:胆盐随胆汁排入小肠后,约有 95% 在回肠末端黏膜被吸收,通过门静脉又回到肝脏,促进肝细胞分泌胆汁,而胆盐本身又被重新利用而组成胆汁,称为胆盐的肠-肝循环(enterohepatic circulation of bile salt)(图 6-11)。每次餐后可进行 2~3 次肠-肝循环,每循环一次胆盐损失约 5%,返回到肝的胆盐有刺激肝胆汁分泌的作用。胆盐是临床上常用的利胆剂之一。胆瘘患者由于胆盐流失体外,其胆汁分泌量大为减少。

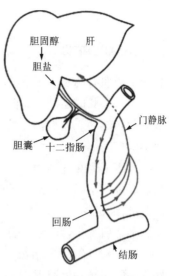

图 6-11　胆盐的肠-肝循环

三、小肠液的分泌

小肠内有两种腺体,即十二指肠腺和小肠腺。十二指肠腺又称勃氏腺(Brunner gland),分布在十二指肠的黏膜下层,分泌含黏蛋白的碱性液体,黏稠度很高,其主要作用是保护十二指肠黏膜,使之免受胃酸侵蚀;小肠腺又称李氏腺(Lieberkühn crypt),分布在全部小肠的黏膜层内,其分泌液是小肠液的主要部分。小肠液是这两种腺体分泌的混合液,其分泌量是消化液中最多的一种,但其变动较大,成人每日分泌量为 1~3 L。

(一)小肠液的性质、成分和作用

小肠液是一种弱碱性液体,pH 约为 7.6,渗透压和血浆相近。小肠液中除了水分外,还有 Na^+、K^+、HCO_3^-、Ca^{2+}、Cl^- 等无机成分和黏蛋白、IgA 和肠激酶等有机成分,其中 IgA 是从肠上皮细胞分泌入肠腔的。小肠液分泌后又被小肠绒毛再吸收,这种液体从腺体到绒毛的循环为小肠内营养物质的吸收提供了运载工具。在各种不同条件下,小肠液的性状变化也很大,有时是较稀的液体,而有时则由于含有大量黏蛋白而很黏稠。小肠液中还常混有脱落的肠上皮细胞、白细胞以及由肠上皮细胞分泌的免疫球蛋白。

目前认为,从小肠腺分泌入肠腔内的消化酶只有肠激酶一种,它能激活胰蛋白酶原,使之变为有活性的胰蛋白酶。在小肠黏膜上皮细胞表面和细胞内含有多种消化酶,如肽酶、脂肪酶和分解二糖的酶(如蔗糖酶、麦芽糖酶、异麦芽糖酶和乳糖酶),这些酶可随脱落的肠上皮细胞进入肠腔内,但它们对肠腔内消化并不起作用。这些酶可以催化在绒毛外表面的食物分解,分解产物进入小肠上皮细胞内,细胞内的酶对一些进入上皮细胞的营养物质继续起消化作用,可阻止没有完全分解的消化产物吸收入血。因此,小肠本身对食物的消化是在小肠上皮细胞的纹状缘或上皮细胞内进行的。小肠腺和小肠绒毛上皮细胞中的杯状细胞分泌的黏液,起润滑和保护小肠黏膜的作用。HCO_3^- 能中和胃酸,尤其在十二指肠,因而可保护十二指肠黏膜免受胃酸侵蚀。由于小肠液的量较大,因而可稀释肠内的消化产物,降低其渗透压,有利于食物的消化和吸收。小肠液的主要作用为消化、保护和稀释作用。

(二)小肠液分泌的调节

小肠液的分泌是经常性的,但在不同条件下分泌速率的变化很大。食糜对肠黏膜的局部机械和化学刺激,通过肠壁内神经丛局部反射引起的小肠液分泌,是调节小肠液分泌的主要机制。小肠黏膜对肠壁的扩张刺激最为敏感,小肠内食糜量越多,分泌也越多。刺激迷走神经可引起十二指肠腺分泌增加,交感神经兴奋则抑制十二指肠腺的分泌。许多体液因素如促胃液素、促胰液素、CCK 及 VIP 等都具有刺激小肠液分泌的作用。

四、小肠的运动

肠壁平滑肌有两层,外层是纵行肌,内层是环行肌。小肠的运动就是靠这两层肌肉的舒缩来实现的。小肠的运动形式除持续的紧张性收缩外,在消化期还有两种主要的运动形式,即分节运动和蠕动。它们都是发生在紧张性收缩的基础上,在消化间期则有周期性移行性复合运动(MMC)。

(一) 小肠运动的形式

当食糜进入小肠后,肠管运动即可增加,主要表现为以下几种形式。

1. 紧张性收缩

小肠平滑肌紧张性收缩是其他运动有效进行的基础。当小肠紧张性降低时,肠腔易于扩张,肠内容物的混合和转运减慢;相反,紧张性升高时,食糜在小肠内的混合和转运就加快。紧张性收缩使小肠平滑肌保持一定的紧张度,保持肠道一定的形状和位置,并维持一定的腔内压,有助于肠内容物的混合,使食糜与肠黏膜密切接触,有利于消化、吸收的进行。

2. 分节运动

分节运动(segmentation contraction)是一种以环行肌节律性收缩和舒张为主的运动。在食糜所在的一段肠管上,环行肌在许多点上同时收缩,将小肠分成许多邻接的小节段;随后,原来收缩的部位舒张,而原来舒张的部位又收缩。如此反复进行,使其内的食糜不断地分开,又不断地混合(图 6-12)。分节运动在空腹时几乎不出现,进食后才逐渐增强。分节运动的意义在于使食糜与消化液充分混合,便于化学性消化;使食糜与肠壁紧密接触,有利于营养物质的吸收;另外,还能挤压肠壁,有助于血液和淋巴的回流。

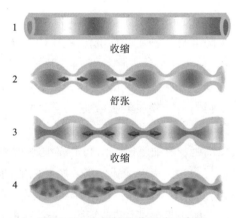

图 6-12 小肠的分节运动示意图

小肠分节运动的频率和基本电节律的频率相同,在小肠上部频率较高,下部较低,呈阶梯性递减。人十二指肠分节运动的频率约为 11 次/min,回肠末端为 8 次/min。这种活动梯度有助于食糜从小肠上段向下段推进。

3. 蠕动

小肠的蠕动可发生在小肠的任何部位,其速度为 0.5~2.0 cm/s,近端小肠的蠕动速度大于远端。小肠蠕动波很弱,通常只进行一段短距离(约数厘米)后即消失。蠕动的意义在于使经过分节运动作用的食糜向前推进一步,到达下一个肠段,再开始新的分节运动。食糜在小肠内实际的推进速度只有 1 cm/min,也就是说,食糜从幽门部到回盲瓣,大约需要历时 3~5 小时。

当肠黏膜受到强烈刺激时，在小肠还可见到一种进行速度很快（$2 \sim 25$ cm/s）、传播较远的蠕动，称为蠕动冲，它可在数分钟之内把食糜从小肠的始端一直推送到末端，有时还可推送入大肠，从而迅速清除食糜中的有害刺激物或解除肠管的过度扩张刺激。蠕动冲由进食时的吞咽动作或食糜进入十二指肠引起。有时在回肠末段可出现一种与蠕动方向相反的逆蠕动，其作用是防止食糜过早进入大肠，增加食糜在小肠内的消化和吸收时间。

（二）小肠运动的调节

1. 内在神经丛的作用

肠内容物的机械和化学刺激以及肠管扩张，通过局部神经丛反射引起小肠蠕动加强。切断支配小肠的外来神经，蠕动仍可进行，说明肠道内在神经对小肠运动起主要的调节作用，且以肌间神经丛的调节作用为强。

2. 外来神经的作用

一般来说，副交感神经兴奋能加强肠运动，而交感神经的兴奋则产生抑制作用。但上述效果还依小肠平滑肌当时的状态而定。如平滑肌的紧张性高，则无论副交感神经或交感神经兴奋，都使之抑制；相反，如平滑肌的紧张性低，则这两种神经兴奋都有增强其活动的作用。

3. 体液因素的作用

小肠壁内神经丛和平滑肌对各种化学物质具有广泛的敏感性。促胃液素、CCK、脑啡肽和 5-HT 等都可增强小肠运动。促胰液素、生长抑素、肾上腺素和胰高血糖素则可抑制小肠运动。胃动素可能介导小肠出现周期性移行复合运动波（MMC）。

（三）回盲括约肌的功能

回肠末端与盲肠交界处的环行肌明显加厚，起着括约肌的作用，称为回盲括约肌。它在平时保持轻度的收缩状态，使回肠末端内压力升高，高于大肠内压力，一方面防止小肠内容物过快排入结肠，延长食糜在小肠内停留的时间，有利于小肠内容物的完全消化和吸收；另一方面阻止结肠内的食物残渣倒流入回肠。食物入胃，可通过胃-回肠反射使回肠蠕动加强；当蠕动波传播到达回肠末端时，括约肌舒张，将 $3 \sim 4$ mL 的食糜推入结肠。正常情况下，每日有 $450 \sim 500$ mL 食糜进入大肠。盲肠的充盈刺激可通过肠段局部的壁内神经丛，引起回盲括约肌收缩加强和回肠蠕动减弱，可延缓回肠内容物的通过。

第五节　大肠的功能

人的大肠没有重要的消化作用。大肠的主要功能有：①吸收结肠内容物中的水分和无机盐，参与机体对水、电解质平衡的调节；②吸收由结肠内微生物合成的 B 族维生素复合物和维生素 K；③完成对食物残渣的加工，形成并暂时储存粪便，以及将粪便排出体外。

一、大肠液的分泌

大肠内有许多大肠腺，可分泌大量黏液。此外，大肠上皮细胞还分泌水、K^+、HCO_3^-，因此大肠液是一种碱性的黏性液体，其 pH 为 $8.3 \sim 8.4$。大肠液中含有少量二肽酶和淀粉酶，但它们的分解作用不大。大肠液的主要作用在于其中的黏液蛋白，能保护肠黏膜和润滑粪便。

大肠液的分泌主要由食物残渣对肠壁的直接机械刺激或通过局部神经丛反射所引起。刺激副交感神经可使其分泌增加，而交感神经兴奋则使其分泌减少。

二、大肠的运动与排便

大肠的运动少而慢，对刺激的反应也较迟缓，这些特点与大肠暂时储存粪便的功能相适应。

(一)大肠的运动形式

1. 袋状往返运动

袋状往返运动(haustral shuttling)在空腹时最多见，类似小肠的分节运动。由结肠环行肌不规则的交替收缩所引起，它使结肠出现一串结肠袋，结肠内压力增高，结肠内容物向上、下两个方向作短距离的位移，对内容物仅起缓慢地搓揉作用，但并不向前推进，这种运动有助于结肠对水分的吸收。

2. 分节或多袋推进运动

这是一个结肠袋或一段结肠收缩，其内容物被推移到下一结肠段的运动。分节推进运动是指环形肌有规则的收缩，将一个结肠袋的内容物推移到邻近肠段，收缩结束后，肠内容物不返回原处；如果在一段较长的结肠段上同时发生多个结肠袋收缩，并使其内容物向下推移，则称为多袋推进运动。进食后或副交感神经兴奋时，这种运动形式增多。

3. 蠕动和集团运动

大肠的蠕动由一些稳定向前的收缩波组成。收缩波前方的肌肉舒张，后面的保持收缩状态，并使这段肠管闭合且排空。大肠蠕动推送的肠内容物，常有气体伴行。大肠还有一种向前推进很快、很远的强烈蠕动，称为集团运动(mass movements)。集团运动始于横结肠，可将部分肠内容物迅速推送至降结肠或乙状结肠。集团蠕动常见于进食后(最常发生在早餐后60 min 内)或胃内有大量食物充盈时，可能是胃内食糜进入十二指肠，引起十二指肠-结肠反射，该反射主要通过内在神经丛的传递实现。十二指肠-结肠反射敏感的人，往往餐间或餐后就产生便意，多见于儿童，属于正常生理现象。阿片类药物和抗酸剂等可降低结肠集团蠕动的频率，使用后易产生便秘；当结肠黏膜受到强烈刺激时，常引起持续的集团蠕动。

(二)粪便的形成及排便反射

1. 粪便的形成

食物残渣在大肠内停留期间(一般 10 h 以上)，水分、无机盐等被吸收，同时经过大肠内细菌的发酵和腐败作用形成粪便(feces)。粪便中除食物残渣外，还包含消化道脱落的上皮细胞碎片、黏液、胆色素、消化液的固体成分、无机物(钙、磷)和大量的细菌。据估计，粪便中死的和活的细菌约占粪便固体重量的 20%~30%。

在不消化的食物残渣中，部分是食物纤维，包括纤维素、半纤维素、木质素以及各种树胶、果胶等，可以吸收水分，使粪便的体积增大、变软，并能刺激肠运动，减少粪便在大肠内停留的时间，从而减少对粪便中有害细菌所产生毒素的吸收。此外，纤维素可降低食物中热量的比率，减慢含能量物质的摄取，有助于防止肥胖。因此，增加饮食中纤维素的含量不但可预防便秘，还可降低血浆胆固醇水平，降低结肠、直肠癌的发生率。

2. 排便反射

正常人的直肠内通常没有粪便。当粪便推入直肠时，刺激了直肠壁内的感受器，冲动经盆神经和腹下神经传至脊髓腰骶段的初级排便中枢，同时上传到大脑皮层，引起便意和排便反射(defecation reflex)。排便时，盆神经传出冲动，使降结肠、乙状结肠和直肠收缩，肛门内括约肌舒张。同时阴部神经的传出冲动减少，肛门外括约肌舒张，将粪便排出体外。此外，由于支配腹肌和膈肌的神经兴奋，腹肌和膈肌也发生收缩，腹内压增加，促进粪便排出。

直肠壁内的感受器对粪便的压力刺激具有一定的阈值，当达到此阈值时即可引起排便反射。排便反射受大脑皮层的控制，意识可加强或抑制排便。如果经常抑制排便，产生便意的阈值将升高，直肠逐渐失去对粪便压力刺激的敏感性，加之，粪便在大肠内停留过久，水分吸收过多而变得干硬，可能出现便秘。相反，直肠敏感性过高(比如炎症刺激黏膜)，即使直肠内只有少量粪便和黏液等，也可引起便意及排便反射，并在便后有未排尽的感觉，临床上称为"里急后重"，常见于痢疾或肠炎。

三、大肠内细菌的活动

大肠内的许多细菌来自空气和食物。外界的细菌由口腔进入胃时，大部分被胃酸杀死。而大肠内的温度和酸碱度，特别是大肠内容物在大肠停留时间长，很适合于细菌繁殖。细菌中含有分解食物残渣的酶。细菌对糖及脂肪的分解称为发酵，能产生乳酸、醋酸、CO_2、沼气等。细菌对蛋白质的分解称为腐败，可产生氨、硫化氢、组胺、吲哚等，其中有的成分由肠壁吸收后到肝中进行解毒。

大肠内的细菌能利用肠内较为简单的物质合成维生素 B_1、B_2、B_{12}、维生素 K 和叶酸等，它们在肠内吸收，对人体有营养作用。若长期服用广谱抗生素时，肠内细菌被抑制或杀灭，则可引起 B 族维生素和维生素 K 的缺乏。

如大肠受到严重的细菌感染导致肠炎时，黏膜除正常分泌碱性的黏液外，还可分泌大量的水和电解质，其生理意义在于稀释大肠内的刺激因子，促进粪便迅速通过大肠(腹泻)，从而冲刷肠道刺激因素，促进肠炎的好转。

第六节　吸　收

食物中某些成分、经过消化后的各种营养物质、水、无机盐和维生素等可通过消化道黏膜进入血液或淋巴液中，淋巴液最终也要汇入血液。

一、吸收的部位和途径

(一) 吸收的部位

由于各部分消化道的组织结构以及食物在各部位被消化的程度和停留的时间不同，消化道不同部位的吸收能力和吸收速度是不同的。在口腔和食管内，食物一般是不被吸收的。在胃内，食物的吸收很少，胃只能吸收酒精、少量水分和部分药物。小肠是吸收的主要部位，糖类、蛋白质和脂肪的消化产物大部分是在十二指肠和空肠吸收的，回肠具有主动吸收胆盐和维生素 B_{12} 的独特功能。食物中的大部分营养成分到达回肠时，通常已吸收完毕，故回肠主要是吸收功能的贮备。大肠主要吸收水分和某些盐类。一般情况下，结肠可吸收进入其中的 80% 的水和 90% 的 Na^+ 和 Cl^-。

各种营养物质在消化道的吸收部位见图 6-13。

小肠吸收的有利条件包括以下几个方面：①小肠的吸收面积巨大。正常成年人的小肠长 4~5 m，其黏膜具有环状皱襞向肠腔突出，皱襞上又密布绒毛。绒毛的肠腔面是一层柱状上皮细胞，每个柱状上皮细胞约有 1700 条小的突起，称为微绒毛。由于环状皱襞、绒毛和微绒毛的存在，最终使小肠的吸收面积增加约 600 倍，可达 200~250 m²，几乎是一个成年人体表面积的 130 倍。②小肠绒毛内部具有丰富的毛细血管、毛细淋巴管、平滑肌纤维及神经纤维网等结构，进食时可引起绒毛产生节律性的伸缩和摆动，加速绒毛内血液和淋巴的流动，有利于吸收。③在小肠内，食物中的糖类、蛋白质和脂类成分已被分解为可吸收的小分子物质。④食糜在小肠内停留 3~8 h，适于吸收的小分子物质有较充足的时间被吸收。这些有利条件使小肠成为吸收的主要部位。

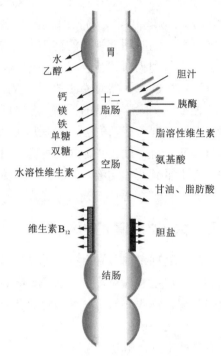

图 6-13　不同营养物质在小肠的吸收部位

(二) 吸收的途径与机制

1. 吸收的途径

在消化道内，水、电解质和食物水解产物等可通过两条途径进入血液或淋巴。一是跨细胞途径：被吸收物质通过肠绒毛上皮细胞顶端膜进入细胞内，再通过基底侧膜进入血液或淋巴；二是旁细胞途径：吸收物质通过肠上皮细胞间的紧密连接进入细胞间隙，然后再转入血液或淋巴。

2. 吸收的机制

在消化道内，水、电解质和食物水解产物等的吸收机制有被动转运、主动转运、入胞和出胞，其详细转运机制参见第二章。

二、主要营养物质在小肠内的吸收

在小肠中被吸收的物质不仅是从口腔摄入的物质，还包括各种消化腺分泌入消化腔内的水分、无机盐和某些有机成分。通常情况下，小肠每天吸收几百克糖，100 g 或更多的脂肪，50~100 g 氨基酸，50~100 g 离子和 6~8 L 水等。实际上，小肠的吸收具有巨大的储备能力，需要时，上述各种物质的吸收量可增加数倍。

(一) 水分的吸收

人体由胃肠吸收的液体量为 6~8 L/d，每日随粪便排出的水仅 0.1~0.2 L。大部分水在小肠上段即被吸收，在回肠吸收的水量较少。水的吸收是被动性的，以扩散方式进行。各种溶质,特别是 NaCl 的主动吸收所产生的渗透压梯度是水分吸收的主要动力(图 6-14)。

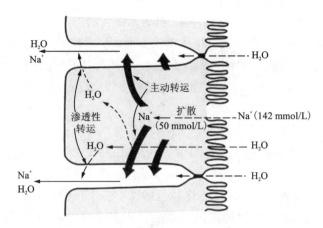

图 6-14 小肠黏膜对钠和水的吸收

(二) 无机盐的吸收

单价碱性盐类,如钠、钾、铵盐的吸收很快,多价碱性盐类则吸收很慢。凡能与钙结合而形成沉淀的盐,如硫酸盐、磷酸盐、草酸盐等,则不能被吸收。

1. 钠的吸收

成人每日摄入的钠为 5~8 g,分泌入消化液中的钠为 20~30 g,而每日吸收总钠量为 25~35 g,可见肠腔内 95%~99% 钠已经被吸收。因此,一旦肠分泌的钠大量丢失,例如严重腹泻时,体内储存的钠在短时间内可降至很低,甚至危及生命。钠的吸收是主动的,动力来自上皮细胞基底侧膜中 Na^+ 泵的活动。Na^+ 泵不断将细胞内的 Na^+ 泵至细胞外,造成细胞内低 Na^+,而且上皮细胞内的电位较肠腔内负约 40 mV,所以,Na^+ 顺电-化学梯度与葡萄糖、氨基酸等逆浓度梯度一起同向转运进入细胞。Na^+ 进入细胞后,在基底侧膜通过 Na^+ 泵泵出细胞,经细胞间液入血液(图 6-15)。由于 Na^+ 在肠上皮细胞顶端膜与葡萄糖或氨基酸共用同一载体进入细胞,所以钠的主动吸收为葡萄糖、氨基酸等的吸收提供动力。

肠腔内的葡萄糖、氨基酸可增加 Na^+ 的吸收,所以分泌性腹泻患者常需口服含有葡萄糖、Na^+ 等的溶液,加快葡萄糖、NaCl 和水的吸收,以补偿丢失的盐和水。

2. 铁的吸收

成人每日吸收的铁约为 1 mg。铁的吸收量与机体对铁的需求有关,当服用相同剂量的铁后,缺铁患者的铁吸收量可比正常人高 2~5 倍。食物中的铁绝大部分为高价铁,不易被吸收,高价铁还原为亚铁后较易被吸收。由于维生素 C 可与铁形成可溶性复合物,并使 Fe^{3+} 还原为 Fe^{2+},因此可促进铁的吸收。此外,铁在酸性环境中易溶解而便于吸收,故胃液中的盐酸有促进铁吸收的作用。胃大部切除手术后,铁的吸收减少,常伴发缺铁性贫血。

十二指肠和空肠是铁吸收的主要场所。肠黏膜上皮细胞吸收无机铁是需要多种蛋白质协助的主动转运过程。上皮细胞顶端膜中的二价金属转运体(divalent metal transporter 1,DMT1)能将无机铁转运入细胞内,上皮细胞基底侧膜中的铁转运蛋白 1(ferroportin1,FP1)可将无机铁转运出细胞,使之进入血液,这两个过程均要消耗能量。肠黏膜对铁的吸收能力取决于黏膜细胞内的铁含量。吸收入黏膜细胞的无机铁,大部分被氧化为 Fe^{3+},并与细胞内的脱铁铁蛋白(apoferritin)结合成铁蛋白(ferritin,Fe-BP),暂时储存于细胞内,以后缓慢释放入血;进入黏膜细胞的 Fe^{2+} 仅一小部分直接以主动方式转移到组织液,进入血浆。黏膜细胞内存积的铁可暂时抑制肠腔再吸收铁。机体需铁量增加,黏膜细胞储存铁减少,铁的载体表达增多,小肠黏膜铁吸收的能力增高,黏膜细胞储存铁增多则抑制铁吸收,这种平衡吸收机制,既能增强肠黏膜对铁的吸收,又能防止铁的过量吸收,造成铁超载(iron overload)。

3. 钙的吸收

小肠黏膜吸收 Ca^{2+} 的途径包括跨上皮细胞和细胞旁两种形式,吸收 Ca^{2+} 的机制包括主动吸收和被动吸收。跨上皮细胞主动吸收 Ca^{2+} 的主要部位是十二指肠,通过细胞旁途径被动吸收 Ca^{2+} 在小肠各段均可进行。从吸收 Ca^{2+} 的量来看,以后一种形式吸收的 Ca^{2+} 更多,主要部位是空肠和回肠。Ca^{2+} 吸收的跨上皮细胞途径包括以下三个步骤:①肠腔内 Ca^{2+} 经上皮细胞顶端膜中特异的钙通道顺电-化学梯度进入细胞;②进入胞质内的 Ca^{2+} 迅速与钙结合蛋白(calcium-binding protein,CaBP 或 calbindin)结合,保持胞质中低水平的游离 Ca^{2+} 浓度,以免扰乱细胞内的信号转导和其他功能;③Ca^{2+} 与 CaBP 结合,被运送到基底侧膜处,与 CaBP 分离,通过基底侧膜中的钙泵、Na^+-Ca^{2+} 交换体被转运出细胞,然后进入血液。

以上参与 Ca^{2+} 吸收的特异钙通道、CaBP、钙泵和 Na^+-Ca^{2+} 交换体都受到 1,25-二羟维生素 D_3 的精准调控,其通过影响基因表达来促进上述功能蛋白的合成。

食物中的钙 20%~30% 被吸收,其余随粪便排出。食物中的钙必须变成钙离子才能被吸收,甲状旁腺激素、维生素 D 和机体对钙的需要量是影响 Ca^{2+} 吸收的主要因素。甲状旁腺激素、高活性的维生素 D(1,25-二羟维生素 D_3)能促进小肠对 Ca^{2+} 的吸收(详见第十一章)。影响钙吸收的因素:①机体对钙的需求。儿童、孕妇和乳母因对钙的需要量增多而使钙被吸收增多。②维生素 D 能促进小肠对钙的吸收,是影响钙吸收最主要的因素。③肠腔内的酸度对钙的吸收有重要影响。肠腔酸性时,钙呈离子状态,易被吸收。在 pH 约为 3 时,钙吸收最佳。④脂肪食物对钙的吸收有促进作用。脂肪分解产物脂肪酸,可与 Ca^{2+} 结合成钙皂,后者再与胆汁酸结合,形成水溶性复合物而被吸收。⑤磷酸盐、草酸、植酸均可与钙形成不溶性的化合物而阻碍钙的吸收。

4. 负离子的吸收

在小肠内吸收的负离子主要是 Cl^- 和 HCO_3^-。由钠泵产生的电位差可促进肠腔负离子向细胞内移动。但有证据认为,负离子也可独立进行跨膜移动。

(三) 糖的吸收

食物中的糖类一般只有被分解为单糖时才能被小肠黏膜吸收。各种单糖的吸收速率并不相同,己糖吸收得很快,而戊糖则很慢。在己糖中,半乳糖和葡萄糖吸收得最快,果糖次之,甘露糖最慢。

大部分单糖的吸收是逆浓度差的主动转运过程。例如,在肠黏膜上皮细胞顶端膜中存在 Na^+-葡萄糖同向转运体,它能选择性地将葡萄糖或半乳糖从肠腔转运入细胞内,这种转运方式属于继发性主动转运(详见第二章)。进入细胞的葡萄糖通过易化扩散的方式离开细胞进入组织间液,再进入血液(图 6-15)。各种单糖与其转运体的亲和力不同,故吸收速率也不同。

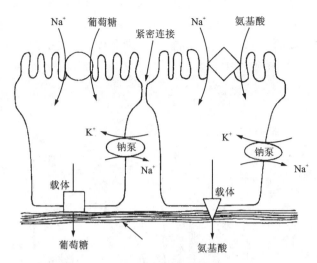

图 6-15　葡萄糖和氨基酸吸收示意图

(四)蛋白质的吸收

食物中的蛋白质必须被分解为氨基酸和寡肽(由 2~6 个氨基酸残基组成的肽)后才能被小肠吸收。蛋白质被分解为氨基酸后,几乎全部被小肠吸收。加热变性后的蛋白质易于被消化,其分解产物在十二指肠和近端空肠即被迅速吸收。未经加热处理的蛋白质较难被消化,须到达回肠后才基本被吸收。

氨基酸的吸收类似于葡萄糖,即通过继发性主动转运,与钠同向转运(图 6-15)。目前认为在小肠黏膜细胞刷状缘有三种主要的氨基酸运载系统,分别转运中性、酸性或碱性氨基酸。一般情况下,中性氨基酸的转运速度比酸性或碱性氨基酸速度快。进入上皮细胞的氨基酸以经载体易化扩散的方式进入组织间液,继而入血液,为机体所用。当氨基酸被小肠吸收后,门静脉血液中的氨基酸含量即刻增高。

在小肠上皮细胞顶端膜上存在的二肽和三肽转运系统(即 H^+-肽同向转运体),可顺浓度差由肠腔向细胞内转运 H^+,同时逆浓度梯度将寡肽转运入细胞。进入细胞内的二肽和三肽,可被细胞内的二肽酶和三肽酶进一步分解为氨基酸,再进入血液循环。这一转运过程需要钠泵活动来维持 H^+ 的浓度梯度,故属于耗能过程。

此外,少量小分子食物蛋白可完整地进入血液,由于吸收量很少,从营养角度看并无多大意义,但可作为抗原引起过敏反应或中毒反应,这对人体是有害的。

(五)脂类的吸收

在小肠腔内,脂类的消化产物脂肪酸、甘油一酯、胆固醇等很快与胆汁中的胆盐形成混合微胶粒。胆盐有亲水性,能携带脂肪酸等穿过覆盖于小肠绒毛表面的非流动水层。甘油一酯、脂肪酸和胆固醇等又从混合胶粒中释出,透过微绒毛的脂蛋白膜,进入黏膜细胞(图 6-16)。

长链脂肪酸及甘油一酯进入小肠上皮细胞后,大部分在内质网中重新合成为甘油三酯,并与细胞中生成的载脂蛋白合成乳糜微粒(chylomicron)。乳糜微粒转移到高尔基复合体中,被质膜结构包裹而形成囊泡。囊泡移行到细胞底侧膜时，以出胞的方式释出其中的乳糜微粒，到达细胞间液的乳糜微粒再扩散进入淋巴液(图6-16)。中、短链甘油三酯水解产生的脂肪酸和甘油一酯是水溶性的，在小肠上皮细胞中不再变化，直接扩散出细胞的基底侧膜，进入血液。由于食物中的动、植物油含有15个以上碳原子的长链脂肪酸较多，所以脂肪的吸收途径以淋巴为主。

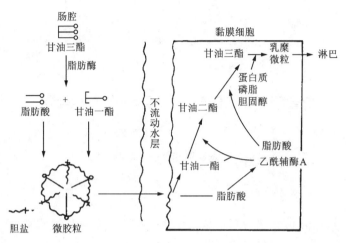

图 6-16　脂类消化产物吸收示意图

(六)胆固醇的吸收

进入肠道的胆固醇主要有两个来源：一是食物，二是肝分泌的胆汁。胆汁中的胆固醇是游离的，而食物中的胆固醇部分是酯化的。酯化的胆固醇必须在胆固醇酯酶的作用下，水解为游离胆固醇后才能被吸收。游离的胆固醇通过形成混合微胶粒，在小肠上部被吸收。被吸收的大部分胆固醇在小肠黏膜上皮细胞中又重新生成胆固醇酯，最后与载脂蛋白一起组成乳糜微粒，通过淋巴循环进入血液(图6-16)。

胆固醇的吸收受很多因素的影响。食物中胆固醇含量越高，其吸收也越多，但两者不呈直线关系。食物中的脂肪和脂肪酸有提高胆固醇吸收的作用，而各种植物固醇(如豆固醇、β-谷固醇)则抑制其吸收。胆盐可与胆固醇形成混合微胶粒而帮助胆固醇吸收，食物中不能被利用的纤维素、果胶、琼脂等容易和胆盐结合形成复合物，妨碍微胶粒的形成，从而能降低胆固醇的吸收。抑制肠黏膜细胞载脂蛋白合成的物质，可因妨碍乳糜微粒的形成，减少胆固醇的吸收。

(七)维生素的吸收

食物中的大多数维生素 B_{12} 是与蛋白质结合的。胃蛋白酶的消化作用及胃内的低 pH 环境，能使维生素 B_{12} 从结合形式中释放出来。游离的维生素 B_{12} 快速与一种称为 R 蛋白的糖蛋白结合。R 蛋白存在于唾液和胃液中，它能在很宽的范围内与维生素 B_{12} 紧密结合，胃壁细胞分泌内因子亦可与维生素 B_{12} 结合，但内因子与维生素 B_{12} 结合的亲和力比 R 蛋白小，因此，胃中大多数维生素 B_{12} 与 R 蛋白结合。胰蛋白酶可在 R 蛋白与维生素 B_{12} 的连接处降解这一复合物，将维生素 B_{12} 释放出来。游离的维生素 B_{12} 随后与内因子结合。内因子-维生

素 B_{12} 复合物可高度抵抗胰蛋白酶的消化。回肠上皮细胞的顶端膜含有能识别和结合内因子-维生素 B_{12} 复合物的受体蛋白，将维生素 B_{12} 转运到肠上皮细胞中。当机体发生萎缩性胃炎或胃大部切除时，壁细胞内分泌因子不足，可引起维生素 B_{12} 吸收障碍，发生巨幼红细胞性贫血。脂溶性维生素 A、D、E、K 的吸收与脂类消化产物一同被吸收。

三、大肠的吸收功能

每日有 1000~1500 mL 内容物从小肠进入大肠，大肠黏膜对水和电解质的吸收能力很强，每天最多可吸收 5~8 L，所以大肠腔中的水和电解质大部分被吸收，仅约 150 mL 水和少量 Na^+、Cl^- 随粪便排出。如果粪便在大肠内停留时间过久，则水分会被进一步吸收，使粪便变得干硬，导致便秘。当进入大肠的液体和/或大肠分泌的液体过多或大肠吸收的液体过少，均可引起腹泻。

大肠黏膜具有主动吸收 Na^+ 的能力，Na^+ 的主动吸收导致 Cl^- 的被动同向转运；而 Na^+ 和 Cl^- 的吸收又可引起水的渗透性吸收。大肠吸收 Cl^- 时，通过 $Cl^- - HCO_3^-$ 逆向转运，伴有 HCO_3^- 的分泌，HCO_3^- 可中和结肠内细菌产生的酸性产物。严重腹泻患者，由于 HCO_3^- 的大量丢失，可导致代谢性酸中毒。

大肠能吸收肠内细菌合成的维生素 B 复合物和维生素 K，以补充食物中维生素摄入的不足；此外，大肠也能吸收由细菌分解食物残渣而产生的短链脂肪酸，如乙酸、丙酸、丁酸等。临床上可采用直肠灌药的方式作为给药途径，直肠给药时药物混合于直肠分泌液中，通过肠黏膜被吸收入黏膜下静脉丛，继续经直肠中静脉、下静脉和肛门静脉直接吸收进入体循环，不经过肝脏，从而避免了肝脏的首过效应；也可由直肠上静脉经门静脉进入肝脏，代谢后再进入体循环。两种方式均不经过胃和小肠，避免了强酸、碱和消化酶对药物的影响和破坏作用。因而直肠给药可显著地提高药物的生物利用度，同时也避免了药物对胃肠道的直接刺激。

四、肠道微生态的概念及生理意义

人体作为共生微生物的载体，有超过人体细胞总数十倍的微生物，广泛分布在人体表面的皮肤、消化道、呼吸道和生殖道等部位。微生物编码的基因数量超过人类自身编码基因的 150 倍以上。消化道内居住的大量微生物统称为肠道微生物群。正常的肠道微生物群与其所处的微环境共同构成肠道微生态。人类与肠道微生物协同进化、互相依赖，形成共生复合体。肠道微生态直接或间接地影响人体的多种生理功能。除了前文提及的分解食物残渣、合成维生素和氨基酸外，肠道微生态还影响人体免疫系统发育和成熟、影响脂肪的储存、改善线粒体活性、调节能量代谢、调控中枢神经系统活动(通过肠-脑轴)、促进血管生成、参与骨密度调节等。可见，肠道微生态的稳定对维持机体稳态是多么的重要。

第七节　肝脏的消化功能和其他作用

肝脏是体内最大的消化腺，也是新陈代谢的重要场所。在肝脏中发生的生物化学反应多达 500 种以上。实验证明，动物在完全摘除肝脏后，立即进行相应的抢救治疗，最多只能存活50余小时,这表明肝脏是维持机体生命活动必不可少的重要器官。

一、肝脏的功能特点

(一)肝脏的血液供应

肝脏的血供极为丰富,其所含血量相当于人体血液总量的14%。成年人肝血流量1500~2000 mL/min。肝脏接受来自肝动脉和门静脉的血液,两种血液在窦状隙内混合。肝血供的25%~30%来自肝动脉,70%~75%来自门静脉,两股血流供氧量几乎相等。流经肝脏的血液最后经过肝静脉汇入下腔静脉,返回心脏。门静脉的血液来自腹腔内脏,内含从消化道吸收的丰富营养物质。这些营养物质在肝内被加工、储存或转运;同时,门静脉血中的有害物质、微生物及抗原性物质也将在肝内被解毒或清除。正常情况下,肝静脉窦可储存一定量的血液,失血时,可从静脉窦内排出,补充循环血容量的不足。

(二)肝脏的代谢特点

肝脏的主要功能是进行三大营养物质的代谢,包括糖的分解和糖原合成、蛋白质及脂肪的分解与合成、维生素及激素的代谢等。肝脏内所含有的酶类十分丰富,肝细胞内存在体内几乎所有的酶类,所以,肝内的各种代谢活动十分活跃。

二、肝脏主要的生理功能

肝脏具有分泌胆汁、物质代谢、吞噬与防御、合成凝血因子、产生热量、调节血容量、调节水及电解质平衡等功能。

(一)肝脏分泌胆汁的功能

肝细胞能不断地合成胆汁酸和分泌胆汁,胆汁可促进脂肪在小肠内的消化和吸收。若无胆汁,食入的脂肪将有40%从粪便中丢失,且伴有脂溶性维生素的吸收不良。胆汁还有排泄有害物质的作用。肝脏合成胆汁酸的多少取决于胆汁酸在肠-肝循环中返回肝脏的量。肝脏合成胆汁酸的量用于补充在肠-肝循环中的损失。

(二)肝脏在物质代谢中的功能

1.肝与糖代谢

经小肠黏膜吸收的单糖通过门静脉到达肝脏,在肝内转变为肝糖原而储存。肝糖原在调节及维持血糖浓度的稳定中具有重要作用。当劳动、饥饿、发热时,血糖大量消耗,肝细胞又能将肝糖原分解为葡萄糖,进入循环血液,所以,肝病时常有血糖的变化。

2.肝与蛋白质代谢

吸收的氨基酸在肝脏内进行蛋白质合成、脱氨、转氨等作用,合成的蛋白质进入循环血液,供全身器官组织利用。肝脏是合成血浆蛋白的主要场所。血浆蛋白可作为体内各种组织的蛋白更新之用,所以,肝脏合成的血浆蛋白对维持机体蛋白质代谢有重要意义。肝脏能利用氨(氨基酸代谢产生的)合成尿素,经肾脏排出体外。所以,肝病时血浆蛋白减少,血氨升高。

3.肝与脂肪代谢

肝脏是脂肪代谢、运输的枢纽。消化吸收后的一部分脂肪进入肝脏,之后,转变为体脂而储存。饥饿时,储存的体脂可先被运送到肝脏,然后进行分解。肝脏还是体内脂肪酸、胆固醇和磷脂合成的主要器官之一，多余的胆固醇随胆汁排出。人体内血脂的各种成分是相对恒定的，有赖于肝细胞的调节。当脂肪代谢紊乱时，可使脂肪堆积于肝脏内，形成脂肪肝。

4. 维生素代谢

肝脏可储存脂溶性维生素，人体95%的维生素 A 都储存在肝内，肝脏也是维生素 C、D、E、K、B_1、B_6、B_{12}、烟酸和叶酸等多种维生素储存和代谢的场所。

5. 激素代谢

正常情况下血液中各种激素的含量都相对恒定，多余的则被肝脏灭活。当患肝病时，可出现雌激素灭活障碍，引起男性乳房发育、女性月经不调及性征改变等。若醛固酮和血管升压素灭活障碍，则可引起钠、水滞留而发生水肿。

(三)肝脏的解毒功能

在机体代谢过程中，门静脉收集来自腹腔的血液，血液中的有害物质、微生物、抗原性物质将在肝内被解毒和清除。肝脏是人体的主要解毒器官，能使毒物成为无毒或毒性低的或溶解度大的物质，随胆汁或尿液排出体外。

(四)肝脏的防御和免疫功能

肝脏是体内最大的网状内皮细胞吞噬系统。肝静脉窦内皮层含有的大量库普弗细胞，能吞噬血液中的异物、细菌、染料及其他颗粒物质。当肠黏膜感染性损伤时，致病性抗原物质可穿过肠黏膜(称之为肠道免疫系统的第一道防线)，进入肠壁内的毛细血管和淋巴管，肠系膜淋巴结和肝脏便成为肠道免疫系统的第二道防线。实验表明，来自肠道的大分子抗原可经淋巴至肠系膜淋巴结，而小分子抗原则主要经过门静脉微血管到达肝脏。肝脏中的单核-巨噬细胞可吞噬这些抗原，经过处理的抗原物质可引起机体的免疫反应。因此，健康的肝脏可发挥免疫调节作用。

(五)肝脏的其他功能

肝脏也是合成多种凝血因子的主要场所，凝血因子 Ⅰ、Ⅱ、Ⅶ、Ⅷ、Ⅸ、Ⅹ、Ⅺ、Ⅻ等都是由肝细胞合成的。肝病时可引起凝血因子缺乏，出现凝血时间延长及出血倾向。此外，机体热量的产生、水及电解质平衡的维持等，都需要肝脏的参与。

三、肝脏功能的储备及肝脏的再生

动物实验证明，当肝脏被切除70%~80%后，并不出现明显的生理功能紊乱，而且，残余的肝脏可在3周(大鼠)至8周(狗)内恢复至原有大小，这称为肝的再生。可见，肝脏具有巨大的功能储备和再生能力。肝脏在部分切除后能迅速再生，并在达到原有大小时停止再生，其机制尚不清楚。近年来发现，从肝脏内分离出两种与肝脏再生有关的物质：一种物质能刺激肝脏再生，引起 DNA 和蛋白质合成增加；另一种则抑制肝细胞再生。可以推想，在正常动物，抑制性物质的作用可能较强，而在肝脏被部分切除时，促进再生的物质作用较强。

有资料显示，某些激素对肝再生也有重要作用。摘除动物的垂体或肾上腺，均可降低肝细胞的再生能力；而给予生长激素或肾上腺皮质激素，则可恢复其再生能力。近年来还发现，甲状腺素、胰岛素对肝再生也有重要作用。

(张绪东 刘永平 李淑芬 郭冉)

第七章　能量代谢与体温

内容提要

　　能量代谢是指伴随物质代谢过程中发生的能量的储存、释放、转移和利用。机体一切生命活动所需的能量主要来源于摄入体内的糖、脂肪和蛋白质所蕴藏的化学能，ATP 是实现各种生理活动的直接能源。营养物质氧化产生的能量除肌肉所做外功外，最终都转化为热能用于维持体温。因此，测定整个机体在单位时间内的总热量可反映机体的能量代谢。根据能量守恒定律，通常采用间接测热法结合食物的热价、氧热价、呼吸商、非蛋白呼吸商来测算机体的能量代谢率。影响能量代谢的主要因素有：肌肉活动，环境温度，食物的特殊动力效应和精神活动。基础代谢是指人体在基础状态下的能量代谢。人体在单位时间内的基础代谢，称为基础代谢率。

　　体温是指机体深部的平均温度。维持体温相对稳定是机体进行正常新陈代谢和生命活动的必要条件。体温的相对稳定主要是在体温调节中枢控制下产热与散热过程动态平衡的结果。安静和运动时主要的产热器官分别是内脏器官(主要是肝)与骨骼肌，散热主要是由皮肤以辐射、传导、对流和蒸发的形式完成。机体主要通过调节皮肤血流量和发汗来调控散热。外周和中枢温度感受器感受到的温度信息，经下丘脑体温调节基本中枢及其以下中枢部位多层次整合后，通过神经和体液调节途径对产热与散热进行调控，保持体温在体温调定点水平。由致热原的作用使正常体温调定点上移而引起的调节性体温升高称为发热。

　　新陈代谢是机体生命活动的基本特征之一，包括合成代谢和分解代谢。合成代谢指机体利用从外界摄取营养物质及分解代谢的部分产物来构筑和更新自身组织，并储存能量；分解代谢则为机体分解摄入的营养物质及自身的组成成分，并释放能量来满足生命活动的需要，如体温的维持、肌肉收缩和神经活动等。因此，体内物质的合成、分解与能量的产生、消耗是相伴相随的。通常将物质代谢过程中所伴随发生的能量释放、转移、储存和利用称为能量代谢(energy metabolism)。

第一节　能量代谢

一、机体能量的来源和去路

(一)机体能量的来源

机体利用的能量来源于食物中糖、脂肪和蛋白质分子结构中蕴藏的化学能。当这些营养物质发生氧化分解时，其分子结构中碳氢键断裂，生成二氧化碳和水，同时释放蕴藏于其中的能量。

1. 糖

一般情况下，糖为机体主要的能源物质。人体所需能量的 50%~70% 由糖类物质氧化分解提供。食物中的糖经消化、吸收，以葡萄糖的形式进入血液循环，可直接供全身细胞利用；另一部分经合成代谢以肝糖原和肌糖原的形式储存在肝脏和肌肉内；过剩的葡萄糖还可转化为脂肪。根据体内供氧情况不同，糖分解供能的途径各异。在体内氧供应充足的情况下，葡萄糖进行有氧氧化，生成 CO_2 和水。1 mol 葡萄糖完全氧化释放的能量可以合成 30~32 mol 三磷酸腺苷（adenosine triphosphate，ATP）。在氧供应不足或在某些缺乏有氧氧化酶系的细胞（如成熟的红细胞）内，葡萄糖进行无氧酵解，生成乳酸。1 mol 葡萄糖经无氧酵解只能合成 2 mol 的 ATP。一般情况下，机体氧供充足，糖的分解供能以有氧氧化为主。糖酵解虽然只能释放很少能量，但在人体处于缺氧状态时极为重要，因为这是人体内能源物质唯一不需要 O_2 的供能途径。如人在进行剧烈运动时，骨骼肌的耗氧量剧增，但由于循环、呼吸等活动只能逐渐加强，不能很快满足机体对氧的需要，骨骼肌因而处于相对缺氧状态，这种现象称为氧债（oxygen debt），此时机体只能动用储备的高能磷酸键和进行无氧酵解来供能，在骨骼肌活动停止后的一段时间内，循环、呼吸活动仍维持在较高水平，摄取较多的 O_2 以偿还氧债，补充能量的储备。此外，脑组织所需能量主要来自糖的有氧氧化。脑组织耗氧量高，而且糖原的储存量极少，因此脑组织对缺氧非常敏感，对血糖依赖性高。机体缺氧、低血糖均可引起脑功能活动障碍，出现头晕、昏迷甚至抽搐。

食物中的糖由小肠吸收后主要以肝糖原和肌糖原的形式储存，其中肌糖原主要用来满足骨骼肌在紧急情况下的需要，肝糖原主要维持血糖水平相对稳定。但糖原储存量较少，当机体处于饥饿状态，储存的糖原消耗殆尽时，脂肪则成为主要的供能物质。

2. 脂肪

脂肪在体内的主要功能是储存和供给能量。它不仅直接来源于食物，也可由糖和氨基酸在体内转变而来。机体内脂肪的储存量很大，可占体重的 20% 左右，远比糖储存量（150 克）多。近年来研究发现，脂肪组织可以分泌多种细胞因子如瘦素等，通过调节摄食来维持体内脂肪含量的相对稳定。

每克脂肪在体内氧化所释放的能量约为每克糖有氧氧化释放能量的 2 倍。当机体需要时，脂肪在酶的催化下分解为甘油和脂肪酸。甘油主要在肝脏被利用，经磷酸化或脱氢处理进入糖代谢途径产生能量或转变为糖，脂肪酸可在很多组织中经 β 氧化彻底分解释放能量。正常体重者在短期饥饿情况下，主要依靠脂肪供能，体内储存的脂肪可供给饥饿者约 2 个月的能量。脂肪酸代谢的中间产物酮体易于透过血-脑屏障，在糖供应不足时是脑组织的主要能源物质。然而，当肝脏产生的酮体太多例如长期饥饿时，则可导致酮症酸中毒，对机体造成严重的危害。

3. 蛋白质

蛋白质的基本组成单位是氨基酸。在生理状态下，氨基酸是人体细胞的重要组成成分，或用于合成酶、激素等生物活性物质，不作为供能物质。在某些特殊情况下，如长期不能进食或消耗量极大时，体内的糖原和储存的脂肪大量消耗，机体才开始分解蛋白质，以维持必需的生理活动。体内过剩的氨基酸可以转变成为脂肪。

(二)机体能量的去路

体内的糖、脂肪或蛋白质在氧化分解过程中，生成代谢终产物为 H_2O、CO_2 和尿素等，同时释放出蕴藏的化学能，大约50%以上直接转变为热能，维持体温；其余部分以化学能的形式储存于 ATP 或其他高能化合物中。其中，ATP 是体内最主要的高能磷酸化合物，存在于体内所有细胞。ATP 断裂一个高能磷酸键变成二磷酸腺苷(ADP)的同时释放大量能量。可见，ATP 既是体内的直接供能物质，也是体内能量储存的重要形式。ATP 分解释放的能量可直接供给机体各种生命活动的需要，如细胞成分和生物活性物质的合成、肌肉的收缩和舒张、物质的跨膜主动转运、腺体分泌及神经传导。其中，除骨骼肌运动所做的机械功外，其他的最终都转变为热能。热能是人体内最终的能量形式，不能再转化为其他形式，但在维持体温中起重要作用。由于 ATP 有直接促进或改善组织代谢的作用，临床上常把 ATP 作为治疗昏迷、休克、脑血管疾病和心肌炎等疾病的急救辅助药物。

除 ATP 外，体内还有其他的高能化合物，如磷酸肌酸。磷酸肌酸主要存在于肌肉和脑组织中。当物质氧化释放能量过剩时，可通过 ATP 转移给肌酸，通过合成磷酸肌酸而将能量储存起来。当 ATP 被消耗后，磷酸肌酸又可将储存的能量迅速转移给 ADP 以补充 ATP 的消耗(图 7-1)。因此可以将磷酸肌酸看作 ATP 的能量储存库。

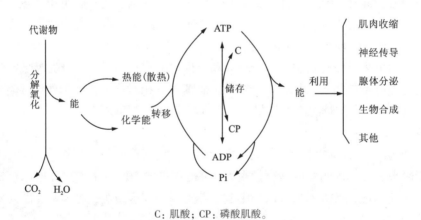

C：肌酸；CP：磷酸肌酸。

图 7-1　体内能量的释放、转移、储存和利用

(三)能量平衡

能量平衡是指机体摄入的能量和消耗的能量之间的平衡。如果在一段时间内，机体摄入的化学能和消耗的能量基本相等，体重不变，即人体能量的"收支"达到平衡。能量平衡是一种动态平衡。如果摄入的能量少于消耗的能量，机体则利用体内储存的能源物质，糖原、脂肪和蛋白质被分解，体重则有所减轻，表现为能量的负平衡；反之，如果机体摄入的能量多于消耗的能量，则以脂肪的形式储存起来，因而体重增加，表现为能量的正平衡。

平衡状态代表着不同的生理意义。成长阶段、怀孕期或病后复原时期，需要合成身体组织，供应机体成长，此时热量平衡需维持正值。成年期不再有成长的需求而维持在热量平衡状态。热量负平衡表示身体组织有耗损的现象，表示有营养不良的危险，这种现象最常发生在癌症病患或重症患者,应该及时予以补充营养,以免恶化。

此外,能量平衡与否与机体的体重有着直接的关系。肥胖可引发多种疾病,如心脑血管疾病、高脂血症、糖尿病、脂肪肝、胆石症、呼吸暂停综合征、猝死和癌症等。在日常生活中,人们应根据自身的实际生理状况、活动强度等调整能源物质的摄入量,使机体保持在有利于健康的能量代谢水平。临床上常用体质指数和腰围作为判断肥胖的简易诊断指标。体质指数(body mass index)是指体重(kg)除以身高(m)的平方所得之商,体质指数过大主要反映全身性超重和肥胖。在我国成年人体质指数为 24 可视为超重界限,28 则为肥胖界限。腰围(waist circumference)主要反映腹部脂肪的分布,成年人的腰围在男性不宜超过 85 cm,女性不宜大于 80 cm。

二、能量代谢的测定

体内能量代谢遵循能量守恒定律,即当能量从一种形式转化成另一种形式时,不论经过何种中间步骤,能量既不会增多,也不会减少。因此,测定机体在一定时间内所消耗的食物,或者测定一定时间内机体所产生热量与所做的外功,都可以测算出机体的能量代谢率(energy metabolic rate,EMR),即机体在单位时间内所消耗的能量。一定时间内消耗的食物量很难测出,因此,通常是测定机体一定时间内所消耗的能量来计算能量代谢率。如前所述,在生命活动中机体消耗营养物质内的化学能,除了肌肉收缩所做的机械外功外,最终都将转化成热能。因此,在机体安静状态下,测定其单位时间内向外界所散发的总热量,就可以测算出机体的能量代谢率,这就是测定能量代谢的基本原理。

直接测热法是指通过收集机体在一定时间内散发的总热量求得能量代谢率的一种方法。该方法的设备复杂,操作繁琐,使用不便,因而极少应用。

间接测热法是依据受试者安静状态下单位时间内的氧耗量和二氧化碳的产量,推算各种食物的消耗量,进而计算出产热量的方法。其理论依据是定比定律,即同一种化学反应,不论经过何种中间步骤,或者反应条件差异多大,反应物的量与产物量之间呈一定的比例关系。例如,氧化 1 mol 葡萄糖,需要 6 mol 氧,同时产生 6 mol CO_2 和 6 mol H_2O,并释放一定的能量(ΔH)。下列反应式表明了这种关系:

$$C_6H_{12}O_6 + 6O_2 \longrightarrow 6CO_2 + 6H_2O + \Delta H$$

由于食物的结构不同,氧化时所产生的热量和耗氧量亦不同,因此必须解决两个问题:一是每种营养物质氧化分解时产生的能量有多少(即食物的热价);二要分清三种营养物质各氧化了多少。为了解决这些问题,必须了解下面几个基本概念。

(一)与能量代谢测定有关的几个概念

1.食物的热价

1 克某种食物氧化时所释放的能量称为该食物的热价(thermal equivalent),分为生物热价和物理热价。前者指食物在体内经生物氧化释放的热量,后者指食物在体外燃烧时释放的热量。三种主要营养物质的热价见表 7-1。糖、脂肪的生物热价和物理热价相等,而蛋白质的生物热价低于物理热价,这是因为蛋白质在体内不能被完全氧化,有一部分包含在尿素、肌酐等分子中的能量从尿中排出。

表 7-1　三种营养物质氧化时的几种数据

营养物质	产热量/(kJ·g^{-1})		耗氧量 /(L·g^{-1})	CO_2 产量 /(L·g^{-1})	氧热价 /(kJ·J^{-1})	呼吸商 (RQ)
	物理热价	生物热价				
糖	17.15	17.15	0.83	0.83	20.66	1.00
蛋白质	23.43	17.99	0.95	0.76	18.93	0.80
脂肪	39.8	39.75	2.03	1.43	19.58	0.71

2. 食物的氧热价

通常将某种食物氧化时消耗 1 L 氧所产生的热量,称为该食物的氧热价(thermal equivalent of oxygen)。氧热价反映了某种食物耗氧量和产热量之间的关系,由于各种营养物质分子结构的不同,因此,同样消耗 1 L O_2,各种物质氧化时所释放的热量也不相同(表 7-1)。

3. 呼吸商

营养物质在体内氧化时需消耗 O_2,同时产生 CO_2。营养物质氧化时同一时间内 CO_2 的产生量与 O_2 的消耗量的比值称为呼吸商(respiratory quotient,RQ)。生理情况下,同一时间内 CO_2 的产生量与呼出量、O_2 的消耗量与吸入量是一致的,因此,呼吸商也可以表达为营养物质氧化时同一时间内机体呼出的 CO_2 与 O_2 的吸入量的比值。

$$RQ = \frac{产生的\ CO_2(mol)}{消耗的\ O_2(mol)} = \frac{产生的\ CO_2(mL)}{消耗的\ O_2(mL)}$$

无论是在体内氧化还是在体外燃烧,各种营养物质的耗 O_2 量与 CO_2 产量都取决于该种物质的化学组成。糖的呼吸商为 1.0,脂肪和蛋白质的呼吸商分别是 0.71 和 0.8。呼吸商能比较准确地反映机体各种营养物质氧化分解的比例。在日常生活中,人的膳食一般混合有糖、脂肪和蛋白质,呼吸商变动于 0.71~1.0 之间。人体在特定时间内的呼吸商决定于当时主要供能的营养物质。若能源主要是糖类,则呼吸商接近于 1.0;若主要是脂肪,则呼吸商接近于 0.71。在长期病理性饥饿情况下,能源主要来自机体本身的蛋白质和脂肪,则呼吸商接近于 0.8。一般情况下,摄取混合食物时,呼吸商常在 0.85 左右。

影响呼吸商的其他因素:机体的组织、细胞将糖转化为脂肪时,呼吸商可能变大,甚至超过 1.0。这是由于脂肪分子中含氧比例低于糖,当一部分糖转化为脂肪时,原来糖分子中的氧即有剩余,这些氧可能参加机体代谢过程中的氧化反应,相应地减少了从外界摄取的氧量,因而呼吸商变大。反之,若脂肪转化为糖,则需要更多的氧进入分子结构,呼吸商也可能低于 0.71。此外其他一些代谢反应也能影响呼吸商。例如,肌肉剧烈运动时,由于氧供不应求,糖酵解增多,将有大量乳酸进入血液。乳酸和碳酸盐作用的结果使大量 CO_2 由肺排出,此时呼吸商将变大。相反,肺通气不足、碱中毒等情况下,呼吸商将降低。

4. 非蛋白呼吸商

一般情况下,体内能量主要来源于糖和脂肪的氧化,蛋白质的因素可忽略不计。由糖和脂肪氧化时产生的 CO_2 量和消耗的 O_2 量的比值称为非蛋白呼吸商(non-protein respiratory quotient,NPRQ)。表 7-2 显示不同的非蛋白呼吸商所对应的糖和脂肪各自氧化的百分比以及相应的氧热价,利用这些数据,可使能量代谢的测算更为简便。

表 7-2 不同比例糖、脂肪混合物的非蛋白呼吸商和氧热价

非蛋白呼吸商	氧化的百分比(%)		氧热价($kJ \cdot L^{-1}$)
	糖	脂肪	
0.707	0.00	100.0	19.62
0.71	1.10	98.9	19.64
0.75	15.6	84.4	19.84
0.80	33.4	66.6	20.10
0.81	36.9	63.1	20.15
0.82	40.3	59.7	20.20
0.83	43.8	56.2	20.26
0.84	47.2	52.8	20.31
0.85	50.7	49.3	20.36
0.86	54.1	45.9	20.41
0.87	57.5	42.5	20.46
0.88	60.8	39.2	20.51
0.89	64.2	35.8	20.56
0.90	67.5	32.5	20.61
0.95	84.0	16.0	20.87
1.00	100.0	0.0	21.13

(二)测定方法

1. 测算原则

测得机体 24 小时内的耗氧量和 CO_2 产量以及尿氮量,根据表 7-1 和 7-2 中相应的数据计算。

耗氧量和 CO_2 产量的测定方法:

(1)闭合式测定法:在动物实验中,将受试动物置于一个密闭的能吸热的装置中。通过气泵,不断将定量的 O_2 送入装置。动物不断地摄取 O_2。根据装置中氧量的减少计算出该动物在单位时间内的耗氧量。动物呼出的 CO_2 则由装在气体回路中的 CO_2 吸收剂吸收。然后根据实验前后 CO_2 吸收剂的重量差,算出单位时间内的 CO_2 产量。由耗氧量和 CO_2 产量算出呼吸商。

(2)开放式测定法(气体分析法):指在机体呼吸空气的条件下测定耗氧量和 CO_2 产量的方法。其原理是,采集受试者一定时间内的呼出气,测定呼出气量并分析呼出气中 O_2 和 CO_2 的容积百分比。由于吸入气为空气,其中 O_2 和 CO_2 的容积百分比不必另测。根据吸入气和呼出气中 O_2 和 CO_2 的容积百分比的差数,计算出该时间内的耗氧量和 CO_2 排出量。

2. 测算步骤

首先,由尿氮量算出被氧化分解的蛋白质量。尿中的氮物质主要是蛋白质的分解产物。

因此可通过尿氮来估算体内被氧化的蛋白质的量。蛋白质中 16% 的氮完全随尿排出。因此，1 g 尿氮相当于氧化分解 6.25 g 蛋白质，测得的尿氮重量(g)乘以 6.25，便相当于体内氧化分解的蛋白质量。由被氧化的蛋白质量从表 7-1 中算出其产热量、耗氧量和 CO_2 产量；其次，从总耗氧量和总 CO_2 产量中减去蛋白质耗氧量和 CO_2 产量，计算出非蛋白呼吸商。根据非蛋白呼吸商查表 7-2 中相应的非蛋白呼吸商的氧热价，计算出非蛋白代谢的产热量；最后，24 小时产热量为蛋白质代谢的产热量与非蛋白代谢的产热量之和。此外，从非蛋白呼吸还可推算出参加代谢的糖和脂肪的比例。

间接测热法的计算方法举例：

首先测定受试者一定时间内的耗氧量和 CO_2 产量，假定受试者 24 小时的耗氧量为 400 L，CO_2 产量为 340 L(已换算成标准状态的气体容积)。另经测定尿氮排出量为 12 g。根据这些数据和查表 7-1、表 7-2，计算 24 小时产热量，其步骤如下：

(1)蛋白质氧化量 = 12×6.25 = 75 g

产热量 = 18×75 = 1350 kJ

耗氧量 = 0.95×75 = 71.25 L

CO_2 产量 = 0.76×75 = 57 L

(2)非蛋白呼吸商

非蛋白代谢耗氧量 = 400-71.25 = 328.75 L

非蛋白代谢 CO_2 产量 = 340-57 = 283 L

非蛋白呼吸商 = 283/328.75 = 0.86

(3)根据非蛋白呼吸商的氧热价计算非蛋白代谢的热量

查表 7-2，非蛋白呼吸商为 0.86 时，氧热价为 20.41。所以，非蛋白代谢产热量 = 328.75×20.41 = 6709.8 kJ。

(4)计算 24 小时产热量

24 小时产热量 = 1350+6709.8 = 8059.8 kJ

计算的最后数值 8059.8 kJ 为该受试者 24 小时内的能量代谢率。

由于此种测算方法较为繁琐，而正常情况下蛋白质供能很少，故临床上多采用简便的测算方法，即测得单位时间内的耗 O_2 量与 CO_2 产量，求出非蛋白呼吸商，据此查出相应的氧热价，再乘以耗氧量，便可得出单位时间内的产热量。此外，据统计国人基础状态下的非蛋白呼吸商约为 0.82，以其所对应的氧热价乘以单位时间耗氧量，即可算出单位时间的产热量。实际上，简化方法所得数值与上述繁琐方法测算结果十分相近。

三、影响能量代谢的主要因素

(一)能量代谢的衡量标准

实践表明，体格各异的不同个体，单位时间内的能量代谢差异明显。若以每千克体重的产热量进行比较，则身材矮小的人每千克体重的产热量要高于身材高大的人。但若以每平方米体表面积的产热来进行比较，则无论身材大小，每平方米体表面积每 24 小时的产热量很相近。因此，体表面积是衡量能量代谢的良好指标。除此之外，肺活量、心输出量、主动脉和气管横截面积、肾小球滤过率等，也都与体表面积呈一定的比例关系。

人的体表面积大小可以身高和体重两项数值来推算。我国人体表面积可根据 Stevenson 公式计算：体表面积（m²）= 0.0061×身高（cm）+0.0128×体重（kg）−0.1529

在实际应用中，体表面积可根据图 7-2 直接查出。具体做法是在图中分别找出受试者的身高值和体重值在各自标尺上的对应点，这两点的连线与体表面积标尺交点的读数，就是该受试者的体表面积。

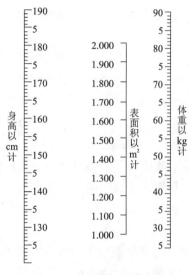

图 7-2　人体表面积测算用图

（二）影响能量代谢的因素

1. 肌肉活动

肌肉活动是影响能量代谢最显著的因素。机体任何轻微的活动都会提高能量代谢率。在劳动或运动时能量代谢和耗氧量显著增加（图 7-3），最多可达安静时的 10~20 倍，故可用能量代谢值作为评价肌肉活动强度的指标。

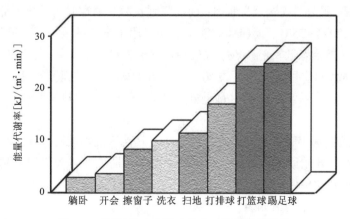

图 7-3　不同劳动或运动状态时的能量代谢率

2. 精神活动

脑的代谢水平较高，在安静状态下单位重量脑组织的耗氧量为肌肉的 20 倍。但研究发现，人在睡眠状态和在精神活动活跃的情形下，脑组织中葡萄糖的代谢率几乎没有差异；当人在平静地思考问题时，产热量增加一般不超过 4%。可见精神活动本身对脑组织的能量代谢率影响并不大。当人处于精神紧张状态时，如烦恼、恐惧或情绪激动时，能量代谢率却可显著增高。这是由于机体随之出现的无意识肌紧张，以及交感神经兴奋，甲状腺激素、肾上腺素等刺激代谢的激素释放增多，使机体代谢活动增强所致。

3. 食物的特殊动力效应

人在进食后一段时间内（进食后 1 小时左右开始出现，延续 7~8 小时），即使处于安静状态，机体的产热量也要比进食前有所增加。这种由于进食刺激机体额外消耗能量的作用称为食物的特殊动力效应（specific dynamic action）。三种营养物质中，蛋白质的食物特殊动力效应最为显著，可达 30%，糖和脂肪的特殊动力效应分别为 6% 与 4%，混合性食物约为 10%。食物特殊动力效应的机制尚不清楚。食物的增热效应并非在进食后立即出现，且将氨基酸直接注入静脉也同样引起增热效应，故认为其增热机制与进食后消化道和消化腺的活动增强关系不大，可能主要与肝脏处理氨基酸或合成糖原等过程有关。在临床上给禁食患者输液补充营养物质时应注意加上这部分多消耗的热量。

4. 环境温度

人（裸体或穿薄衣）在安静状态、环境温度为 20℃~30℃时的能量代谢率最为稳定。环境温度低于 20℃时，代谢率即开始增加；10℃ 以下时，显著增加。因为环境温度过低时，机体出现寒战、肌肉紧张度增强等机制使能量代谢率升高。当环境温度升高到 30℃ 以上时，代谢率也会增加，这与发汗、呼吸、循环功能加强及体内化学反应加速有关。

四、基础代谢

基础代谢（basal metabolism）是指基础状态下的能量代谢。基础代谢率（basal metabolic rate, BMR）则是指在基础状态下单位时间内的能量代谢。基础状态是指人体处于清醒安静、不受肌肉活动、精神活动、食物及环境温度影响的状态。因此，测定基础代谢时需满足以下条件：清晨、清醒；平卧、放松全身肌肉；前夜睡眠良好，测定时无精神紧张；空腹（禁食 12 小时以上）；室温 20℃~25℃。此时体内能量消耗只用于维持呼吸、心跳等基本的生命活动，其代谢率比一般安静状态低 8%~10%，也较稳定。但基础代谢率并不是机体最低的能量代谢水平，熟睡时能量代谢率可进一步下降 10%，这与睡眠时骨骼肌紧张性和交感神经系统活动下降有关。基础代谢率通常以每小时每平方米体表面积产生的热量为单位，用 $kJ/(m^2 \cdot h)$ 表示。

基础代谢率随性别年龄等不同而有生理变动。其他情况相同时，男子的基础代谢高于女子，其差异在青春期开始后更为明显。幼年高于成人，且年龄越大代谢率越低，这是因为儿童处于生长发育阶段，机体新陈代谢旺盛，生长激素可使能量代谢率升高 15%~20%。我国正常人的基础代谢率的平均值如表 7-3 所示。

表 7-3　我国正常人的基础代谢率平均值[kJ/(m² · h)]

年龄/岁	11~15	16~17	18~19	20~30	31~40	41~50	51 以上
男性	195.5	193.4	166.2	157.8	158.7	154.1	149.1
女性	172.5	181.7	154.1	146.5	150.0	142.4	138.6

基础代谢率的表示方法除了可以用 kJ/(m² · h) 为单位表示外, 还可以用实际测得的数值(实测值)与正常平均值相差的百分比来表示, 即:

$$基础代谢率 = \frac{实测值 - 正常平均值}{正常平均值} \times 100\%$$

临床测定基础代谢率时, 通常采用简略法来测定和计算, 即将非蛋白呼吸商设为 0.82, 其对应的氧热价是 20.18 kJ/L, 只需测出一定时间内的耗 O_2 量和体表面积, 就可进行基础代谢率的计算。

如某受试者在基础状态下, 1 小时的耗 O_2 量为 12 L, 其体表面积为 1.5 m², 则其 BMR 为:

$$20.18 \text{ kJ/L} \times 12 \text{ L/h} \div 1.5 \text{ m}^2 = 161.4 \text{ kJ/(m}^2 \cdot \text{h)}$$

一般来说, 基础代谢率的实测值同上述正常平均值比较, 如相差在±(10%~15%)之内都属正常。当相差值超过 20% 时可能具有临床意义。例如, 甲状腺功能的改变总是伴有基础代谢率的异常。甲状腺功能亢进时基础代谢率可比正常值高出 25%~80%; 甲状腺功能低下时, 基础代谢率可比正常值低 20%~40%(图 7-4)。因此, 基础代谢率的测定是临床诊断甲状腺疾病的辅助方法。

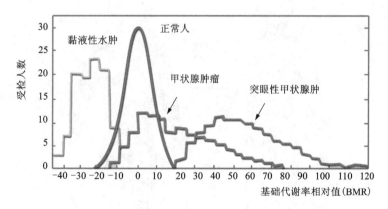

图 7-4　甲状腺病患者的基础代谢与正常人基础代谢比较

其他如肾上腺皮质及腺垂体功能低下、阿狄森氏病、肾病综合征、病理性饥饿等常伴有基础代谢率降低; 糖尿病、红细胞增多症、白血病及伴有呼吸困难的心脏病等, 基础代谢率升高。当人体发热时, 基础代谢率也将升高, 一般来说, 体温每升高 1℃, 基础代谢率可升高 13%。

第二节　体温及其调节

人和动物都具有一定的体温。爬行类、两栖类、鱼类等低等动物的体温随环境温度的变化而变化，称为变温动物；鸟类和哺乳动物体温能保持相对恒定，不因外界气温和机体活动等而显著变化，属于恒温动物。对于人和高等动物，体温的相对恒定是内环境理化性质相对稳定的重要方面，是机体新陈代谢和生命活动正常进行的必要条件。体温低于34℃可引起意识丧失，低于25℃可引起心跳停止或心室纤维性颤动；体温高于42℃时可引起细胞实质性损害，高于45℃时可危及生命。

一、人体正常体温及其生理波动

(一) 正常体温

由于身体各组织的代谢水平和散热条件不同，局部温度存在差异。机体表层组织的温度称为体表温度(shell temperature)，其中最外层皮肤表面的温度为皮肤温度。体表温度各部位之间差异大，且由里至外存在着递减的温度梯度。通常头面部体表温度较高、胸腹次之，四肢末端最低。体表温度不稳定，尤其是皮肤温度极易受环境温度和衣着等情况的影响。在寒冷环境中，手足部皮肤温度的降低最为显著。当环境温度达到32℃以上时，皮肤温度的部位差异减小(图7-5)。此外，机体由体表向内分布的隔热层可调控机体的散热量，这在体温的维持中有着重要意义。

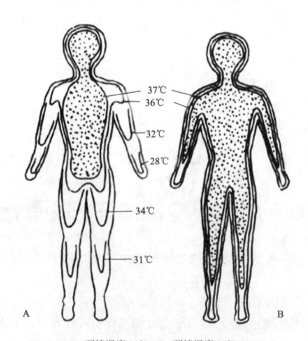

A：环境温度20℃；B：环境温度35℃。

图7-5　在不同环境温度下人体体温分布示意图

机体深部组织的温度称为体核温度(core temperature)。体核温度相对稳定,各部位之间差异较小。其中肝脏温度最高,约38℃;脑组织温度也接近38℃;肾、胰、十二指肠等温度略低;直肠温度则更低些。由于血液不停地循环流动于全身各部位,使机体深部各个器官的温度趋于一致,因此机体深部的血液温度可以代表体温正常值。实际上,即使裸露在低至13℃或高达54℃的干燥空气中,机体仍能保持恒定的体核温度。

由于环境温度的变化,体核温度范围和体表温度范围会发生相对改变。在寒冷环境中,体核温度范围缩小,主要集中在头部与胸腹内脏,体表温度范围则随之扩大;而在炎热环境中,体核温度范围则扩展至四肢(图7-5)。

(二)体温的测量

生理学所说的体温(body temperature),是指机体深部的平均温度,即体核温度。由于体核温度不易测量,在临床实践中为了方便,通常测定直肠、口腔和腋窝等部位温度来代表体温。

成年人直肠温度的正常值为36.9℃~37.9℃,平均值为37.5℃。直肠的封闭性好,热容量大,不易受外界环境的影响,将温度计插入直肠6 cm以上,所测得的值就接近深部的温度。但直肠温度易受下肢温度影响。当下肢冰冷时,由于下肢血液回流至髂静脉时的血液温度较低,会降低直肠温度。直肠温度的测定不太方便,临床上并不常用。

口腔温度比直肠低,在36.7℃~37.7℃之间,平均值为37.2℃。口腔温度是在闭口的情况下从舌下测得的温度。口腔温度的测定比较方便,但易受经口呼吸、进食和饮水等影响;对于不能配合的患者,如烦躁的患者和哭闹的患儿等,不宜测量口腔温度。

腋窝温度比口腔温度低0.2℃~0.3℃,正常值为36.0℃~37.4℃,平均值为36.8℃。腋窝温度是在腋窝皮肤测得的温度。腋窝处是皮肤表面的一部分,其温度较低,并不能代表深部体温。只有让被测者将上臂紧贴胸廓,使腋窝紧闭形成人工体腔,机体内部的热量才能逐渐传导至腋窝,使腋窝的温度逐渐升高至接近于机体深部温度水平,这时所测得的温度才能反映深部温度。因此,测定腋窝温度的时间需要持续10 min左右,而且在测温时应保持腋窝处干燥。测量腋窝温度方便易行,在临床上和日常生活中被广泛应用,但需要注意腋窝温度易受环境温度、出汗和测量姿势的影响。

此外,食管温度比直肠温度约低0.3℃。食管中央部分的温度与右心的温度大致相等,而且体温调节反应的时间过程与食管温度变化过程一致。故在实验研究中,食管温度可以作为深部温度的指标。鼓膜温度的变动大致与下丘脑温度的变化成正比,因此在体温调节生理实验中常用鼓膜温度作为脑组织温度的指标。

(三)体温的生理变动

人的体温虽相对稳定,但在生理情况下,可随昼夜、性别、年龄、肌肉活动、精神紧张和环境温度等不同而有所变化,变化的幅度一般不超过1℃。

1. 体温的昼夜变化

在一昼夜之间体温呈周期性波动,清晨2~6时最低,午后1~6时最高,体温的这种昼夜周期性波动称为昼夜节律(circadian rhythm)。研究表明,夜间活动的动物,其最高温度见于夜间;新生儿只有在体温调节功能完善时才出现昼夜节律;昼夜节律与肌肉活动及耗氧量无关,且在外周传入信息(如自然光线变化、环境温度变化、定时活动、钟表、视频音频等)消除后仍能基本维持，提示体温的昼夜节律是机体的一种内在节律。这种节律的周期比地球的自转周期稍长一些，属于自由运转周期。除体温外，体内多种生理活动按一定的时间顺序发生变化，如血细胞数、细胞内的酶活性、激素分泌等，这种变化的节律称为生物节律（biorhythm）。下丘脑视交叉上核可能是体内生物节律包括体温昼夜节律的控制中心。

2. 性别的影响

性成熟期女性的基础体温比同龄男性平均高约 0.3℃，能随月经周期规律地波动。在排卵前体温较低，排卵日降至最低，排卵后升高 0.3℃～0.6℃，直至下次月经来临。女性体温的性周期变化可能与性激素的周期性分泌有关，排卵后的体温升高很可能是孕激素作用的结果。测定每天清晨清醒后起床之前的基础体温（basal body temperature），可清楚地显示女性体温的月经周期节律性波动（图 7-6）。因此，性成熟期的女性通过每日测定基础体温有助于了解有无排卵和排卵日期。

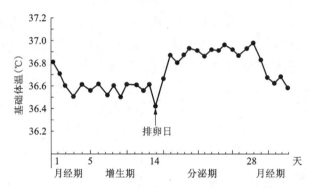

图 7-6 女性月经周期中基础体温变化曲线

3. 年龄的影响

儿童和青少年的体温稍高于成年人，而老年人的体温则比成年人的体温略低一些，这些体温变动与基础代谢率有关。新生儿，尤其是早产儿，由于其体温调节机构的发育还不完善，调节体温的能力很差，体温易受环境因素的影响而变动，因此对婴幼儿应加强保温护理以保持其体温恒定。老年人对外界温度变化代偿的能力也较差，亦应注意保暖。

4. 肌肉活动的影响

肌肉活动时产热量增多，体温升高，肌肉活动停止后体温可逐渐恢复。癫痫发作时骨骼肌发生强直收缩，患者体温升高。因此，临床上应先让患者安静一段时间后再测定体温，而给小儿测定体温时还应防止哭闹。

5. 其他因素的影响

精神因素、环境温度、进食等均能影响基础代谢率，继而影响体温。麻醉药通常可抑制体温调节中枢或者影响其传入途径的活动，也可扩张皮肤血管，导致体温降低。故术中和术后一段时间内都应注意患者的保温护理。

二、机体的产热和散热

恒温动物体温相对稳定的维持，是在体温调节机构控制下产热和散热过程处于动态平衡的结果。

(一)产热

1. 主要产热器官

机体的热量是由三大营养物质在各组织器官中分解代谢产生的。由于机体所处的功能状态和各器官的代谢水平不同,各器官的产热量各异。安静时,主要是内脏产热,占全身总产热量的56%,其中肝脏的代谢最旺盛,产热量最大。运动或劳动时,骨骼肌则成为主要产热器官。由于骨骼肌的重量约占体重的40%,因而具有巨大的产热潜力。骨骼肌紧张度稍有增强,产热量即可明显提高;剧烈运动时,骨骼肌的产热量可增加40倍,占机体总产热量的90%左右(表7-4)。在新生儿还有褐色脂肪组织参与产热。

表 7-4　几种组织、器官的产热百分比

器官、组织	占体重百分比/%	产热百分比/%	
		安静状态	劳动或运动
脑	2.5	16	1
内脏	34.0	56	8
骨骼肌	56.0	18	90
其他	7.5	10	1

2. 机体的产热形式

机体主要通过下列方式来增加产热以维持体温:

(1)基础代谢产热:在安静状态下,机体的产热量大部分来自全身各组织器官的基础代谢。

(2)食物的特殊动力效应产热:如前所述,进食可使机体产热增加。

(3)肌肉活动产热:骨骼肌随意运动可导致代谢明显增加,机体产热量显著增加。此外,机体在寒冷的环境中可通过寒战产热。机体受到寒冷刺激时,最初骨骼肌肌紧张增高,称为寒战前肌紧张(pre-shivering tone),此时产热量便有所增加。寒冷刺激持续作用时,骨骼肌将出现寒战(shivering),表现为伸肌和屈肌同时出现不随意的节律性收缩。此时骨骼肌不做机械外功,所消耗的能量全部转变为热能。因此,寒战是机体效率最高的产热方式。

(4)非寒战产热:非寒战产热(non-shivering thermogenesis)又称代谢产热,是一种通过提高组织代谢率来增加产热的形式。非寒战产热作用最强的组织是分布在肩胛下区、颈部大血管周围、腹股沟等处的褐色脂肪组织。褐色脂肪组织代谢产热的机制主要是由于其细胞的线粒体内膜中存在解耦联蛋白(uncoupling-protein, UCP),而 UCP 的作用是使线粒体呼吸链中的氧化磷酸化和 ATP 合成之间的耦联作用解除,使氧化还原反应中的能量不能合成 ATP,而转化为热能。褐色脂肪出现于出生后,新生儿的褐色脂肪组织较多,代谢增强时可使产热量增加1倍。由于新生儿无明显的寒战反应,故非寒战产热对新生儿保温有特殊意义。成年人的褐色脂肪组织较少,只能使产热增加10%~15%。

3. 机体产热活动的调节

机体的产热活动受体液调节和神经调节。

（1）体液调节：甲状腺激素是增加产热的最重要体液因素，其特点是作用缓慢而持久。如果机体暴露于寒冷环境中数周，甲状腺的活动将明显增强，甲状腺激素大量分泌，可使代谢率增加 20%～30%。此外，肾上腺素、去甲肾上腺素以及生长激素也可刺激产热，其特点是作用迅速，但持续时间短。

（2）神经调节：寒冷刺激可使位于下丘脑后部的寒战中枢兴奋，经传出通路到达脊髓前角运动神经元，引起寒战。还可使交感神经兴奋，促使肾上腺髓质释放肾上腺素和去甲肾上腺素增多，使代谢产热增加。实际上，寒冷刺激甲状腺激素释放增加也是首先通过冷刺激作用于中枢神经系统，促进下丘脑促甲状腺激素释放激素的分泌，后者再刺激腺垂体释放促甲状腺激素来加强甲状腺的活动而实现的。

（二）散热

人体主要的散热部位是皮肤。当环境温度低于体表温度时，大部分体热通过皮肤以辐射、传导和对流等方式散失到周围环境中，小部分随呼出气、尿、粪等排泄物散失。当环境温度等于或者高于体表温度时，蒸发则成为唯一的散热方式。

1. 散热方式

（1）辐射：辐射（radiation）散热是指机体以热射线（红外线）的形式向周围放射能量，不需要导热介质，能量可通过真空从较热的物体辐射到冷的物体。人体在常温、不着衣的情况下，约有 60% 的热量以这种方式散失。辐射散热量的多少主要受以下因素的影响：①皮肤与周围环境的温度差。当皮肤温度高于环境温度时，温度差越大，散热量就越多；反之，若环境温度高于皮肤温度，则机体不仅不能散热，反会吸收周围环境的热量。②机体有效的散热面积。皮肤的有效散热面积越大，散热量也越多，如四肢面积较大，因而在辐射散热中起重要作用。

（2）传导：传导（conduction）是机体的热量直接传给同它接触的较冷物体的一种散热方式。传导散热的多少除了取决于皮肤与接触物表面的温度差和接触面积外，也与皮肤接触物体的导热性能有关。棉毛织物、空气是热的不良导体，故蓬松的衣、被有利于保存体热。此外，人体脂肪导热效能较小，肥胖者身体深部的热量不易传向体表，在炎热的环境里容易出汗。水的导热性能较好，在日常生活或临床治疗中常利用水的热传导作用进行局部加温或降温。

（3）对流：对流（convection）是指通过气体流动来交换热量的一种散热方式。在人体表周围总有一薄层空气，当人体散发的热量传给这一层空气后，由于空气的不断流动，已被体表加温的空气移去，较冷的空气移来，这样，体热将不断被散发到体外空间。所以，对流散热实际上是传导散热的一种特殊形式。通过对流散失热量的多少，除取决于皮肤与周围环境之间的温度差和机体的有效散热面积外，受风速的影响较大。风速越大，散热量越多，如电扇能加快风速来增加对流散热；相反，风速小则散热量少。衣服覆盖皮肤表面，加之棉毛纤维间的空气不易流动，均可使对流散热难以实现而起到御寒作用。

（4）蒸发：蒸发（evaporation）是机体通过体表水分的蒸发来散失热量的一种方式。在正常体温条件下，皮肤每蒸发 1 g 水可带走大约 2.43 kJ（0.58 kcal）的热量。因此，体表水分的蒸发是一种十分有效的散热形式,临床上常采用温水擦浴来降温就是利用这一原理。蒸发散热有不感蒸发和发汗两种形式。

不感蒸发是指水分直接透出皮肤和黏膜(主要是呼吸道黏膜)表面,在未聚集成明显水滴之前便蒸发掉的一种散热形式,这种蒸发形式不为人们所觉察,且与汗腺活动无关,因而不受体温调节机制的控制。成人在环境温度低于30℃时,人体24小时的不感蒸发量约为1000 mL,其中通过皮肤蒸发(又称不显汗)的为600~800 mL,通过呼吸道黏膜蒸发的水分为200~400 mL。在活动状态下或体温升高时,不感蒸发可以增加。婴幼儿不感蒸发的速率比成人高,在缺水状态下,婴幼儿更容易发生脱水。临床上给患者补液时,应当考虑到不感蒸发散失的体液量。有些动物,如狗没有汗腺、不能分泌汗液,在炎热环境中主要通过热喘呼吸从口腔和呼吸道蒸发水分来增加散热。

发汗(sweating)是汗腺主动分泌汗液的过程,因能被机体感觉到故又称可感蒸发。人体皮肤上分布有两种汗腺,大汗腺和小汗腺。大汗腺局限于腋窝和阴部等处,其活动与体温调节无关;小汗腺分布于全身皮肤,其中,手掌和足跖最多,额部和手背次之,四肢和躯干最少。但汗腺分泌能力躯干最强。

正常情况下,汗液中水分占99%,固体成分不足1%,主要是NaCl,也有少量乳酸、KCl及尿素等。汗腺分泌汗液是一个主动过程,刚从汗腺分泌出来的汗液与血浆是等渗的,但在流经汗腺管腔时,在醛固酮的作用下,汗液中的Na^+和Cl^-被重吸收,最后排出的汗液是低渗的。因此,当人体因大量发汗而造成脱水时,常表现为高渗性脱水。当发汗速度加快时,由于汗腺管不能充分吸收NaCl,汗液中的NaCl浓度较高,此时机体在丢失大量水的同时,也丢失大量NaCl,因此,除了补充水分,还应注意补充NaCl,以免引起水和电解质紊乱。

发汗是一种反射性的神经活动,由温热性刺激引起的发汗称为温热性发汗。控制温热性发汗的中枢位于下丘脑的体温调节中枢。当机体接受温热性刺激时,发汗中枢通过支配汗腺的交感胆碱能纤维使全身小汗腺分泌汗液。温热性发汗的生理意义在于通过汗液的蒸发散热,维持体温的相对稳定。精神紧张或情绪激动时,也会引起发汗,称为精神性发汗。其中枢位于大脑皮层运动区,通过支配汗腺的交感肾上腺素能纤维引起发汗,发汗部位主要在掌心、足底及前额等处。精神性发汗与体温调节的关系不大,是机体应激反应的表现之一。温热性发汗和精神性发汗常同时出现,不能截然分开。汗腺活动除受神经、体液因素影响外,还受环境温度、湿度和机体活动等的影响。人在安静状态下,当环境温度达30℃左右时便开始发汗;在空气湿度大、衣着较多时,气温为25℃时便可发汗;环境温度越高,发汗速度越快;而人若在高温环境中过久,其发汗速度则因汗腺疲劳而明显减慢。环境湿度大时,汗液不易蒸发,体热不易散发会反射性引起大量出汗。劳动或运动时,即使温度在20℃以下,也可出现发汗,而且发汗量多。

2. 机体散热的调节

人体主要通过皮肤血流量的调节和发汗来调控散热。皮肤血流量的大小决定了皮肤温度的高低。当皮肤温度高于环境温度时,机体主要通过辐射、传导和对流方式散热。散热量的大小主要取决于皮肤与外界环境之间的温度差。皮肤血液循环的特点是具有丰富的血管网、大量的静脉丛及动-静脉吻合支,这些结构特点使皮肤血流量可以在较大的范围内变动。机体通过交感神经控制皮肤血管的口径从而调节皮肤的血流量。在寒冷环境中,交感神经活动增强，皮肤小动脉收缩，血流量减少，皮肤与环境之间的温差减小，散热量下降。而在炎热环境下，交感神经活动减弱，皮肤小动脉舒张，动静脉吻合支大量开放，血流量增加，皮肤温度升高，散热量增多。皮肤血管完全舒张时从机体深部向体表的导热量约为皮肤血管完全收缩时导热量的 8 倍(图 7-7)。在环境温度适中、机体产热量没有大幅度变化时，机体仅靠调节皮肤血管的口径，增减皮肤血流量以改变皮肤温度，即可维持正常体温。而当环境温度高于皮肤温度时，辐射、传导和对流方式散热效果甚微，主要依靠发汗散热来调节体温。若同时环境湿度较大，风速较低时，不易蒸发散热，易导致体温升高，甚至中暑。

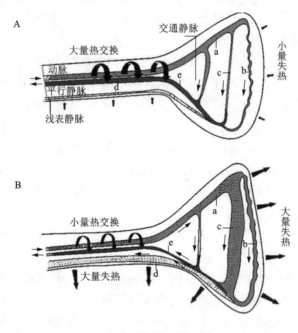

A：寒冷环境；B：炎热环境。

图 7-7　皮肤血液循环在散热中的作用

三、体温调节

人体体温的相对恒定是通过自主性体温调节和行为性体温调节两种调节方式实现的。自主性体温调节(autonomic thermoregulation)是在体温调节中枢控制下，通过增减皮肤血流量、发汗或寒战等生理反应，调节机体的产热和散热过程，维持体温相对稳定。行为性体温调节(behavioral thermoregulation)是机体在感受到内外环境温度变化时，通过改变姿势和行为，以维持体温相对恒定的一种方式，如随环境冷热变化增减衣物等人为的保温或降温措施。行为性体温调节是变温动物的重要调节手段，在人和恒温动物则以自主性体温调节为主，行为性体温调节是对自主性体温调节的补充。

自主性体温调节属于典型的自动控制系统，是通过机体的负反馈机制实现的。下丘脑体温调节中枢属于控制系统，它的传出指令通过控制受控系统(如肝脏、骨骼肌、褐色脂肪组织等产热装置和皮肤血管、汗腺等散热装置)的活动，使机体深部温度维持相对稳定。当内外环境因素干扰引起体温改变时，温度感受器将体温变化的信息反馈到下丘脑体温调节中枢，使下丘脑体温调节中枢的传出指令发生相应改变，从而调节机体的产热和散热过程，使改变的体温恢复到原来水平(图7-8)。

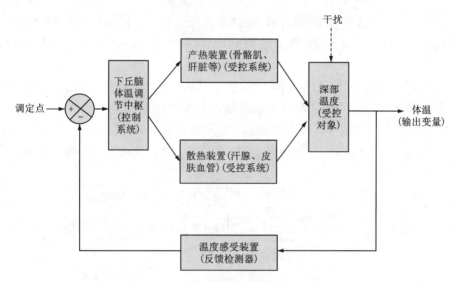

图7-8　体温调节系统自动控制示意图

(一)温度感受器

根据温度感受器分布部位的不同分为外周温度感受器和中枢温度感受器。

1. 外周温度感受器

外周温度感受器指存在于人体皮肤、黏膜和内脏中对温度变化敏感的游离神经末梢，包括冷感受器和热感受器，分别对相应部位的温度降低和升高敏感。冷感受器和热感受器各自均对一定范围的温度变化敏感，二者的活动使相应的传入神经动作电位频率增加，分别引起冷或热的温度感觉，同时引起体温调节反应。一般在皮肤温度低于30℃时可导致人体产生冷觉，而在皮肤温度约35℃时开始引起温觉。在皮肤，冷感受器的数量多于热感受器，提示在体温调节机制中皮肤的作用主要以感受冷刺激，防止体温下降为主。此外，皮肤的温度感觉受到皮肤的基础温度、温度的变化速率以及被刺激皮肤的范围等因素影响。

2. 中枢温度感受器

中枢温度感受器是指存在于中枢神经系统内对温度变化敏感的神经元，主要分布于脊髓、延髓、脑干网状结构以及下丘脑内。在局部组织温度升高时冲动发放频率增加的神经元称为热敏神经元，在局部组织温度降低时冲动发放频率增加的神经元称为冷敏神经元。动物实验研究表明，在脑干网状结构和下丘脑弓状核中以冷敏神经元居多，而在视前区-下丘脑前部(preoptic-anterior hypothalamus area，PO/AH)，热敏神经元的数目较多。局部脑组织温度变动0.1℃，这两种神经元的放电频率就会发生改变，而且不出现适应现象。

(二)体温调节中枢

对多种恒温动物进行脑分段横断实验显示，当切除大脑皮质及部分皮质下结构后，只要保持下丘脑及其以下的神经结构完整，动物仍具有维持恒定体温的能力。如果进一步破坏下丘脑,则动物不能维持体温的相对恒定。据此认为,体温调节的基本中枢在下丘脑。临床上当病变损及下丘脑时,患者的体温将发生异常。下丘脑的 PO/AH 温度敏感神经元不仅能感受局部脑温变化,还能对下丘脑以外部位温度变化的传入信息发生反应,表明来自中枢和外周的温度信息会聚于这类神经元;此外,这类神经元对致热源、5-羟色胺、去甲肾上腺素及多肽类物质的反应,与这些物质引起的体温调节反应一致。广泛破坏 PO/AH 区后,体温调节的产热和散热反应都减弱甚至消失。因而 PO/AH 被认为是体温调节中枢整合机构的中心部位。

体温调节中枢的神经元对产热和散热的调控,是通过神经和体液调节来实现的(图 7-9)。主要有:①通过交感神经系统来调节皮肤血管的舒缩反应和汗腺的分泌,改变人体的散热量;②由躯体运动神经来调节骨骼肌的活动,如寒战增强或减弱,改变产热量;③通过改变激素的分泌(如甲状腺激素和肾上腺髓质激素)来调节人体的代谢率,影响产热量。

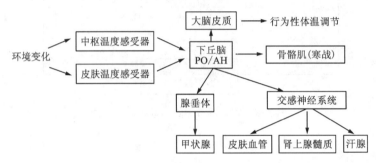

图 7-9　体温调节途径示意图

(三)体温调定点学说

关于体温调节中枢维持体温恒定的确切机制,目前尚不完全清楚。大多数学者用调定点学说来解释。体温调定点学说认为,体温的调节就像一个恒温器的调节,PO/AH 区的温度敏感性神经元起着调定点的作用。其中热敏神经元随体温升高活动增强,可发动散热反应;冷敏神经元随体温降低而活动增强,可引起产热反应。热敏神经元活动引起的散热速率和冷敏神经元活动引起的产热速率正好相等时的温度值即为体温调定点(set point),它是由 PO/AH 中温度敏感性神经元的工作特性决定的(图 7-10)。正常情况下,机体的体温调定点在 37℃ 左右,如果体温偏离此数值,机体通过改变热敏神经元和冷敏神经元的活动来调节产热与散热量,以维持体温的相对恒定。

发热(fever)曾被认为是体温调节功能发生障碍,但这种看法并不正确。因为研究发现,发热动物暴露于冷或热的环境时,产热或散热的反应能力无障碍;感染发热的人其体温的日周期规律与正常人完全相同,仅体温基线升高 1℃~2℃。体温调节的调定点学说可以较好地解释临床上的有些发热现象。

根据调定点学说,细菌引起发热是由于致热原作用于下丘脑 PO/AH 区的温度敏感神经元,使热敏神经元的温度阈值升高,而冷敏神经元的温度阈值下降,只有在更高的温度下热敏神经元与冷敏神经元引起的散热和产热活动才能保持平衡。如图 7-10 所示,当热敏神经元反应曲线的斜率减小,或冷敏神经元反应曲线的斜率增大时,调定点上移(如 39℃)。此时

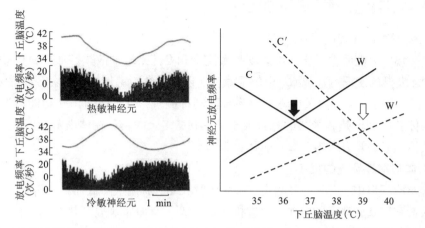

左：下丘脑温度变化及温度敏感神经元放电活动实时记录曲线。右：下丘脑温度敏感神经元放电频率决定调定点水平模式图，其中，W、W′表示正常及发热时热敏神经元放电特性；C、C′表示正常及发热时冷敏神经元放电特性；箭头表示体温调定点水平。

图 7-10　下丘脑温度变化与温度敏感神经元的放电活动

机体通过寒战、皮肤血管收缩等方式使产热增加，散热减少，直至体温上升到 39℃。

　　如果致热因素不消除，机体的产热和散热过程就在此温度水平上保持相对的平衡。只有当致热因素消除后，体温调定点下移至正常水平（37℃），机体通过发汗、皮肤血管舒张等方式使散热大于产热，直至体温回落到 37℃。因此，临床急性发热患者常呈现寒战、高热及大汗热退"三步曲"表现（图 7-11）。可见，发热属于调节性体温升高，是体温调节活动的结果。阿司匹林可使被细菌致热原升高的调定点降至正常水平而具有解热作用，但对正常体温无降温效应。

疟疾

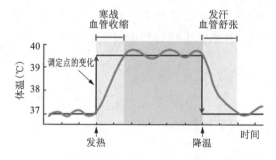

图 7-11　体温调定点的变化及发热的过程示意图

　　由于环境温度过高而引起机体中暑时，体温也会增高。但是此时的发热不是因为体温调定点发生了重新调定，而是由于散热不良所致。

四、人体对高温、寒冷环境的反应

(一)人体对高温环境的反应

在炎热环境中,机体主要通过增加皮肤血流量和发汗来增加散热。如果机体长时间处于高温环境中,大量的发汗可造成水、电解质紊乱,还可导致心率加快、心输出量增加,消化酶分泌减少,胃肠蠕动减弱,以及中枢神经系统活动抑制等,对机体的正常功能可造成严重危害。如果人体长时间产热和受热的总量大于散热量,多余的热量在体内蓄积,超过一定限度时将会导致体温升高,引起热痉挛和热休克等情况。

(二)人体对寒冷环境的反应

人体在寒冷环境中,交感神经兴奋,皮肤血管收缩,血流量降低而减少散热;肾上腺素、去甲肾上腺素和甲状腺激素的分泌,促进机体的代谢,增加非寒战产热。同时,骨骼肌紧张性活动增强,出现寒战产热。

当人体长时间处于低温环境或者产热量过少而导致体温降低时,将会出现代谢率降低,感觉功能减退,反应迟钝,嗜睡、意识障碍等。体温过低也可导致细胞的不可逆损害。但在适当低体温的状态下,因为代谢率降低、耗氧量减少,可以使体内组织和重要脏器包括心脏和大脑,对缺氧的耐受性增强,能耐受较长时间的血流阻断而避免发生不可逆组织损伤,这就是低温麻醉、低温治疗和低温生物保存等低温医学技术的生理学基础。

(向阳　黄晓婷　管馨馨)

复习思考题

1. 何谓能量代谢?简述机体生命活动所需能量的来源及利用。
2. 试述影响机体整体水平能量代谢的主要因素。
3. 试述测定基础代谢率(BMR)时对受试者及环境的要求和 BMR 测定的意义。
4. 试述测定体温的常用方法、正常值及体温的生理变动。
5. 试述机体散热的方式及各自的影响因素。
6. 试用体温调定点学说解释机体发热过程中的主要表现。

第八章　尿的生成和排出

内容提要

　　肾是体内最重要的排泄器官，其主要功能是生成尿液。肾脏通过排出代谢终产物、进入体内的异物、过剩物质以及水分，维持机体内环境的稳态。尿生成包括肾小球滤过、肾小管和集合管的选择性重吸收与分泌三个基本过程。

　　通过肾小球的滤过作用形成超滤液。肾小球滤过的结构基础是肾小球滤过膜；肾小球滤过的动力是有效滤过压。肾小球毛细血管血压、血浆胶体渗透压、肾小囊内压、肾血浆流量、滤过膜面积及其通透性等因素都影响肾小球滤过功能。

　　肾小管和集合管对小管液中的物质具有选择性重吸收作用，葡萄糖、氨基酸全部被重吸收，H_2O 和电解质(Na^+、Cl^-、Ca^{2+}、HCO_3^- 等)被大部分重吸收。肾小管和集合管可分泌 H^+、NH_3 和 K^+ 等物质。肾小管和集合管通过上述过程，来维持机体电解质和酸碱平衡。

　　机体对尿生成的调节是通过调节肾小球滤过、肾小管和集合管重吸收以及分泌功能实现的。肾交感神经以及肾素-血管紧张素-醛固酮系统、抗利尿激素等体液因素是调节肾脏泌尿功能的主要机制。小管液中溶质的浓度和肾小球滤过率也是影响肾小管和集合管重吸收的重要因素。

　　尿液的浓缩和稀释发生在髓袢、远曲小管和集合管。肾髓质高渗梯度的形成和维持是尿液浓缩和稀释的先决条件，而抗利尿激素的存在是决定尿液浓缩或稀释的关键因素。肾对尿液的浓缩和稀释作用是维持人体内水平衡的重要环节。

　　人体在物质代谢中不断产生代谢终产物，还有某些摄入过多或不需要的物质，如进入体内的一些异物和药物代谢产物，这些物质都必须被及时排出体外，机体才能维持内环境的稳态。肾脏(kidney)是体内最重要的排泄器官。肾脏通过尿的生成(urine formation)和排出(excretion)，实现以下几方面的功能：①排除机体内的大部分代谢终产物和进入体内的异物；②调节细胞外液量和渗透压；③保留体液中的重要电解质，如 Na^+、Cl^-、K^+、Ca^{2+} 和 HCO_3^- 等，排出 H^+ 和 NH_3，从而维持机体电解质和酸碱平衡。肾脏除了具有排泄功能外还具有内分泌功能，它能产生多种生物活性物质，如肾素、促红细胞生成素、前列腺素和 1, 25-二羟维生素 D_3 等，从而调节血压、骨髓红细胞生成、全身或局部血管活动及钙吸收等生理过程。

　　尿生成包括三个基本过程：①血浆在肾小球毛细血管处滤过形成超滤液(ultrafiltrate)；②肾小管和集合管对小管液中物质的选择性重吸收(selective reabsorption)；③肾小管和集合管的分泌(secretion)，最后形成尿液。本章主要讨论尿生成的过程及其调节，以及尿液的排放过程。

第一节　肾的功能解剖和肾血流量

肾脏分为皮质和髓质两部分。皮质位于髓质表层，血管丰富，主要由肾小体和肾小管构成。髓质位于皮质深部，血管较少，由 15～25 个肾锥体构成。锥体的底朝向皮质、髓质交界，而顶部伸向肾窦，终止于肾乳头。在肾单位和集合管生成的尿液，经集合管在肾乳头处开口进入肾小盏，再进入肾大盏和肾盂，最后经输尿管进入膀胱。肾盏、肾盂和输尿管壁含有平滑肌，其收缩运动可将尿液驱向膀胱。在排尿时，膀胱内的尿液经尿道排出体外。

一、肾的功能解剖

（一）肾单位的构成

肾脏生成尿的功能是由肾单位（nephron）和集合管共同完成的。肾单位是肾脏结构和功能的基本单位，人类每个肾约有 100 万个肾单位，肾单位由肾小体和肾小管组成（图 8-1）。肾小体又由肾小球和肾小囊构成。肾小球为一团毛细血管网，其两端分别与入球小动脉和出球小动脉相连，从入球小动脉开始，分支成 40～50 条互相吻合的毛细血管网，最后又汇合在一起成为出球小动脉。肾小囊有两层上皮细胞，脏层紧贴在毛细血管壁上，壁层与肾小管壁相连。两层上皮之间的腔隙称为肾小囊，其与肾小管管腔相通。血浆中的一些成分通过肾小球毛细血管网滤过到肾小囊腔，须通过肾小囊脏层上皮细胞和肾小球毛细血管共同构成的滤过膜结构。肾小囊延续即为肾小管。肾小管的初始段高度屈曲，称为近曲小管，位于肾皮质。随后小管伸直下降，走行于髓质内，然后折返上升，又返回皮质，再度弯曲称为远曲小管，最后汇入集合管。肾小管走行在髓质的一段呈"U"形，称为髓袢。髓袢由降支和升支组成。与近曲小管连接的降支管径较粗，称为降支粗段；以后管壁变薄，管腔缩窄，称为降支细段。降支细段在髓袢顶端折返称为升支细段，以后升支细段上行管径又增粗成为升支粗段，升支粗段与远曲小管相连。远曲小管最终汇集到集合管。集合管不属于肾单位，每个集合管与多个肾单位的远端小管相连。集合管与远端小管在尿液浓缩过程中具有重要作用。

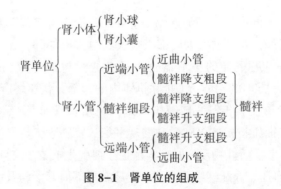

图 8-1　肾单位的组成

根据肾小体在肾皮质中所处的位置不同，可以将肾单位分为皮质肾单位（cortical nephron）和近髓肾单位（juxtamedullary nephron）两类（图 8-2）。人类皮质肾单位占肾单位总数的 85%～90%。这类肾单位的肾小体体积较小，位于皮质的外 2/3；髓袢较短，只达外髓质层，有的甚至不到髓质；入球小动脉的口径比出球小动脉粗，两者之比约为 2∶1；出球小动脉分支形成的毛细血管几乎全部分布于皮质部的肾小管周围，这有利于肾小管对小管液中物质的重吸收。近髓肾单位的肾小体位于靠近髓质的内皮质层，这类肾单位具有很长的髓袢，可达内髓；肾小球的体积较大；出球小动脉的直径等于或大于入球小动脉，出球小动脉向下延伸到外髓部分，然后分为两类毛细血管：一类为网状毛细血管，缠绕于邻近的近曲小管或远曲小管周围；另一类为细而且长的 U 型直小血管，其延伸到髓质，并且和髓袢并行排列，直小血管有吻合支相通，并返回到皮质，注入到皮质内静脉。网状血管有利于肾小管对物质的重吸收，直小血管在维持肾髓质高渗状态中起着重要作用。人类近髓肾单位占肾单位总数的 10%~15%，它们在尿的浓缩与稀释过程中作用重要。

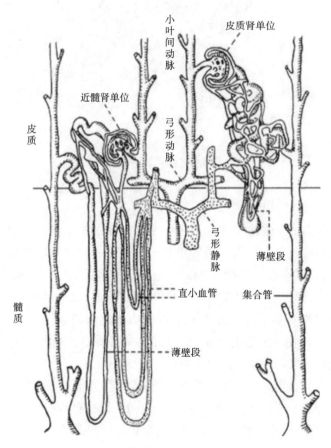

图 8-2　肾单位和肾血管示意图

(二)球旁器的组成及功能

一个肾单位的髓袢升支粗段远端在进入肾皮质部后，在其自身肾单位的入球小动脉和出球小动脉之间通过，并与球外系膜细胞、入球小动脉和出球小动脉紧密接触，形成球旁器（juxtaglomerular apparatus）。球旁器由球旁细胞（juxtaglomerular cell）、致密斑（macula densa）和球外系膜细胞（extraglomerular mesangial cell）组成（图 8-3），主要分布于皮质肾单位。球旁细胞是位于入球小动脉中层内的肌上皮样细胞，呈球形或椭圆形，内含分泌颗粒，能合成、储存和释放肾素。致密斑位于髓袢升支粗段的末端部分或远端小管的始段,此段肾小管处于入球小动脉和出球小动脉的夹角之间,并紧靠这两条小动脉。此处的上皮细胞为高柱状,使该部呈斑状隆起,故称致密斑,它能感受小管液中 NaCl 含量的变化,并通过某种形式的信息传递,调节球旁细胞对肾素的分泌和肾小球滤过率。球外系膜细胞是位于入球小动脉、出球小动脉和致密斑之间的一群细胞,该细胞具有吞噬和收缩等功能。

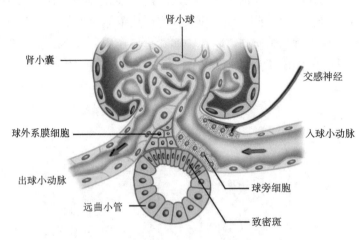

图 8-3　球旁器示意图

(三)滤过膜的构成

　　肾小球毛细血管内的血浆滤过进入到肾小囊腔所经过的结构称为滤过膜(图 8-4)。肾小球滤过膜由三层结构组成:①内层是肾小球毛细血管内皮细胞,此层具有许多直径 70~90 nm 的小孔,称为窗孔,小分子的溶质以及小分子量的蛋白质可以自由通过,但血细胞不能通过;内皮细胞表面富含唾液酸蛋白等带负电的糖蛋白。②中间层是非细胞性的基膜,是滤过膜的主要滤过屏障。基膜是由胶原和糖蛋白构成的微纤维网结构,膜上有直径为 2~8 nm 的多角形网孔,网孔的大小决定分子大小不同的溶质是否可以通过,基膜上带负电的硫酸肝素和蛋白聚糖也是阻碍带负电的血浆蛋白滤过的一个重要屏障。③外层是肾小囊的脏层上皮细胞,上皮细胞具有足突,足突附着在基膜的外层,相互交错的足突之间形成裂隙,裂隙上有一层滤过裂隙膜,膜上有直径 4~11 nm 的小孔,裂孔素(nephrin)是构成滤过裂隙膜的主要蛋白质分子,它形成拉锁样的结构,分子间有长方形的孔道。

　　滤过膜三层结构中的孔隙样结构成了物质滤过的机械屏障,同时滤过膜各层含有许多带负电荷的物质,这些物质形成了一个强的电学屏障,此两种屏障的存在决定了滤过膜对物质的通透性,不仅取决于被滤过物质的分子大小,还取决于其所带的电荷。一般来说,有效半径小于 2.0 nm 的中性物质可自由滤过(如葡萄糖);有效半径大于 4.2 nm 的物质几乎完全不能滤过;有效半径在 2.0~4.2 nm 之间的物质,随着有效半径的增加,它们的滤过量逐渐降低。对于有效半径相同的分子,带正电荷的物质容易通过,带负电荷的物质则不容易通过。例如,正常时有效半径约为 3.6 nm 的血浆白蛋白很难被滤过,这是因白蛋白带负电荷。正常人两侧肾脏全部肾小球的总滤过面积达 1.5 m² 左右,且保持相对稳定。在病理情况下,滤过

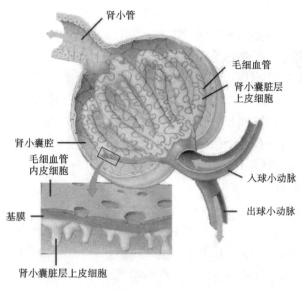

图 8-4　肾小球滤过膜示意图

膜的面积和通透性均可发生变化,从而影响肾小球的滤过,例如,裂孔素发生突变,会导致先天性肾病综合征,其特点是血浆蛋白被大量滤出,出现大量的蛋白尿。

(四) 肾脏的神经支配

肾脏受交感神经支配,肾交感神经主要从脊髓胸 12 至腰 2 节段的中间外侧柱发出,其传出纤维经腹腔神经丛支配肾动脉(尤其是入球小动脉和出球小动脉的平滑肌)、肾小管和球旁细胞。肾交感神经节后纤维末梢释放的递质是去甲肾上腺素,调节肾血流量、肾小球滤过率、肾小管对物质的重吸收和肾素释放。刺激交感神经末梢可引起肾血管的收缩、肾血流量减少、肾小管对 Na^+ 的重吸收增加,以及肾素的分泌增加。肾脏各种感受器的感觉信息可经肾传入神经纤维传入到中枢,调节肾脏的功能。目前,尚未发现支配肾脏的副交感神经。

二、肾血流量的特点及其调节

(一) 肾血流量的特点

肾脏由肾动脉供血,肾动脉由腹主动脉垂直分出,其分支依次形成叶间动脉、弓形动脉、小叶间动脉和入球小动脉。入球小动脉分支成肾小球毛细血管网,后者汇集成出球小动脉,出球小动脉再次分支形成肾小管周围毛细血管网或直小血管,然后汇合成静脉,经小叶间静脉、弓形静脉、叶间静脉,最后汇入肾静脉(图 8-2)。肾脏的血液供应具有以下 3 个特点。

1. 肾血流非常丰富

正常成人安静时每分钟有 1.2 L 血液流过两侧肾,相当于心输出量的 20% 左右,而正常成人两肾重约 300 g,仅占体重的 0.5%,因此,肾脏是机体血流量最丰富的器官。肾脏有如此丰富的血流量与其泌尿功能密切相关。

2. 肾血流分布不均匀

肾脏各个部位的肾血流量并不相等。流经肾脏的血液 94% 分布在肾皮质层,5%~6% 分布在外髓,其余不到1%供应内髓。通常所说的肾血流量主要指肾皮质血流量。

3.两套串联的毛细血管网

肾脏血管有两套串联的毛细血管网,即肾小球毛细血管网和肾小管周围毛细血管网,两者之间由出球小动脉相连。肾小球毛细血管网介于入球小动脉和出球小动脉之间,而且皮质肾单位入球小动脉的口径比出球小动脉的粗1倍,因此,肾小球毛细血管内血压较高,为主动脉平均压的40%~60%,这有利于肾小球的滤过作用。肾小管周围毛血管网由出球小动脉的分支形成,因出球小动脉细而长,血流阻力大,故肾小管周围毛细血管网内的血压较低,且胶体渗透压较高,两者都有利于肾小管和集合管对小管液中物质的重吸收。而直小血管呈U型双向流动,有利于肾髓质高渗透压状态的维持。

(二)肾血流量的调节

1.肾血流量自身调节

安静情况下,当肾动脉灌注压在一定范围内(70~180 mmHg)变动时,肾血流量能够保持相对恒定,这是肾脏的内在特性,在离体实验中也能观察到相同的结果。这种在没有外来神经支配的情况下,肾血流量在动脉血压一定的变动范围内保持恒定的现象,称为肾血流量的自身调节。肾血流量的这种调节不仅使肾血流量保持相对恒定,而且使肾小球滤过率保持相对恒定。关于肾血流量自身调节的机制有以下两种学说。

(1)肌源性学说:此学说认为,当肾血管灌注压增高时,入球小动脉血管平滑肌因压力升高而受到的牵张刺激加大,使平滑肌的紧张性加强,血管收缩,阻力增大。反之,当动脉血压降低时,入球小动脉平滑肌受到的牵张刺激降低,血管平滑肌舒张,阻力降低。当灌注压低于70 mmHg时,平滑肌已到舒张的极限;而灌注压高于180 mmHg时,平滑肌又达到收缩的极限。因此,灌注压在70 mmHg以下和180 mmHg以上时,肾血流量的自身调节便不能维持,肾血流量将随血压的改变而出现相应的变化。如果用罂粟碱和水合氯醛等药物抑制血管平滑肌的活动,自身调节即减弱或消失,表明自身调节与血管平滑肌的功能有关。

(2)管-球反馈:此学说认为,当动脉血压降低时,肾血流量减少,使肾小球滤过率降低,小管液流速减慢,这使髓袢对Na^+、Cl^-重吸收增加,到达远端小管致密斑的小管液中Na^+、Cl^-的浓度降低。致密斑感受此信息后,将该信息反馈给肾小球,通过某种机制使入球小动脉舒张,肾血流增加;同时致密斑也将此信息传给球旁细胞,使之释放肾素增多,进而使血管紧张素Ⅱ的生成增加。血管紧张素Ⅱ使出球小动脉收缩,从而使肾小球滤过的有效滤过压增加,肾小球滤过率恢复至正常。这种由小管液流量变化进而影响肾小球滤过率和肾血流量的现象称为管-球反馈。肾脏通过管-球反馈调节维持肾血流量和肾小球滤过率相对恒定。

2.肾血流量的神经和体液调节

肾动脉、入球小动脉和出球小动脉的平滑肌受交感神经支配。安静时,肾交感神经使血管平滑肌有一定程度的收缩。肾交感神经活动加强时,引起肾血管收缩,肾血流量减少。如低温、恐惧、失血、疼痛和剧烈运动时,肾交感神经活动加强,肾血流量减少,而其他重要器官如脑、心脏的血液供应增加,这对维持脑和心脏的血液供应有重要意义。体液因素中,肾上腺素、去甲肾上腺素、血管紧张素Ⅱ、血管升压素、腺苷和内皮素等都能使肾血管收缩,肾血流量减少。而前列腺素E_2和I_2、心房钠尿肽、多巴胺、组胺、一氧化氮和激肽等可使肾血管扩张,肾血流量增加。

在一般情况下，肾主要依靠自身调节来保持肾血流量的相对稳定，以维持其正常的泌尿功能。在紧急情况下，通过交感神经和一些体液因素的调节，血液重新分配，使肾血流量与全身的血液循环调节相配合。

第二节　尿生成的过程

尿生成包括三个基本过程：血浆在肾小球毛细血管的滤过、肾小管和集合管对小管液中物质的选择性重吸收以及肾小管和集合管的分泌，最后形成尿液。

一、肾小球的滤过

肾小球的滤过（glomerular filtration）是尿生成的第一个步骤，指血液流经肾小球毛细血管时，血浆中的水和小分子物质通过滤过膜滤入肾小囊形成超滤液（也称原尿）的过程。微穿刺实验证明，原尿中除了蛋白质含量甚少外（只含少量分子量较小的血浆蛋白），各种晶体物质的成分和浓度都与血浆非常接近，而且渗透压及酸碱度也与血浆的相似，说明原尿就是血浆的超滤液。

单位时间内（每分钟）两肾生成的超滤液量称为肾小球滤过率（glomerular filtration rate，GFR）。据测定，正常成年人的肾小球滤过率平均值为 125 mL/min，故每天两肾的肾小球滤过液总量可达 180 L。采用微穿刺方法可测定单个肾单位肾小球滤过率。肾小球滤过率与肾血浆流量的比值称为滤过分数（filtration fraction，FF）。从肾小球滤过率和红细胞比容可计算肾血浆流量（renal plasma flow，RPF）。若肾血浆流量为 660 mL/min，肾小球滤过率为 125 mL/min，则滤过分数约为 19%。这表明当血液流经肾脏时，约有 19% 的血浆经滤过进入肾小囊腔，形成超滤液。

（一）有效滤过压

肾小球滤过的动力是有效滤过压。与组织液生成时的有效滤过压形成原理相似，肾小球有效滤过压 =（肾小球毛细血管血压+囊内液胶体渗透压）-（血浆胶体渗透压+肾小囊内压）。由于肾小囊内的超滤液中的蛋白浓度极低，其胶体渗透压可忽略不计，因此，肾小球有效滤过压=肾小球毛细血管血压-（血浆胶体渗透压+肾小囊内压）（图 8-5）。

皮质肾单位的入球小动脉粗而短，血流阻力较小；出球小动脉细而长，血流阻力较大。因此，肾小球毛细血管血压较其他器官的毛细血管血压高。用微穿刺法测得肾小球毛细血管平均值为

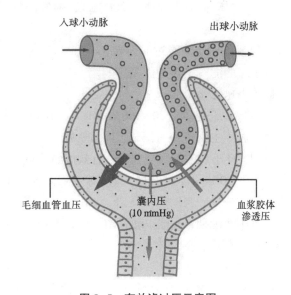

图 8-5　有效滤过压示意图

45 mmHg（约为主动脉平均压的 40%），由肾小球毛细血管的入球端到出球端，血压下降不

多，两端的血压几乎相等；肾小囊内压与近曲小管内压力相近，为 10 mmHg；肾小球毛细血管入球端的血浆胶体渗透压约为 25 mmHg。因此，在入球端的有效滤过压为 10 mmHg。但血液流经肾小球毛细血管全长时，由于不断生成超滤液，血液中的血浆蛋白浓度不断增加，因而血浆胶体渗透压也随之升高，有效滤过压也逐渐下降。当有效滤过压下降到零时，滤过也就停止，即达到滤过平衡（filtration equilibrium）（图 8-6）。由此可见，不是肾小球毛细血管全段都有滤过作用，只有从入球小动脉端到滤过平衡这一段才有滤过作用。滤过平衡越靠近入球小动脉端，有效滤过的毛细血管长度就越短，肾小球滤过率就越低。相反，滤过平衡越靠近出球小动脉端，有效滤过的毛细血管长度越长，肾小球滤过率就越高。如果达不到滤过平衡，全段毛细血管都有滤过作用。

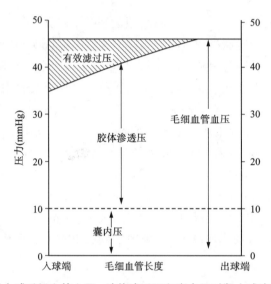

图 8-6　肾小球毛细血管血压、胶体渗透压和囊内压对肾小球滤过率的影响

(二)影响肾小球滤过的因素

肾小球的滤过受多种因素影响。

1. 肾小球毛细血管血压

当动脉血压变动于 70~180 mmHg 范围内时，肾血流量通过自身调节保持稳定，肾小球毛细血管血压也保持相对恒定，从而使有效滤过压及肾小球滤过率无明显改变。如超过自身调节范围，肾小球毛细血管血压、有效滤过压和肾小球滤过率就会发生相应的改变。如当动脉血压降到 70 mmHg 以下时，肾小球毛细血管血压将相应下降，有效滤过压降低，因而肾小球滤过率也减少。当动脉血压降至 40~50 mmHg 时，肾小球滤过率将降至零，因而无尿生成。高血压病晚期，入球小动脉由于硬化而缩小，肾小球毛细血管血压可明显降低，肾小球滤过率减少，可导致少尿。

2. 囊内压

正常情况下囊内压是比较稳定的。肾盂或输尿管结石、肿瘤压迫或其他原因引起输尿管阻塞，小管液或终尿排不出去，都可引起囊内压升高，致使有效滤过压和肾小球滤过率减少。

3.血浆胶体渗透压

正常情况下血浆胶体渗透压不会有很大变动。但若全身血浆蛋白的浓度明显降低时，则血浆胶体渗透压降低，有效滤过压增加，肾小球滤过率也随之增加。例如由静脉快速注入生理盐水时，肾小球滤过率增加，尿量增多，此现象产生原因之一是由于血浆蛋白被稀释，血浆胶体渗透压下降，从而使肾小球滤过率增加。

4.肾血浆流量

肾血浆流量对肾小球滤过率的影响是通过改变滤过平衡的位置而实现的。当肾血浆流量增大时，肾小球毛细血管内血浆胶体渗透压的上升速度减慢，滤过平衡就靠近出球小动脉端，甚至不出现滤过平衡现象，此时有效滤过面积增加，肾小球滤过率亦增加。反之，当肾血浆流量减少时，血浆胶体渗透压的上升速度加快，滤过平衡就靠近入球小动脉端，有效滤过面积就减少，肾小球滤过率亦减少（图8-6）。安静时肾脏通过自身调节能维持肾血流量和肾血浆流量相对稳定，肾小球滤过率亦保持稳定；而在严重缺氧和中毒性休克等应急状态下，由于肾交感神经强烈兴奋引起入球小动脉收缩加强，肾血流量和肾血浆流量将显著减少，肾小球滤过率也因而显著减少。

5.滤过系数

滤过系数（filtration coefficient）是指在单位有效滤过压作用下，单位时间内通过滤过膜的滤液量，是滤过膜的有效通透系数和滤过面积的乘积。正常人两肾肾小球的总滤过面积约为 $1.5\ m^2$，且保持相对稳定，但在病理情况下，滤过膜的面积及通透性均可以发生变化，从而影响肾小球滤过率。如急性肾小球肾炎时，由于肾小球毛细血管管腔变得狭窄或完全阻塞，以致有功能的肾小球数量减少，有效滤过面积减小，导致肾小球滤过率降低，结果出现少尿，甚至无尿。

二、肾小管和集合管的重吸收

正常人每天两肾生成的超滤液达180 L，而终尿量仅1.5 L左右，表明超滤液中的水分约99%被肾小管和集合管重吸收，只有约1%被排出体外。肾小管对物质的转运是有选择性的，如超滤液中的葡萄糖全部被重吸收回血，Na^+、Cl^- 大部分被重吸收，尿素部分被重吸收，而肌酐则完全不被重吸收，H^+、NH_3、K^+ 和肌酐等则可被分泌到肾小管腔中。

（一）肾小管和集合管中物质转运的方式

通过肾小球滤过生成的超滤液进入肾小管后称为小管液。小管液流经肾小管各段和集合管后，其量和质发生很大的变化。某些物质被选择性地从小管液中转运至血液，即重吸收（reabsorption）；而另一些物质由肾小管上皮细胞产生或从血液中转运到肾小管腔内，即分泌（secretion）。小管液通过肾小管和集合管的重吸收和分泌，最后形成终尿。

肾小管和集合管的物质转运方式分为被动转运和主动转运。被动转运包括单纯扩散、易化扩散和渗透。脂溶性气体如 O_2、CO_2 和 NH_3 顺浓度梯度通过细胞膜转运，及某些物质顺电化学梯度在细胞膜上特殊蛋白质的帮助下实现的物质转运都属于被动转运。主动转运是指溶质逆电化学梯度通过肾小管上皮细胞的过程。主动转运需要消耗能量，根据主动转运过程中能量来源不同，分为原发性主动转运和继发性主动转运。前者物质转运能量来源于钠泵、质子泵和钙泵的 ATP 水解；后者物质转运能量来自其他溶质顺电化学梯度转运时释放的能量。

例如，小管液中的葡萄糖、氨基酸和 Cl^- 等物质重吸收的动力来自 Na^+ 顺电化学梯度转运时释放的能量。此外，肾小管上皮还可以通过入胞方式重吸收少量小分子蛋白。

由于各种转运体在小管上皮细胞管腔面和基底侧膜分布的不同，各种物质的转运的途径不同。肾小管和集合管中物质转运的途径可分为两种，即跨细胞转运途径和细胞旁途径。前者指小管液中的溶质通过管腔膜进入小管上皮细胞后，通过一定的方式跨过基底侧膜进入组织间隙的过程；后者指小管液中的 H_2O、Cl^- 和 Na^+ 等物质可直接通过小管上皮细胞间的紧密连接进入细胞间隙而被重吸收的过程。

（二）肾小管和集合管中物质的重吸收

由于肾小管和集合管各段结构和功能不同，小管液的成分也不同，故各段肾小管和集合管中溶质和水的转运方式、转运量和转运机制各不相同。其中，近端小管重吸收物质的种类多、数量大，是物质重吸收的主要部位。小管液中的葡萄糖和氨基酸等营养物质几乎全部在近端小管重吸收：大约80%的 HCO_3^-、65%~70%的 H_2O、Na^+、K^+ 和 Cl^- 等也在此重吸收。余下的 H_2O 和盐类绝大部分在髓袢细段、远端小管和集合管重吸收。虽然这些部位重吸收的量较近端小管少，但与机体内水、电解质平衡和酸碱平衡的调节密切相关。

1. NaCl 和水的重吸收

（1）近端小管：原尿中99%以上 Na^+、Cl^- 和 H_2O 在肾小管和集合管被重吸收，其中，在近端小管重吸收65%~70%。近端小管前半段重吸收的关键动力是上皮细胞基底侧膜上的钠泵。由于钠泵的作用，Na^+ 被泵出至细胞间隙，使细胞内 Na^+ 浓度降低、负电位增加，小管液中 Na^+ 则顺电化学梯度进入肾小管上皮细胞内。在 Na^+ 通过管腔膜的同时，可经 Na^+-葡萄糖同向转运体和 Na^+-氨基酸同向转运体将葡萄糖及氨基酸转运至细胞内，并通过 Na^+-H^+ 交换体将 H^+ 分泌到小管液中（图8-7）。

进入细胞内的葡萄糖和氨基酸则以易化扩散的方式通过基底侧膜进入细胞间隙。由于 Na^+、葡萄糖和氨基酸进入细胞间隙，使细胞间隙渗透压升高，通过渗透作用，H_2O 便进入细胞间隙，造成细胞间隙静水压升高，这一压力促使 Na^+ 和 H_2O 等物质进入毛细血管而被重吸收。由于近端小管前半段 Cl^- 不被重吸收，小管液中

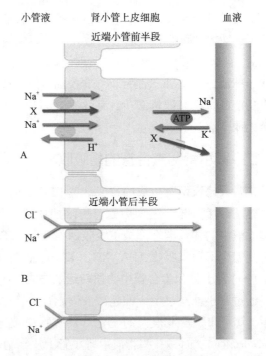

A. 近端小管前半段的跨细胞途径转运；
B. 近端小管后半段的细胞旁途径转运；
X. 代表葡萄糖、氨基酸、磷酸盐等。

图8-7 近端小管重吸收 NaCl 的示意图

Cl^- 的浓度越来越高，进入近端小管后半段小管液的 Cl^- 浓度比细胞间隙液中浓度高20%~40%，Cl^- 顺浓度梯度经紧密连接进入细胞间隙被重吸收。由于 Cl^- 被动扩散进入细胞间隙后，小管液中正离子相对增多，造成管腔内带正电荷，使小管液中的 Na^+ 顺电势梯度经紧密

连接进入细胞间隙被重吸收。因此,在近端小管的后半段,NaCl的重吸收主要是通过细胞旁转运途径而被动重吸收。

近端小管对NaCl的重吸收约2/3经跨细胞转运途径主动重吸收,主要发生在近端小管的前半段;约1/3经细胞旁途径被动重吸收,主要发生在近端小管的后半段。近端小管对H_2O的重吸收是通过渗透作用进行的。因为上皮细胞主动或被动重吸收Na^+、HCO_3^-、Cl^-、葡萄糖和氨基酸进入细胞间隙后,小管液的渗透压降低,细胞间隙液的渗透压升高。H_2O在这一渗透压差的作用下通过跨上皮细胞的水通道蛋白1(aquaporin 1,AQP1)和紧密连接两条途径进入细胞间隙(以前者途径为主);然后进入管周毛细血管而被吸收。因此,近端小管中物质的重吸收为等渗性重吸收,近端小管内小管液为等渗液。

(2)髓袢:在髓袢,肾小球滤过的NaCl约20%被重吸收,水约15%被重吸收。髓袢降支细段对Na^+和Cl^-通透性很低,但水的通透性较高。在组织液高渗透压作用下H_2O被重吸收,从而使小管液中NaCl在流经髓袢降支细段时浓度逐渐升高。髓袢升支细段对H_2O不通透,但对Na^+和Cl^-易通透,NaCl扩散进入组织间液,参与肾内髓组织间液高渗梯度的形成。髓袢升支粗段是髓袢重吸收NaCl的主要部位,此段NaCl的重吸收既有跨细胞转运途径,又有细胞旁途径。髓袢升支粗段管腔膜上有Ⅱ型$Na^+-K^+-2Cl^-$同向转运体($Na^+-K^+-2Cl^-$ cotransporter type 2,NKCC2),该转运体可通过继发性主动转运的方式使小管液中1个Na^+、1个K^+和2Cl^-同向转运入上皮细胞内(图8-8)。Na^+进入细胞是顺电化学梯度的,进入细胞的Na^+通过细胞基底侧膜的钠泵被泵至组织间液,Cl^-顺浓度梯度经管周膜上的Cl^-通道进入组织间液,而K^+则顺浓度梯度经管腔膜返回小管液中,并使小管液呈正电位,此部分NaCl的重吸收是主动重吸收。用哇巴因抑制钠泵后,Na^+和Cl^-的重吸收明显减少。NaCl在髓袢升支粗段的重吸收是肾髓质组织间液高渗梯度形成的原动力,对尿的浓缩和稀释具有重要作用。速尿(又称呋塞米)可抑制NKCC2,抑制NaCl重吸收,从而产生强大的利尿作用。

由于K^+返回小管管腔中造成正电位,这一电位差又使小管液中的Na^+、K^+和Ca^{2+}等阳离子经细胞旁途径而重吸收。髓袢升支粗段对H_2O不通透,故小管液在流经升支粗段时,渗透压逐渐降低,但管外渗透压升高。

(3)远曲小管和集合管:滤过的Na^+和Cl^-约12%在远曲小管和集合管被重吸收,同时有不同量的H_2O被重吸收。远曲小管和集合管对Na^+、Cl^-和H_2O的重吸收可根据机体的水、盐平衡状况进行调节。H_2O的重吸收主要受抗利尿激素(antidiuretic hormone,ADH)调节,而Na^+的重吸收主要受醛固酮调节。

远曲小管上皮细胞对水不通透,但仍能主动重吸收NaCl,使小管液渗透压继续降低。Na^+在远曲小管和集合管的重吸收是逆电化学梯度进行的,属于主动转运。在远曲小管始段的管腔膜,小管液中的Na^+和Cl^-经Na^+-Cl^-同向转运体(Na^+-Cl^- cotransporter,NCC)进入细胞内,而细胞内的Na^+由钠泵泵出。噻嗪类(thiazide)利尿药可抑制此处的NCC而产生利尿作用(图8-9)。

集合管的上皮有两类不同的细胞,即主细胞(principal cell)和闰细胞(intercalated cell)。主细胞基底侧膜上的Na^+泵起维持细胞内低Na^+的作用,并成为小管液中Na^+经顶端膜Na^+通道进入细胞的原动力。而Na^+的重吸收又造成小管液呈负电位,可驱使小管液中的Cl^-经细胞旁途径而被动重吸收,也成为K^+从细胞内分泌入小管腔的动力。阿米洛利(amiloride)可抑制远曲小管和集合管主细胞顶端膜的 Na^+ 通道，既减少 Na^+ 的重吸收，又减少 Cl^- 经细胞旁途径的被动转运。闰细胞的功能与 H^+ 的分泌有关。远曲小管和集合管上皮细胞的紧密连接对 Na^+、K^+ 和 Cl^- 等离子的通透性较低，因此这些离子不易透过该部位返回小管液（图 8-10）。

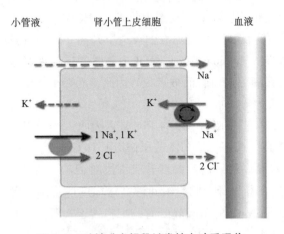

图 8-8 髓袢升支粗段继发性主动重吸收 Na^+、K^+ 和 Cl^- 的示意图

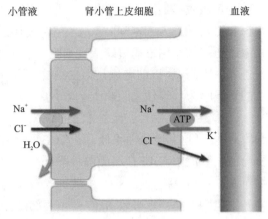

图 8-9 远曲小管初段重吸收 NaCl 的示意图

水通道的发现

集合管对水的重吸收量取决于集合管主细胞对水的通透性。主细胞管腔膜侧胞质的囊泡内含 AQP2，而基底侧膜有 AQP3 和 AQP4 分布。插入上皮细胞顶端膜 AQP2 的多少，决定上皮对水的通透性，而 AQP2 的插入又受抗利尿激素控制。

2. HCO_3^- 的重吸收

HCO_3^- 在血浆中以 $NaHCO_3$ 形式存在，超滤液中的 $NaHCO_3$ 进入肾小管后可解离成 Na^+ 和 HCO_3^-，HCO_3^- 的重吸收量占滤过总量的 99% 以上。小管液中的 HCO_3^- 是以 CO_2 的形式进行重吸收的，在近端小管重吸收 80%～90%，其余的多数在远曲小管和集合管重吸收。近端小管上皮细胞通过 Na^+-H^+ 交换使 H^+ 进入小管液，小管液中

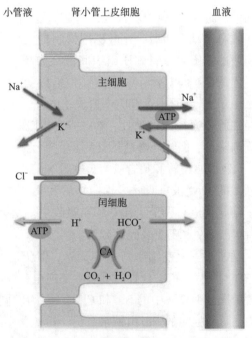

图 8-10 远曲小管后段和集合管重吸收 NaCl、分泌 K^+ 和 H^+ 的示意图

的 HCO_3^- 不易透过管腔膜，它能与小管液中的 H^+ 结合生成 H_2CO_3，后者在管腔膜上的碳酸酐酶作用下，迅速分解为 CO_2 和 H_2O。CO_2 是高度脂溶性物质，能迅速通过管腔膜进入细胞

内，在细胞内碳酸酐酶作用下，与 H_2O 结合生成 H_2CO_3，H_2CO_3 又解离出 H^+ 和 HCO_3^-。H^+ 通过 Na^+–H^+ 交换又分泌到小管液中，细胞内大部分 HCO_3^- 与 Na^+ 等其他离子以联合转运的方式进入细胞间隙（图 8-11），小部分 HCO_3^- 通过 Cl^-–HCO_3^- 逆向转运方式进入细胞外液。CO_2 通过管腔的速度明显高于 Cl^- 的速度，故 HCO_3^- 的重吸收常优先于 Cl^-。HCO_3^- 是体内主要的碱储备，其优先重吸收对于维持体内酸碱平衡具有重要意义。通常情况下，随尿排出的 HCO_3^- 量极少。如人体摄入了大量的碱性物质，滤过的 HCO_3^- 量就会超过上皮细胞分泌的 H^+，过剩的 HCO_3^- 就不被重吸收，这时随尿排出的量就增多。

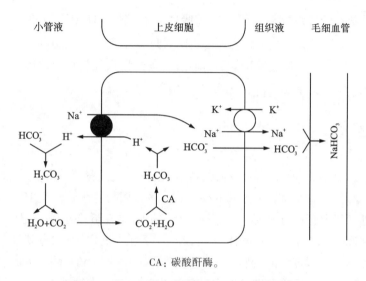

CA：碳酸酐酶。

图 8-11 近端小管重吸收 HCO_3^- 的细胞机制

3. K^+ 的重吸收

每日滤过的 K^+ 总量约为 36 g，排出量约为 2.3 g，重吸收量约占总滤过量的 94%。其中，在近端小管重吸收的量占滤过量的 65%~70%；髓袢升支粗段可重吸收少量 K^+；至远曲小管始段，小管液中的 K^+ 仅为滤过量的 5%~10%，这部分 K^+ 在远曲小管和集合管可继续被重吸收，特别是在 K^+ 的摄入过度减少时尤其明显。小管液中的 K^+ 浓度约 4 mmol/L，细胞内浓度约 150 mmol/L。小管液的 K^+ 逆浓度差主动转运入细胞，然后扩散至管周组织液并入血。终尿中的 K^+ 绝大部分由集合管和远曲小管分泌，分泌量则取决于血 K^+ 浓度，并受醛固酮的调节。

4. 葡萄糖的重吸收

肾小球滤过液中的葡萄糖浓度与血中葡萄糖浓度相同，但尿中几乎不含葡萄糖，这说明葡萄糖全部被重吸收回血，而且葡萄糖重吸收的部位仅限于近端小管，特别是近端小管的前半段。

近端小管上皮细胞顶端膜上有 Na^+–葡萄糖同向转运体，当 Na^+ 顺电化学梯度进入细胞时，葡萄糖也逆浓度梯度被转运至细胞内，随后 Na^+ 被钠泵转运至细胞间隙，葡萄糖则被葡萄糖转运体转运到细胞间隙。由于近端小管细胞管腔膜上同向转运体数量有限，因此，近端小管对葡萄糖的重吸收有一定限度。当血液中葡萄糖浓度超过 180 mg/dL 时，有一部分肾小管对葡萄糖的重吸收已达到极限，尿中开始出现葡萄糖。尿中刚刚出现葡萄糖时的血糖浓度称为肾糖阈(renal glucose threshold)。当血糖浓度继续升高，尿中葡萄糖含量也将随之增加，当血糖浓度达到 300 mg/dL，全部肾小管对葡萄糖重吸收均已达到极限，此时葡萄糖的滤过量达两肾葡萄糖重吸收极限，尿糖排出率随血糖浓度升高而平行增加。正常人两肾的葡萄糖重吸收的极限量，在体表面积为 1.73 m² 的个体，男性平均为 375 mg/min，女性平均为 300 mg/min。

5. 其他物质的重吸收

小管液中氨基酸的重吸收与葡萄糖的重吸收机制相同，HPO_4^{2-} 和 SO_4^{2-} 的重吸收也是与 Na^+ 同向转运。正常进入滤液中的微量蛋白质则通过肾小管上皮细胞的吞饮作用将其摄入细胞内，再经溶酶体内的酶水解成氨基酸后，通过与葡萄糖重吸收相同的机制进入组织液。

三、肾小管和集合管的分泌

1. H^+ 的分泌

正常人血浆的 pH 保持在 7.35～7.45，而尿液的 pH 常介于 5.0～7.0 之间，最大的变动范围为 4.5～8.0。原尿的 pH 基本上与血浆的 pH 相等，流经肾小管和集合管后，其 pH 发生了显著的变化，表明肾小管调节了尿液的酸碱度，该作用与肾小管分泌 H^+ 有关。

各段肾小管和集合管都可分泌 H^+，但约 80% 的 H^+ 是在近端小管分泌的。前已述及，近端小管上皮细胞通过 Na^+-H^+ 交换使 H^+ 被分泌至小管液，此段 H^+ 的分泌属于继发性主动转运。远曲小管和集合管闰细胞的管腔膜上有质子泵和 H^+-K^+-ATP 酶，能将细胞内的 H^+ 泵入小管腔内，是一个逆电化学梯度进行的主动转运过程。泵入小管液中的 H^+ 可与 HCO_3^- 结合，促进 HCO_3^- 的重吸收；$NaHCO_3$ 是体内重要的碱储备，因此，肾小管和集合管分泌 H^+ 以及重吸收 HCO_3^- 对维持体内酸碱平衡是非常重要的。分泌至小管液中的 H^+ 也可与上皮细胞分泌的 NH_3 结合，形成 NH_4^+；分泌的 H^+ 还可与小管液中的 HPO_4^{2-} 结合形成 $H_2PO_4^-$，从而降低小管液中 H^+ 浓度。肾小管和集合管 H^+ 的分泌量与小管液的酸碱度有关，小管液 pH 降低时，H^+ 的分泌减少。

2. NH_3 的分泌

正常情况下，NH_3 主要由远曲小管和集合管分泌。酸中毒时，近端小管也可分泌 NH_3。细胞内的 NH_3 主要来源于谷氨酰胺的脱氨基反应，其他氨基酸也可氧化脱氨生成 NH_3。NH_3 是脂溶性物质，可朝着 pH 较低的方向扩散，故易于通过细胞膜扩散入小管液。进入小管液的 NH_3 与 H^+ 结合成 NH_4^+，NH_4^+ 的生成减少了小管液中的 H^+，有助于 H^+ 的继续分泌。NH_4^+ 是水溶性的，不能通过细胞膜。小管液中的 NH_4^+ 又与 NaCl 中的 Cl^- 结合生成 NH_4Cl 随尿排出。Na^+ 则与 H^+ 交换而进入细胞，然后与细胞内的 HCO_3^- 一起被转运入血。由此可见，NH_3 的分泌与 H^+ 的分泌有相互促进作用，同时也可促进 $NaHCO_3$ 的重吸收。因此，NH_3 的分泌也是机体排酸保碱的重要途径。

3. K^+ 的分泌

小管液中的 K^+ 有 65%～70% 在近端小管重吸收，25%～30% 在髓袢重吸收，这些部位对

K⁺的重吸收比例是固定的。远端小管和皮质集合管既能重吸收 K⁺，也能分泌 K⁺，并能接受多种因素的调节，其重吸收和分泌的速率是可变的。因此，决定尿中 K⁺排出量最重要的因素是远端小管和集合管的 K⁺分泌量。

远端小管后半段和集合管中约 90% 的上皮细胞是主细胞，主细胞可分泌 K⁺。K⁺在远端小管和集合管分泌的机制：①远端小管后段和集合管的主细胞基底侧膜上的钠泵将细胞内的Na⁺泵出细胞，同时将 K⁺从细胞外液中泵入细胞内，使主细胞内 K⁺浓度明显高于小管液中K⁺浓度，K⁺即可顺浓度梯度经管腔膜上的 K⁺通道进入小管液。②由于远端小管和集合管顶端膜有 Na⁺通道，小管液中的 Na⁺可顺电化学梯度扩散入上皮细胞内，造成管腔内带负电位，这种电位梯度也成为 K⁺从细胞内分泌至管腔的动力。因此，K⁺的分泌与 Na⁺的重吸收有密切关系。远端小管后半段和集合管的闰细胞则可重吸收 K⁺，其机制尚不十分清楚，可能是位于管腔膜的 H⁺-K⁺-ATP 酶的作用，即每分泌 1 个 H⁺进入小管液中，可交换 1 个 K⁺进入上皮细胞内，进入细胞内的 K⁺再扩散进入血液。一般认为，这一交换过程只有当细胞外液中 K⁺浓度较低时才发挥作用，而在正常情况下作用不大。

由于肾对 K⁺的排出量主要取决于远端小管和集合管主细胞 K⁺的分泌量，故凡能影响主细胞基底侧膜上钠泵活性和顶端膜对 Na⁺、K⁺通透性的因素，均可影响 K⁺的分泌量。刺激主细胞分泌 K⁺的因素包括细胞外液 K⁺浓度升高、醛固酮分泌增加和小管液流速增高；而血浆H⁺浓度升高，细胞外液 K⁺浓度降低，小管液流速降低时，则 K⁺的分泌减少。细胞外液 K⁺浓度升高可通过三方面机制使 K⁺分泌增加：①刺激钠泵，加速 K⁺通过基底侧膜进入细胞内的过程，由于细胞内 K⁺浓度升高，有利于 K⁺通过顶端膜分泌入小管液；②细胞外液 K⁺的浓度升高，可增高小管顶端膜对 K⁺的通透性，也有利于 K⁺的分泌；③细胞外 K⁺浓度升高可刺激肾上腺皮质分泌醛固酮，醛固酮则能促进 K⁺的分泌（见后文）。给予利尿药，或当细胞外液量增加时，小管液流速增加促进 K⁺的分泌。因为肾小管细胞将 K⁺分泌入小管液后，小管液的 K⁺浓度升高，可对抗肾小管细胞对 K⁺的进一步分泌；而小管液流速增加时，可将分泌的K⁺加快带走，故小管液中 K⁺的浓度不容易升高，从而有利于 K⁺的分泌。

4. 血浆中其他物质的排泄

肾小管细胞可将血浆中的某些物质如肌酐，以及进入人体的其他异物如青霉素等直接排入小管液。肌酐是由肌肉中肌酸脱 H_2O 或磷酸肌酸脱磷酸而来。每日随尿排出的肌酐量大于滤过的总量，提示肾小管和集合管细胞可分泌肌酐。血肌酐水平是判定肾功能的一个重要指标，肾小球滤过率减少或肾小管功能受损时，血肌酐含量均可增高。此外，进入体内的物质如青霉素、酚红、速尿（呋塞米）和利尿酸等，它们在血液中可与血浆蛋白结合，很少被肾小球滤过，主要在近端小管被主动分泌进入小管液而排出。排入小管液的速尿和利尿酸的浓度比血浆高数倍，有利于两者在髓袢升支粗段发挥利尿作用。

第三节 尿的浓缩与稀释

尿的浓缩和稀释是以尿的渗透浓度与血浆渗透浓度相比较而确定的。尿液的渗透压比血浆渗透压高表示尿被浓缩，称为高渗尿。尿液渗透压比血浆渗透压低则表示尿被稀释，称为低渗尿。尿液的渗透压和血浆渗透压相等则为等渗尿。血浆渗透浓度为 280~310 mOsm/（kg·H_2O），而尿渗透浓度可随体内缺水或水过剩等不同情况而出现大幅度的变动,可在 50 ~ 1200 mOsm/(kg·H₂O)之间波动。当体内缺水时,机体将排出渗透浓度高的高渗尿。而体内水过剩时,将排出渗透浓度低的低渗尿。当肾脏功能严重受损时,肾脏可完全丧失尿液浓缩和稀释的能力,此时不论体内缺水,还是水过剩,尿液的渗透浓度都和血浆渗透浓度相近。因此,根据尿液的渗透浓度可以了解肾的浓缩和稀释能力。肾脏通过对尿的浓缩和稀释,维持体液的渗透压和机体的水平衡。

一、尿液的稀释

小管液在流经肾小管各段时,其渗透压发生变化。在近端小管和髓袢中,渗透压的变化是固定的,但经过远端小管的后段和集合管时,渗透压可随体内缺水或水过剩等不同情况出现大幅度的变动。尿液的稀释主要发生在集合管。如前所述,在髓袢升支粗段末端,小管液是低渗的。如果机体内水过多而造成血浆晶体渗透压下降时,抗利尿激素的释放减少,远曲小管和集合管对水的通透性很低,水不能被重吸收,而小管液中的 NaCl 继续被重吸收,特别是髓质部的集合管,故小管液的渗透浓度进一步降低,形成低渗尿,尿液的渗透浓度最低可至 50 mmol/L。如在饮大量清水后,血浆晶体渗透压降低,抗利尿激素释放减少,引起尿量增加,尿液稀释。在抗利尿激素完全缺乏或肾小管和集合管缺乏抗利尿激素受体时,可出现尿崩症(diabetes insipidus),患者每天可排出高达 20 L 的低渗尿。

二、尿液的浓缩

在失水、禁水等情况下,血浆晶体渗透压升高,可引起尿量减少,尿液浓缩,终尿的渗透浓度可高达 1200 mOsm/(kg·H₂O)。尿液浓缩也发生在远端小管和集合管,尿液浓缩是由于小管液中的水被继续吸收而溶质仍留在小管液中所造成的。同其他部位一样,肾对水的重吸收方式是渗透作用,其动力来自肾髓质部肾小管和集合管内、外的渗透浓度梯度,换言之,水的重吸收要求小管周围组织液是高渗的。用冰点降低法测定鼠肾组织的渗透浓度,发现肾皮质部的渗透浓度与血浆是相等的,由髓质外层向乳头部逐渐升高,内髓部的渗透浓度为血浆渗透浓度的 4 倍,约 1200 mOsm/(kg·H₂O)(图 8-12)。在对不同动物的观察中发现,动物肾髓质越厚,内髓部的渗透浓度也越高,尿的浓缩能力也越强。人类肾最多能生成 4~5 倍于血浆渗透浓度的高渗尿。可见,肾髓质的渗透浓度梯度是尿浓缩的必备条件。

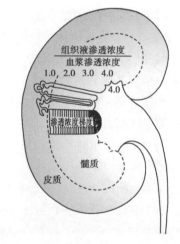

图 8-12 肾髓质渗透浓度梯度示意图

髓袢的形态和功能特性是形成肾髓质渗透浓度梯度的重要条件。由于髓袢各段对水和溶质的通透性和重吸收机制不同(表 8-1),以及髓袢的 U 形结构和小管液的流动方向等因素作用,建立起从外髓部至内髓部的渗透浓度梯度。以下详细讨论肾髓质渗透梯度形成的过程及机制(图 8-13)。

表 8-1 各段肾小管和集合管对不同物质的通透性及作用

部位	水	Na⁺	尿素	作用
髓袢降支细段	易通透	不易通透	中等通透	水进入内髓部组织液，使小管中 NaCl 浓度和渗透压逐渐升高；部分尿素由内髓组织液进入小管液，加入尿素再循环
髓袢升支细段	不易通透	易通透	不易通透	NaCl 由小管液进入内髓部组织液，使之渗透压升高
髓袢升支粗段	不易通透	Na^+、Cl^- 主动重吸收	不易通透	NaCl 进入外髓部组织液，使外髓部组织液渗透压升高
远曲小管和集合管	在 ADH 作用下，集合管对水易通透	主动重吸收	在皮质和外髓部不易通透，内髓部易通透	水重吸收使小管中尿素浓度升高。NaCl 和尿素进入内髓组织液，使后者渗透压升高

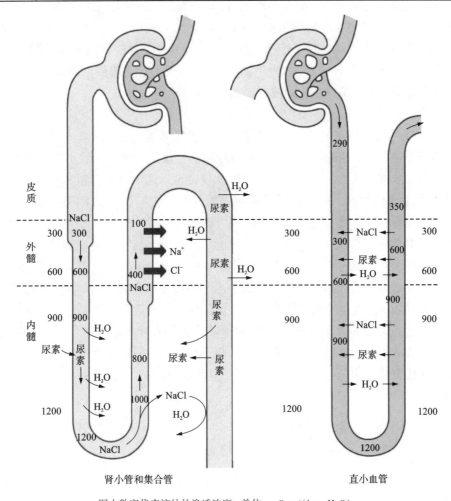

图中数字代表该处的渗透浓度，单位：mOsm/（kg·H₂O）。

图 8-13 肾髓质渗透浓度梯度形成和维持示意图

（引自朱大年主编，人民卫生出版社出版《生理学》第 8 版，原图略有修改）

1. 髓袢降支细段

近端小管对小管液中物质的重吸收为等渗重吸收，故在近端小管末端，小管液渗透压仍与血浆相等。髓袢降支细段对水有高度通透性，对尿素中度通透，而对 NaCl 则不易通透。由于髓质从外髓部向内髓部的渗透浓度梯度，髓袢降支中的水不断进入组织间隙，NaCl 被留在小管液中，使小管液的 NaCl 浓度不断升高；同时组织间液高浓度的尿素可通过肾小管上皮细胞上的尿素通道蛋白从组织间液不断进入到小管腔。这样就形成了髓袢降支细段内小管液从外髓到内髓逐渐升高的浓度梯度，至髓袢折返处，小管液的渗透压达到峰值。

2. 髓袢升支细段

髓袢升支细段对水不通透，而对 NaCl 能通透，对尿素不易通透。当小管液从内髓部向皮质方向流动时，由于小管液 NaCl 的浓度高于同一水平髓质组织间液中的浓度，NaCl 不断向组织间液扩散，其结果是小管液的 NaCl 浓度越来越低，小管外组织间液 NaCl 浓度升高。

3. 髓袢升支粗段

小管液经髓袢升支粗段向皮质方向流动时，由于该段上皮细胞主动重吸收 NaCl，而对水又不通透，结果是小管液在向皮质方向流动时渗透浓度逐渐降低，而小管周围组织中由于 NaCl 的堆积，渗透浓度升高，形成外髓质高渗浓度。故外髓部组织间隙液高渗是 NaCl 主动重吸收而形成的。通过髓袢升支粗段对 NaCl 的主动重吸收，使等渗的近端小管液流入远端小管时变为低渗液，而外髓质组织间液则形成高渗状态。

4. 集合管

从肾小球滤过的尿素除在近端小管被吸收外，髓袢降支细段对尿素中度通透，内髓部集合管对尿素高度通透，其他部位对尿素不通透或通透性很低。当低渗的小管液流经皮质及外髓部集合管时，水被重吸收，使小管液内尿素浓度逐渐升高，到达内髓部集合管时，由于上皮细胞对尿素通透性增高，尿素从小管液向内髓部组织液扩散，使组织间液的尿素浓度升高，同时使内髓部的渗透浓度进一步增加。故内髓部组织高渗是由 NaCl 和尿素共同构成的，两者在内髓部高渗中的作用各占一半。综上所述，小管液在流至远曲小管时，其渗透压的变化基本是固定的，而终尿的渗透压则可随机体内水和溶质的情况发生较大幅度的变化，这一变化主要取决于远曲小管和集合管对小管液中水和溶质重吸收的比例。髓质高渗是小管液中水被重吸收的动力，但水重吸收的量取决于集合管对水的通透性，而抗利尿激素是决定集合管上皮细胞对水通透性的最重要激素。当抗利尿激素分泌减少时，集合管对水的通透性降低，水的重吸收减少，远曲小管的低渗小管液得不到浓缩，尿液为低渗尿；而当抗利尿激素分泌增多时，集合管对水的通透性增高，水的重吸收量增加，小管液的渗透浓度就升高，尿液即被浓缩。

三、影响尿浓缩和稀释的因素

(一) 髓袢的功能

尿液的浓缩与肾髓质高渗梯度有密切关系，而髓袢结构与功能的完整性是维持肾对尿液浓缩功能的重要条件。当肾脏疾病损毁肾髓质 (特别是肾乳头部的结构) 时，将使髓袢参与尿浓缩的功能发生障碍。婴儿肾由于髓袢尚未发育成熟，髓袢很短，不能很好地形成肾髓质高渗梯度，故排出低渗尿。此外，肾髓质纤维化、钙沉积和肾囊肿均可破坏内髓部高渗梯度，使尿浓缩能力降低，排出低渗尿。临床上常用的呋塞米、利尿酸等药物能够抑制髓襻升支粗段 NKCC2 的功能，抑制髓襻升支粗段对 NaCl 的主动重吸收，从而影响肾髓质高渗梯度的建立，发挥其强效利尿作用。

（二）直小血管的血流

如前所述，在肾髓质渗透梯度形成的过程中，不断有 NaCl 和尿素进入髓质组织间液形成渗透梯度，也不断有水被肾小管和集合管重吸收至组织间液。因此，必须把组织间液中多余的溶质和水除去才能保持髓质渗透梯度。直小血管（vasa recta）在保持髓质渗透梯度中起着重要的作用。直小血管不仅给髓质部的肾小管带来氧气和营养物质，而且能将髓质中多余的水分和溶质带走，从而维持肾髓质的渗透梯度。伸入髓质的直小血管也呈 U 形，并与髓襻平行（图 8-13）。在直小血管降支进入髓质的入口处，其血浆渗透压约为 300 mOsm/（kg·H_2O）。由于直小血管对溶质和水的通透性高，当它在向髓质深部下行过程中，周围组织间液中的溶质就会顺浓度梯度不断扩散到直小血管降支中，而直小血管中的水则渗出到组织间液。因此，愈向内髓部深入，降支直小血管中的溶质浓度愈高。在折返处，其渗透浓度可高达 1200 mOsm/（kg·H_2O）。当直小血管由髓质深部返回外髓部时，血管内溶质浓度比同一水平组织间液的高，溶质由升支扩散到组织间液。因此，当直小血管升支离开外髓部时，只把多余的溶质带回血液循环中。此外，通过此作用，组织间液中的水不断进入直小血管升支，又把组织间液中多余的水随血流返回循环，维持了肾髓质渗透梯度。直小血管这种维持肾髓质渗透梯度的作用是流量依赖性的。正常条件下髓质血流量减少，流速较慢，有利于 Na^+ 和尿素在直小血管升、降支中循环。如果直小血管血流过快将使 NaCl 和尿素得不到充分交换，它们就会被血流带走较多，导致髓质高渗梯度的降低。如果直小血管血流过慢，水分不能及时随血流带走，而且髓质部的肾小管得不到足够的氧气供给，小管的转运功能，尤其是髓襻升支粗段的功能将被破坏，同样无法维持肾髓质的渗透梯度。肾髓质血流不具有自动调节机制，可随动脉血压的改变而改变。如某些高血压患者尿浓缩能力减弱，可能是由于肾髓质血流量增加，血流加快，导致肾髓质高渗梯度降低的结果。

（三）尿素浓度

尿素是形成内髓部渗透梯度的重要因素。由于尿素是蛋白质代谢的分解产物，因此有些营养不良的患者由于蛋白质摄入不足，体内尿素生成减少，从而影响肾髓质渗透梯度的建立，使肾对尿液的浓缩功能降低。老年人因尿浓缩功能降低，夜尿增多时，只要肾髓质结构与功能正常，就可采取增加膳食中蛋白质含量的方法，以增加体内尿素的生成，肾的浓缩功能可得到一定程度的改善。

第四节　肾脏泌尿功能的调节

尿生成包括肾小球滤过、肾小管和集合管的重吸收和分泌。因此，机体对尿生成的调节也是通过影响这些环节而实现的。影响肾小球滤过作用的因素前文已述及。本节主要讨论影响肾小管和集合管重吸收与分泌的因素，包括神经调节、体液调节和自身调节。

一、肾内自身调节

肾内自身调节包括小管液中溶质的浓度对肾小管功能的调节和球-管平衡。

(一)小管液中溶质浓度

小管液中的溶质所形成的渗透压是对抗肾小管对水重吸收的力量。如果小管液中溶质浓度升高,渗透压增高,就会妨碍肾小管,特别是近端小管对水的重吸收,小管液便被稀释。此时,小管液中的 Na^+ 被稀释而浓度下降,小管液与上皮细胞内的 Na^+ 浓度梯度变小, Na^+ 重吸收减少,小管液中较多的 Na^+ 又通过渗透作用保留相应的水,结果使尿量增多,NaCl 排出量增多。

临床上给患者静脉输入能被肾小球滤过但不易被肾小管重吸收的药物,如甘露醇,来提高小管液中溶质的浓度以及渗透压,妨碍水和 NaCl 的重吸收,以达到利尿和消除水肿的目的。这种由于小管液中溶质浓度增高而引起尿量增多的现象称为渗透性利尿(osmotic diuresis)。糖尿病患者或正常人摄入大量葡萄糖后,血糖升高超过肾糖阈,这时滤过的葡萄糖不能全部被近端小管重吸收,造成小管液中葡萄糖的浓度增加,小管液渗透压升高,阻碍了 NaCl 和 H_2O 的重吸收,出现尿量增加的现象,所以糖尿病患者的多尿现象属于渗透性利尿。

(二)球-管平衡

正常情况下,近端小管的重吸收率与肾小球滤过率之间有着密切的联系。无论肾小球滤过率增多或者减少,近端小管的重吸收率始终占滤过率的 65%~70%,这种定比重吸收现象称为球-管平衡(glomerulotubular balance)。球-管平衡现象与管周毛细血管血压和胶体渗透压改变有关。当肾血流量不变而肾小球滤过率增加时,进入到近端小管旁毛细血管的血液量减少,毛细血管内血压下降,而血浆蛋白浓度升高,血浆胶体渗透压也增高,小管旁组织间液中的 Na^+ 和水就加速进入毛细血管,组织间隙内静水压下降,使得小管细胞间隙内的 Na^+ 和水加速进入小管旁的组织间隙,导致近端小管对 Na^+ 和水重吸收量增加。如果肾小球滤过率减少,则发生相反的变化,最终导致肾小管重吸收对 Na^+ 和水的重吸收也相应地减少。

球-管平衡的意义在于使尿中排出的溶质和水不致因肾小球滤过率的增减而出现大幅度的变化,从而保持尿量和尿钠的相对稳定。球-管平衡在某些情况下也可能被打破。如在渗透性利尿时,近端小管重吸收率减少,而肾小球滤过率不受影响,重吸收率小于 65%,排出的 NaCl 和尿量明显增多。

二、神经调节

实验证明,肾交感神经不仅支配肾脏血管,还支配肾小管上皮细胞(以近端小管、髓袢升支粗段和远端小管的末梢分布密度较高)和球旁器。

肾交感神经兴奋时,节后纤维末梢主要释放去甲肾上腺素,通过下列方式影响肾脏的功能:①激活肾血管平滑肌上的 α 肾上腺素能受体,引起肾血管收缩而减少肾血流量。由于入球小动脉比出球小动脉收缩更明显,使肾小球毛细血管血流量减少,毛细血管血压下降,肾小球滤过率下降;②激活 β 肾上腺素能受体,使球旁器的球旁细胞释放肾素,导致血液中血管紧张素Ⅱ和醛固酮浓度增加,血管紧张素Ⅱ可直接促进近端小管重吸收 Na^+;醛固酮可促进远曲小管和集合管重吸收 Na^+ 和 H_2O,并促进 K^+ 的分泌;③直接刺激近端小管和髓袢(主要是近端小管)对 Na^+、Cl^- 和 H_2O 的重吸收。总之,肾交感神经兴奋时尿生成减少。

肾交感神经活动受多种因素的影响,如剧烈运动、血容量改变和血压改变等均可引起肾交感神经活动改变，从而调节肾脏的功能。

三、体液调节

(一)抗利尿激素

抗利尿激素(antidiuretic hormone，ADH)又称血管升压素(vasopressin，AVP)，是由9个氨基酸残基组成的小肽。抗利尿激素主要由下丘脑的视上核和室旁核的大细胞神经元合成。抗利尿激素的前体在这些神经元中合成后，经下丘脑-垂体束运输到神经垂体存储，在某些刺激作用下，抗利尿激素释放入血。抗利尿激素的主要作用是提高集合管上皮细胞对水的通透性，从而增加水的重吸收，使尿液浓缩，尿量减少。抗利尿激素有 V_1 和 V_2 两种受体。V_1 受体分布于血管平滑肌，激活后可引起平滑肌收缩，血管阻力增加，血压升高；V_2 受体主要分布在集合管上皮细胞管腔膜上，抗利尿激素与 V_2 受体结合后，通过兴奋性 Gs 蛋白和 cAMP-PKA 途径，使上皮细胞内含水孔蛋白2(AQP-2)的小泡镶嵌在上皮细胞的管腔膜上，形成水通道，从而增加管腔膜对水的通透性。小管液中的水在管内外渗透浓度梯度的作用下，通过水通道进入上皮细胞。进入上皮细胞内的水，经基底侧膜的 AQP-3 和 AQP-4 进入组织间隙而被重吸收(图 8-14)。因此，V_2 受体的激活可增加集合管上皮细胞对水的通透性，促进集合管对水的重吸收，使尿量减少。在抗利尿激素缺乏时，管腔膜上含水通道的小泡内移至胞质，管腔膜因水通道减少而降低对水的通透性，水重吸收减少，尿量增加。生理情况下，血液中的抗利尿激素浓度升高首先出现抗利尿效应，而仅在浓度明显高于正常时，才引起血压升高。

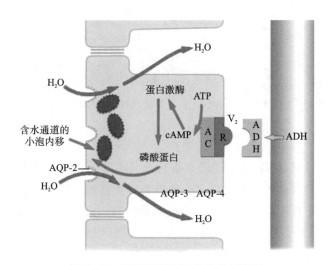

图 8-14　抗利尿激素作用机制示意图

影响抗利尿激素释放的因素很多，最主要的因素是血浆晶体渗透压、血容量和动脉血压，其他因素如恶心、疼痛、应激刺激、低血糖、血管紧张素 Ⅱ、尼古丁和吗啡等药物能够刺激抗利尿激素的分泌，而乙醇和心房钠尿肽可抑制抗利尿激素的分泌。

1.血浆晶体渗透压

正常情况下影响抗利尿激素分泌的最主要因素是细胞外液渗透浓度的改变。渗透压感受器所在部位不清，可能存在于下丘脑第三脑室前腹侧。正常情况下，血浆中抗利尿激素浓度为 0~4 pg/mL，可引起抗利尿激素分泌的血浆渗透浓度阈值为 275~290 mOsm/(kg·H_2O)。当血浆渗透压低于该阈值时，抗利尿激素分泌停止；当血浆晶体渗透压达该阈值后，血浆晶体渗透压每升高 1%，抗利尿激素浓度可升高 1 pg/mL。当大量出汗、呕吐或腹泻导致机体失水时，血浆晶体渗透压升高，渗透压感受器兴奋，刺激抗利尿激素分泌，使远曲小管和集合管对水的重吸收增加，尿量减少，尿液被浓缩。渗透压感受器对不同溶质引起的血浆晶体渗透压升高的敏感性不同。血浆中的 NaCl 是引起抗利尿激素释放的有效刺激，静脉注射甘露醇和蔗糖也能刺激抗利尿激素分泌，但葡萄糖和尿素则无影响。当大量饮水后，体液被稀释，血浆晶体渗透压降低，引起抗利尿激素分泌减少或停止，肾小管和集合管对水的重吸收减少，尿量增加，尿液被稀释。大量饮清水后尿量增多的现象，称为水利尿(water diuresis)。临床上常用水利尿试验来检测受试者肾脏对尿液的稀释能力。如果饮入生理盐水，则尿量仅在 30 分钟后轻度增加，排尿量不出现饮入等量清水后的变化(图 8-15)。

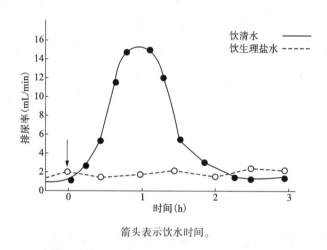

箭头表示饮水时间。

图 8-15 一次饮 1 L 清水和饮 1 L 生理盐水(0.9%NaCl 溶液)后的排尿率

2. 血容量

循环血量在正常范围时，心肺感受器兴奋后通过迷走神经将冲动上传到下丘脑，从而抑制抗利尿激素的释放。当血容量减少时，心肺感受器受到刺激减弱，经迷走神经传至下丘脑的信号减少，对抗利尿激素释放的抑制作用减弱或消除，抗利尿激素释放增加；反之，当血容量增多，回心血量增加，可刺激心肺感受器，抑制抗利尿激素释放。

3. 动脉血压

动脉血压的改变也可通过压力感受器反射性地调节抗利尿激素的释放，当动脉血压在正常范围时，压力感受器传入冲动对抗利尿激素的释放起抑制作用，当动脉血压低于正常水平时，抗利尿激素释放增加。

心肺感受器和压力感受器在调节抗利尿激素释放时，其敏感性比渗透压感受器要低，一般血容量或动脉血压降低 5%~10% 时，才能刺激抗利尿激素释放。上述刺激抗利尿激素分泌和释放的因素，也同时使存在于下丘脑外侧区的渴感中枢兴奋，致使机体产生渴感。渴感不会适应，只有通过饮水并补足体内的水分后才能消除。渴感中枢和视上核、室旁核在功能上相互联系，共同调节机体的水平衡。

(二)肾素-血管紧张素-醛固酮系统

1.肾素与血管紧张素

肾素主要是由球旁器中的球旁细胞合成、储存和释放，它是一种酸性蛋白酶，肾素能催化血浆中的血管紧张素原生成10肽的血管紧张素Ⅰ(angiotensinⅠ，AngⅠ)，AngⅠ在血管紧张素转换酶(ACE)的作用下生成8肽的血管紧张素Ⅱ(AngⅡ)，血管紧张素Ⅱ则可在氨基肽酶的作用下，生成血管紧张素Ⅲ(AngⅢ)。

肾素的分泌受多方面因素的调节，包括肾内机制、神经机制和体液机制。①肾内机制：肾内机制是指可在肾内完成的调节，其感受器是位于入球小动脉的牵张感受器和致密斑。前者感受肾动脉的灌注压，后者感受流经致密斑的小管液中 Na^+ 量。当肾动脉灌注压降低时，入球小动脉壁受到牵拉的程度减小，可刺激肾素释放；反之，则肾素释放减少。当肾小球滤过率减少或其他因素导致流经致密斑的小管液中 Na^+ 量减少时，肾素释放增加。②神经机制：肾交感神经兴奋时，其节后纤维释放的去甲肾上腺素作用于球旁细胞上的 β 受体，促进肾素的释放。③体液机制：血液中肾上腺素和去甲肾上腺素，以及肾内生成的 PGE_2 和 PGI_2，均可刺激球旁细胞释放肾素。急性失血、血量减少或血压下降时，肾内、神经和体液3种机制共同作用引起肾素的释放增加。此外，血管紧张素Ⅱ、抗利尿激素、心房钠尿肽、内皮素和 NO 则抑制肾素的释放。

血管紧张素Ⅱ除了使血管收缩的作用外，还具有调节尿生成的作用。血管紧张素Ⅱ可刺激肾上腺皮质球状带合成和分泌醛固酮，醛固酮可调节远曲小管和集合管上皮细胞对 Na^+ 和 H_2O 的重吸收；血管紧张素Ⅱ还可直接刺激近端小管对 NaCl 的重吸收，使尿中排出的 NaCl 减少；血管紧张素Ⅱ能够促进垂体后叶释放抗利尿激素，增加远曲小管和集合管对水的重吸收，使尿量减少。

2.醛固酮

醛固酮(aldosterone)是肾上腺皮质球状带分泌的一种盐皮质激素，其主要作用是促进远曲小管和集合管的主细胞重吸收 Na^+ 和 H_2O，同时促进 K^+ 的排出，因此，醛固酮具有保 Na^+、保 H_2O 和排 K^+ 的作用。醛固酮进入远曲小管和集合管的上皮细胞后，与胞浆受体结合，形成激素受体复合物，后者通过核膜与核中的 DNA 特异性结合位点相互作用，调节特异性基因转录，最后合成多种醛固酮诱导蛋白(aldosterone-induced protein)(图8-16)，醛固酮诱导蛋白可能包括：①管腔膜的 Na^+ 通道蛋白，从而增加管腔膜的 Na^+ 通道数量，有利于小管

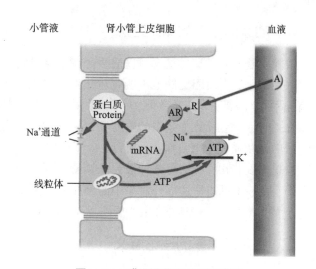

图8-16　醛固酮作用机制示意图

液中的 Na⁺ 向细胞内扩散；②线粒体中合成 ATP 的酶，增加 ATP 的生成，为上皮细胞钠泵活动提供更多的能量；③基底侧膜的钠泵，促进细胞内的 Na⁺ 泵出和 K⁺ 泵入，提高细胞内 K⁺ 浓度，有利于 K⁺ 分泌。由于小管腔内的 Na⁺ 重吸收增加，造成了小管腔内的负电位，这也有利于 K⁺ 的分泌。

醛固酮的分泌主要受血液中血管紧张素Ⅱ浓度以及血 K⁺、血 Na⁺ 浓度的调节。血 K⁺ 浓度升高和(或)血 Na⁺ 浓度降低都可刺激肾上腺皮质球状带分泌醛固酮。但肾上腺皮质球状带对血 K⁺ 浓度升高更为敏感，血 K⁺ 仅增加 0.5~1.0 mmol/L 就能引起醛固酮分泌。

3. 其他影响尿生成的激素

(1)心房钠尿肽：心房钠尿肽(atrial natriuretic peptide, ANP)是心房肌合成和释放的激素。当心房壁受到牵张刺激，如血容量增加时，ANP 被释放。ANP 的主要作用是使血管平滑肌舒张和促进肾脏排钠、排水。ANP 能够使入球小动脉舒张，肾小球滤过率增大；ANP 能够使集合管上皮细胞管腔膜上的钠通道关闭，抑制 NaCl 的重吸收，因而水的重吸收减少；ANP 还可以抑制肾素、醛固酮和抗利尿激素的分泌。通过以上多种机制，ANP 产生明显的促进肾脏排钠排水的作用。

(2)糖皮质激素：糖皮质激素与醛固酮结构相似，有一定的醛固酮作用，但其对肾的保 Na⁺、保水和排 K⁺ 的作用远弱于醛固酮。此外，糖皮质激素可降低肾小球入球小动脉阻力，增加肾小球血浆流量而使肾小球滤过率增加；并能抑制抗利尿激素的分泌，总效应是有利于水的排出。肾上腺皮质功能减退的患者，肾脏排水能力降低，严重时可出现"水中毒"，此时若适量补充糖皮质激素，症状可获得缓解。

第五节　血浆清除率

血浆清除率(plasma clearance rate, C)是指在单位时间内，两肾能将多少毫升血浆中的某种物质完全清除出去，此血浆毫升数称为该物质的血浆清除率(mL/min)。血浆清除率表示肾在单位时间内从血浆中清除某种物质的能力。因此，血浆清除率是衡量肾的排泄功能的重要指标。

一、血浆清除率的测定方法

清除率是一个抽象的概念，它把两肾在一定时间内排出的物质的量，与该物质在血浆中浓度联系起来，因而能更好地说明肾排出某物质的能力。由清除率的定义可知，计算某物质的清除率 C，需要确定三个数值，单位时间内排出的尿量(V, mL/min)，尿中所含某物质的浓度(U, mg/dL)，该物质在血浆中的浓度(P, mg/dL)。每分钟该物质的排出量为 $U \times V$(mg/min)，因为尿中该物质完全来自血浆，所以，$U \times V = P \times C$，即 $C = U \times V/P$(mL/min)。

这里需要指出，所谓每分钟被完全清除了某物质的血浆毫升数，仅是一个推算的数值。实际上，肾并不可能把这部分血浆中的某物质完全清除掉，而是指每分钟肾清除该物质的量相当于多少毫升血浆中所含的该物质。所以说，清除率所表示的血浆毫升数是一个相当量。

二、测定清除率的理论意义

测定清除率不仅可以了解肾的功能，还可以测定肾小球滤过率、肾血流量和推测肾小管转运功能。

(一)测定肾小球滤过率

肾小球滤过率可通过测定菊粉清除率和内生肌酐清除率等方法来测定。

1. 菊粉清除率

肾每分钟排出某物质的量($U{\times}V$)应为肾小球滤过量与肾小管、集合管的重吸收量和分泌量的代数和。设肾小球滤过率为F，肾小囊囊腔超滤液中某物质(能自由滤过的物质)的浓度(应与血浆中的浓度一致)为P，重吸收量为R，分泌量为E，则$U{\times}V=F{\times}P-R+E$。如果某物质可以自由滤过，而且既不被重吸收($R=0$)，也不被分泌($E=0$)，则$U{\times}V=F{\times}P$，就可算出肾小球滤过率$F$。菊粉是符合这个条件的物质，所以它的清除率就是肾小球滤过率。

$$\because \quad U \times V = F \times P$$

$$\therefore \quad F = U \times V/P = C$$

例如，静脉滴注一定量的菊粉以保持血浆浓度恒定，然后分别测得每分钟尿量(V)为 1 mL/min，尿中菊粉浓度(U)为 125 mg/dL，血浆中菊粉浓度(P)为 1 mg/dL，可计算出菊粉清除率为 125 mL/min。前文已提出，肾小球滤过率约为 125 mL/min，这个数值就是根据菊粉的清除率测得的。

2. 内生肌酐清除率

由于菊粉清除率试验操作复杂，临床上改用较为简便的内生肌酐清除率测定来推测肾小球滤过率。内生肌酐即体内组织代谢所产生的肌酐。试验前 2~3 天，被试者禁食肉类，以免从食物中摄入过多的外来肌酐。其他饮食照常，但要避免强烈运动或体力劳动，而只从事一般工作。在这种情况下，受试者血浆中的肌酐浓度以及在一昼夜内肌酐的尿中排出总量都比较稳定。这样，在测定内生肌酐清除率时，只需从第 3 天清晨起收集 24 h 的尿液，并测定混合尿中的肌酐浓度。抽取静脉血，测定血浆中的肌酐浓度，按下式可算出 24 h 的肌酐清除率。

肌酐清除率 = 尿肌酐浓度(mg/L) × 尿量(L/24 h)/ 血浆肌酐浓度(mg/L)

肌酐能自由被肾小球滤过，在肾小管中很少被重吸收，但有少量是由近曲小管分泌的。内生肌酐清除率与菊粉清除率数值相近，可以近似代表肾小球滤过率。

(二)测定肾血流量

如果血浆中某一物质，在经过肾循环一周后可以被完全清除(通过滤过和分泌)，亦即在肾动脉中该物质有一定浓度，但在肾静脉中其浓度接近于 0，则该物质每分钟的尿中排出量($U{\times}V$)，应等于每分钟流经肾的血浆中所含的量。设每分钟流经肾的血浆量为X，血浆中该物质浓度为P，即$U{\times}V=X{\times}P$，则该物质的清除率即为每分钟流经肾的血浆量，即$C=X=U{\times}V/P$。

如果在静脉滴注碘锐特或对氨基马尿酸钠后维持血浆浓度较低(1~3 mg/dL)时，当它流经肾后，一次就能被肾几乎全部清除掉，因此，肾静脉中的浓度将接近于 0(实际不是 0，因为有部分血流通过肾的非泌尿部分)。用此两种物质测得的清除率平均为 660 mL/min，这一数值代表了肾血浆流量。供应肾的血液量应包括供应肾的泌尿部分和非泌尿部分(如肾被膜、肾盂等)，而上述测得的肾血浆流量仅代表供应泌尿部分的数值，因此应称为肾有效血浆流量。

(三)推测肾小管的功能

通过肾小球滤过率的测定，以及其他物质清除率的测定，可以推测出哪些物质能被肾小管净重吸收，哪些物质能被肾小管净分泌。

例如，可以自由通过滤过膜的物质，如尿素和葡萄糖，它们的清除率均小于125 mL/min（肾小球滤过率），尿素为70 mL/min，而葡萄糖为0。这必定是该物质滤过之后遭到了重吸收，其清除率才能小于125 mL/min。但是，不能由此而推断该物质不会被分泌，因为只要重吸收量大于分泌量，其清除率仍可小于125 mL/min。

一种物质清除率大于125 mL/min（如肌酐的清除率可达175 mL/min），则表明这时肾小管必定能分泌该物质。但是，不能由此推断该物质不会被重吸收，因为只要分泌量大于重吸收量，其清除率仍可大于125 mL/min。

(四)自由水清除率

自由水清除率（free water clearance，C_{H_2O}）是指单位时间内必须从尿中除去或加入多少容积的纯水（即无溶质的水或称自由水）才能使尿液与血浆等渗，它是定量测定肾排水能力的指标。例如，在水利尿时，血浆渗透浓度（P_{osm}）下降，肾排出大量的低渗尿，尿液渗透浓度（U_{osm}）小于血浆渗透浓度，此时自由水清除率就表示血浆中有一定量的纯水被肾排到等渗尿中，才使尿液稀释和血浆渗透浓度回升。当缺水时，血浆渗透浓度升高，肾排出量少的高渗尿，尿液的渗透浓度大于血浆渗透浓度，此时自由水清除率就表示肾少排出一定量的纯水。这部分纯水保留在血浆，才使尿液浓缩和血浆渗透浓度回降。值得指出的是，血浆中并无真正的自由水存在，自由水清除率是计算出来的。

自由水清除率

$$C_{H_2O} = V - C_{osm} \tag{1}$$

V 为每分钟尿量，C_{osm} 为渗透物质清除率，按下式计算

$$C_{osm} = U_{osm} \times V/P_{osm} \tag{2}$$

代入(1)式得

$$C_{H_2O} = V - U_{osm} \times V/P_{osm} = V(1 - U_{osm}/P_{osm}) \tag{3}$$

由(3)式可见，在等渗尿时，$U_{osm} = P_{osm}$，$C_{H_2O} = 0$，表示无自由水清除。当在缺水时，U_{osm} 为1100 mmol/L，尿量 V 为0.5 mL/min，血浆渗透浓度 P_{osm} 升高为308 mmol/L，那么 $C_{osm} = 1100 \times 0.5/308 = 1.79$ mL/min，$C_{H_2O} = 0.5 - 1.79 = -1.29$ mL/min。因此，自由水清除率为负值，表示肾排出的是浓缩尿。当水利尿时，尿渗透浓度 U_{osm} 为27 mmol/L，尿量 V 为20 mL/min，血浆渗透浓度 P_{osm} 为298 mmol/L，那么 $C_{osm} = 27 \times 20/298 = 1.81$ mL/min，$C_{H_2O} = 20 - 1.81 = 18.1$ mL/min。因此，自由水清除率为正值，表示肾排出大量稀释尿。

第六节　尿液及其排放

一、尿液

尿的质和量主要反映肾脏本身结构和功能状态，也可反映机体全身代谢及循环等其他方面的某些变化。

(一)尿量

正常成人每日尿量为 1~2 L,平均约 1.5 L。摄入的水量和(或)通过其他途径排出的水量对尿量有直接影响。如果每日尿量长期大于 2.5 L,称为多尿(polyuria);每日尿量小于 0.4 L,为少尿(oliguria);少于 0.1 L,为无尿(anuria)。多尿、少尿或无尿均属异常现象。正常成人每天产生的固体代谢产物需溶解在尿液中排出体外,少尿或无尿将使代谢产物不能完全从肾脏排出,引起其在体内堆积;多尿则使机体丢失大量水分,细胞外液减少,引起机体脱水。

(二)尿的理化性质

尿的成分中水占 95%~97%,其余是溶质。溶质包括 Na^+、K^+、Cl^- 等电解质和尿素、肌酐等非蛋白含氮化合物,以及少量的硫酸盐等。正常尿中糖和蛋白质的含量极少,临床常规方法不能将其测出,如用常规方法在尿中检测出糖或蛋白质,则为异常。但正常人一次性大量进食碳水化合物或精神高度紧张时,也可出现一过性糖尿。

正常尿外观为淡黄透明,成人尿液相对密度为 1.015~1.025,最大变动范围为 1.002~1.035。大量饮水后,尿液稀释,颜色变浅,密度降低;尿量少时,尿液浓缩,颜色变深,密度升高。若尿的密度长期在 1.010 以下,表示尿浓缩功能障碍,为肾功能不全的表现。尿液的酸碱度变动范围很大,pH 波动于 5.0~8.0 之间。食物成分可影响尿的酸碱度,肉食为主者尿偏酸性,素食者尿偏碱性。

二、排尿

尿生成是一个连续的过程,但尿液的排出是间歇进行的。尿液生成到达肾盂后,经输尿管进入膀胱,并储存于膀胱中。膀胱内储存的尿达到一定量时,可引起排尿反射,尿液经尿道排出体外。

(一)支配膀胱和尿道的神经及其作用

膀胱逼尿肌和尿道内括约肌受盆神经和腹下神经双重支配,尿道外括约肌主要受阴部神经支配(图 8-17)。

盆神经起自骶髓 2~4 灰质侧角,传出纤维属副交感神经。兴奋时神经末梢释放乙酰胆碱,使膀胱逼尿肌收缩,尿道内括约肌松弛,促进排尿。腹下神经发自脊髓胸 11~腰 2 侧角,传出纤维属交感神经。兴奋时神经末梢释放去甲肾上腺素,使膀胱逼尿肌松弛,尿道内括约肌收缩,抑制排尿。在排尿活动中,盆神经起主要作用,腹下神经的作用较弱。阴部神经起自骶髓 2~4 前角,属躯体神经,可受意识控制,其兴奋时可使尿道外括约肌收缩。以上三组神经也均包含感觉传入纤维。盆神经主要传导膀胱充盈感觉、温度觉等;腹下神经主要传导膀胱痛觉;尿道感觉的传入纤维则走行于阴部神经中,传至骶髓 2~4 段。

(二)排尿反射

排尿是一种反射活动,称为排尿反射(micturition reflex)。排尿反射是脊髓反射,其初级中枢在骶髓,该反射活动可被脑干和大脑皮质抑制或加强。

当膀胱内储存尿量达 400~500 mL 时,膀胱内压升高,膀胱壁上的牵张感受器受到刺激而兴奋,冲动沿盆神经传入至骶髓的排尿反射初级中枢;同时,冲动上传到脑干和大脑皮质的排尿反射高级中枢,产生尿意。人可以有意识地控制排尿活动,若当时环境不允许,高位

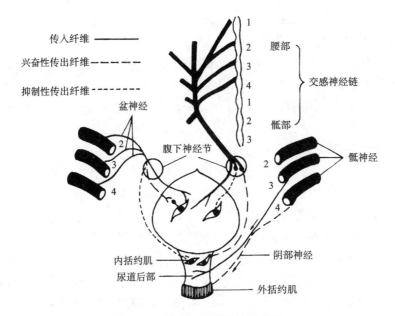

传入纤维 ————
兴奋性传出纤维 ------
抑制性传出纤维 - - - -

盆神经

腹下神经节

1
2
3
4
1
2
3

腰部

骶部

交感神经链

2
3
4

骶神经

2
3
4

阴部神经

内括约肌
尿道后部

外括约肌

图 8-17 膀胱和尿道的神经支配

中枢可以对脊髓的低位中枢产生抑制作用，使初级排尿反射中枢活动减弱，腹下神经和阴部神经传出冲动增多，抑制排尿；若环境允许，高位中枢发出下行冲动可加强初级排尿中枢的兴奋，盆神经传出冲动增多，引起逼尿肌收缩、尿道内括约肌舒张，阴部神经传出的冲动减少，尿道外括约肌舒张，使膀胱内的尿液通过尿道排出体外。

尿液进入尿道时可刺激位于后尿道的感受器，冲动经传入神经传到脊髓，加强脊髓活动，通过排尿反射进一步增强逼尿肌收缩和尿道外括约肌松弛，形成正反馈，使尿液在强大的膀胱内压(可高达 150 mmH$_2$O)驱动下排出体外，直至膀胱内尿液被完全排空为止。在排尿末期，男性可通过尿道海绵体肌肉收缩，将残留于尿道的尿液排出体外。同时，在排尿时还有腹肌和膈肌收缩、肛提肌和会阴肌肉松弛等活动的参与，有利于尿液排出(图 8-18)。

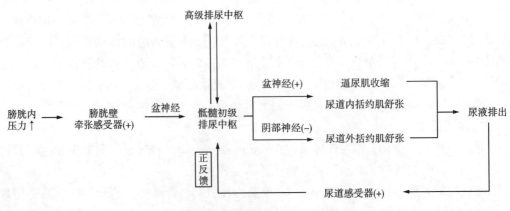

高级排尿中枢

膀胱内
压力↑ → 膀胱壁
牵张感受器(+) 盆神经 → 骶髓初级
排尿中枢

盆神经(+) → 逼尿肌收缩
尿道内括约肌舒张
阴部神经(-) → 尿道外括约肌舒张

→ 尿液排出

正反馈

尿道感受器(+)

图 8-18 排尿反射过程示意图

存在于大脑皮层的高级排尿中枢，对骶髓初级排尿中枢既有兴奋又有抑制作用，但以抑制作用占优势。小儿因大脑皮层发育尚未完善，对初级排尿反射中枢的控制能力较弱，故排尿次数较多且易发生夜间遗尿。

（张秀娟　王乐　韩维娜）

复习思考题

1. 试述影响肾小球滤过的因素。
2. 试述糖尿病患者出现尿糖和尿量增加现象的机制。
3. 静脉快速大量输入生理盐水后，尿量有何变化？其机制如何？
4. 大量出汗后，尿量有何变化？其机制如何？

第九章　感觉器官的功能

内容提要

感觉是客观物质世界在人脑的主观反映。内、外环境的变化首先作用于不同的感受器或感觉器官，通过感受器的换能作用转换为相应的神经冲动，再沿一定的神经传导通路到达特定的感觉中枢，经中枢神经系统整合后产生相应的感觉。即各种感觉的产生是感受器或感觉器官、传入神经和大脑皮层共同活动的结果。感受器是专门感受机体内、外环境变化的特殊结构或装置，适宜刺激、换能作用、编码作用及适应现象是感受器的一般生理特性。感受细胞及其附属结构一起构成复杂的感觉器官。

眼是视觉器官，具有折光系统和感光系统两个部分。折光系统的功能是使远近不同的物体清晰地成像于视网膜上；感光系统的功能是将视网膜上的物像进行换能和编码，并将其转变成视神经的冲动，传入中枢后产生视觉。眼视近物的调节过程包括：晶状体变凸、瞳孔缩小和双眼会聚。眼的屈光不正包括近视、远视和散光，可分别用凹透镜、凸透镜及柱面镜矫正。视网膜中存在视杆和视锥两种感光换能系统，视杆系统的光敏感度高，能感受弱光刺激，无色觉、分辨能力低；视锥系统的光敏感度低，有色觉，分辨能力高。

耳是听觉器官，声波通过外耳和中耳传至内耳耳蜗，引起基底膜振动并以行波方式传播，使耳蜗螺旋器上的毛细胞兴奋，进而转变为听神经纤维上的动作电位传入中枢，在大脑皮层听觉中枢综合后产生听觉。

前庭器官是机体对自身运动状态和头在空间位置的感受器，包括半规管、椭圆囊和球囊。在维持身体平衡中起重要的作用。其中半规管感受旋转变速运动，椭圆囊和球囊感受直线变速运动和头部在空间位置的变化。

第一节　感受器的一般生理特性

一、感受器与感觉器官

感受器(sensory receptor)是指分布在体表或组织内部专门感受机体内、外环境变化的特殊结构或装置。机体的感受器种类和结构多种多样，功能各不相同。最简单的感受器是外周感觉神经末梢，如体表或组织内部与痛觉感受有关的游离神经末梢；有些感受器是在裸露的神经末梢周围包绕一些由结缔组织构成的被膜样结构，如皮下组织、关节囊处的环层小体、皮肤中的触觉小体和肌梭等；还有一些感受器则为结构和功能高度分化的感受器细胞，如视网膜上的视锥细胞和视杆细胞，以及耳蜗中的毛细胞等。

机体的感受器种类很多，可按不同方法进行分类。根据感受器接受刺激性质的不同可以分为 5 种：机械感受器 (mechanoreceptors)、化学感受器 (chemoreceptors)、温度感受器 (thermoreceptors)、光感受器 (photoreceptors) 和伤害性感受器 (nociceptors) 等。根据分布部位的不同，感受器分为内感受器 (interoceptor) 和外感受器 (exteroceptor)。内感受器是指分布于身体内部的器官或组织中感受内部环境变化的感受器，可进一步分为本体感受器 (proprioceptor) 和内脏感受器 (visceral receptor)，如肌梭属于本体感受器，颈动脉窦和主动脉弓压力感受器、颈动脉体和主动脉体化学感受器、下丘脑渗透压感受器等属于内脏感受器；而外感受器是指分布于体表专门感受外部环境变化的感受器，可分为接触感受器和距离感受器，如触觉、压觉、味觉和温度觉感受器等属于接触感受器，而嗅觉、听觉和视觉感受器等属于距离感受器。需要强调的是，并不是所有的感受器在内外环境变化时都能产生主观感觉。有些感受器 (如外感受器) 可引起清晰的主观感觉，对人类认识世界和适应外环境具有重要意义。也有一些感受器 (如内感受器) 主观上并不引起特定感觉，只是起着向中枢神经系统传递内外环境变化信息的作用，但对维持机体功能的协调统一和内环境的稳态起重要作用。

感觉器官，简称为感官，是指由一些结构和功能均高度分化的感受器细胞及其附属结构组成的器官。如视觉器官，除视锥细胞和视杆细胞这两种感光细胞外，还包括眼球壁的一些其他结构和眼球的内容物等。在感觉器官中，附属结构可使感受功能更加灵敏和完善，还可起到支持、营养和保护的作用。人的主要感觉器官有眼 (视觉)、耳 (听觉)、前庭 (平衡感觉)、嗅上皮 (嗅觉) 和味蕾 (味觉) 等，这些感觉器官都分布在头部，也称为特殊感觉器官。

二、感受器的一般生理特性

(一) 感受器的适宜刺激

每种感受器都有自己最敏感、最容易接受的刺激形式，而对其他形式的刺激不敏感或不感受。这一感受器最敏感的刺激形式称为该感受器的适宜刺激 (adequate stimulus)。例如，一个人的手被别人握持时，由于握持的力量不同而产生触觉、压觉和痛觉，表明触觉、压觉和痛觉都有最适宜的刺激。一定波长的电磁波是视网膜感光细胞的适宜刺激，如人眼视网膜感光细胞的适宜刺激为 380~760 nm 波长的电磁波。一定频率的机械振动是耳蜗毛细胞的适宜刺激，如人耳耳蜗毛细胞的适宜刺激为 1000~3000 Hz 的声波。但感受器并不只是对适宜刺激有反应，对一种感受器来说，非适宜刺激也可引起一定的反应，但所需刺激强度要比适宜刺激大得多。每种感受器均有其一定的感觉阈值 (sensory threshold)。引起感受器兴奋所需的最小刺激强度称为强度阈值；而在刺激强度不变时引起感受器兴奋所需的最短作用时间称为时间阈值。有些感受器如皮肤的触觉感受器，当刺激强度一定时，刺激作用还要达到一定的面积，才能使之兴奋，这称为面积阈值。刺激较弱时，面积阈值较大；刺激较强时，面积阈值较小。此外，对于同一种性质的两个刺激，其强度的差异必须达到一定程度才能使人在感觉上加以分辨，这种刚能使人在感觉上分辨清楚的两个刺激强度的最小差异称为感觉辨别阈 (discrimination threshold)。总之，机体内、外环境中所发生的各种形式的变化总是首先作用于与它们相对应的感受器。

（二）感受器的换能作用

各种感受器能将作用于它们的各种形式的刺激能量（如光能、声能、热能、机械能和化学能等）转换为相应的传入神经末梢或感受器细胞的电反应，即转换为可在神经纤维上传导的动作电位，这种能量转换的功能称为感受器的换能作用（transducer function）。因此可以将感受器看成是生物换能器。在换能过程中，一般不是直接将刺激能量转变为神经冲动，而是先在感受器细胞或感觉神经末梢产生一种过渡性的局部电位变化。发生在感受器细胞的膜电位变化称为感受器电位（receptor potential），发生在感觉神经末梢的膜电位变化则称为发生器电位（generator potential）。对神经末梢感受器而言，发生器电位即感受器电位。当不同的刺激作用于感受器时，所有感受器细胞均经历将不同能量形式的外界刺激转变为跨膜电位变化的能量转换过程，该过程主要是通过第二信使系统来实现。例如，当视网膜上视杆、视锥细胞受到光刺激时，通过特殊的 G 蛋白和磷酸二酯酶的作用，引起感光细胞外段胞浆中 cGMP 大量分解，导致外段膜出现感受器电位，此过程通过 G 蛋白耦联受体实现。

感受器电位或发生器电位与终板电位一样，属于局部电位，仅为静息电位的小幅度波动所形成的一种过渡性慢电位，具有局部兴奋的特征，即无"全或无"现象，可以发生总和，只能以电紧张的形式作短距离传播。因此，发生器电位和感受器电位的幅度、持续时间及波动方向均反映了外界刺激的某些特性，也就是说，外界刺激信号所携带的信息在换能过程中被转移到了这种过渡性电变化的可变动的参数中。

感受器电位或发生器电位的产生并不意味着感受器功能的完成。只有当这些过渡性电变化使该感受器的传入神经纤维产生"全或无"式可作远距离传导的动作电位时，才标志着这一感受器或感觉器官作用的完成。

（三）感受器的编码作用

感受器将外界刺激信号转换成神经动作电位时，不仅发生了能量形式的转换，更重要的是将刺激所包含的环境变化信息也转移到了新的电信号系统、即动作电位的序列之中，称为感受器的编码（coding）作用。

编码的详细机制目前尚不十分清楚，其可能机制是：当不同感受器接受刺激时，在传入神经纤维上产生的动作电位波形和产生机制基本相同，故不同性质的刺激不可能依据动作电位的幅度或波形特征来进行编码。但由于被刺激的感受器不同，产生动作电位序列以及传导通路和到达大脑皮层部位的不同，感觉中枢便可获得各种不同的感觉。例如，光刺激只能由视网膜感光细胞接受，其传入冲动也只能通过视神经最终到达枕叶皮层的视中枢，从而引起光的感觉；又如耳蜗受到声波刺激时，不但能将机械能转换成神经冲动，还能将声音的音量、音调和音色等信息包含在神经冲动的序列之中。总之，人体能够产生不同性质的感觉，是由特定的传导通路和到达特定的皮层部位来决定的。

由于动作电位是"全或无"式的，在同一感觉系统或感觉类型的范围内，外界刺激的量或强度并不通过改变动作电位的幅度或波形来编码，而是通过单一神经纤维上动作电位的频率高低和参加这一电信息传输的神经纤维数目的多少来编码的。刺激的强度如何转变为传入神经纤维上不同频率的神经冲动？目前认为，在一定的范围内，不同刺激可以引起大小不同的感受器电位，不同大小的感受器电位则引起传入神经发放不同频率的动作电位。当感受器电位幅度增大时，传入神经末梢发放的神经冲动频率显著增加。例如当给人的手部皮肤施加不同强度的触压刺激时，触压力量越大，在传入神经纤维上记录到的动作电位的频率越高，参与信息传递的神经纤维的数目也越多。

(四)感受器的适应现象

当某种恒定强度的刺激持续作用于感受器一段时间后，其传入神经的冲动频率会逐渐下降，这一现象称为感受器的适应(adaptation)。适应是所有感受器的一个功能特点，根据感受器适应的快慢不同，常将感受器分为快适应感受器和慢适应感受器两类。快适应感受器以皮肤触觉感受器为代表，当它们受刺激时，只在刺激开始后的短时间内有传入冲动发放，以后虽然刺激仍在作用，但传入神经冲动的频率会明显减少甚至消失。慢适应感受器以肌梭、痛觉感受器和颈动脉窦压力感受器为代表，它们在刺激持续作用时，一般仅在刺激开始后不久出现冲动频率的轻微下降，但之后可在较长时间内维持这一水平，直到刺激撤除为止。感受器适应的快慢也有不同的生理意义。快适应感受器对刺激非常敏感，适于快速传递信息，有利于机体再接受其他新的刺激；而慢适应感受器能使机体对某些功能状态进行长时间的持续监测，有利于机体对这些功能进行经常性调节而维持其相对稳定性。例如，触觉感受器的快适应现象有利于感受器及中枢再次接受新的刺激；颈动脉窦压力感受器的慢适应现象则有利于机体对血压进行长期持续的监测，以便对可能出现的血压波动进行随时调整。

感受器的适应不同于疲劳，因为对某一刺激产生适应之后，如果再增加此刺激强度，又可引起传入神经冲动频率的增加。感受器发生适应现象的机制十分复杂，各不相同，可能与感受器的换能作用、离子通道的功能状态及感受器细胞与传入神经纤维之间的突触传递特性有关。例如，光感受器的适应现象是通过改变视色素的量来完成的。而环层小体有两种适应方式：当压力突然施加于环层小体一侧时，小体内的黏液成分直接将压力传递至轴心纤维的相同侧，引起感受器电位，但在几毫秒至几十毫秒之内，小体内的液体重新分布，整个环层小体的压力变得几乎相等，感受器电位随即消失；另一种适应方式是神经纤维本身对刺激的逐渐适应，可能是由于神经纤维膜内、外离子重新分布的结果。该适应过程比较缓慢。

第二节 眼的视觉功能

人体从外界环境获得的信息中，约70%以上来自于视觉(vision)，视觉感受器是位于视网膜上的视锥细胞和视杆细胞，它的适宜刺激是波长为380~760 nm的电磁波(可见光)。视觉系统包括视觉器官、视神经和视觉中枢三部分，通过视觉系统，机体能感知物体的大小、形状、颜色、远近和动静等。一旦视觉功能异常将会影响人的工作和学习，生存质量明显下降。因此，视觉是极其重要的一种感觉。

眼是人的视觉器官。眼的结构比较复杂(图9-1)，眼内与产生视觉直接相关的结构是位于眼球正中线上的折光系统和位于眼球后部的视网膜(感光系统)。人眼犹如照相机(图9-2)，折光系统包括角膜、房水、晶状体和玻璃体，其功能是将外界射入眼内的光线经过折射后在视网膜上形成清晰的物像；感光系统由视网膜构成，其功能是将物像的光刺激转变成生物电变化，继而产生神经冲动，经视神经传至大脑产生视觉。视觉的产生过程如下：一定波长的电磁波射入眼内，经折光系统折射后成像在视网膜上，经视网膜上的感光细胞(视锥或视杆细胞)换能编码，产生超极化型感受器电位，总和后形成视神经动作电位，传递至丘脑的外侧膝状体换元到达视觉中枢(枕叶皮层)整合产生视觉。

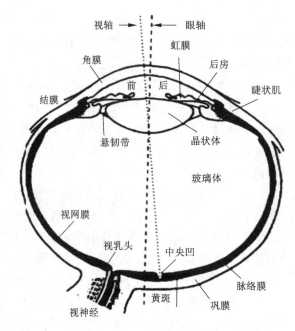

图 9-1　人右眼水平切面示意图

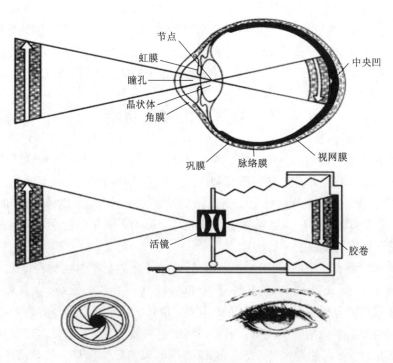

下：照相机光圈(左)与瞳孔(右)。

图 9-2　眼(上)与照相机(中)的结构比较

一、眼的折光系统及其调节

（一）眼折光系统的组成及光学特性

人眼的折光系统是一个复杂的光学系统。由角膜、房水、晶状体和玻璃体组成。

外界光线射入眼后经过角膜、房水、晶状体和玻璃体四种折射率不同的介质，并通过四个屈光度不同的折射面，即角膜的前表面、后表面和晶状体的前表面与后表面。其折射的程度决定于四种介质的折射率，其中角膜的前表面折射程度最大。经折射后才能在视网膜上形成清晰的物像。按照光学原理，来自 5 m 以外的物体各发光点的光线均可看作是平行光线，可在视网膜上形成清晰的图像。经过复杂的光学计算得出，正常成年人眼在安静未进行调节时，折光系统的后主焦点正好位于视网膜上。

（二）眼的折光与成像

外界光线入眼后，在视网膜上成像过程与单球面折光体成像过程相似，但更复杂。因为它由四种曲率半径和折射率不同的折光体组成。利用光学原理画出光线在眼内的行进途径和成像情况相当复杂，因此，有人根据眼的实际光学特性，设计出与正常眼折光效果相同，但更为简单的等效光学系统或模型，称为简化眼（reduced eye）。简化眼只是一个假想的人工模型，但其光学参数和其他特征与正常眼等值。因此，为实际应用上的方便，通常用简化眼模型来描述折光系统的功能，用来分析眼的成像情况和进行其他计算。简化眼假定眼球的前后径为 20 mm，内容物为均匀的折光体，折射率为 1.33，角膜的前表面相当于单球面，外界光线由空气进入球形界面时只折射一次，该球面的曲率半径为 5 mm，即节点在球形界面后方 5 mm 的位置，后主焦点在节点后方 15 mm 处，正好相当于视网膜的位置。这个模型和正常安静时的人眼一样，能使平行光线聚焦在视网膜上形成一个清晰的物像（图 9-3）。

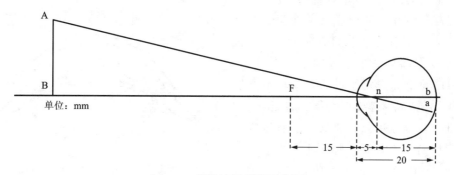

图 9-3　简化眼及成像示意图

利用简化眼可以方便地计算出不同远近物体在视网膜上成像的大小。根据相似三角形原理，其计算公式为：

$$\frac{AB（物体的大小）}{Bn（物体至节点距离）} = \frac{ab（物像的大小）}{nb（节点至视网膜距离）}$$

式中：nb 固定不变，为 15 mm，可根据物体大小和它与眼睛的距离，就可算出物像的大小。

此外，利用简化眼也可以算出正常人眼所能看清的物体在视网膜上成像大小的限度。人眼能分辨的最小物体在视网膜上的物像约等于 5 μm，大致相当于视网膜中央凹处一个视锥细胞的直径。因此，即使在光照良好的情况下，如果物质在视网膜上成像小于 5 μm，一般不能引起清晰的视觉，表明正常人的视力有一个限度，该限度只能用眼所能看清楚的最小视网膜像的大小来表示。由上面的公式可知，物像的大小取决于物体的大小和物体与眼之间的距离。故不能用眼所能看清楚物体的大小来表示。

(三)眼的调节

正常人眼看 5 m 以外的物体时，不需做任何调节即可在视网膜上形成清晰的物像。通常将人眼不作任何调节时所能看清眼前物体的最远距离称为远点(far point)。当人眼看 5 m 以内的物体时，物体上任意一点发出的光线呈现不同程度的辐散，光线经过折射后将成像在视网膜之后，因此在视网膜上只能形成一个模糊的物像。但实际上正常人眼也能看清一定距离的近处物体，这是由于眼在看近物时已进行了调节，称为视调节。视调节(visual accommodation)是指人眼看近物(5 m 以内的物体)时进行的调节，它包括晶状体的调节、瞳孔的调节和两眼球会聚，这三种调节方式是同时进行的，其中以晶状体的调节最为重要。

1. 晶状体的调节

晶状体是一个透明、双凸透镜形折光体，富有弹性，其四周附着于悬韧带上，后者又系在睫状体上。睫状体内有睫状肌，由辐射状及环状两种平滑肌组成，前者受交感神经支配，后者受副交感神经支配。睫状肌的收缩和舒张活动控制晶状体的形状与折光能力。当看远物时，睫状肌舒张处于松弛状态，悬韧带保持一定的紧张度，牵引晶状体使之保持相对扁平；当看近物时，视网膜上物像模糊；当模糊的视觉图像到达视皮层时，经视觉中枢整合后下行冲动经皮层-中脑束到达中脑的正中核，继而传到动眼神经缩瞳核，反射性地引起动眼神经中副交感纤维兴奋，使睫状肌的环行肌收缩，引起悬韧带松弛，晶状体因自身的弹性而向前方和后方凸出，以前凸更为明显。此时，晶状体的曲率半径增大，折光能力增强，物像前移，使得进入眼内的辐散光线恰好聚焦在视网膜上(图 9-4)。

眼视近物时晶状体神经反射性变凸的生理意义在于增加折光系统的折光能力，使视网膜后的物像前移清晰地成像于视网膜上。物体距离眼球愈近，到达眼的光线辐散程度愈大，因而需要晶状体作更大程度的变凸，这时睫状肌的收缩需更强。故长时间看近物时眼睛感到疲劳甚至疼痛。临床上，儿童验光配眼镜时，因其睫状肌的调节功能较强，故常用盐酸环喷托酯、托吡卡胺等短效睫状肌麻痹药滴眼，以阻断 M 胆碱能受体，充分松弛睫状肌，使晶状体固定，从而正确地检验出晶状体的屈光度。

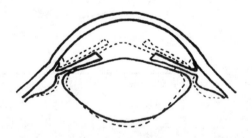

实线为安静时的情况，虚线为视近物时的情况。

图 9-4 视近物时晶状体和瞳孔的调节

人眼看近物时晶状体的调节能力是有限度的，这决定于晶状体变凸的最大限度，晶状体的最大调节能力可用近点来表示。所谓近点(near point)是指眼睛尽最大能力调节所能看清物体的最近距离。近点越近，说明晶状体的弹性越好，也就是调节能力越强。晶状体的弹性与年龄有关，年龄越大，弹性越差，因而调节能力也就越弱。如 10 岁的儿童近点平均约为 9 cm，20 岁时约为 11 cm，一般人在 45 岁以后调节能力显著减退，表现为近点变远，60 岁时近点可增大到 83 cm。随着年龄增长晶状体的弹性逐渐下降，导致眼的调节能力降低造成近点远移，看远物清楚，看近物则困难，称为老视（presbyopia），俗称老花眼，可戴凸透镜矫正。

2. 瞳孔的调节

正常人眼瞳孔的直径在 1.5~8.0 mm 之间变动。瞳孔的大小取决于瞳孔括约肌和瞳孔散大肌的收缩程度，它们分别受动眼神经中副交感神经纤维和交感神经纤维的支配。两者共同作用使瞳孔保持一定的大小。看近物时，在晶状体凸度增加的同时，反射性地引起双侧瞳孔缩小，称为瞳孔近反射（near reflex of the pupil）或瞳孔调节反射。这种调节的意义在于视近物时，可减少由折光系统造成的球面像差及色像差和限制入眼的光线，使成像更清晰。

瞳孔的大小可随光线的亮度而改变，即弱光下瞳孔散大，强光下瞳孔缩小，这种瞳孔大小随光照强度而变化的现象称为瞳孔对光反射（pupillary light reflex）。它与视近物无关。其意义是调节进入眼内的光线量，使视网膜上的物像保持适宜的亮度，使视网膜不会因光线过弱而影响视觉，也不会因为光线过强而受到损害，从而保护视网膜。其反射过程是：当强光照射视网膜时，产生的冲动经视神经传入对光反射中枢，再经动眼神经中的副交感神经传出，使瞳孔括约肌收缩，瞳孔缩小。瞳孔对光反射的效应是双侧性的，光照一侧眼时，两眼瞳孔同时缩小，这种现象称为互感性对光反射。瞳孔对光反射的中枢在中脑，因此临床上常把它作为判断中枢神经系统病变部位、麻醉深度和病情危重程度的重要指标。例如，瞳孔散大常提示患者垂危；瞳孔过分缩小是吗啡、有机磷中毒的表现；瞳孔大小不等或瞳孔对光反射消失常提示病变部位在中脑。

3. 两眼球会聚

当双眼注视一个由远移近的物体时，两眼球内直肌反射性收缩，使两眼视轴向鼻侧会聚的现象，称为双眼球会聚或辐辏反射（convergence reflex）。其意义是，视近物时物像仍可落在两眼视网膜的对称点上，产生单一清晰的视觉，从而避免复视。反射途径与晶状体调节相似，传出冲动经动眼神经到达双眼内直肌，引起双眼内直肌收缩，导致双眼球向鼻侧会聚。

（四）眼的折光异常

正常人眼视近物（5 m 以内的物体）时，只要物距不小于近点的距离，经过眼的调节可以使物体清晰成像在视网膜上，称为正视眼（图 9-5A）。对来自远处物体（5 m 以外的物体）的平行光线不需调节就能在视网膜上形成清晰的物像，因而可看清远处的物体；因眼球折光能力异常或眼球的形态改变，使平行光线不能聚焦在视网膜上清晰成像，称为非正视眼，也称折光异常或屈光不正，包括近视眼、远视眼和散光眼。

1. 近视

近视（myopia）通常是由于眼球的前后径过长（轴性近视）或折光系统的折光能力过强（屈光性近视）所致。视远物时，来自远方物体的平行光线聚焦在视网膜的前方后又开始分散，最终在视网膜上形成模糊的图像，故视远物模糊不清；视近物时，由于眼球的前后径较长，近点变近，无需进行调节或进行轻度调节物像便可以落在视网膜上，故能看清近处物体。近视眼的形成与先天遗传或后天用眼不当等有关。如阅读姿势不正确、照明不足、阅读距离过近或持续时间过长、字迹过小或字迹不清等。因此，注意用眼卫生，纠正不良的阅读习惯，是预防近视眼的有效方法。纠正近视眼的方法是在眼的前方增加一个凹透镜片，使入眼的平行光线适当辐散后聚焦在视网膜上，以便看清楚远物（图 9-5B）。

2.远视

远视(hypermetropia)通常是由于眼球的前后径过短(轴性远视)或折光系统的折光能力过弱(屈光性远视)所致,常见于眼球发育不良,多系遗传因素;也可由于折光系统的折光力过弱引起,如角膜扁平等。新生儿多为远视眼,因为新生儿的眼轴往往过短,随着不断地发育逐渐变长,直至 6 岁左右成为正视眼。在安静状态下看远物时,所形成的物像落在视网膜之后;若是轻度远视,经过适当调节可以看清物体;远视眼看近物时,由于近点远移,物像更加靠后,晶状体的调节即使达到最大限度也不能看清。可见,远视眼无论看近物还是看远物,都需要动用眼的调节功能,因此容易产生疲劳。纠正的方法是在眼的前方增加一个凸透镜,使患者视远物时无需晶状体的调节就能使平行光线清楚地成像在视网膜上,而将眼的调节能力用于视近物(图 9-5C)。

远视眼与老视虽然都用凸透镜矫正,但两者存在明显的区别:老花眼的晶状体弹性下降,而远视眼的晶状体弹性正常。因此,老花眼只是在看近物时才需用凸透镜矫正,而远视眼不管看近物、远物,均需用凸透镜矫正。

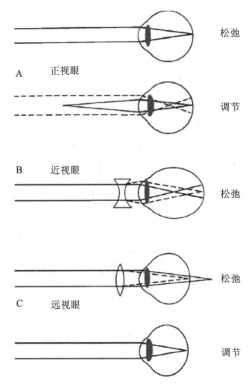

A—正视眼;B—近视眼及矫正;C—远视眼及矫正。

图 9-5　眼的折光异常及其矫正

3.散光

正视眼的折光系统的各折光面均是正球面,球面上各个方向的曲率半径都是相等的。到达球面各个点上的平行光线折射后均能聚焦于视网膜上。散光(astigmatism)是由于眼的角膜表面不呈正球面,即角膜表面不同方向的曲率半径不相等所致。经过曲率半径较小的角膜表面折射的光线将聚焦于视网膜的前方,经过曲率半径较大的角膜表面折射的光线将聚焦于视网膜的后方,经过曲率半径正常的角膜表面折射的光线将聚焦于视网膜上,致使经折射后的光线不能聚焦成单一的焦点而是形成焦线,导致物像变形或视物不清。除角膜外,晶状体表面曲率异常也可产生散光。矫正的办法可配戴合适的柱面镜,使角膜某一方位的曲率异常得到矫正。

二、眼的感光换能作用

眼的感光系统由视网膜构成。来自外界物体的光线,通过眼的折光系统在视网膜上成像,这是一种物理现象,但它被感光细胞所感受后转变成生物电信号传入中枢,经视觉中枢分析处理后才能形成主观意识上的感觉。

(一)视网膜的结构特点

视网膜(retina)是位于眼球最内层的一层透明的神经组织膜,仅0.1~0.5mm厚,但结构复杂。组织学将其由外向内分为10层,但按功能可分为4层(图9-6),从外向内依次为色素上皮细胞层、感光细胞层、双极细胞层和神经节细胞层。

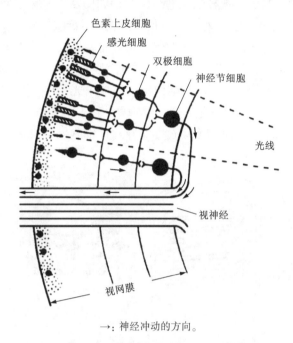

→:神经冲动的方向。

图9-6 视网膜的主要细胞层次及其联系图

1.色素上皮层

色素上皮细胞层靠近脉络膜,不属于神经组织。细胞内含有黑色素颗粒和维生素A。在强光照射视网膜时,色素上皮细胞可伸出伪足样突起,包被视杆细胞外段,使其相互隔离,消除来自巩膜侧的散射光线,以保护视网膜;在暗光条件下,伪足样突起缩回到胞体,视杆细胞外段被暴露,充分接受光的刺激。此外,色素上皮细胞还能为视网膜提供营养并吞噬感光细胞外段产生的代谢产物,对感光细胞有营养和保护作用。

2.感光细胞层

人的感光细胞层由视杆细胞(rod cell)和视锥细胞(cone cell)两种特殊分化的神经细胞组成,它们都含有特殊的视色素,在视网膜的分布很不均匀,在中央凹处的中心只有视锥细胞,中央凹以外的周边部分主要分布着视杆细胞,最高密度在偏离中央凹6mm处。两种感光细胞在形态上从外向内依次分为外段、内段和终足(图9-7)。其

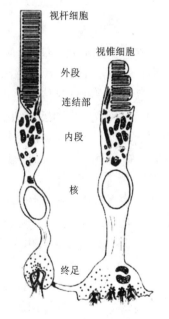

图9-7 视杆和视锥细胞超微结构示意图

中外段是感光色素集中的部位，在感光换能中起重要作用，视锥细胞外段呈圆锥状，胞内含有膜盘，膜盘上含有视色素。不同的动物视色素种类不同，目前认为人的视锥细胞中含有 3 种视色素，分别为视红质、视绿质和视蓝质。视杆细胞外段呈圆柱状，胞内也含有膜盘，膜盘上含有大量的称为视紫红质(rhodopsin)的视色素，该视色素在光的作用下产生一系列化学反应，是产生视觉的物质基础。视杆细胞的超微结构如图 9-8 所示，膜内的细胞浆甚少，大部分为膜盘所充填。膜盘是一些排列整齐、重叠成层的圆盘状结构，膜盘膜的结构和细胞膜类似，脂质双分子层结构中镶嵌着的蛋白质绝大部分是视紫红质。不同动物视杆细胞中的膜盘数目相差很大，人的每个视杆细胞外段约有 1000 个膜盘，每个膜盘约含有 1 百万个视紫红质分子，视杆细胞对光的反应较慢，这些结构特点增加了光量子与视紫红质相遇的机会，在一定程度上可以提高视杆细胞对光的敏感度。内段含有丰富的线粒体，生成的 ATP 为感光细胞的活动提供能量，两种感光细胞都通过终足与双极细胞发生突触联系。

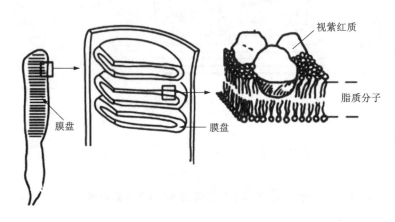

图 9-8　视杆细胞外段超微结构示意图

3. 双极细胞层和神经节细胞层

双极细胞层中，双极细胞除了与感光细胞发生突触联系外，还与神经节细胞发生突触联系，将感光细胞的信息传递给神经节细胞。由神经节细胞发出轴突形成视神经，视神经再将相关的信息传入中枢。感光细胞和双极细胞以及神经节细胞之间既存在纵向联系，也存在横向联系，进而使视网膜不同区域间的活动相互协调。此外还发现，视网膜中还存在有大量的电突触，在细胞之间的快速信息传递和神经元同步化活动中起着重要的作用。

4. 盲点

视网膜由黄斑向鼻侧约 3 mm 处有一直径约 1.5 mm、境界清楚的淡红色圆盘状结构，称为视神经乳头，是视神经的始端。因为该处无感光细胞，所以无光的感受作用，故称为生理盲点(blind spot)。正常人由于两眼视物，一侧盲点可以被对侧视觉补偿，因而感觉不到有盲点的存在。

(二) 视网膜的两种感光换能系统

目前认为，在人的视网膜中存在两种感光换能系统，即视锥系统和视杆系统。

1. 视锥系统

视锥系统又称昼光觉或明视觉系统(photopic vision system)，由视锥细胞和与之相联系的双极细胞及神经节细胞等组成。视锥细胞主要分布于视网膜的中心部,在黄斑中心的中央凹处,只有视锥细胞而无视杆细胞。在中央凹处常可见到一个视锥细胞只与一个双极细胞形成突触,而该双极细胞也只与一个神经节细胞形成突触,构成了视觉信息的一对一的"单线联系",这是形成精细视觉的结构基础。该系统对光的敏感性较差,仅仅在类似白昼的强光条件下才能感受刺激。由于视物时可以辨别颜色,对物体表面的细节和轮廓境界看得很清楚,故分辨能力高。某些只在白昼活动的动物如爬虫类、鸡和麻雀等,视网膜中以视锥细胞为主。

2. 视杆系统

视杆系统又称晚光觉或暗视觉系统(scotopic vision system),由视杆细胞和与之相联系的双极细胞及神经节细胞等组成。视杆细胞主要分布于视网膜的周边部,常可见到多个视杆细胞与一个双极细胞形成突触,而多个双极细胞同一个神经节细胞形成突触;最多可见 250 个视杆细胞经少数几个双极细胞会聚于一个神经节细胞,构成了视觉信息的多对一的"会聚式联系",这是形成对光敏感度高的视觉的结构基础。该系统对光的敏感度较高,即使在昏暗的环境中也能感受到光刺激并引起视觉。由于视物无色觉,仅能区别明暗,故只能形成精确性较差的粗略物像轮廓。由于视杆细胞主要分布在视网膜的周边部,故在黑暗中看物体时,正盯着物体观看不如斜着看得清楚。以夜间活动为主的动物,如地鼠和猫头鹰等,视网膜中以视杆细胞为主。

(三)视网膜的感光换能机制

光照时,视杆细胞和视锥细胞内的视色素发生了一系列光化学反应,将光能转换为生物电信号,并以神经冲动的形式传入中枢并产生视觉。目前对视杆细胞的感光换能机制的研究相对明确。

1. 视杆细胞的光化学反应

视杆细胞内的视色素是视紫红质,在暗处呈紫红色。现已证实,视紫红质是一种结合蛋白质,由一分子视蛋白(opsin)和一分子视黄醛(retinene)的生色基团组成。视蛋白本身并不吸收光,视黄醛是视紫红质中吸收光的部分,由维生素 A 转变而来。维生素 A 是一种不饱和醇,在体内氧化酶的氧化作用下生成视黄醛。

光照时,视紫红质迅速分解为视蛋白和视黄醛。这是一个复杂的反应。首先视黄醛分子构象发生改变,使视紫红质分子中原有的 11-顺型视黄醛变为全反型视黄醛。视黄醛的分子构象的改变导致视蛋白分子构象上的变化,经过信号转导作用,诱发视杆细胞出现感受器电位。通过计算,一个光量子被视紫红质吸收后足以使视黄醛分子结构发生改变,导致视紫红质最后分解为视蛋白和视黄醛。视紫红质在光的作用下分解,在暗处则可重新合成,为可逆反应(图 9-9)。视紫红质的再合成是全反型的视黄醛变为 11-顺型视黄醛。而 11-顺型视黄醛的合成需要一种异构酶。储存在色素上皮中的维生素 A,即全反型视黄醇,在异构酶的作用下先转变为 11-顺型视黄醇,再转变为 11-顺型视黄醛,后者与视蛋白形成视紫红质。其合成与分解过程的快慢取决于光线的强弱,光线越弱,合成过程大于分解过程,视杆细胞内处于合成状态的视紫红质越多,视网膜对弱光越敏感;相反,光线越强,视紫红质的分解过程越强,合成过程减弱,使较多的视紫红质处于分解状态,视杆细胞暂时失去感光能力,而由视锥细胞来承担亮光环境中的感光功能。视紫红质虽然可以不断地进行再生循环,但在其分解和合成过程中,总有一部分视黄醛被消耗,因此须靠由食物进入血液循环(相当部分储存于肝)中的维生素A来补充。长期维生素A摄入不足,将影响人在暗光时的视力,引起夜盲症(nyctalopia)。

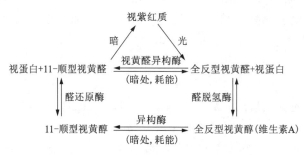

图 9-9　视紫红质的光化学反应

2.视杆细胞的感光换能机制

视杆细胞的外段是进行光-电转换的部位。视网膜未受光照时,视杆细胞的静息电位只有$-30 \sim -40$ mV,小于一般细胞。这是由于视杆细胞未受光照时,细胞内cGMP浓度较高,使外段膜上的部分Na^+通道处于开放状态,Na^+持续内流产生去极化造成的,同时内段膜上的Na^+泵活动将Na^+移出膜外,以维持膜内外的Na^+浓度的平衡。

当视网膜受到光照时,视紫红质吸收光量子发生变构,最终分解为视蛋白和视黄醛,同时激活视盘膜上的转导蛋白,进一步激活了邻近的磷酸二酯酶(phosphodiesterase, PDE),使外段胞质内的cGMP分解转变为5'-GMP而失活,导致细胞内cGMP浓度减少,随之细胞膜上的Na^+通道关闭,Na^+内流停止,但内段膜上的Na^+泵仍继续活动,由此产生超极化的感受器电位。视杆细胞外段和整个视杆细胞都没有产生动作电位的能力,光刺激在外段膜上引起的超极化感受器电位以电紧张性扩布到细胞的终足部分,影响终足处递质的释放。

3.视锥细胞的换能和颜色视觉

视锥细胞外段含有视色素。人和大多数脊椎动物的视锥细胞中含有三种视色素,分别存在于三种不同的视锥细胞中。三种视色素均由视黄醛和视蛋白结合而成,只是视蛋白的分子结构略有不同,决定了与它结合在一起的视黄醛分子对某种波长的光线最敏感,这样就可以区分三种不同的视色素。视锥细胞外段的换能机制与视杆细胞类似,当光线作用于视锥细胞外段时,外段膜也产生超极化感受器电位,是光-电转换的第一步,最终在相应的神经节细胞上产生动作电位。

(1)视觉与三原色学说:颜色视觉是一种复杂的物理-心理现象,是由不同波长的光线作用于视网膜后在人脑引起的主观感觉。正常人眼可区分波长$380 \sim 760$ nm之间约150种颜色,每种颜色都与一定波长的光线相对应。在可见光谱范围内,波长长度只要有$3 \sim 4$ nm的增减,即可以被视觉系统分辨为不同的颜色,但视网膜中并不存在上百种视锥细胞。目前,关于人类颜色视觉的形成机制尚不清楚,其中以19世纪初期由Young和Helmholtz提出的视觉三原色学说为多数学者所接受。该学说的主要内容认为在视网膜中存在三种视锥细胞,分别含有对红、绿、蓝光线敏感的三种视色素。当不同波长的光线照射视网膜时,会使三种视锥细胞以不同的比例兴奋,该信息传到中枢后将产生不同颜色的感觉。例如,当三种视锥细胞兴奋程度相同时产生白色的感觉,当三种视锥细胞均不兴奋时产生黑色的感觉,当三种视锥细胞兴奋比例为 2:8:1 时产生绿色的感觉,三种视锥细胞兴奋比例为 4:1:0 时产生红色的感觉等。

(2)色盲与色弱:色盲(color blindness)是一种色觉障碍,表现为对全部颜色或部分颜色缺乏分辨能力。大多数色盲是由遗传因素决定的,只有极少数是由视网膜的病变引起。男性色盲多于女性。色盲可分为全色盲和部分色盲。全色盲的人表现为不能分辨任何颜色,只能分辨光线的明暗,呈单色视觉。全色盲的人很少见。部分色盲又分为红色盲、绿色盲和蓝色盲,可能是由于缺乏相应的视锥细胞所造成的。部分色盲常见,其中最多见的是红色盲和绿色盲,通常称为红绿色盲,表现为不能分辨红色和绿色。目前认为红绿色盲与基因突变有关,大多数绿色盲者是因为绿敏色素基因发生缺失或被一杂合基因取代产生的;大多数红色盲者是因为红敏基因被相应的杂合基因取代而产生。

此外,有些患者的色觉异常明显不同于真正的色盲,只表现为对某种颜色的识别差一些,称之为色弱。引起色弱的原因是这些患者的颜色视觉反应能力较正常人弱,而不是缺少特殊的视锥细胞。色弱常由后天因素引起。

三、与视觉有关的生理现象

(一)视敏度

视敏度(visual acuity)也称视力或视锐度,是指眼对物体细微结构的分辨能力,即分辨物体上两点间最小距离的能力,通常以视角的倒数作为衡量标准。视角是指物体上两点发出的光线射入眼球后,在节点交叉时所形成的夹角。眼能辨别两点所构成的视角越小,表示视力越好。

对数视力表的设计

视网膜上物像的大小与视角的大小有关,当视角为 1 分(1/60 度,也称 1 分度)时,视网膜上的物像两点间的距离为 5 μm,相当于视网膜中央凹处一个视锥细胞的平均直径,此时两点间刚好隔着一个未被兴奋的视锥细胞。于是,冲动传入中枢后可形成两点分开的感觉。

(二)暗适应和明适应

1.暗适应

当人长时间在明处突然进入暗处时,最初看不见任何东西,经过一段时间后,视觉敏感度逐渐提高,渐渐地看见暗处物体,这种现象称为暗适应(dark adaptation)。暗适应是人眼在暗处对光敏感度逐渐提高的过程。进入暗室后的不同时间,连续测定人眼的视觉阈值即人眼刚能感知的光刺激强度,发现随着时间的推移,人眼的视觉阈值逐渐变小即视觉的敏感度在暗处逐渐提高。在进入暗处 5~8 分钟,视觉阈值出现一次明显的降低,称为暗适应的第一阶段,主要由于视锥细胞视色素的合成增加所致。8 分钟后视觉阈值继续降低,25~30 分钟降至最低点并保持不变,称为暗适应的第二阶段,此阶段是暗适应的主要组成部分,与视杆细胞中视紫红质的合成增加有关。整个暗适应过程需要 25~30 分钟(图 9-10)。实验证明,光敏感度的强弱与视紫红质的含量有密切关系。光敏感度与视紫红质的浓度的对数成正比。因此,视紫红质的含量只要稍有减少,光敏感度就会大为降低。

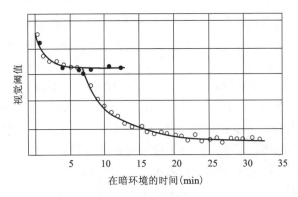

图9-10 暗适应曲线

2. 明适应

当人长时间在暗处突然进入亮处时, 最初感到一片耀眼的光亮, 不能看清物体, 稍待片刻后才能恢复视觉, 这种现象称为明适应(light adaptation)。明适应出现较快, 通常在几秒内即可完成。其产生机制是, 在暗处视杆细胞内蓄积了大量的视紫红质, 到亮处时遇强光迅速分解, 因而产生耀眼的光感。待视紫红质大量分解后, 对光相对不敏感的视锥色素在亮处感光而恢复视觉。

(三) 视野

单眼固定注视前方一点时, 该眼所能看到的空间范围称为视野(visual field)。视野的最大界限以它和视轴所形成夹角的大小来表示, 视野的大小还与视网膜中各类感光细胞的分布和感受不同颜色刺激的能力等因素有关。在同一光照条件下, 用不同颜色的视标测得的视野大小不一, 其中白色视野最大, 其次为黄蓝色, 再次为红色, 绿色视野最小(图9-11)。由于面部结构(鼻和额)对光线的阻挡, 也可影响视野的大小, 颞侧与下侧视野较大, 鼻侧与上侧视野较小。世界卫生组织规定, 视野小于10度者即使中心视力正常也属于盲。临床上检查视野可帮助诊断视网膜、视神经和视觉传导通路上的某些病变。

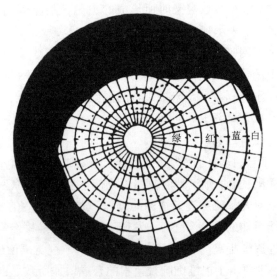

图9-11 人右眼视野图

(四) 双眼视觉和立体视觉

人和灵长类动物的双眼均在面部的正前方, 视物时两眼视野大部分重叠, 因此凡是落在该范围内的任何物体都能同时被两眼看见。两眼同时看某一物体时产生的视觉称为双眼视觉(binocular vision)。正常人两眼视物时, 两侧视网膜上各形成一个完整的物像,靠眼外肌的精细协调运动，可使来自物体同一部分的光线成像于两眼视网膜的对称点上，从而产生单一物体的视觉，称为单视。若物像落在两眼视网膜的非对称点上，产生有一定程度相互重叠的两个物体的感觉，称为复视（diplopia）。双眼视觉可扩大视野，弥补生理盲点的缺陷，同时还能感知物体的深度（厚度），产生立体视觉。因为用两眼注视同一物体时，在两眼视网膜上所形成的物像并不完全相同，左眼看到物体的左侧面较多，右眼看到物体的右侧面较多。这些来自两眼视觉图像的信息经过高级中枢处理后，形成立体感觉。例如，一个球形体在每一侧视网膜上的像只能是一个圆平面，但左眼看球形体时更多地看到左侧面，右眼看球形体时更多地看到右侧面，这样的视觉图像信息经过高级神经中枢处理后，产生了一个有立体感的"球"形象，而不是一个椭圆面或圆平面。立体视觉的产生并不完全依靠双眼视觉，单眼视觉有时因物体阴影、光线反射和生活经验等原因，也可产生立体感，但不够精确。

第三节　耳的听觉功能

听觉的感觉器官是耳，由外耳、中耳和内耳的耳蜗组成。听觉的适宜刺激是物体振动时发出的声波，声波通过外耳和中耳组成的传音系统传至内耳，经内耳的感音换能作用将声能转变为听神经上的动作电位，经听神经传入到大脑皮层的听觉中枢，产生听觉。听觉对多种动物适应环境起着重要作用。在人类，语言是互通信息、交流思想的重要工具。因此，听觉对人认识自然界和参与社会活动具有重要意义。

一、人耳的听阈和听域

耳的感受细胞是耳蜗螺旋器（也称柯蒂器，organ of corti）中的毛细胞，其适宜刺激是空气振动的疏密波，但振动的频率必须在一定的范围内，并且达到一定的强度才能产生听觉。人耳能够感受到的声波振动频率在 20~20000 Hz 之间。对于每一种频率的声波，都有一个刚能引起听觉的最小振动强度，称为听阈（hearing threshold）。如果振动的频率不变，振动强度在听阈以上继续增加时，听觉的感受也相应增强，但当强度增大到某一限度时，所引起的将不单是听觉，同时还会引起鼓膜的疼痛感觉，这个限度称为最大可听阈。由于每一种振动频率均有它自己的听阈和最大可听阈，以声波的频率为横坐标，以声波的强度为纵坐标，将每一频率的听阈和最大可听阈绘制成听力曲线（图 9-12），图中下方曲线表示不同频率的听阈，上方曲线表示不同频率的最大可听阈，二者所包括的范围称为听域，即人耳所能感受到声音的频率和强度范围。正常人耳所能感受到的声波振动频率和强度值都应在听域的范围之内。从听域图中可以看出，人耳最敏感的声波频率为 1000~3000 Hz，随着声波频率的升高或降低，听阈都会升高，人类语言的频率主要分布在 300~3000 Hz，语音的强度为中等强度，也在听阈和最大可听阈之间。

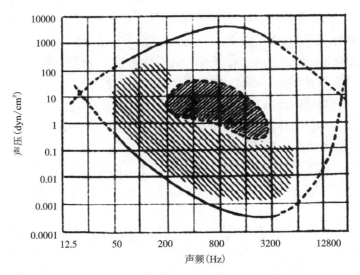

中心斜线区：通常的语言区；下方斜线区：次要的语言区。

图9-12 人的正常听域图

二、外耳和中耳的功能

(一)外耳的功能

外耳(external ear)由耳郭和外耳道组成。耳郭的形状有利于收集声波，起采音作用。许多动物的耳郭能够运动以判断声音的来源与方向。随着进化的进行，人耳耳郭的运动能力已经退化，但可通过转动头部判断声源的方向。

外耳道长约2.5 cm，是声波传导的通路。一端开口于耳郭，另一端终止于鼓膜的盲性管道，声波进入后可产生共鸣现象。作为一个共鸣腔，其最佳共振频率大约在3800 Hz，当声波频率为3000~5000 Hz的声音由外耳道传到鼓膜时，其强度可以增加约10分贝(decibel, dB)。

(二)中耳的功能

中耳由鼓膜、听骨链、鼓室和咽鼓管等结构组成，其主要功能是将空气中的声波振动能量高效地传递到内耳，其中鼓膜和听骨链在传音过程中起着重要作用。

1. 鼓膜

鼓膜为一椭圆形稍向鼓室凹陷的半透明薄膜，面积50~90 mm²，厚约0.1 mm。它是外耳道和鼓室的分界膜，形状如同一个浅漏斗，其顶点在鼓室内与听骨链上的锤骨柄相连。鼓膜的形态和结构特点如同电话受话器中的振膜，是一个压力承受装置，具有较好的频率响应和较小的失真度，有利于声波如实传递给听骨链。实验观察，当低于2400 Hz的声波频率传至鼓膜时，它的振动可与声波的振动同始同终，无残余振动。

2. 听骨链

听骨链由三块听小骨依次连接而成，分别是锤骨、砧骨和镫骨。锤骨柄附着于鼓膜，向上伸出的头部与砧骨紧密连接，砧骨的另一端与镫骨形成关节连合，镫骨脚板与卵圆窗膜

（前庭窗膜）相贴。当鼓膜振动时，如果锤骨柄内移，镫骨脚板和砧骨长突也向内移将前庭窗膜向内推入。如果锤骨柄外移，镫骨脚板和砧骨长突也向外使前庭窗膜恢复至原位。三块听小骨形成一个以锤骨柄为长臂，砧骨长突为短臂的有固定角度的杠杆系统，支点的位置刚好在听骨链的重心上。因此，在能量传递过程中惰性最小，效率最高。

声波经鼓膜、听骨链到达卵圆窗膜时，其振幅稍减小而压强增大的现象称为中耳的增压作用。这样既可提高声波传递的效率，又可避免对卵圆窗膜和内耳造成损伤。压强增大的原因主要有两个方面：①鼓膜的实际振动面积约为 55 mm^2，而卵圆窗膜的面积只有 3.2 mm^2，二者面积之比为 17.2∶1，假设听骨链传音时总压力不变，则作用于卵圆窗膜上的压强为鼓膜上压强的 17.2 倍；②听骨链杠杆的长臂与短臂的长度比例约为 1.3∶1，即锤骨柄较长，通过杠杆作用短臂一侧的压力将增大到原来的 1.3 倍。因此，

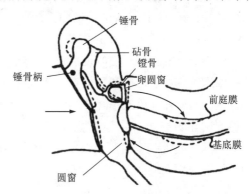

图 9-13　人中耳与耳蜗示意图

整个中耳传递过程中的增压效应为 22.4(17.2×1.3)倍(图 9-13)。

中耳内的鼓膜张肌和镫骨肌的活动也与中耳的传音功能有关。例如，当鼓膜张肌收缩时，可以使锤骨柄和鼓膜向内牵引，增加鼓膜的紧张度，使其振幅减小，有利于接受高音；镫骨肌收缩时，能向外牵引镫骨脚板的前上缘，减轻鼓膜的紧张度，增大振幅，便于接受低音。强烈的声响或气流经过外耳道，以及角膜和鼻黏膜受到机械刺激时，可以反射性地引起这两块小肌肉收缩，使鼓膜紧张，各听小骨之间的连接更为紧密，听骨链传递振幅减小，阻力增大，最终引起中耳的传音效能降低，可阻止较强的振动传到耳蜗。因此，当强烈声波传入时，对感音装置有一定的保护作用。

3. 咽鼓管

咽鼓管是连通鼓室和鼻咽部的通道，鼓室内空气通过咽鼓管与大气相通。正常情况下，咽鼓管的鼻咽部开口常处于闭合状态；在吞咽、打哈欠或喷嚏时，咽鼓管鼻咽部的开口开放，使鼓室与外界相通，外界空气进入鼓室。咽鼓管的主要功能是调节鼓室内空气的压力，使之与外界大气压保持平衡，这对于维持鼓膜的正常位置、形状和振动性能具有重要意义。咽鼓管因炎症阻塞后，鼓室内空气被组织吸收，可造成鼓膜内陷，产生耳鸣，影响听力。在日常生活中，由于某种情况可造成鼓室内外空气的压力发生变化。如乘坐飞机升空时，由于高空气压降低，以致鼓室内压相对增高，鼓膜可向外突出，将引起鼓膜剧烈疼痛甚至造成鼓膜破裂。此时，通过吞咽、打哈欠或喷嚏等动作可以使咽鼓管管口暂时开放，使鼓膜内外的压力平衡，即可缓解此种症状。

(三)声波传入内耳的途径

声音传入内耳的途径有两种：气传导与骨传导。一般以气传导为主。

1. 气传导

声波经外耳道空气传导引起鼓膜振动，再经听骨链和卵圆窗膜进入耳蜗，这种传导途径称为气传导(air conduction)，简称气导。气导是产生正常听觉的主要途径。此外，鼓膜振动

也可通过鼓室内的空气传至圆窗,再经圆窗(蜗窗)传至内耳。这一途径在正常情况下,并不重要,但在正常气传导途径的结构损坏时,如鼓膜大穿孔或听骨链严重受损,可以起到一定的代偿作用,但听力较正常时大为降低。

2.骨传导

声波直接引起颅骨的振动,再引起位于颞骨骨质中的耳蜗内淋巴的振动,这种传导途径称为骨传导(bone conduction),也称骨导。在正常情况下,骨导的敏感性比气导的敏感性低得多,人们几乎感觉不到它的存在。因为平时接触到的一般声音不足以引起颅骨的振动,只有较强的声波,或者是自己的说话声,才能引起颅骨较明显的振动。

在临床工作中,常用音叉检查患者气导和骨导的情况,帮助诊断听觉障碍的病变部位和性质。例如,当外耳道或中耳发生病变时,气导途径受损,引起的听力障碍称为传音性耳聋,此时患侧气导明显受损,骨导则不会受影响或甚至比健侧更加敏感;当耳蜗发生病变或各级听中枢及其通路上病变时所引起的听力障碍分别称为感音性耳聋和中枢性耳聋,此时患侧气导和骨导都受损。

三、内耳(耳蜗)的功能

内耳又称迷路,由耳蜗和前庭器官组成。其中感受声音的装置位于耳蜗,前庭器官则与平衡觉有关。耳蜗的生理功能是将传到耳蜗的机械振动能量转变成为听神经纤维的神经冲动。其中,一个关键的因素是耳蜗基底膜的振动刺激了基底膜表面的毛细胞,引起耳蜗内发生各种过渡性的电变化,最终导致毛细胞底部的传入神经纤维产生动作电位。前庭器官的功能将在前庭感觉中阐述。

(一)耳蜗的结构

耳蜗(cochlea)是一个形似蜗牛壳的骨管,由一条骨质的管道围绕一个骨轴旋转形成,人类耳蜗长 35 mm,旋转 2.5~2.75 圈。耳蜗内有一条长约 30 mm 的基底膜,沿耳蜗的管道盘曲成螺旋状,声音感受器附着在基底膜上,称为螺旋器(也称柯蒂器,organ of Corti)。在耳蜗的横断面上可见两个分界膜:斜行的前庭膜和横行的基底膜,将管道分为三个腔,分别称为前庭阶、鼓阶和蜗管(图 9-14)。蜗管是一个盲管,其中充满内淋巴。前庭阶和鼓阶在顶端相通,充满外淋巴。前庭阶的底端外侧壁有膜性的前庭窗,由镫骨板覆盖,鼓阶的底端有膜性的圆窗,朝向中耳腔。

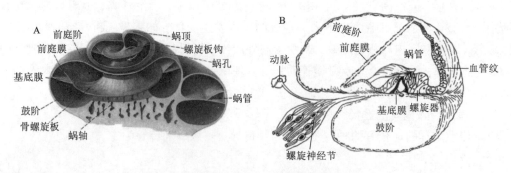

A—耳蜗纵行剖面;B—耳蜗管横断面。

图 9-14 耳蜗及耳蜗管的横断面示意图

螺旋器的构造极为复杂,由内毛细胞、外毛细胞及支持细胞等组成(图9-15),靠蜗轴一侧有一行纵向排列的内毛细胞;靠外侧有3~5行纵向排列的外毛细胞。毛细胞的顶部与蜗管内淋巴液相接触,毛细胞周围和基底部则与外淋巴液相接触。每一个毛细胞的顶部表面都有上百条整齐排列的纤毛称为听毛,外毛细胞中较长的一些听毛埋植于盖膜的胶冻状物质中。盖膜的内侧连耳蜗轴,外侧游离在内淋巴液中。毛细胞的顶部与内淋巴接触,其底部则与外淋巴接触,且底部有丰富的听神经末梢。

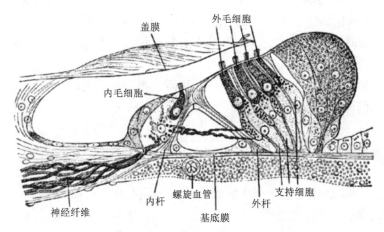

图 9-15 螺旋器毛细胞与支持细胞模式图

(二)耳蜗的感音换能作用

1. 基底膜的振动与行波理论

内耳的感音作用是将传到耳蜗的机械振动转变为听神经纤维上的动作电位,即将机械能转换为生物电能。在这一转变过程中,耳蜗基底膜的振动起着关键作用。

当声波振动通过听骨链到达卵圆窗膜时,压力变化立即传给耳蜗内液体和膜性结构。如果卵圆窗膜内移,前庭膜和基底膜也将下移,最后是鼓阶的外淋巴压力升高,使圆窗膜发生外移;相反,当卵圆窗膜外移时,整个耳蜗内的淋巴和膜性结构均作相反方向的移动,使圆窗膜发生内移,如此反复,便形成了基底膜的振动(图9-16)。在正常气传导过程中,圆窗膜可缓冲耳蜗内压力的变化,是耳蜗内结构发生振动的必要条件。

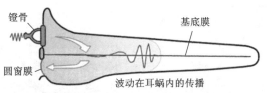

假设耳蜗被拉直,镫骨向耳蜗内运动时,圆窗膜向外凸出,基底膜向下移位

图 9-16 基底膜对声波频率共振示意图

基底膜的振动是以行波(traveling wave)方式进行的,即振动最先发生在基底膜的底部(靠近卵圆窗处),随后以行波的方式沿基底膜向耳蜗顶部传播,就像有人在规律地抖动一条

绸带，形成的波浪向远端传播一样。声波频率不同，行波传播距离和最大振幅出现的部位不同。声波振动频率越高，行波传播越近，引起最大振幅出现的部位越靠近卵圆窗处，即耳蜗的底部感受高频声波；反之，声波振动频率越低，则行波传播越远，最大振幅出现的部位越靠近耳蜗顶部，即耳蜗的顶部感受低频声波。

耳蜗能区分不同振动频率的声波，与所引起的基底膜振动形式有关。动物实验和临床研究证实，耳蜗底部受损时主要影响高频听力；耳蜗顶部受损时主要影响低频听力。可以认为，每一种声波的振动频率在基底膜上都有一个特定的行波传播范围和最大振幅区（图 9-17），位于该区域的毛细胞受到的刺激最强，与该毛细胞联系的听神经纤维的动作电位频率也最多，将声波振动的机械能转变成为听神经纤维上不同组合形式的神经冲动，到达听觉中枢的不同部位，引起不同音调的听觉。

基膜振动的频率与鼓膜振动的频率一致，从而与声波频率完全一致。在基底膜振动时，基底膜与盖膜之间的相对位置会随之发生相应的变化，从而使毛细胞受到刺激而引起生物电变化。

2. 毛细胞感受器电位

毛细胞顶端的听毛有些埋在盖膜的胶状物中。由于盖膜和基底膜的连接点不在同一水平面上，当行波引起基底膜振动时，基底膜的振动轴和盖膜的振动轴不一致，两种膜之间产生一个横向的交错移动，使听毛受到一个切向力的作用而发生弯曲或偏转（图 9-18），将声波振动的机械能转变为毛细胞的电变化。即产生毛细胞的感受器电位。

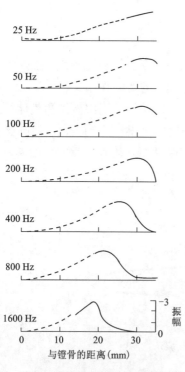

图 9-17　不同频率的纯音引起基底膜位移示意图

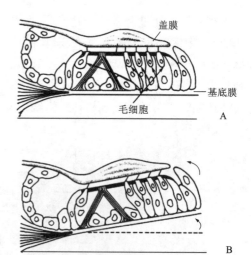

图 9-18　基底膜振动时毛细胞顶部
纤毛受力情况示意图

近年来利用细胞电压钳和膜片钳技术研究发现毛细胞的顶部存在离子通道,该通道对机械力非常敏感,故称为机械门控离子通道。实验中使静纤毛倒向动纤毛一侧时,纤毛侧膜上的机械门控阳离子通道被打开,内淋巴液中K^+进入细胞内使膜去极化,从而产生毛细胞感受器电位。经过一系列过渡性电位变化,最终转变为听神经上的动作电位,完成耳蜗的感音换能作用。

3. 耳蜗的生物电现象

(1)耳蜗内电位

耳蜗的前庭阶和鼓阶中充满着外淋巴,蜗管内充满着内淋巴,内淋巴不能到达毛细胞的基底部。内淋巴和外淋巴的离子成分相差很大,外淋巴中Na^+浓度比内淋巴高10倍,而内淋巴中K^+浓度比外淋巴高30倍,因此静息状态下耳蜗不同部位存在的电位差不同。当耳蜗未受刺激时,如果将一个参考电极(零电位)放在鼓阶外淋巴中,另一个测量电极放在蜗管内淋巴中,则可测得+80 mV左右的电位,称为耳蜗内电位(endocochlear potential,EP),又称内淋巴电位(endolymphatic potential)。如果将此测量电极刺入毛细胞膜内,此时测得毛细胞静息电位为−70~−80 mV。由于毛细胞顶端浸浴在内淋巴中,而周围和底部则浸浴在外淋巴中,故毛细胞顶端膜内、外的电位差可达150~160 mV,而毛细胞周围和底部膜内、外的电位差仅约80 mV,这是毛细胞静息电位与一般细胞不同之处。

目前实验已证实,内淋巴中正电位的产生和维持与蜗管外侧壁的血管纹细胞活动有直接关系。由于血管纹细胞的细胞膜上含有大量的钠泵,通过钠泵活动,分解ATP提供能量,将血浆中的K^+泵入内淋巴,同时将内淋巴中的Na^+泵入血浆,使内淋巴中含有大量的K^+,因而保持了较高的正电位。血管纹细胞对缺氧和钠泵抑制剂哇巴因十分敏感,缺氧时ATP的生成和钠泵活动障碍,使内淋巴的正电位不能维持,引起听力下降。因此,任何影响ATP生成和利用的因素均可使内淋巴正电位消失而导致听力障碍。

(2)耳蜗微音器电位

当耳蜗受到声音刺激时,耳蜗及其附近结构可以记录到一种与声波的频率和幅度完全一致的电位,称为耳蜗微音器电位(cochlear microphonic potential,CM)(图9-19)。耳蜗就像电话机的受话器或麦克风(即微音器),可以将声波振动转为相应的音频电信号。例如实验中,对着动物的耳郭讲话或唱歌,将记录电极放置在圆窗膜,记录到的生物电活动经过放大后,连接一个扬声器,扬声器发出的声音与讲话或唱歌的声音相同。表明耳蜗起着类似微音器的作用。

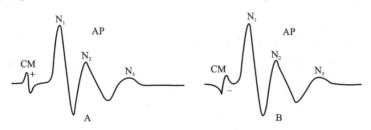

图9-19 耳蜗微音器电位及听神经动作电位

耳蜗微音器电位的特点有：没有潜伏期和不应期、不易疲劳、不发生适应现象、可以总和、对缺氧和深麻醉相对不敏感，甚至在听神经纤维变性时或动物死亡半小时左右，微音器电位仍能出现，以及在听域范围内能重复声波的频率。

实验证明，耳蜗微音器电位就是多个毛细胞在接受声音刺激时所产生的感受器电位的复合表现。与动作电位不同，耳蜗微音器电位具有一定的位相性，即当声音位相倒转时，耳蜗微音器电位的位相也发生倒转，而动作电位则不能（图 9-19）。

用微电极记录单个毛细胞跨膜电位时发现，听毛只要发生 0.1°的角位移，就可引起毛细胞感受器电位。电位变化的方向与听毛受力的方向有关，电位既可以是去极化型的，也可以是超极化型的。当静毛向动毛一侧弯曲时发生去极化；反之，当动毛向静毛一侧弯曲时则发生超极化。因而耳蜗微音器电位的波动与声波振动的频率和幅度相一致。

内耳的螺旋器由毛细胞和多种支持细胞组成。一侧耳蜗大约有 23500 个毛细胞，毛细胞又分为内毛细胞（inner hair cells）和外毛细胞（outer hair cells）。内毛细胞约为 3500 个，在近螺旋器的轴心处排成一行，外毛细胞约为 20000 个，在远离螺旋器的轴心处排成三到四行。外毛细胞对声音刺激的敏感性高，主要作用是感受声音。听神经的传入纤维大多数分布在内毛细胞上，内毛细胞的主要作用是对声音进行分析并将不同频率的声波振动转为听神经纤维的动作电位。

四、听神经动作电位

听神经动作电位是耳蜗对声音刺激的一系列反应中最后出现的电变化，由耳蜗毛细胞的微音器电位触发产生。是耳蜗对声波刺激进行换能和编码作用的结果，作用是向中枢传递声音信息。

图 9-19 中的 N_1、N_2 和 N_3 是从整个听神经上记录到的复合动作电位，是所有听神经纤维产生的动作电位的总和，而并非单一听神经纤维的动作电位。记录单一听神经纤维放电的实验表明，某一特定频率的纯音只需很小的刺激强度便可产生动作电位，这个频率即为该听神经纤维的特征频率。每一条听神经纤维都有自己特定的特征频率，其取决于该纤维末梢在基底膜上的分布位置，特征频率高的神经纤维起源于耳蜗底部，特征频率低的神经纤维起源于耳蜗顶部。不同频率的声音可兴奋基底膜上不同部位的毛细胞，并引起相应听神经纤维产生动作电位，再共同向听觉中枢传递声音的频率及其强度信息，这样人耳才具有区别不同音色的能力。在日常生活中，作用于人耳的声音振动频率与强度变化，和由此引起的基底膜的振动形式、神经纤维的兴奋与组合均十分复杂。因此，不同的音调和声音的响度需以不同的动作电位组合形式上传至皮质听觉中枢，才能产生相应的听觉。

综上所述，耳蜗在没有声音刺激时存在静息电位。当有声音刺激时，在静息电位的基础上，耳蜗毛细胞产生微音器电位，进而触发听神经产生动作电位，该神经冲动沿着听神经传入听觉中枢，经分析综合后引起主观上的听觉。

第四节 前庭器官的平衡感觉功能

前庭器官由三个半规管(semicircular canals)、椭圆囊(utricle)和球囊(saccule)组成。当头部在空间的位置发生改变、机体进行旋转或直线变速运动时,会刺激相应的感受细胞,然后通过感受细胞的换能作用,将刺激转变为传入神经上的动作电位,冲动沿第Ⅷ脑神经的前庭支传向中枢,引起相应的感觉、反射性地维持机体的平衡和引起其他前庭反应。它们感受的信息以及由视觉器官和本体感受器感受的信息传入中枢,共同参与人体正常姿势的维持。

一、前庭器官的感受装置和适宜刺激

(一)前庭器官的感受装置

前庭器官的感受细胞都被称为毛细胞。每个毛细胞有 60～100 条纤毛,呈阶梯状排列,一侧边缘最长的一条纤毛,称为动纤毛(kinocilium);其余的纤毛称为静纤毛(stereocilium)。电生理学实验证明,当动纤毛和静纤毛都处于自然状态时,细胞膜内外存在着约 -80 mV 的静息电位,毛细胞底部的神经纤维上有中等频率的持续放电;若外力使静纤毛倒向动纤毛侧,细胞膜电位发生去极化达到 -60 mV 的水平,神经纤维放电频率增加,表现为兴奋;与此相反,若外力使动纤毛倒向静纤毛侧,毛细胞的膜电位出现超极化,神经纤维放电频率减少,表现为抑制(图 9-20),这是所有毛细胞感受外界刺激时的一般规律。前庭器官中毛细胞通过与耳蜗毛细胞相似的换能机制,使相应的神经纤维的冲动频率发生变化,把机体运动状态和头部在空间位置的变化信息传到中枢,引起特殊的位置觉和运动觉,并反射性地引起各种躯体和内脏功能的变化。

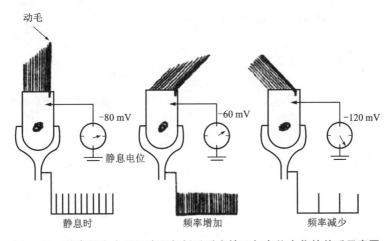

图 9-20 前庭器官中毛细胞顶部纤毛受力情况与电位变化的关系示意图

(二)前庭器官的适宜刺激

1. 半规管

内耳有三个相互垂直的半规管,分别称为上、外、后半规管,分别代表空间的三个平面。

头部前倾30°时，外半规管与地面平行，因此又称水平半规管。每个半规管都呈半弧形，各半规管在与椭圆囊连接处均有一膨大的部位，称为壶腹。壶腹内有一隆起的结构称为壶腹嵴。毛细胞就位于壶腹嵴上，其纤毛较长，顶部埋植在一种称为终帽的胶质性圆顶壶腹帽中。毛细胞在各壶腹嵴上的排列方向都有自己的特点，动纤毛和静纤毛的相对位置也是相对固定的，以水平半规管为例，当人体向左旋转时，由于内淋巴的惯性作用，左侧水平半规管中内淋巴流向壶腹，壶腹嵴受冲击的方向正好是使静纤毛向动毛一侧弯曲，使该侧毛细胞兴奋，向中枢发放的神经冲动频率增加；与此同时，右侧水平半规管中的内淋巴离开壶腹，壶腹嵴受冲击的方向正好是使动纤毛向静纤毛一侧弯曲，于是该侧毛细胞产生抑制，向中枢发放的神经冲动频率减少。人脑根据来自两侧半规管传入信息的不同，来判定是否开始旋转及旋转方向。而当旋转停止时，半规管内淋巴因惯性继续运动，就会发生与旋转开始时相反的变化，毛细胞又受到新的刺激。因此，半规管的功能是感受旋转变速运动，其适宜刺激是正负角加速度运动。

2. 椭圆囊和球囊

椭圆囊和球囊内部充满内淋巴液，囊内各有一个特殊的结构，分别称为椭圆囊斑和球囊斑，毛细胞位于囊斑中，其纤毛埋植在一种称为耳石膜的结构内。耳石膜内含有许多微细的耳石，主要由碳酸钙组成，其比重大于内淋巴。椭圆囊和球囊主要感受人体作直线变速运动的刺激。椭圆囊中的囊斑和球囊中的囊斑所处的空间位置有所不同。人体直立时，椭圆囊中囊斑处于水平位置，毛细胞顶部朝上，耳石膜在纤毛的上方，而球囊中的囊斑所处的平面与地面垂直，毛细胞和纤毛由囊斑表面向水平方向伸出，耳石膜悬在纤毛的外侧，与囊斑平行。两个囊斑的每一个毛细胞顶部的静纤毛和动纤毛的相对位置几乎都不相同（图9-21），有利于分辨人体在囊斑平面上所作的各种方向的直线变速运动。

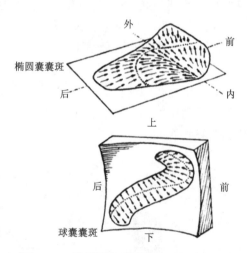

图9-21 椭圆囊和球囊囊斑毛细胞纤毛的分布示意图

二、前庭反应

来自前庭器官的传入冲动，除引起运动觉和位置觉外，还能引起各种姿势反射、自主神经反应和眼震颤等现象，这些现象统称为前庭反应(vestibular responses)。

(一)前庭姿势反射

当进行直线变速运动时，可刺激椭圆囊和球囊，反射性地改变颈部和四肢肌紧张的强度。例如，乘车时，车的突然向前加速，椭圆囊中的耳石由于惯性可使毛细胞的纤毛向后偏转，可反射性地使躯干的屈肌收缩和下肢伸肌的张力增加，使身体前倾，防止因惯性可能导致的身体向后倾倒，从而维持身体平衡。又如电梯突然上升，球囊中的耳石使毛细胞的纤毛向下方偏转，导致四肢伸肌被反射性抑制而发生下肢屈曲；电梯下降时，则反射性地引起伸肌收缩而出现下肢伸直,从而对抗外力以维持身体平衡。当发生直线变速运动或旋转变速运动时,产生姿势反射的结果,常同发动这些反射的刺激相对抗,其意义在于使机体尽可能地保持在原有空间位置上,以维持一定的姿势和平衡。

(二)前庭自主神经反应

前庭器官受到过强或过久的刺激,常可引起自主神经系统的功能发生变化,可引起恶心、呕吐、眩晕、皮肤苍白、心率加快和血压下降等现象。这是通过前庭神经核与网状结构的联系引起的自主神经功能失调的反应,故被称为前庭自主神经反应(vestibular autonomic reaction)。在有些人中,这种现象特别明显,会出现晕船、晕车等,这可能是因为其前庭器官的功能过于敏感的缘故。通过必要的锻炼,随着适应能力增强,上述反应会逐渐减轻。

(三)眼震颤

躯体作旋转运动时引起眼球产生的一种特殊的节律性往返运动,称为眼震颤(nystagmus)。眼震颤主要是由于半规管受刺激,反射性地引起眼外肌的活动,从而造成眼球的规律性往返运动。在生理情况下,两侧水平半规管受刺激时,引起水平方向的眼震颤;上、后半规管受刺激时,引起垂直方向的眼震颤。人在水平面上的活动较多,如转身和回头等,所以水平方向的眼震颤最为常见。例如,当头部保持前倾30度的姿势,人体以垂直方向为轴向左旋转,当向左旋转开始时,左侧壶腹嵴内的毛细胞受刺激产生兴奋,而右侧正好相反(图9-22),这时可出现两眼球先缓慢向右侧移动,这称为眼震颤的慢动相;当慢动相使眼球移动到两眼裂右侧端时,又突然返回到眼裂的中心位置,这称为眼震颤的快动相。之后再出现新的慢动相和快动相,如此反复,这就是眼震颤。当旋转变为匀速转动时,旋转虽在继续,

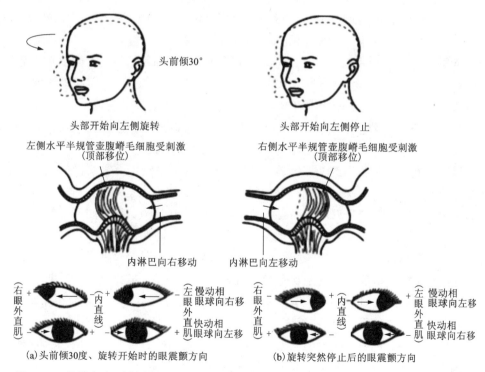

图 9-22 旋转变速运动时两侧水平半规管壶腹嵴毛细胞受刺激情况和眼球震颤方向示意图

但由于内淋巴的惯性滞后作用消除，眼球不再震颤而居于正中。当旋转减速或停止时，内淋巴因惯性而不能立刻停止运动，使壶腹嵴产生与开始时相反的压力变化，又引起与开始方向相反的慢动相和快动相。临床上通过检查眼震颤以判断前庭器官功能状态，一般是让受试者坐在转椅上，头前倾30°，以每两秒一周的速度旋转10周，然后突然停止，这时一个正常人的眼震颤持续20~40秒，若眼震颤的时间持续过长，提示前庭功能过于敏感，前庭功能过于敏感的人容易发生晕船、晕车和航空病等；若眼震颤的时间持续过短，提示前庭功能可能减弱。如前庭器官发生某些病变时，也可能出现自发性眼球震颤或眼震颤消失。

前庭系统疾病主要产生三大症状：眩晕感、眼震颤和平衡障碍，这些症状可先后出现或互为因果，如主观上严重的眩晕感可以诱发眼震颤和平衡功能障碍。客观上的眼震颤和平衡障碍又可引起或加重眩晕感。三大症状虽表现不同，但发生机制均源于身体的姿势平衡障碍。

第五节 嗅觉和味觉的功能

一、嗅觉

人类的嗅觉是一种主观感觉，嗅觉（olfaction）的感受器是嗅上皮（olfactory epithelium）中的嗅细胞，嗅上皮位于上鼻道及鼻中隔后上部，总面积约5 cm²，由嗅细胞、支持细胞和基底细胞组成。嗅细胞属神经元，由于其部位较深，平静呼吸时的气流不易到达该处，故对一些不太浓的气味，要用力吸气，使气流深入到嗅上皮才能进行分辨。每个嗅细胞顶部有6~8条短而细的纤毛，称为嗅毛；细胞的底端有细而长的突起称为嗅神经，这些无髓纤维组成嗅丝，嗅丝穿过筛骨直接进入嗅球，形成嗅束后进入更高级的嗅觉中枢。

嗅觉感受器的适宜刺激是空气中有气味的化学物质。嗅细胞的纤毛受到存在于空气中的物质分子刺激时，这些化学物质与嗅毛上的特异性受体结合，通过G蛋白和膜的效应器酶跨膜信号传递系统，使细胞内cAMP浓度升高，激活了嗅细胞膜上Na⁺通道，大量Na⁺进入到细胞内，使细胞膜产生去极化型的感受器电位，最终导致嗅神经元产生动作电位，通过嗅神经将冲动传至嗅球，进而将嗅觉信息传入嗅觉中枢引起嗅觉。

自然界能引起嗅觉的物质约2万余种，人类能辨别和记忆约1万种不同的气味。不同的嗅觉感受可能与一些基本气味的不同程度的组合有关。用细胞内记录法检查单一嗅细胞电反应的实验发现，每一个嗅细胞只对一种或两种特殊的气味起反应，且不同部位的细胞只对某种特殊的气味起反应。嗅觉系统也与其他感觉系统类似，不同性质的气味刺激有其相应专用的感受位点和传输线路；非基本气味则由于它们在不同传入通路上对神经冲动的不同程度的组合，最后在嗅觉中枢引起特有的主观感受。嗅觉的阈值很低，敏感度高，不同动物的嗅觉敏感程度差异很大，同一动物对不同有气味物质的敏感程度也不同。与动物相比，人的嗅觉则比较迟钝，例如：狗对醋酸的嗅觉敏感度比人高约1000万倍。嗅觉感受器的适应较快，当某种气味突然出现时，可引起明显的嗅觉，若这种气味物质持续存在，对该气味的嗅觉很快减弱甚至消失。对某一气味适应后，对其他气味仍敏感。

在机体受到不同气味的刺激时，除产生相应的嗅觉外，还可投射到边缘系统，引起机体其他功能活动的改变，如嗅到花香会产生愉快的情绪并产生记忆活动；嗅到喜爱的食物气味时可增加食欲等。

二、味觉

味觉（gustation）感受器是味蕾（taste bud），主要分布在舌背部表面和舌周边部位的黏膜内，口腔和咽部黏膜的表面也有散在的味蕾存在。味蕾由味觉细胞和支持细胞组成，味觉细胞是味觉的感受细胞，其顶端有纤毛，称为味毛，由味蕾表面的孔伸出，是味觉感受的关键部位。味觉细胞平均每10天更新一次。儿童时期味蕾较多，老年时味蕾萎缩而减少。

人和动物的味觉系统可以感受和区分出多种味道；但众多的味道都是由四种基本味觉的不同组合所形成，这四种味觉就是酸、甜、苦、咸。有实验证明，一个味觉感受器并不只对一种味觉物质起反应，而是对酸、甜、苦、咸的刺激均有反应，但对不同味觉物质刺激的反应程度存在差异。舌表面不同部分对不同味觉刺激的敏感程度不一样。在人，一般是舌尖部对甜味道比较敏感，舌两侧对酸味比较敏感，舌前部对咸味比较敏感，而软腭和舌根部对苦味比较敏感。味觉的敏感度受食物或其他刺激物的温度影响。在20℃～30℃，味觉的敏感度最高。有时，同一种物质作用于不同部位的感受器，可引起不同的味觉。例如，以硫酸镁溶液刺激舌尖，可引起甜的感觉，刺激舌根则可引起苦味。表明味觉感受器具有机能特异性。

此外，味觉的辨别能力也受血液化学成分的影响，例如，动物实验中正常大鼠能辨出1：2000的氯化钠浓度，而切除肾上腺皮质的大鼠，可能是由于血液中低 Na^+，可辨别出1：33000的氯化钠浓度，而主动选饮含盐多的液体。因此，味觉的功能不仅在于辨别不同的味道，而且与营养物的摄取和内环境稳态的维持也有关系。

味觉感受器的适宜刺激是能溶解于水的一些化学物质。这些物质诱发味觉细胞产生去极化型感受器电位，然后通过突触传递引起传入神经上产生动作电位，从而将味觉信息传至味觉中枢，中枢可能通过来自传导四种基本味觉的专用线路上神经信号的不同组合来认知基本味觉以外的各种味觉。引起各种味觉的物质种类繁多，其详细换能机制并不完全相同，有待进一步研究。

味觉的敏感度还与年龄有关，随着年龄的增长而下降，这与老年时味蕾因萎缩而逐渐减少有关。味觉感受器属于快适应感受器，某种有味物质长时间刺激时，味觉的敏感度会迅速降低。若通过舌的运动改变有味物质的部位，可使适应变慢。但对某一种有味物质适应之后，对其他有味物质的味觉并无影响。

（张坚松　李翔）

复习思考题

1. 简述感受器的一般生理特性。
2. 简述正常人看近物时眼的调节过程及其生理意义。
3. 试述视网膜的感光换能机制。
4. 试述耳蜗的感音换能功能。
5. 简述椭圆囊、球囊和半规管的适宜刺激和感觉功能。

第十章 神经系统的功能

内容提要

神经系统是人体内占主导地位的调节系统，能及时、有效地控制全身其他各系统的功能活动，维持机体内环境的稳态。神经元是构成神经系统的基本结构与功能单位，突触则是不同神经元之间以及神经元和效应器细胞之间传递信息的部位。经典的突触传递是电-化学-电的传递过程，以神经递质为媒介，形成兴奋性或抑制性突触后电位。神经调节的基本方式是反射，各种反射活动均在中枢神经系统内体现出兴奋和抑制的相互协调与统一。丘脑是感觉传入通路的重要中继站，经特异投射系统投射到大脑皮层感觉区，引起特定的感觉；经非特异投射系统维持和改变大脑皮层的兴奋状态。内脏感觉主要是痛觉，常伴有牵涉痛。脊髓 α 运动神经元是躯体运动反射的最后公路。维持躯体姿势最基本的反射活动是牵张反射，包括腱反射和肌紧张。脑干网状结构通过下行抑制系统和下行易化系统调节肌紧张。小脑具有维持躯体平衡、协调随意运动和调节肌紧张、参与运动设计和程序编制等功能。基底神经节是皮层下与皮层构成神经回路的重要脑区之一，与随意运动的产生、稳定以及肌紧张的调节有关，也参与运动的策划和运动程序的编制。躯体运动的发动主要受大脑皮层运动区及其传出通路的控制。内脏活动受交感神经和副交感神经的双重支配，下丘脑是调节内脏活动的较高级中枢。条件反射是脑的高级神经活动，第二信号系统是人类所特有的，大脑皮层对听、说、读、写等语言活动功能有一定的定位。大脑皮层具有自发放电的现象，根据脑电图变化特点，睡眠分为慢波睡眠和快波睡眠。

第一节 神经元和神经胶质细胞

神经系统主要由神经细胞(neurocyte)和神经胶质细胞(neurogliocyte)构成。神经细胞也称神经元(neuron)，是神经系统的基本结构和功能单位。神经元通过突触形成了复杂的神经网络，完成神经系统的各种功能及活动。神经胶质细胞，主要对神经元起支持、保护和营养等辅助作用，并通过再生修复受损的神经组织。

一、神经元

(一)神经元基本特征

神经元是高度分化的细胞，其主要功能是接受、整合和传递信息。通过传入神经，神经元可接受机体内、外环境变化的各种刺激，并对这些信息进行有针对性的分析、整合或储存，再通过传出神经把调控信息传递给相应的效应器，完成调节和控制效应。此外，有些神经元（如下丘脑中的某些神经元）还能分泌激素，将神经信号转变为体液信号。

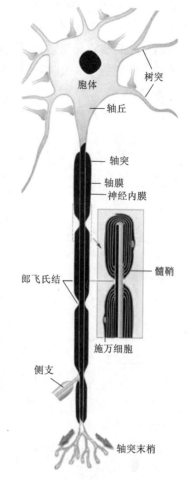

图 10-1　神经元模式图

人类中枢神经系统内约有 10^{11} 个神经元，尽管各类神经元的形态和大小差别很大，但其基本结构均包括胞体和突起两部分（图 10-1）。小脑颗粒细胞是人类神经系统内最小的神经元，胞体直径为 5~8 μm；而体积最大的神经元是脊髓前角运动神经元和大脑皮层的贝茨（Betz）细胞，直径可超过 100 μm。神经元胞体呈圆形、梭形或锥形等，主要位于脑、脊髓、神经节以及某些器官的神经组织中，是神经元代谢和营养的中心。神经元胞体可合成蛋白质，对神经递质的形成以及执行神经元的信息整合等功能具有重要作用。

神经元的突起可分为树突（dendrite）和轴突（axon）两类。一个神经元可有一个或多个树突。树突通常较短，可有多级分支，形成众多的多形性树突棘。树突的主要功能是接受其他神经元传递的信息，树突的分支及树突棘都使细胞膜面积大幅度扩展，从而提高了神经元信息接收的范围和敏感性。而轴突一般只有一个，且不同神经元的轴突长短差异很大，主要功能为传出信息。胞体发出轴突的部位称为轴丘。轴突的起始部位则称为始段。轴突的末端有许多分支，每个分支末梢的膨大部分称为突触小体，通常是与其他神经元相接触形成突触的部位。树突和轴突为神经元的区域性功能分化提供了结构基础，也为神经元形态分类（图 10-2）提供了依据。

张香桐先生的"仙人掌精神"

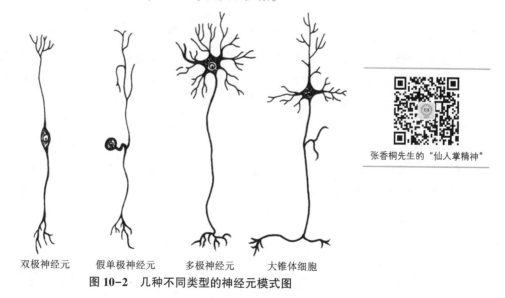

双极神经元　　假单极神经元　　多极神经元　　大锥体细胞

图 10-2　几种不同类型的神经元模式图

(二)神经纤维的功能与分类

轴突和感觉神经元的周围突统称为神经纤维(nerve fiber)。神经纤维末端称为神经末梢。神经纤维有些被胶质细胞形成的髓鞘或神经膜反复卷绕,严密包裹,被称为有髓神经纤维;另一些则被胶质细胞稀疏包裹,髓鞘单薄而不严密,则被称为无髓神经纤维。当轴突和感觉神经元的周围突穿过多段髓鞘,就如同串起串珠的绳索,故轴突和感觉神经元的周围突二者统称为轴索。

生理学上常用的神经纤维分类方法有两种:一种是根据神经纤维兴奋传导速度的差异,将神经纤维分为 A、B、C 三类,其中 A 类纤维又分为 α、β、γ、δ 四个亚类;另一种分类方法是根据神经纤维的来源与直径将其分为 Ⅰ、Ⅱ、Ⅲ、Ⅳ四类,其中 Ⅰ类纤维再分为 I_a 和 I_b 两个亚类。目前,前一种分类方法多用于传出纤维,后一种分类方法常用于传入纤维(表 10-1)。

表 10-1 哺乳类动物周围神经纤维的分类

纤维类型	功能	纤维直径/μm	传导速度/$(m \cdot s^{-1})$	相当于传入纤维的类型
A(有髓鞘)				
α	本体感觉、躯体运动	13~22	70~120	I_a、I_b
β	触-压觉	8~13	30~70	Ⅱ
γ	支配梭内肌(使其收缩)	4~8	15~30	
δ	痛觉、温度觉、触-压觉	1~4	12~30	Ⅲ
B(有髓鞘)	自主神经节前纤维	1~3	3~15	
C(无髓鞘)				
后根	痛觉、温度觉、触-压觉	0.4~1.2	0.6~2.0	Ⅳ
交感	交感节后纤维	0.3~1.3	0.7~2.3	

注:I_a 类纤维直径稍粗,为 12~22 μm;I_b 类纤维直径略细,约 12 μm。

在上表中,不同类型的神经纤维传导兴奋的速度有很大的差异,这与神经纤维的直径大小、髓鞘有无、髓鞘厚度以及环境温度密切相关。通常而言,直径较粗、有髓鞘的纤维,传导速度快;而直径较细、无髓鞘的纤维传导速度较慢。此外,环境温度降低可减慢神经纤维的传导速度,甚至造成传导阻滞。通过电生理方法,可记录神经纤维的动作电位,并精确地测定各种神经纤维的传导速度。例如人上肢正中神经内,运动纤维的传导速度为 58 m/s,感觉纤维的传导速度为 65 m/s。当神经纤维出现病变时(如脱髓鞘),其传导速度减慢。因此,通过测定神经传导速度,有助于诊断神经纤维的疾患和估计神经损伤的程度和预后。

(三)神经纤维传导兴奋的特征

神经纤维的主要功能是传导兴奋。在神经纤维上传导着的兴奋或动作电位称为神经冲动。神经纤维传导兴奋具有如下特征。

1. 生理完整性

神经纤维传导兴奋的必要条件是其结构和功能的完整性。神经纤维局部受损、被切断、低温处理或被施以麻醉剂等均可导致神经纤维丧失结构或功能的完整性，从而发生传导阻滞。在临床实践中，可采用低温麻醉或药物麻醉的方法阻断神经的传导功能，减轻患者的疼痛和痛苦，达到治疗目的。

2. 绝缘性

一条神经干内包含着许多神经纤维，但由于细胞外液对电流的短路作用，使局部电流只能在一条神经纤维上构成回路，各条纤维传导冲动时基本上互不干扰，表现为神经纤维传导的绝缘性。

3. 双向性

在实验条件下，人为刺激神经纤维上的任意一点，只要刺激强度足够大，引起的兴奋可在刺激点处沿神经纤维向两端传导。但在生物体内，多数轴突总是将神经冲动由胞体传向末梢，而作为轴突的感觉神经周围突则将神经冲动传向胞体，表现为传导的单向性，这是由突触传递的极性所决定的。

4. 相对不疲劳性

神经纤维可在较长的时间内持续传导神经冲动而不易产生疲劳。实验表明，50~100 Hz的电刺激连续刺激神经纤维 9~12 小时，神经纤维仍能保持传导兴奋的能力。而电刺激神经－肌肉标本的神经部分时，肌肉很快因疲劳而不再收缩。

（四）神经纤维的轴浆运输

神经纤维不仅具有传导动作电位的重要功能，其细胞浆（轴浆）还具有运输功能。由于轴突内的细胞器与胞体和树突内的不同，它几乎不具备合成蛋白质的能力，故其代谢所需要的酶等蛋白质均需在胞体的粗面内质网与高尔基复合体内合成，然后通过轴浆运输将它们运送到神经末梢；此外，含有递质的囊泡也大多在胞体形成后通过轴浆运输至神经末梢。

轴浆运输是双向的，既可从胞体向轴突末梢运输，称为顺向轴浆运输（anterograde axoplasmic transport）；也可从轴突末梢运向胞体，称为逆向轴浆运输（retrograde axoplasmic transport）。顺向轴浆运输可再分为快速轴浆运输和慢速轴浆运输两类。快速轴浆运输主要运送含有神经递质的囊泡以及具有膜结构的细胞器，如线粒体等。慢速轴浆运输是将其他可溶性成分以及胞体内新合成的微管和微丝等结构缓慢向前延伸和移动。通常，快速轴浆运输的速度可达 410 mm/d，需要耗能；而慢速轴浆运输速度仅为 1~12 mm/d，其机制目前尚不十分清楚。逆向轴浆运输主要见于一些被轴突末梢摄取的物质，如神经营养因子、狂犬病病毒和破伤风毒素等的运输。神经科学中常利用辣根过氧化物酶（horseradish peroxidase，HRP）进行神经通路的逆向示踪，即是利用这一原理。

（五）神经的营养作用

神经末梢能释放某些营养物质，调整所支配组织的内在代谢活动，缓慢但持续地影响其结构和功能状态，这一作用称为神经的营养性作用（trophic action）。神经的营养性作用与神经冲动关系不大，在正常情况下不易被觉察，但当神经被切断后就能明显地表现出来，它所支配的肌肉内糖原合成减慢，蛋白质分解加速，肌肉逐渐萎缩。例如，脊髓灰质炎患者所出现的肌肉萎缩就是由于前角运动神经元变性死亡，肌肉失去了运动神经的营养性作用所致。

二、神经胶质细胞

神经胶质细胞简称胶质细胞，广泛分布于中枢神经系统和周围神经系统。在人类的中枢神经系统中,胶质细胞主要有星形胶质细胞(astrocyte)、少突胶质细胞(oligodendrocyte)和小胶质细胞(microglia)三类;在周围神经系统,胶质细胞主要有形成髓鞘的施万细胞和位于神经节内的卫星细胞等(图10-3)。

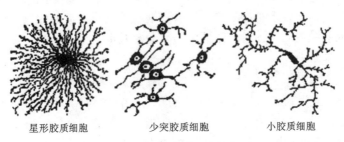

星形胶质细胞　　　少突胶质细胞　　　小胶质细胞

图10-3　神经胶质细胞的类型

(一)胶质细胞的特征

在人类的神经系统中,胶质细胞约占神经系统体积的一半,数量上为神经元的 $10 \sim 50$ 倍。它们与神经元相比,在形态和功能上有很大差异。胶质细胞具有较小的细胞核;尽管胶质细胞也有突起,但无树突与轴突之分;细胞之间不形成化学性突触,但普遍存在缝隙连接;胶质细胞不产生动作,但具有终身分裂增殖的能力。

(二)胶质细胞的功能

1. 支持作用

胶质细胞的突起能够构成神经组织的网架,形成支持神经元胞体和纤维的支架。

2. 修复和增生作用

神经元因外伤、缺血和感染等出现变性坏死时,小胶质细胞能转变成巨噬细胞,对神经组织损伤时所产生的坏死物或碎片进行清除。而星形胶质细胞可形成胶质瘢痕来修复创伤部位。

3. 绝缘和屏障作用

少突胶质细胞和施万细胞分别在中枢神经系统与外周神经系统形成髓鞘,从而起到一定的绝缘作用;而星形胶质细胞的血管周足是构成血-脑屏障的重要组成部分。

4. 物质代谢和营养性作用

星形胶质细胞通过血管周足和突起连接毛细血管与神经元,对神经元起运输营养物质和排除代谢产物的作用;同时还能产生神经营养因子,以维持神经元的生长、发育和功能的完整性。

5. 稳定细胞外 K^+ 浓度

神经元兴奋时可引起 K^+ 外流,使细胞外 K^+ 浓度升高。但由于星形胶质细胞膜上的钠钾泵活动可将细胞外过多的 K^+ 泵入细胞内,并在胶质细胞间扩散,从而维持了细胞外 K^+ 浓度的相对稳定。

6. 参与某些递质及生物活性物质的代谢

星形胶质细胞能摄取神经元释放的谷氨酸和 γ-氨基丁酸,将其转变为谷氨酰胺后再转运至神经元内,从而消除氨基酸类递质对神经元的持续作用,并为神经元合成氨基酸类递质提供前体物质。此外，星形胶质细胞还能合成和分泌多种生物活性物质，如血管紧张素原、前列腺素、白细胞介素，以及多种神经营养因子等。

（二）神经营养因子

神经营养因子（neurotrophin，NT）是由神经所支配的组织（如肌肉）和星形胶质细胞产生的，且为神经元生长与存活所必需的蛋白质分子。神经营养因子通常在神经末梢以受体介导入胞的方式进入神经末梢，再经逆向轴浆运输抵达胞体，促进胞体合成有关的蛋白质，从而发挥其支持神经元生长、发育和功能完整性的作用。近年来研究发现，有些神经营养因子由神经元产生，经顺向轴浆运输到达神经末梢，对突触后神经元的形态和功能完整性起支持作用。

人类发现的第一个神经营养因子是神经生长因子（nerve growth factor，NGF），由意大利神经科学家 Rita Levi-Montalcini 和美国生物化学家 Stanley Cohen 于 1956 年分离成功，并于 1986 年共同获得了诺贝尔生理学或医学奖。NGF 的发现是研究生长因子和激发寻找其他神经营养因子的里程碑。现已知，NGF 仅仅是一系列具有促进神经元存活的分泌因子之一。目前，研究最多的神经营养因子是 NGF、脑源神经营养因子（brain derived neurotrophic factor，BDNF）、神经营养因子 3（NT-3）和神经营养因子 4/5（NT-4/5）。

第二节　神经系统活动的基本原理

单个神经元无法完成神经系统的基本功能活动。神经元在神经系统内通过特殊的细胞连接相互联系，形成复杂的神经通路和网络。这种特殊的神经元之间，以及神经元与效应细胞之间相互接触并传递信息的部位称为突触（synapse）。传出神经元与效应细胞之间的突触也称接头。人类中枢神经元数量巨大，神经通路十分复杂，如按每个神经元接受约 1000 个突触小体计算，则中枢内约含有 10^{14} 个突触，远高于体内神经元的数量。

神经元数量众多，接触方式各异，因而突触也有不同的分类方法。按突触的部位不同，经典的突触一般分为轴突-胞体突触、轴突-树突突触和轴突-轴突突触等（图 10-4）；按对突触后神经元的作用方式不同，突触可分为化学性突触和电突触（缝隙连接）；按突触传递产生的效应不同，突触分为兴奋性突触和抑制性突触等。

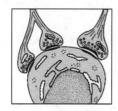 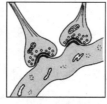 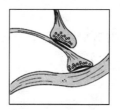

轴突-胞体突触　　轴突-树突突触　　轴突-轴突突触

图 10-4　突触的基本类型模式图

一、突触传递

神经活动的信息通过突触从一个神经元传给另一个神经元或效应细胞的过程，称为突触传递（synaptic transmission）。突触传递是反射活动中的一个重要环节。按照信息传递是否需要化学媒介，突触传递可分为化学性突触传递和电突触传递两类。前者的信息传递媒介物是神经递质，后者的信息传递媒介物则为局部电流。

（一）化学性突触传递

化学性突触多是由一个神经元的轴突末梢与另一个神经元或效应细胞相接触而形成，因此轴突末梢通常被认作突触前成分，靶神经元或效应细胞则被视为突触后成分。根据突触前、后两部分之间有无紧密的传递关系，化学性突触传递又分为定向突触传递（directed synaptic transmission）和非定向突触传递（non-directed synaptic transmission）。

1. 定向突触传递

定向突触传递也称经典的突触传递，突触前末梢释放的神经递质仅作用于范围极为局限的相对应的突触后成分，如神经元之间经典的突触和神经-骨骼肌接头。

（1）突触的超微结构

经典的突触由突触前膜、突触间隙和突触后膜三部分构成（图10-5）。突触前膜和突触后膜只占膜的极小部分，但两者间具有明确的定向关系。在电子显微镜下，突触前膜和突触后膜较一般神经元膜稍增厚，约7.5 nm，突触间隙20~40 nm。在突触前末梢的轴浆内含有许多线粒体和囊泡（亦称突触小泡）。囊泡直径为20~80 nm，内含高浓度的神经递质。在不同的神经元，突触囊泡的大小和形态不完全相同，其内所含的神经递质亦各异。突触囊泡通常聚集在突触前膜的特定部位即活化区（active zone）处。活化区含有许多与递质释放有关的蛋白质。与活化区相对应的突触后膜上具有与神经递质相应的特异性受体或化学门控通道。按照突触活动后突触后神经元的功能状态被兴奋或被抑制，可将突触分为兴奋性和抑制性两类。

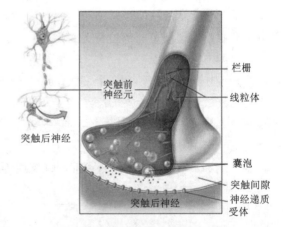

图10-5 经典的突触结构模式图

（2）突触传递的过程

经典的突触传递过程是一个电-化学-电的传递过程：当突触前神经元的兴奋传到末梢时，突触前膜发生去极化。当去极化到一定程度时，突触前膜电压门控 Ca^{2+} 通道开放，Ca^{2+} 内流，导致突触前膜胞浆内 Ca^{2+} 浓度迅速增高，触发突触囊泡与突触前膜融合，通过出胞作用释放神经递质到突触间隙。神经递质释入突触间隙后，扩散到突触后膜，与后膜上的特异性受体或化学门控通道结合，引起后膜对某些离子通透性的改变，使某些带电离子进出后膜，使突触后膜产生一定程度的去极化或超极化，形成突触后电位，从而将突触前神经元的信息传递到突触后神经元，引起突触后神经元活动的变化。

在上述过程中，突触前膜递质释放的量与进入突触前膜内的 Ca^{2+} 量呈正相关。细胞外液 Ca^{2+} 浓度降低或使用钙通道阻断剂均可抑制神经递质的释放。神经递质释放后，突触前膜内增加的 Ca^{2+} 量可被 Ca^{2+} 泵、$Na^{+}-Ca^{2+}$ 交换体重新转运到细胞外，从而恢复突触前末梢内 Ca^{2+} 浓度。释放到突触间隙中的神经递质除了与突触后膜上的特异性受体结合进行突触传递外，剩余的神经递质也可被突触前膜重新摄取、转运至胶质细胞内或被突触间隙中的酶所降解。

2. 非定向突触传递

非定向突触传递也是由神经递质为媒介，但不具有经典的突触结构，即突触前末梢释放的神经递质可扩散至距离较远和范围较广的突触后成分，故也称为非突触性化学传递（non-synaptic chemical transmission），如神经-心肌接头和神经-平滑肌接头。非定向突触传递首先在肾上腺素能神经元上发现，主要见于自主神经节后纤维与其所支配的效应器细胞之间的接头传递。交感肾上腺素能神经元的轴突末梢有许多分支，分支上每隔约 5 μm 出现一个膨大结构，称为曲张体（varicosity）。这些曲张体外无施万细胞包裹，曲张体内含有大量的突触囊泡，囊泡内含高浓度的去甲肾上腺素。曲张体并不与平滑肌细胞形成经典的突触联系，而是沿着分支穿行于平滑肌细胞的组织间隙（图 10-6）。当神经冲动抵达曲张体时，递质从曲张体的囊泡释放出来，通过扩散与平滑肌细胞上的相应受体结合，产生一定的效应，从而实现细胞间的信息传递。

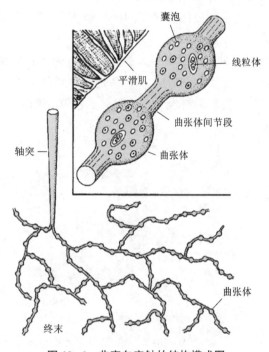

图 10-6 非定向突触的结构模式图

非定向突触传递也可见于中枢神经系统，主要发生在单胺类纤维末梢部位。如在大脑皮层内一些无髓鞘的去甲肾上腺素能细纤维、黑质的多巴胺能纤维以及脑干的 5-羟色胺能纤维均以这种模式进行传递。

非定向突触传递通常具有以下特点：①无突触前/后膜的特化结构，一个曲张体释放的递质可作用于较多的突触后成分；②无固定的突触间隙，曲张体与效应细胞之间的距离较远，一般大于 20 nm，有的甚至超过 400 nm，故传递的距离远近不等，时间长短不一；③释放的神经递质能否产生信息传递效应，取决于突触后结构上有无相应受体。

3. 突触后电位

突触传递引起的突触后电位主要有兴奋性突触后电位和抑制性突触后电位两种形式。

（1）兴奋性突触后电位：突触传递在突触后膜引起的去极化突触后电位称为兴奋性突触后电位（excitatory postsynaptic potential，EPSP）。如图 10-7，当神经冲动抵达突触前膜时，突触前膜释放兴奋性神经递质（如谷氨酸），该递质作用于突触后膜的相应受体，使化学门控通道开放,突触后膜对 Na⁺ 和 K⁺ 的通透性增大,其中对 Na⁺ 通透性增大尤为明显,使 Na⁺ 内流大于 K⁺ 外流,膜内正电荷增加,导致后膜发生局部去极化。

EPSP 是一种局部电位(局部兴奋),没有不应期。若突触前神经元活动增强或参与活动的突触数量增多,EPSP 可发生总和(时间总和/空间总和),使电位幅度加大,当达到突触后神经元阈电位水平时,则可在突触后神经元的轴突始段诱发动作电位。

(2)抑制性突触后电位:突触传递在突触后膜引起的超极化突触后电位称为抑制性突触后电位(inhibitory postsynaptic potential, IPSP)。如图 10-7,当神经冲动抵达突触前膜时,突触前膜释放抑制性递质作用于突触后膜的相应受体,使后膜上的氯通道开放,Cl⁻ 内流,使突触后膜发生超极化。此外,IPSP 的产生还可能与突触后膜钾通道的开放或钠通道和钙通道的关闭有关。

IPSP 使突触后神经元的膜电位与阈电位的距离增大而不易产生动作电位,即对突触后神经元产生了抑制效应。IPSP 是一种局部电位,可以发生总和,而抑制性突触后电位的总和效应是对突触后神经元产生更强的抑制作用。

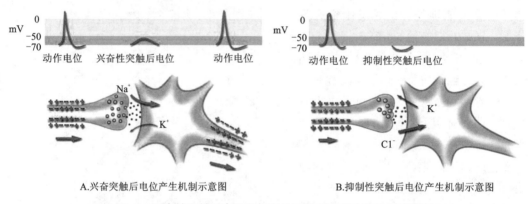

A.兴奋突触后电位产生机制示意图　　　　B.抑制性突触后电位产生机制示意图

图 10-7　兴奋性突触后电位和抑制性突触后电位产生机制示意图

由于一个突触后神经元常与多个突触前神经末梢构成突触,而这些突触上的突触后电位既有 EPSP,也有 IPSP。因此,突触后膜上电位的最终改变将取决于同时产生的 EPSP 和 IPSP 的总和。突触后神经元是被兴奋还是被抑制以及兴奋与抑制的程度将取决于这些突触传递产生的总和效应。

(二)电突触传递

电突触传递的结构基础是缝隙连接。两个相邻神经元的细胞膜间隔只有 2~4 nm,连接部位细胞膜不增厚。膜两侧近旁胞质内无聚集的突触囊泡,而两侧膜上有沟通两细胞胞质的水相通道蛋白,允许带电离子通过。这种水相通道阻抗很低,局部电流可以直接从中传导,因此传递速度较快,几乎无潜伏期。由于无突触前、后膜之分,因此信息传递是双向的。

电突触在中枢神经系统和视网膜上广泛存在,主要发生在同类神经元之间,主要功能是促进同类神经元之间的同步化活动。

二、神经递质和受体

化学性突触传递，包括定向和非定向突触传递，均是以神经递质为媒介，通过神经递质与特定受体的结合来完成相应的信息传递。因此，神经递质和受体是化学性突触传递的最重要物质基础。

（一）神经递质

神经递质（neurotransmitter）是指由突触前神经元合成并在突触前膜释放，特异性作用于突触后神经元或效应器细胞上的受体，使突触后神经元或效应器细胞产生效应的信息传递物质。目前已知的神经递质达100多种，根据其化学结构，可将其分成若干个大类（表10-2）。

表 10-2　哺乳类动物神经递质的分类

分类	主要成员
胆碱类	乙酰胆碱
胺类	多巴胺、组胺、5-羟色胺、去甲肾上腺素、肾上腺素
氨基酸类	谷氨酸、γ-氨基丁酸、甘氨酸、门冬氨酸
肽类	血管升压素、下丘脑调节肽、缩宫素、速激肽、阿片肽、脑-肠肽、心房钠尿肽、降钙素基因相关肽等
嘌呤类	腺苷、ATP
气体类	一氧化氮、一氧化碳
脂类	花生四稀酸及其衍生物（前列腺素等）、神经活性类固醇

1. 递质的鉴定

在人体的神经系统内存在多种化学物质，但不一定都是神经递质。一般认为，经典的神经递质应符合或基本符合以下条件：①突触前神经元内应具有合成递质的前体物质和合成酶系，并能合成该递质；②递质储存于突触囊泡内，当兴奋冲动抵达末梢时递质可以从突触前膜释放；③递质自突触前膜释放后，能作用于突触后膜上的特异性受体而发挥其生理作用；实验条件下人为施加该类递质，能够产生相同的生理效应；④存在使该递质失活的酶或其他失活方式（如重摄取）；⑤存在能分别模拟或阻断该递质突触传递作用的特异性受体激动剂和拮抗剂。

神经递质的种类较多，按其产生的部位，递质分为外周神经递质和中枢神经递质。

2. 神经调质

除神经递质外，神经元还能合成和释放另一类化学物质，它们并不在神经元之间起直接传递信息的作用，而是增强或减弱递质的信息传递效率，这类物质称为神经调质（neuromodulator），其所发挥的作用称为调制作用。由于神经递质在有些情况下可起到调质的作用，而在另外一些情况下调质也可发挥神经递质的作用，因此两者之间很难截然区分开。

3. 递质共存

过去曾认为，一个神经元内只存在一种递质，其全部末梢只释放同一种递质，该观点称为戴尔原则。近年来的研究表明，两种或两种以上的递质（包括调质）能共存于同一神经元内，这种现象称为递质共存（neurotransmitter co-existence）。递质共存的意义在于协调某些生理功能活动。

（二）受体

受体（receptor）是指位于细胞膜或细胞内能与某些化学物质（如递质、激素等）发生特异性结合并引起相应生物效应的特殊生物分子。通常将能与受体特异性结合并产生生物学效应的化学物质称为激动剂，只发生特异性结合但不产生生物学效应的化学物质则称为拮抗剂或阻断剂（因占据受体而产生对抗自然配体或激动剂的效应）。无论是激动剂还是拮抗剂均统称为配体。

突触后膜的受体有多种亚型，表明一种递质能选择性地作用于效应器细胞并产生多样化的效应。例如，胆碱能受体可分为毒蕈碱受体（muscarinic receptor，M receptor）和烟碱受体（nicotinic receptor，N receptor），M 受体可再分为 M_1、M_2、M_3、M_4 和 M_5 受体亚型，N 受体分为 N_1 和 N_2 受体亚型。

受体不仅存在于突触后膜，也可存在于突触前膜。突触前膜上的受体称为突触前受体。突触前受体激活后，可调制突触前末梢的递质释放，即抑制或易化递质的释放。

（三）神经系统内相关神经递质及受体

1. 外周神经递质及其受体

（1）乙酰胆碱：乙酰胆碱（acetylcholine，ACh）是最早被发现的神经递质。以 ACh 为递质的神经元称为胆碱能神经元，其神经纤维称为胆碱能纤维，包括躯体运动神经纤维、所有的自主神经节前纤维、大多数副交感节后纤维和少数交感节后纤维（支配汗腺和骨骼肌血管）。能与 ACh 特异性结合的受体称为胆碱能受体，它包括两种类型。

①毒蕈碱受体：这种受体存在于大多数副交感神经节后纤维和少数交感节后纤维（支配汗腺和骨骼肌血管）所支配的效应器细胞膜上。ACh 与上述受体结合后导致心肌活动抑制、内脏平滑肌收缩、消化腺和汗腺分泌增加、骨骼肌血管舒张等效应。这些效应与植物中的毒蕈碱作用相似，统称为毒蕈碱样作用，简称 M 样作用；将这类受体统称为毒蕈碱受体（muscarinic receptor，M receptor），简称为 M 受体。M 受体有 $M_1 \sim M_5$ 五种亚型。

毒蕈碱、毛果芸香碱是 M 受体的激动剂。临床有机磷中毒时，患者会表现出多汗、流涎、腹痛、瞳孔缩小、心跳减慢等症状，这些症状就是由于 ACh 堆积，产生过强的 M 样作用所引起的。阿托品和山莨菪碱等是 M 受体阻断剂，可用于缓解有机磷中毒时患者出现的 M 样症状，还可用于扩瞳、解除平滑肌痉挛等。

②烟碱受体：该受体存在于神经-骨骼肌接头处的终板膜及自主神经节的神经元突触后膜上，与 ACh 结合后能导致骨骼肌收缩和节后神经元兴奋。这些效应与植物中的烟碱作用相似，统称为烟碱样作用，简称 N 样作用；这些受体被称为烟碱受体（nicotinic receptor，N receptor），简称为 N 受体。N 受体可分为两个亚型，自主神经节处神经元突触后膜上的 N 受体为 N_1 受体（神经元型），骨骼肌终板膜上的 N 受体为 N_2 受体（肌肉型）。N_1 和 N_2 受体均属于化学门控通道。筒箭毒碱可以阻断 N_1 和 N_2 受体；六烃季铵可选择性阻断 N_1 受体；十

烃季铵可选择性阻断 N_2 受体。临床上常用筒箭毒碱和十烃季铵作为肌肉松弛剂。此外，有机磷中毒时，患者除了出现 M 样症状外，ACh 也能在神经肌接头处过度蓄积而刺激 N_2 受体，使面、眼睑、四肢和全身骨骼肌发生肌纤维颤动。

（2）去甲肾上腺素：在外周，大多数交感节后纤维（除支配汗腺和骨骼肌血管的交感舒血管纤维外）释放的递质是去甲肾上腺素（norepinephrine，NE），以 NE 为递质的神经纤维称为肾上腺素能纤维。目前，在外周尚未发现以肾上腺素（epinephrine，E）为递质的神经纤维。而能与儿茶酚胺类（包括 NE 和 E 等）物质结合的受体则称为肾上腺素能受体。这种受体分布于大部分交感神经节后纤维支配的效应器细胞上，可分为 α 型和 β 型。

①α 受体：α 受体又分为 $α_1$ 和 $α_2$ 两个亚型。α 受体兴奋后，可兴奋平滑肌（$α_1$ 受体），如扩瞳肌收缩，瞳孔开大；皮肤、肾、胃肠血管收缩，外周阻力增大，血压升高。但对平滑肌也有抑制效应（$α_2$ 受体），如使小肠平滑肌舒张。酚妥拉明可阻断 $α_1$ 和 $α_2$ 受体，派唑嗪可选择性阻断 $α_1$ 受体，而育亨宾可选择性阻断 $α_2$ 受体。此外，肾上腺素能纤维末梢存在有 $α_2$ 受体，该类受体属于突触前受体，其作用在于调节神经末梢递质的释放。当末梢释放的 NE 超过一定量时，即能与 $α_2$ 受体结合，负反馈性抑制 NE 的释放。故临床上应用 $α_2$ 受体激动剂，如可乐定，治疗高血压。

②β 受体：β 受体又分为 $β_1$、$β_2$ 和 $β_3$ 三个亚型。β 受体兴奋后能产生抑制平滑肌效应（$β_2$ 受体），如冠脉血管舒张、支气管舒张等。但对心肌的效应却是兴奋的（$β_1$ 受体）。普萘洛尔（心得安）可同时阻断 $β_1$ 和 $β_2$ 受体；阿替洛尔和美托洛尔（倍他乐克）可选择性阻断 $β_1$ 受体；丁氧胺（心得乐）可选择性阻断 $β_2$ 受体。因此，临床上心绞痛患者伴有呼吸系统疾病时，应采用阿替洛尔或美托洛尔单独阻断心肌上的 $β_1$ 受体，而不影响支气管平滑肌（$β_2$ 受体）的舒张。$β_3$ 受体主要分布于脂肪组织，与脂肪分解有关。

（3）嘌呤类或肽类递质：这是由自主神经节后纤维中除胆碱能、肾上腺素能纤维外的第三类纤维所释放的递质。主要存在于胃肠，胞体位于壁内神经丛中，接受副交感神经节前纤维的支配。这类纤维末梢释放的递质可能是三磷酸腺苷（ATP）或肽类，其作用与胃肠平滑肌舒张有关。

2. 中枢神经递质及其受体

（1）乙酰胆碱：胆碱能神经元在中枢神经系统中分布广泛，如脊髓前角 α 运动神经元、丘脑后腹核的特异性投射神经元、脑干网状结构上行激动系统及丘脑非特异性投射系统的各个环节、尾核以及边缘系统中杏仁核、海马等结构内的某些神经元均属于胆碱能神经元。与外周相似，中枢内胆碱能受体也分为 M 受体和 N 受体。中枢胆碱能系统参与几乎所有的中枢神经系统功能，包括学习和记忆、觉醒与睡眠、感觉与运动、内脏活动以及情绪等多方面调节。已经证实，阿尔茨海默病患者的基底前脑中胆碱能神经元有选择性退行性改变，因此，临床上可通过提高脑内胆碱能系统的功能性活动来治疗该病。

（2）单胺类：主要包括多巴胺、5-羟色胺和去甲肾上腺素。

多巴胺（dopamine，DA）能神经元主要存在于中枢三条通路，即黑质-纹状体，中脑-边缘前脑和下丘脑弓状核部位的结节-漏斗部。DA 能系统主要参与调节躯体运动、奖赏行为和成瘾、垂体内分泌功能等。正常人基底神经节内多巴胺受体数量随年龄的增长而逐渐减少，在男性更为显著。黑质-纹状体通路多巴胺能神经元的大量减少目前被公认是帕金森病在中枢神经元和递质水平的主要机制。

5-羟色胺(5-HT)能神经元主要位于低位脑干的中缝核内,其功能与睡眠、体温、情绪反应、痛觉、垂体内分泌等活动的调节有关。

中枢神经系统内,以 NE 为递质的神经元称为去甲肾上腺素能神经元,其胞体主要位于低位脑干,尤其是中脑网状结构、脑桥蓝斑以及延髓网状结构的腹外侧部。去甲肾上腺素能神经元的作用主要涉及心血管活动、精神情绪活动、体温、摄食和觉醒等方面的调节。而以 E 为递质的神经元称为肾上腺素能神经元,其胞体主要位于延髓,主要参与心血管活动的调节。

(3)氨基酸类:

①兴奋性氨基酸:主要有谷氨酸和门冬氨酸。

谷氨酸在大脑皮层和脊髓背侧部含量较高,是脑和脊髓内主要的兴奋性递质,其受体广泛分布于中枢神经系统中,可分为促离子型受体(ionotropic receptor)和促代谢型受体(metabotropic receptor)两类。促离子型受体激活时主要是增加 Na^+、K^+ 或 Ca^{2+} 的通透性。但是,当谷氨酸浓度过度增高时,会造成大量 Ca^{2+} 内流而引起神经元死亡,此为谷氨酸毒性作用。谷氨酸促代谢型受体属于 G 蛋白耦联受体。目前对门冬氨酸的研究资料还较少。

②抑制性氨基酸:主要有 γ-氨基丁酸(GABA)和甘氨酸。

GABA 是脑内主要的抑制性递质,在大脑皮层的浅层和小脑皮层浦肯野细胞层内含量较高。GABA 受体可分为 $GABA_A$、$GABA_B$ 和 $GABA_C$ 受体三种类型,其中 $GABA_A$ 和 $GABA_C$ 是促离子型受体,激活后开放氯通道;$GABA_B$ 属于促代谢型受体(G 蛋白耦联受体)。

甘氨酸主要分布于脊髓和脑干中,其受体为促离子型受体(氯通道),通道开放时允许 Cl^- 和其他单价阴离子进入细胞内,引起突触后膜超极化而产生 IPSP。甘氨酸受体可被士的宁阻断。

(4)肽类:脑内具有多种肽类递质,分布广,作用多样。如,脑啡肽在纹状体、下丘脑、苍白球、杏仁核、延髓和脊髓中浓度较高,可能是调控痛觉传入的递质;脑内还有脑-肠肽,如缩胆囊素(CCK)、血管活性肠肽等,其中 CCK 具有抑制摄食行为的作用。

三、反射活动的一般规律

反射是神经系统功能活动的基本形式。反射活动的顺利完成需要反射弧结构和功能的完整。在自然条件下,反射活动过程中如果反射弧中的任何一部分被破坏,都将导致这一反射的消失。反射调节是机体重要的调节机制,它使机体的动作更加准确、精巧和协调,从而能精确地适应内、外环境变化。

(一) 反射活动

早在 17 世纪,人们就观察到机体对一些环境刺激具有规律性的应答反应,如,机械刺激角膜可以规律性地引起眨眼等。著名生理学家巴甫洛夫发展了反射的概念,将反射分为非条件反射和条件反射两类。非条件反射是指生来就有、数量有限、比较固定和形式低级的反射活动。它是人和动物在长期的种系发展中形成的,对于个体和种系的生存具有重要意义。条件反射是通过后天学习和训练而形成的形式高级的反射活动。它是人和动物在个体生活过程中按照所处的生活环境,在非条件反射的基础上不断建立起来的,其数量无限,可以建立,也可以消退。

　　尽管每一反射都有自己特定的反射通路，但其复杂程度取决于反射弧的中枢部位。反射弧中若只有传入和传出两个神经元，经过一次突触接替，此种反射称为单突触反射。腱反射是体内唯一仅通过单突触反射即可完成的反射。在中枢内经过多次突触传递的反射，称为多突触反射。人和高等动物体内的绝大部分反射均属于多突触反射。在整体情况下，不论反射弧的简单或复杂，其传入冲动在进入脊髓或脑干后，除了在同一水平与传出部分发生联系并发出传出冲动外，均有上行冲动传递至更高级的中枢部位进一步整合，再由高级中枢发出下行冲动来调控反射的传出冲动，由此使反射活动更具精确性和适应性。

(二) 中枢神经元的联系方式

　　神经元按其在反射弧中的功能可分为传入神经元、中间神经元和传出神经元，其中传入神经元数量较传出神经元多 1~3 倍，中间神经元的数量最多。神经元的联系非常复杂，归纳起来主要有以下几种。

　　1. 单线式联系

　　单线式联系是指一个突触前神经元仅与一个突触后神经元发生突触联系的方式(图 10-8A)。例如，视网膜中央凹处常见到一个视锥细胞仅与一个双极细胞联系，而该双极细胞也只与一个神经节细胞联系，此种联系方式使视锥细胞具有较高的分辨能力。一般情况下，单线式联系在中枢神经系统内较为少见。

　　2. 辐散式和聚合式联系

　　辐散式联系是指一个神经元的轴突通过分支与多个神经元建立突触联系(图 10-8B)。即一个神经元的兴奋可引起多个神经元同时兴奋或抑制。中枢神经系统通过这种联系，可把一个神经元的兴奋同时传达到许多其他神经元，从而扩大影响。辐散式联系在感觉传入通路中较为多见。

　　聚合式联系是指多个神经元轴突末梢与同一个神经元建立突触联系(图 10-8C)。这种联系使许多神经元的作用集中到同一个神经元上，使源自不同神经元的兴奋和抑制在同一个神经元上发生整合现象，导致后者被兴奋或抑制。与辐散式联系不同，聚合式联系在传出通路中较为多见。

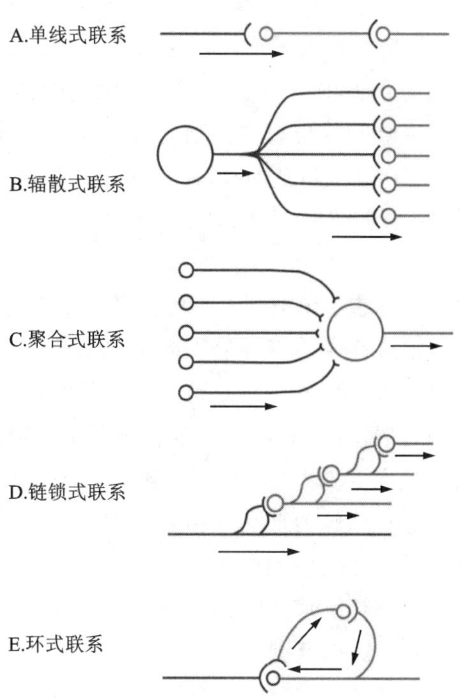

图 10-8　中枢神经元的联系方式模式图

　　3. 链锁式和环式联系

　　中枢神经系统内，聚合式和辐散式联系常共同存在，并通过中间神经元组成了多种更加复杂的联系方式，如呈链锁式联系或环式联系，形成了机体产生反馈调节的结构基础。神经冲动通过链锁式联系，可扩大空间上的作用范围(图 10-8D)。环式联系的特征是后一级神经元会通过其侧支再次与前一级神经元发生突触联系，从而在结构和功能联系上都形成闭合的环路(图 10-8E)。兴奋通过环式联系，可因负反馈而使活动及时终止，也可因正反馈而使兴奋增强或延续。在环式联系中，即使最初的刺激已经停止，传出通路上的冲动发放仍能继续一段时间，这种现象称为后发放或后放电。后发放现象可见于各种神经反馈活动中。

（三）中枢兴奋传播的特征

在反射活动过程中，由于中枢神经元之间复杂的联系以及中枢突触的固有特性，中枢兴奋传播具有了与外周兴奋传递不同的特征，主要表现在以下几方面。

1. 单向传播

在反射活动中，兴奋通过化学性突触传递时，只能从突触前神经元传向突触后神经元，这一现象称为单向传播。这是因为神经递质通常是由突触前膜释放，受体则通常位于突触后膜。但近年来有研究指出，突触后神经元也能释放一些物质，突触前膜也存在受体，但其作用主要为改变突触前神经元递质的释放过程，与兴奋传递无直接关系。而电突触由于其结构无极性，因而一般可双向传播兴奋。

2. 中枢延搁

兴奋通过中枢传播时往往比较缓慢，称为中枢延搁(central delay)。这是因为兴奋通过化学性突触传递时需经历突触前神经递质释放、递质在突触间隙扩散以及和突触后膜上受体结合、改变后膜离子通透性等多个环节，因而耗费时间较长。据测定，兴奋通过一个突触所需时间为 $0.3 \sim 0.5$ ms，比在同样距离的神经纤维上传导要慢得多。因此，在反射活动中，兴奋通过突触的数目愈多，则兴奋传递所需的时间就愈长。例如，大脑皮层所参与的反射活动，其中枢延搁可达 500 ms 左右。兴奋通过电突触传递时则几乎没有时间延搁，因而可在多个神经元的同步活动中起重要作用。

3. 兴奋的总和

在中枢内，单根传入纤维所传入的单一冲动，通常不能引起中枢发出传出效应。因为一个动作电位在中枢突触处引起的递质释放量较少，产生的 EPSP 较小，达不到阈电位。但如果同时有若干传入纤维兴奋，引起多个 EPSP 发生空间上与时间上的总和，如果总和达到阈电位即可爆发动作电位；如果总和未达到阈电位，此时突触后神经元虽未出现兴奋，但膜电位去极化程度加大，更接近阈电位水平，表现为易化(facilitation)。

4. 兴奋节律的改变

在某一反射活动中，传出神经发出的冲动频率往往与传入神经上的频率不同。传出神经元的兴奋节律除取决于传入冲动的节律外，还取决于中间神经元和传出神经元的功能状态。

5. 后发放与反馈

如前所述，后发放可发生在兴奋通过环式联系的反射活动中，也可见于各种神经反馈活动中。在发生反射活动时，效应器的感受装置(如肌梭)也受到刺激，可产生冲动传入中枢，使反射活动得到维持或纠正，这也是产生后发放的原因之一。反射活动的反馈控制有负反馈和正反馈两种方式。

6. 对内环境变化的敏感性和易疲劳性

因为突触间隙与细胞外液相通，故内环境的变化，如缺氧，CO_2 过多，麻醉剂、pH 值及某些药物等均可影响突触传递的过程。例如，酸中毒可引起神经元兴奋性降低，甚至引起昏迷；数秒的脑细胞缺氧即可导致意识丧失；咖啡因类药物可使神经元的阈值下降，提高神经元的兴奋性；大部分麻醉剂可提高神经元发生兴奋的阈值，阻断脑内突触传递。此外，在反射活动中，突触部位是反射弧中最易疲劳的环节。实验发现，较高频率电刺激突触前神经元，经过一段时间后，突触后神经元的放电频率逐渐下降；而将同样的刺激施加于神经纤维，神经纤维的放电频率在较长时间内不会降低。说明突触传递相对容易发生疲劳，其原因可能与神经递质的耗竭有关。

(四)中枢抑制和中枢易化

反射中枢的各类神经元通过在空间和时间上的多重复杂组合，可产生抑制和易化两种效应。各种反射活动的协调进行，均是中枢抑制和中枢易化活动的综合结果。中枢抑制和中枢易化均为主动过程，且都可发生于突触前和突触后。

1. 突触后抑制

突触后抑制(postsynaptic inhibition)的主要结构基础是抑制性中间神经元。由中枢内抑制性中间神经元释放抑制性递质，使突触后神经元产生 IPSP，从而使突触后神经元受到抑制。由于抑制性中间神经元在神经通路中的联系方式不同，又可将突触后抑制分为以下两种形式。

(1)传入侧支性抑制：传入神经纤维进入中枢后，在兴奋一个中枢神经元的同时，发出侧支兴奋一个抑制性中间神经元，通过后者的兴奋转而抑制另一个中枢神经元，这种现象称为传入侧支性抑制(afferent collateral inhibition)或交互抑制。例如，伸肌肌梭的传入纤维进入中枢后，直接兴奋支配伸肌的运动神经元；同时发出侧支兴奋一个抑制性中间神经元，转而抑制支配屈肌的运动神经元，导致伸肌收缩而屈肌舒张(图 10-9A)。这种抑制能使不同中枢之间的活动协调起来。

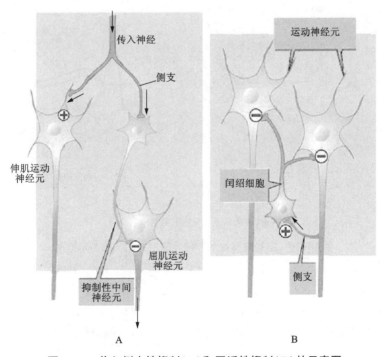

图 10-9　传入侧支性抑制(A)和回返性抑制(B)的示意图

（2）回返性抑制：某一中枢神经元兴奋时，其传出冲动沿轴突外传的同时，还经轴突侧支兴奋另一个抑制性中间神经元，而后者释放抑制性神经递质，反过来抑制原先发生兴奋的神经元及同一中枢的其他神经元，这种现象称回返性抑制（recurrent inhibition）。这一抑制效应是以神经元之间的环路式联系为基础的负反馈抑制，其意义在于使神经元的活动及时终止，并使同一中枢内的许多神经元的活动同步化。例如，脊髓前角运动神经元发出轴突支配骨骼肌，同时也在脊髓内发出侧支兴奋闰绍细胞。闰绍细胞是抑制性中间神经元，兴奋时释放甘氨酸，回返性抑制原先发动兴奋的神经元和其他同类神经元（图10-9B）。

2. 突触前抑制

突触前抑制（presynaptic inhibition）的主要结构基础是轴突-轴突型突触，是通过改变突触前膜的活动而使突触后神经元产生抑制的现象。图10-10显示这种突触关系，B纤维末梢与运动神经元C构成轴突-胞体突触，能兴奋该运动神经元；A纤维末梢与B纤维末梢构成轴突-轴突突触，但与运动神经元C不直接形成突触。当B纤维兴奋抵达末梢时，可致运动神经元C产生一定大小的EPSP；当仅有A纤维兴奋冲动传入时，运动神经元C不发生反应。如果先使A纤维兴奋，一定时间后再使B纤维兴奋，则运动神经元C产生的EPSP明显减小。突触前抑制产生的机制目前尚未完全明了，但这种抑制是通过轴突-轴突型突触活动使到达轴突突触前膜的动作电位幅度减小，从而引起轴突末梢Ca^{2+}内流减少，兴奋性递质释放减少而造成的。这种抑制被称为突触前抑制，属于去极化抑制。

突触前抑制在中枢神经系统内广泛存在，尤其多见于感觉传入途径。它的生理意义是控制从外周传入中枢的感觉信息，使感觉更加清晰和集中，因此，对调节感觉传入活动有重要作用。

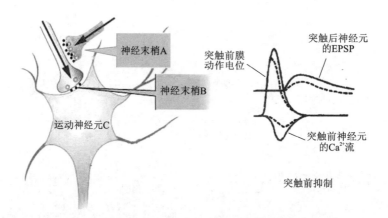

右图虚线表示发生突触前抑制时的情况。

图 10-10 突触前抑制的神经元联系方式及机制示意图

3. 突触后易化

突触后易化（postsynaptic facilitation）表现为EPSP的总和，使EPSP幅度增大而更接近于阈电位水平，如果在此基础上给予一个刺激，就很容易达到阈电位水平而爆发动作电位。

4. 突触前易化

突触前易化(presynaptic facilitation)与突触前抑制具有相同的结构基础。如果到达如图 10-10 中末梢 B 的动作电位时程延长,则钙通道开放的时间延长,进入末梢 B 的 Ca^{2+} 量增多,末梢 B 释放兴奋性递质就增多,导致突触后 EPSP 增大,即产生突触前易化。至于末梢 B 动作电位时程延长的原因,可能是轴突-轴突式突触的突触前末梢释放某种递质(如 5-HT),使末梢 B 内的 cAMP 水平升高,钾通道发生磷酸化而关闭,结果导致动作电位的复极化过程缓慢,Ca^{2+} 因动作电位时程延长而内流增多,使递质释放增加。

第三节 神经系统的感觉分析功能

感觉是客观世界在脑中的主观反映。外界事物和机体内环境的各种刺激,首先由一定的感受器所感受,然后将信息转变为传入神经上的动作电位,通过专用的神经通路传向大脑皮层的特定区域进行分析处理,从而产生各种各样的感觉。

一、中枢对躯体感觉的分析

一般将躯体感觉分为浅感觉和深感觉,浅感觉包括触-压觉、温度觉和痛觉;深感觉即本体感觉,主要包括位置觉和运动觉。

(一)躯体感觉概述

1. 触-压觉

触-压觉是触觉和压觉的统称,两者均由皮肤受机械性刺激所引起,压觉实为持续性触觉。触-压觉可分为粗略触-压觉和精细触-压觉两类,前者只有粗略的定位功能,后者则与刺激的具体定位、空间和时间形式(如两点辨别觉和振动觉)有关。

2. 温度觉

温度觉有热觉和冷觉之分。实验表明,引起冷觉感受器放电的皮肤温度在 10℃~40℃ 之间;当皮肤温度升至 30℃~46℃ 时,热感受器被激活而放电;当皮肤温度超过 46℃,热觉会突然消失,代之出现痛觉。机体产生冷觉或热觉的主要意义是发动体温调节,从而保持机体温度的相对恒定。

3. 本体感觉

本体感觉是指来自躯体深部的肌肉、肌腱、骨膜和关节等处的组织结构对躯体的空间位置、姿势、运动状态和运动方向的感觉,其感受器主要包括肌梭、腱器官和关节感受器等。用微电极的研究表明,感觉皮层的许多神经元主要对运动时的体位,而不是对静止时的体位起反应。此外,本体感觉的传入也参与躯体平衡感觉和空间位置觉的形成,并参与协调躯体运动。

4. 痛觉

痛觉是机体受到伤害性刺激时产生的一种不愉快或痛苦的感觉,常伴有情绪变化、防卫反应和自主神经反应。痛觉感受器是游离的神经末梢,无适宜刺激,任何形式(机械、温度、化学)的刺激只要达到对机体伤害的程度均可使痛觉感受器兴奋,因此痛觉感受器又称伤害性感受器。痛觉感受器不易发生适应,属于慢适应感受器,因而痛觉可成为机体遭遇危险的警报信号,对机体具有保护意义。按照来源而分,痛觉有躯体痛和内脏痛,而躯体痛又包括体表痛和深部痛。

(1)体表痛:当伤害性刺激作用于皮肤时,可先后出现两种性质不同的痛觉,即快痛和慢痛。快痛是一种尖锐而定位清楚的"刺痛",产生和消失迅速,一般不伴有明显的情绪改变。慢痛是一种定位不明确的"烧灼痛",它在刺激后0.5~1.0秒甚至更长时间开始,痛感强烈而难以忍受,持续时间较长,并常伴有情绪反应及心血管和呼吸活动等方面的变化。快痛主要经特异投射系统到达大脑皮层的第一和第二感觉区,慢痛主要投射到扣带回。

(2)深部痛:发生在躯体深部,如骨、关节、骨膜、肌腱、韧带和肌肉等处的痛感称为深部痛。深部痛一般表现为慢痛,其特点是定位不明确,可伴有恶心、出汗和血压改变等自主神经反应。出现深部痛时,可反射性引起同一脊髓节段支配的骨骼肌收缩而导致局部组织缺血,加重疼痛。

(二)感觉传入通路

1.浅感觉传入通路

浅感觉传入通路的功能是传导痛觉、温度觉和粗略的触-压觉。浅感觉的传入纤维进入脊髓后在中央灰质后角更换神经元(简称换元),第二级神经元发出的纤维经白质前连合交叉到对侧,在脊髓前外侧部上行,形成前外侧索传入系统。其中,传导痛觉和温度觉的纤维走行于外侧并形成脊髓丘脑侧束;传导粗略触-压觉的纤维大部分交叉至对侧腹侧,形成脊髓丘脑前束,小部分传导粗略触-压觉的纤维不交叉并在同侧脊髓丘脑前束上行。前外侧索传入系统中大部分纤维终止于丘脑的特异感觉接替核(图10-11),少部分纤维投射到丘脑中线区和髓板内的非特异投射核。

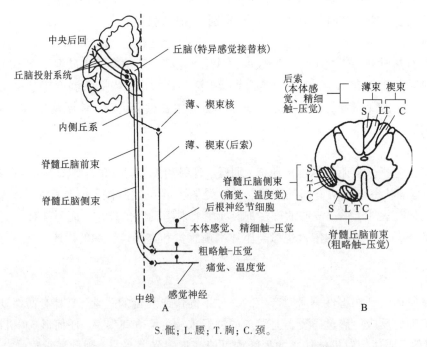

S.骶;L.腰;T.胸;C.颈。

图10-11 躯体感觉传导通路(A)和感觉通路的脊髓横断面(B)示意图

2.深感觉传入通路

深感觉传入通路的功能是传导本体感觉和精细触-压觉。深感觉的传入纤维进入脊髓后，先在同侧上行组成薄束和楔束，在同侧延髓下部的薄束核和楔束核换元，换元后的第二级神经元发出纤维交叉至对侧组成内侧丘系，后者继续上行投射到丘脑的特异感觉接替核后外侧腹核，并在此处更换第三级神经元(图 10-11)。

由于浅感觉的纤维是先交叉后上行，而深感觉的纤维是先上行后交叉，因此脊髓半离断后，离断水平以下的浅感觉障碍发生在离断的对侧，而深感觉障碍则发生在离断的同侧。此外，在浅感觉传入通路中，痛觉、温度觉传入纤维进入脊髓后，仅在进入水平的 $1\sim2$ 个节段内换元并经前连合交叉到对侧，而粗略触-压觉传入纤维进入脊髓后则可在多个节段内换元再交叉到对侧。所以脊髓空洞症患者，如果病变较局限地破坏中央管前交叉感觉传导通路时，可出现痛觉、温度觉和粗略触-压觉障碍分离的现象，即出现相应节段双侧皮节的痛觉和温度觉障碍，而粗略触-压觉基本不受影响。

来自头面部的痛觉和温度觉冲动在三叉神经脊束核换元，触-压觉与本体感觉在三叉神经主核和中脑核中继换元。自三叉神经主核和脊束核发出的二级纤维越至对侧组成三叉丘系，与脊髓丘脑束毗邻上行，终止于丘脑后内侧腹核。

(三)丘脑在感觉形成中的作用

丘脑是除嗅觉外各种感觉传入通路的重要中继站，并能对感觉传入进行初步的分析和综合。

1.丘脑的主要核团

丘脑的核团或细胞群可分为以下三大类。

(1)第一类细胞群：它们接受第二级感觉投射纤维，换元后再发出纤维投射到大脑皮层感觉区，故称为特异感觉接替核。主要包括后腹核(腹后内侧核和腹后外侧核)、内侧膝状体和外侧膝状体等。腹后外侧核是脊髓丘脑束与内侧丘系的换元站，与躯干、肢体感觉的传导有关；腹后内侧核是三叉丘系的换元站，负责传递头面部感觉信号。二者发出的纤维投射到中央后回。此外，内侧膝状体和外侧膝状体分别是听觉和视觉传导通路的换元站，它们发出的纤维分别投射到大脑皮层的听觉区和视觉区。

(2)第二类细胞群：它们接受来自特异感觉接替核和其他皮层下中枢的纤维，换元后投射到大脑皮层特定区域，协调各种感觉在丘脑和大脑皮层的功能联系，故称为联络核。主要有丘脑前核、丘脑外侧核和丘脑枕核等。丘脑前核接受来自下丘脑乳头体的传入纤维，并发出纤维投射到大脑皮层扣带回，参与内脏活动的调节；丘脑外侧核主要接受来自小脑、苍白球和后腹核的传入纤维，其传出纤维投射到大脑皮层运动区，参与运动调节；丘脑枕核接受内、外侧膝状体的传入纤维，再发出纤维投射到皮层顶叶、枕叶和颞叶联络区，参与各种感觉的联系功能。

(3)第三类细胞群：是指靠近丘脑中线的髓板内各种结构，主要是髓板内核群，包括中央中核、束旁核、中央外侧核等。这些细胞群经多突触换元接替后弥散地投射到整个大脑皮层，被称为非特异投射核，对维持和改变大脑皮层的兴奋状态具有重要作用。此外，束旁核可能与痛觉传导有关，刺激人类丘脑束旁核可加重痛觉，而毁损该区则疼痛得到缓解。

2. 感觉投射系统

丘脑向大脑皮层的感觉投射系统有两类，即特异投射系统与非特异投射系统。

(1)特异投射系统：丘脑特异感觉接替核和联络核及其投射至大脑皮层的神经通路称为特异投射系统(specific projection system)。它们投向大脑皮层的特定区域，具有点对点的投射关系。投射纤维主要终止于皮层的第四层，其末梢形成丝球样结构与该层内神经元构成突触联系，引起特定感觉。另外，在灵长类或猫、狗等低等哺乳动物，这些投射纤维还通过许多中间神经元接替，与运动区或感觉运动皮层内的大锥体细胞形成兴奋性突触联系，从而激发大脑皮层发出传出冲动。联络核在结构上大部分也与大脑皮层有特定的投射关系，因此也归入该系统。

(2)非特异投射系统：丘脑非特异投射核及其投射至大脑皮层的神经通路称为非特异投射系统(nonspecific projection system)。该系统经多次换元并弥散性投射到大脑皮层的广泛区域，因而与皮层不具有点对点的投射关系；同时，该系统通过脑干网状结构，间接接受来自感觉传导通路第二级神经元侧支的纤维投射，因此该系统不具有专一的感觉传导功能，不能引起各种特定的感觉。该系统的投射纤维在进入皮层后分布于皮层各层内，以游离末梢的形式与皮层神经元的树突构成突触联系，起维持和改变大脑皮层兴奋状态的作用。只有在非特异投射系统维持大脑皮层清醒状态的基础上，特异性投射系统才能发挥作用，形成清晰的特定感觉。

(四)大脑皮层感觉代表区

躯体感觉信息经特异投射系统投射到大脑皮层的躯体感觉代表区。躯体感觉代表区主要有体表感觉区和本体感觉区。

1. 体表感觉代表区

分第一和第二两个感觉区，第一感觉区更为重要。

(1)第一感觉区：位于中央后回，相当于 Brodmann 分区的 3-1-2 区。其感觉投射有以下特点：①交叉投射，即左侧躯体的感觉投射在右侧皮层，右侧躯体的感觉投射在左侧皮层，但头面部感觉的投射则是双侧的；②投射区域的大小与躯体感觉的分辨度有关，分辨愈精细的部位，代表区愈大，如手，尤其是拇指和示指代表区面积很大，相反，躯干代表区则很小；③体表不同区域在中央后回的投射区域具有一定的分野，且总体安排是倒置的。即下肢代表区在顶部，膝以下代表区在半球内侧面，上肢代表区在中间，而头面部代表区则在底部。但头面部代表区的内部，其排列却是正立的。第一体表感觉区定位明确而且清晰。

中央后回皮层的细胞呈纵向柱状排列，从而构成感觉皮层最基本的功能单位，称为感觉柱(sensory column)。同一个柱内的神经元对同一感受野的同一类感觉刺激起反应，是一个传入-传出信息整合处理单位。一个细胞柱兴奋时，其相邻细胞柱即受抑制，形成兴奋和抑制的镶嵌模式。这种形态和功能的特点，在第二感觉区、视区、听区和运动区中也同样存在。

感觉皮层具有可塑性，表现为感觉区神经元之间的联系可发生较快的改变。若猴的一个手指被截去，则它在皮层的感觉区将被其邻近手指的代表区所占据。反过来，若切除皮层上某手指的代表区，则该手指的感觉投射将移向被切除的代表区的周围皮层。人类的感觉皮层也有类似的可塑性改变。例如，盲人在接受触觉和听觉刺激时，其视皮层的代谢活动增加，提示视皮层的功能已发生部分转变。而聋人对刺激视皮层周边区域的反应比正常人更为迅速而准确。这种可塑性改变也发生在其他感觉皮层和运动层。皮层的可塑性表明大脑具有较好的适应能力。

（2）第二感觉区：在人脑位于中央前回与脑岛之间，面积远比第一感觉区小。呈双侧性、正立的人体投射分布，对感觉仅有粗糙的分析作用，定位也较差。人类切除第二体表感觉区并不产生显著的感觉障碍。第二感觉区还接受痛觉传入的投射。

2. 本体感觉代表区

中央前回（4区）是运动区，也是本体感觉代表区。在较低等哺乳动物如猫、兔等，体表感觉区与运动区基本重合，称为感觉运动区。在灵长类动物如猴、猩猩等，体表感觉区与运动区逐渐分离，前者位于中央后回，后者位于中央前回，但这种分化也是相对的。

躯体的空间位置和运动状态的感觉经脊髓后索上行，一部分经内侧丘系和丘脑的特异投射系统投射到运动区形成本体感觉，还有相当一部分进入小脑，故后索疾患时由于向小脑的传导受阻而产生感觉性运动共济失调。运动区与小脑和基底神经节之间还存在相互联系的环路，可能与随意运动指令的形成和协调有关。

二、中枢对内脏感觉的分析

内脏中温度觉和触-压觉感受器很少，无本体感受器，但有痛觉感受器。因此，内脏感觉主要是痛觉。

（一）内脏感觉概述

1. 内脏痛特点

内脏痛是临床常见症状，常由机械性牵拉、痉挛、缺血和炎症等刺激所致。内脏痛具有以下特点：①定位不准确，这是内脏痛最主要的特点，如腹痛时患者常不能明确分清疼痛发生的部位，其原因是痛觉感受器在内脏的分布要比在躯体稀疏得多；②发生缓慢，持续时间较长，表现为慢痛，但有时也可较快发生，转为剧烈疼痛；③对机械性牵拉、缺血、痉挛和炎症等刺激十分敏感，而对切割、烧灼等刺激不敏感；④常伴有不愉快的情绪活动和恶心、呕吐、血压变化等自主神经反应，这可能与内脏痛信号可到达引起情绪和自主神经反应的中枢部位有关。

2. 牵涉痛

某些内脏疾病往往引起体表某一特定部位发生疼痛或痛觉过敏的现象称为牵涉痛（referred pain）。例如，心肌缺血时常发生心前区、左肩和左上臂疼痛；胆囊炎、胆石症发作时，右肩胛区可出现疼痛；胃溃疡和胰腺炎时有左上腹和肩胛间疼痛；阑尾炎时，初期可出现上腹部或脐周疼痛；肾或输尿管结石可引起腹股沟区疼痛等。了解牵涉痛的部位，对诊断某些内脏疾病具有一定的意义。

牵涉痛的发生机制仍不清楚，目前有会聚学说和易化学说。会聚学说认为来自内脏痛和体表痛的传入纤维会聚到脊髓同一水平的同一个后角神经元，并由同一上行纤维上传入脑，由于疼痛刺激多来源于体表部位，大脑皮层更习惯于识别体表信息，因而把内脏痛误以为体表痛（图10-12A）。易化学说认为来自内脏和体表的传入纤维到达脊髓后角同一区域内彼此非常邻近的不同神经元，由于患病内脏传来的冲动可提高邻近体表感觉神经元的兴奋性，从而对体表传入冲动产生易化作用，使平常不至于引起疼痛的刺激信号变为致痛信号，从而产生牵涉痛(图 10-12B)。

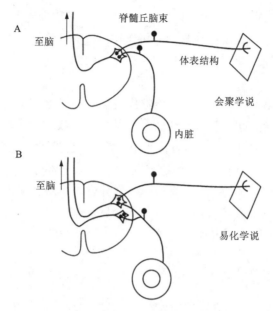

图 10-12　牵涉痛的会聚学说(A)和易化学说(B)示意图
(引自 Ganong 第 20 版医学生理学概论)

(二)传入通路

内脏感觉的传入神经为自主神经,包括交感神经和副交感神经的感觉传入(图 10-13)。它们的胞体主要位于脊髓胸$_7$~腰$_2$和骶$_{2~4}$后根神经节,以及第Ⅶ、Ⅸ、Ⅹ对脑神经节内。内脏感觉的传入冲动进入中枢后,沿着躯体感觉的同一通路,即脊髓丘脑束和感觉投射系统上行,到达大脑皮层。

(三)内脏感觉皮层代表区

内脏感觉的皮层代表区混杂在体表第一感觉区中。人脑的第二感觉区、运动辅助区和边缘系统皮层也与内脏感觉有关。

三、中枢对特殊感觉的分析

(一)视觉

视觉皮层代表区位于枕叶距状沟的上、下缘。视皮层也有 6 层结构,在浅表 4C 层的细胞能产生移动的、位置的和立体的视觉;在深部 4C 层的细胞则能产生颜色、形状、质地和细微结构的视觉;而在 2、3 层内的多簇状细胞也与色觉有关。

(二)听觉

哺乳动物的听觉皮层代表区位于颞叶上部,在人脑位于颞横回和颞上回。在人类,对低音调组分发生反应的神经元分布于听皮层的前外侧,而对高音调组分发生反应的神经元分布于后内侧。听皮层的各个神经元能对听觉刺激的激发、持续时间、重复频率等诸参数,尤其是对传来的方向作出反应。

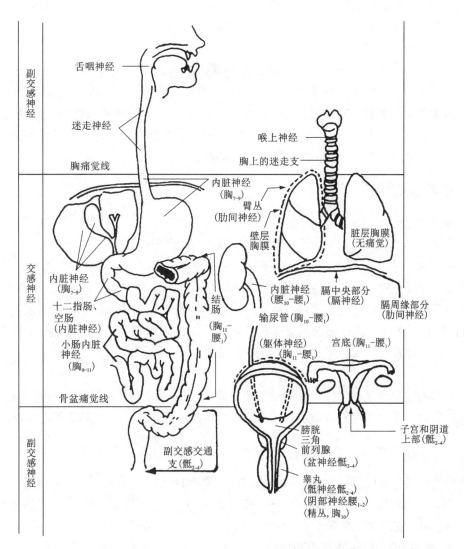

位于胸痛觉线和骨盆痛觉线之间的器官，其痛觉通过交感神经纤维传入；
在胸痛觉线以上和骨盆痛觉线以下的器官，其痛觉通过副交感神经纤维传入。

图 10-13　内脏感觉传入神经通路的示意图

(三) 平衡感觉

人体的平衡感觉主要与头部的空间方位有关。头部的空间方位在很大程度上决定于前庭感受器的传入信息，但视觉信号的提示作用也很重要。传入信息也来自关节囊本体感受器，它提供了身体不同部分相对位置的信息。传入信息还来自皮肤的外感受器，尤其是触-压觉感受器。以上四种传入信息在皮层水平进行综合，成为整个躯体的连续的空间方位图像。

(四) 嗅觉和味觉

嗅皮层随着进化逐渐趋于缩小，在高等动物仅存在于边缘叶前底部，包括梨状区皮层的前部和杏仁的一部分。嗅觉信号可通过前连合从一侧脑传向另一侧脑，但两侧嗅皮层代表区并不对称。此外，通过与杏仁、海马的纤维联系可引起嗅觉记忆和相应的情绪活动。

味皮层位于中央后回底部，其中有些神经元仅对单一味质发生反应，有些神经元还对别的味质或其他刺激发生反应，表现为一定程度的信息整合。

第四节　神经系统对躯体运动的调控

躯体运动是人类最基本的功能之一。躯体的各种姿势和运动都是以骨骼肌活动为基础，通过骨骼肌的收缩、舒张以及不同肌群之间的相互协调，在神经系统的调节下完成的。一旦骨骼肌失去神经系统的调控，就会出现相应的运动障碍。

一、躯体运动概述

(一)躯体运动分类
躯体运动一般可以分为三类，即反射运动、随意运动和节律性运动。

1.反射运动

反射运动是最简单、最基本的运动形式，是随意运动和节律性运动的基础。它通常由特定的刺激引起，并有固定的运动轨迹，运动的强度与刺激强弱有关。反射运动一般不受意识控制，所以神经系统高级部位损伤的患者仍然可以产生反射运动，但正常情况下，反射运动接受高级中枢的调控。

2.随意运动

随意运动随主观意愿而产生，通常因某种目的(动机)而发动，其运动的方向、轨迹、速度以及持续的时间等均可随意控制，并在运动执行中随意改变。随意运动必须有大脑皮层的参与。

3.节律性运动

节律性运动是介于随意运动和反射运动之间并具有这两类运动特点的一种运动形式，如呼吸、咀嚼和行走运动。节律性运动可随意地开始和停止，但开始后的节律性运动可不再受意识的控制，而是受到其他反射活动的调节。

(二)运动调控的中枢基本结构和功能
人的中枢运动调控系统是由三级水平的神经结构组成。大脑皮层联络区、基底神经节和皮层小脑居于最高水平，负责运动的总体策划；运动皮层和脊髓小脑居于中间水平，负责运动的协调、组织和实施；而脑干和脊髓则处于最低水平，负责运动的执行。在运动的策划执行过程中，运动调控中枢各级水平都需要不断接受感觉信息的传入，用以调整运动中枢的活动，使运动达到既定目标。这些反馈的感觉信息主要来自肌肉、关节的本体感觉传入，也来自前庭器官的平衡觉传入以及来自视觉、听觉和皮肤的浅感觉传入。

二、脊髓对躯体运动的调控

脊髓是躯体运动调控的初级中枢，在很大程度上受高位中枢的控制。

(一)脊髓内与运动有关的神经元与运动单位

1.与运动有关的神经元

在脊髓灰质前角内存在大量运动神经元，即 α、β 和 γ 运动神经元。α 运动神经元接受来自躯干、四肢皮肤、肌肉和关节等处的外周信息传入，同时也接受从脑干到大脑皮层各级高位中枢的下传信息。各种神经冲动都在此会聚并发生整合，最终以一定形式和频率发出冲动，到达所支配的骨骼肌中的梭外肌纤维，引起梭外肌的兴奋与收缩，梭外肌的收缩与舒张是运动产生的动力。因此，α运动神经元是躯体运动反射的最后公路(final common path)。

γ运动神经元的胞体较α运动神经元小，散在分布于α运动神经元之间，γ运动神经元只接受来自大脑皮层和脑干等高位中枢的下行调控，发出的纤维支配骨骼肌的梭内肌纤维。γ运动神经元的兴奋性较高，常以较高的频率持续放电，其主要功能是调节肌梭对牵拉刺激的敏感性。β运动神经元发出的纤维对骨骼肌的梭外肌纤维和梭内肌纤维都有支配，但其功能尚不十分清楚。

2. 运动单位

由一个α运动神经元及其所支配的全部肌纤维所组成的功能单位，称为运动单位(motor unit)。运动单位的大小差别很大，如一个支配眼外肌的运动神经元，仅支配6~12根肌纤维，有利于肌肉进行精细运动；而一个支配三角肌的运动神经元所支配的肌纤维数目可达2000根左右，有利于产生巨大的肌张力。

(二)脊休克

机体有许多反射可在脊髓水平完成。但由于脊髓经常处于高位中枢控制下，故其本身的功能不易表现出来。在动物实验中，为了观察脊髓本身所具有的功能并能维持动物的正常呼吸，可在脊髓的第五颈段以下切断脊髓，这种脊髓与高位中枢离断的动物称为脊动物。当脊髓与高位中枢离断后，离断水平以下的脊髓暂时丧失了反射活动能力而进入无反应状态，这种现象称为脊休克(spinal shock)。

脊休克主要表现为横断面以下的脊髓所支配的躯体与内脏反射活动均减退以至消失，如骨骼肌紧张性降低甚至消失，外周血管扩张，血压下降，发汗反射消失，粪、尿潴留。脊休克持续一定时间后，一些以脊髓为基本中枢的反射可逐渐在不同程度上恢复，恢复的速度与不同动物脊髓反射依赖于高位中枢的程度有关。如，蛙在脊髓离断后数分钟内反射即可恢复；大鼠在1~2小时内恢复，犬于数天后恢复；而人类由于外伤等原因出现脊休克后则需数周以至数月(1~2个月)才能恢复。在恢复过程中，比较简单和较原始的反射先恢复，如屈肌反射、腱反射等；较复杂的反射后恢复，如对侧伸肌反射、搔爬反射等。血压也逐渐回升到一定水平，并具有一定的排便与排尿能力，但反射往往不能很好地适应机体生理功能的需要。断面以下的随意运动功能和各种感觉将永久性丧失。

动物实验证明，脊休克恢复后的动物，再做第2次脊髓离断手术，在离断水平以下的部位不会发生脊休克现象，表明脊休克发生的原因是由于离断水平以下的脊髓突然失去高级中枢的调控所致，而不是由切断脊髓时的损伤刺激所引起。脊休克的出现以及恢复表明，脊髓具有完成某些简单反射的能力，但在正常机体内这些反射通常会受到高位中枢的控制而不易表现出来。脊休克恢复后，通常是伸肌反射减弱而屈肌反射增强，说明高位中枢平时具有易化伸肌反射和抑制屈肌反射的作用。

(三)脊髓对躯体运动的调节

脊髓作为低级中枢可完成一些简单的躯体运动反射，参与对姿势的调节。中枢神经系统通过调节骨骼肌的紧张度或产生相应的运动，以保持或改正身体在空间的姿势，这种反射活动称为姿势反射。在脊髓能完成的姿势反射有对侧伸肌反射、牵张反射和节间反射。

1. 屈肌反射与对侧伸肌反射

当脊动物一侧肢体的皮肤受到伤害性刺激时，可反射性地引起受刺激侧的肢体出现屈曲，这一反射称为屈肌反射。屈肌反射使肢体脱离伤害性刺激，具有保护意义，但不属于姿势反射。屈肌反射的强弱与刺激强度有关。当引起屈肌反射的刺激强度增加到一定程度时，则可在同侧肢体发生屈曲的基础上，出现对侧肢体的伸展，称为对侧伸肌反射。对侧伸肌反射是一种姿势反射，在保持身体平衡中具有重要意义。

2. 牵张反射

有完整神经支配的骨骼肌在受到外力牵拉伸长时，会反射性地引起被牵拉的同一肌肉发生收缩的反射，这种反射活动称为牵张反射（stretch reflex）。

（1）牵张反射的类型：包括腱反射和肌紧张两种类型。

腱反射是指快速牵拉肌腱时发生的牵张反射，表现为被牵拉肌肉迅速而明显地收缩。例如，叩击膝关节下的股四头肌肌腱引起股四头肌收缩的膝反射、叩击跟腱使小腿腓肠肌收缩的跟腱反射。腱反射是体内唯一的单突触反射。

肌紧张是指缓慢持续牵拉肌腱时发生的牵张反射，表现为受牵拉的肌肉处于持续、轻度的收缩状态，但不表现为明显的动作。肌紧张是维持躯体姿势最基本的反射活动，是随意运动的基础。例如，人在保持直立姿势时，由于重力影响，支持体重的关节趋向于弯曲，从而使伸肌肌腱受到持续牵拉，引起被牵拉的肌肉收缩，使背部的骶棘肌、颈部以及下肢的伸肌群肌紧张加强，以对抗关节的屈曲，保持抬头、挺胸、伸腰、直腿的直立姿势。肌紧张属于多突触反射。肌紧张常表现为同一肌肉的不同运动单位交替进行收缩，故肌紧张能持久地进行而不易疲劳。肌紧张是一种多突触反射。

临床上常通过检查不同部位的腱反射和肌紧张（肌张力）来了解神经系统的功能状态。若腱反射和肌紧张减弱或消失，常提示反射弧的某一部分受损；若腱反射和肌紧张亢进，则提示控制脊髓的高位中枢发生病变。

（2）牵张反射的反射弧：腱反射和肌紧张的感受器都是肌梭，中枢主要位于脊髓内，传入和传出纤维都包含在支配该肌肉的神经中，效应器是该肌肉的肌纤维。因此，牵张反射反射弧的显著特点就是感受器和效应器位于同一块肌肉中。

肌梭（muscle spindle）是感受肌肉长度变化或感受牵拉刺激的特殊梭形感受装置，是一种长度感受器。肌梭位于一般肌纤维之间，呈梭状，其外层为一结缔组织囊膜，囊内所含肌纤维称为梭内肌纤维，囊外一般肌纤维则称为梭外肌纤维。肌梭与梭外肌纤维平行排列，呈并联关系。梭内肌纤维的两端是收缩成分，中间部是感受装置，两者呈串联关系。肌梭的传入神经纤维有 I_a 和 II 类纤维两类，两类纤维都终止于脊髓前角的 α 运动神经元。α 运动神经元发出传出纤维支配梭外肌纤维，γ 运动神经元发出传出纤维支配梭内肌纤维。

当梭外肌纤维被牵拉变长时，梭内肌中间部分的感受装置受到的刺激加强，导致 I_a 类纤维传入冲动增加，引起支配同一肌肉的 α 运动神经元兴奋，使梭外肌收缩，从而产生一次牵张反射。当梭外肌收缩变短时，肌梭也变短放松，它的中间部分感受装置受到的刺激减弱，I_a 类纤维传入冲动减少甚至停止，梭外肌纤维又恢复原来的长度。γ 运动神经元支配梭内肌，当 γ 运动神经元兴奋时，可使梭内肌从两端收缩，中间部位的感受装置被牵拉，并引

起 I_a 类传入纤维放电增加。因此，γ 传出冲动增加可提高肌梭的敏感性，对调节牵张反射有重要意义。

此外，在肌腱胶原纤维之间还有另一种牵张感受装置，称为腱器官（tendon organ）。它分布于肌腱胶原纤维之间，与梭外肌纤维呈串联关系，其传入神经是 I_b 类纤维。如前所述，肌梭是一种长度感受器，其传入冲动对支配同一肌肉的 α 运动神经元起兴奋作用；而腱器官则是一种张力感受器，其传入冲动对支配同一肌肉的 α 运动神经元起抑制作用。肌肉受牵拉时，肌梭首先兴奋而引起受牵拉肌肉的收缩；当牵拉力量进一步加大时，则可兴奋腱器官而抑制牵张反射，从而避免肌肉被过度牵拉而受损。这种由腱器官兴奋引起的牵张反射抑制，称为反牵张反射。

3. 节间反射

由于脊髓相邻节段的神经元之间存在突触联系，故在与高位中枢失去联系后，脊髓通过上下节段之间神经元的协同活动也能完成一定的反射活动，这种反射称为节间反射。例如，脊动物恢复后期刺激腰背皮肤会引起后肢发生搔爬反射。

三、脑干对躯体运动的调节

在运动调控系统中，脑干在功能上起"上下沟通"的作用。脑干内存在抑制和加强肌紧张的区域，在肌紧张调节中起重要作用。脑干通过对肌紧张的调节可完成复杂的姿势反射，如状态反射、翻正反射等。

(一)脑干对肌紧张的调节

1. 脑干网状结构易化区和抑制区

脑干网状结构中存在加强或抑制肌紧张及肌运动的区域，分别称为脑干网状结构易化区和抑制区。易化区的范围较广，包括延髓网状结构的背外侧部分、脑桥被盖、中脑中央灰质及被盖等部位；抑制区较小，位于延髓网状结构的腹内侧部分。正常情况下，易化区的活动较强，抑制区的活动较弱，两个区的功能既相互拮抗又维持相对平衡，以形成适宜的肌紧张强度。

除脑干外，大脑皮层运动区、纹状体、小脑前叶蚓部等部位也有抑制肌紧张的作用；而前庭核、小脑前叶两侧部和后叶中间部等部位则有易化肌紧张的作用。这些区域的功能可能都是通过脑干网状结构内的抑制区和易化区来完成的。

2. 去大脑僵直

（1）去大脑僵直的现象：脑干易化区和抑制区对肌紧张的影响，可以用去大脑僵直实验加以说明。在麻醉动物，于中脑上下丘之间切断脑干后，动物可出现伸肌（抗重力肌）的肌紧张亢进，表现为四肢伸直，坚硬如柱，头尾昂起，脊柱挺硬，呈角弓反张状态，这一现象称为去大脑僵直（decerebrate rigidity）（图 10-14）。如果局部肌内注射麻醉药或切断相应的

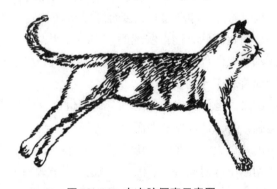

图 10-14　去大脑僵直示意图

脊髓后根以消除肌梭的传入冲动,则该肌的僵直现象消失,说明去大脑僵直是在脊髓牵张反射基础上发展起来的,是一种过强的牵张反射。

(2)去大脑僵直的发生机制:去大脑僵直是由于在中脑水平切断脑干后,中断了大脑皮层、纹状体等部位与脑干网状结构抑制区的功能联系,造成抑制区和易化区之间的活动失衡,使抑制区的活动大为减弱,而易化区的活动明显占优势的结果。

临床上,某些疾病也出现类似去大脑僵直现象。例如,中脑疾患时可出现头后仰,上、下肢僵硬伸直,上臂内旋,手指屈曲等去大脑僵直的表现,往往表明病变已严重侵犯脑干,预后不良。蝶鞍上囊肿引起皮层与皮层下结构失去联系时,患者可出现明显的下肢伸肌僵直及上肢半屈曲状态,称为去皮层僵直(decorticate rigidity),这也是抗重力肌肌紧张增强的表现(图 10-15)。

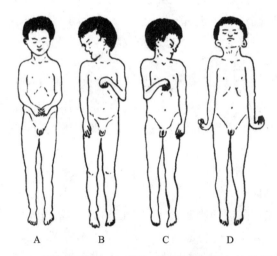

A、B、C:为去皮层僵直;A:仰卧,头部姿势正常时,上肢半屈;
B 和 C:转动头部时的上肢姿势;D:为去大脑僵直,上下肢均僵直。

图 10-15　人类去皮层僵直及去大脑僵直
(引自 Ganong 第 20 版医学生理学概论)

(3)去大脑僵直的类型:根据产生机制,去大脑僵直可分为 γ 僵直和 α 僵直两种类型。

γ 僵直是指高位中枢的下行作用首先提高脊髓 γ 运动神经元的活动,使肌梭的敏感性提高,肌梭的传入冲动增多,转而使 α 运动神经元兴奋,导致肌紧张增强而出现的僵直。γ 僵直主要通过网状脊髓束实现的。实验证明,切断猫中脑上、下丘之间造成去大脑僵直后,若切断动物腰骶部后根消除肌梭传入冲动对中枢的作用后,可使后肢僵直消失,说明经典的去大脑僵直属于 γ 僵直。

α 僵直是指高位中枢的下行作用也可直接或通过脊髓中间神经元间接使 α 运动神经元活动增强,引起肌紧张增强而出现的僵直。在上述出现 γ 僵直的动物,切断后根消除相应节段僵直的基础上,若进一步切除小脑前叶蚓部,可使僵直再次出现,这种僵直为 α 僵直。若进一步切断第八对脑神经,以消除从内耳半规管和前庭传到前庭核的冲动,则上述 α 僵直消失,可见 α 僵直主要是通过前庭脊髓束实现的。

（二）脑干对姿势的调控

1. 状态反射

头部在空间的位置发生改变以及头部与躯干的相对位置发生改变时，都可反射性地改变躯体肌肉的紧张性，这种反射称为状态反射。状态反射包括迷路紧张反射与颈紧张反射。

迷路紧张反射是指由于头部位置的变化，刺激内耳迷路的椭圆囊和球囊，使其传入冲动改变，从而改变躯体伸肌紧张性。在去大脑动物实验中可见，当动物取仰卧位时伸肌紧张性最高，而取俯卧位时伸肌紧张性最低。这是由于头部位置的不同导致囊斑中毛细胞受不同刺激而引起的。

颈紧张反射是指颈部扭曲时，颈椎关节韧带和肌肉本体感受器受刺激后，对四肢肌肉紧张性的反射性调节。当头向一侧扭转时，下颏所指一侧的伸肌紧张性加强；头后仰时，前肢伸肌紧张性加强，而后肢伸肌紧张性降低；头前俯时，前肢伸肌紧张性降低，而后肢伸肌紧张性加强。在正常情况下，状态反射常受高级中枢抑制而不易表现出来。

2. 翻正反射

正常动物可保持站立姿势，若将其推倒或将其四足朝天从空中抛下，动物能迅速翻正过来，这种反射称为翻正反射。如使动物四足朝天从空中坠下，可清楚地观察到动物在下落过程中，先是头颈扭转，随后前肢和躯干扭转过来，接着后肢也扭转过来，最后四肢安全着地。这一过程包括一系列反射活动，最先是由于头部在空间位置不正常，刺激视觉与内耳迷路使头部的位置翻正。头部翻正后，头与躯干之间的位置不正常，刺激颈部关节韧带或肌肉的本体感受器，从而使躯干的位置也翻正。

四、小脑和基底神经节对躯体运动的调控

（一）小脑对躯体运动的调控

小脑不仅与大脑皮层形成神经回路，还与脑干及脊髓有大量的纤维联系，在维持躯体平衡、调节肌紧张、协调和形成随意运动中起重要作用。根据小脑的传入、传出纤维联系，可将其分为前庭小脑、脊髓小脑和皮层小脑三个功能部分（图 10-16）。

1. 前庭小脑

前庭小脑主要由绒球小结叶构成，接受前庭器官直接或间接（经前庭核）的投射，传出纤维在前庭核换元，经前庭脊髓束抵达脊髓前角内侧部的运动神经元，从而支配躯体和四肢近端的肌肉运动。因此，前庭小脑的主要功能是维持躯体的平衡。切除绒球小结叶的猴子或第四脑室附近患肿瘤压迫绒球小结叶的患者，会出现步基宽（站立时两脚之间的距离增宽）、站立不稳、步态蹒跚和易跌倒等症状，但其随意运动的协调不受影响。

此外，前庭小脑也接受经脑桥核中转而来的视觉传入信息，并通过对眼外肌的调节而控制眼球的运动，从而协调头部运动时眼的凝视运动。猫在切除绒球小结叶后可出现位置性眼震颤，即当其头部固定于某一特定位置（即凝视某一场景）时出现的眼震颤。

2. 脊髓小脑

脊髓小脑由蚓部和半球中间部组成。脊髓小脑主要接受脊髓（主要是来自躯干和四肢皮肤、肌肉和关节的感觉）和三叉神经（头面部躯体感觉）的传入信息，也接受视觉和听觉的传入信息。蚓部的传出纤维经顶核投射到大脑皮层和脑干，再经皮层脊髓束、网状脊髓束和前

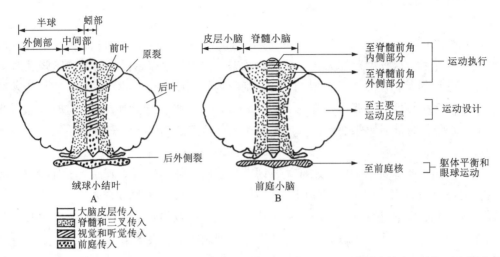

A. 小脑的分区和传入纤维联系：以原裂和后外侧裂可将小脑横向分为前叶、后叶和绒球小结叶三部分，也可纵向分为蚓部、半球的中间部和外侧部三部分，小脑各种不同的传入纤维联系用不同的图例表示；B. 小脑的功能分区（前庭小脑、脊髓小脑和皮层小脑）及其不同的传出投射，脊髓前角内侧部的运动神经元控制躯干和四肢近端的肌肉运动，与姿势的维持和粗大的运动有关，而脊髓前角外侧部的运动神经元控制四肢近远端的肌肉运动，与精细的、技巧性的运动有关。

图 10-16　小脑的分区与传入、传出纤维联系示意图

庭脊髓束下行至脊髓前角内侧部的神经元，控制躯干和四肢近端的肌肉运动。半球中间部的传出纤维投射到间位核，再经皮层脊髓束下行至脊髓前角外侧部的神经元，控制四肢远端的肌肉运动。

　　脊髓小脑的主要功能是调节进行过程中的运动，协助大脑皮层对随意运动进行适时的控制。目前认为，当大脑运动皮层向脊髓发出运动指令时，还通过皮层脊髓束的侧支向脊髓小脑传递有关运动指令的"副本"；另外，运动过程中来自肌肉与关节等处的本体感觉信息传入以及视、听觉信息传入等也到达脊髓小脑。脊髓小脑将这两方面的反馈信息加以比较，察觉运动执行情况和运动指令之间的偏差，并通过上行纤维向大脑皮层发出矫正信号；同时又通过脑干-脊髓下行通路调节肌肉活动，使运动能按大脑皮层预定的目标和轨道准确进行。脊髓小脑受损的患者，运动变得笨拙而不准确，其随意运动的力量、方向及限度发生紊乱。例如，当患者完成精巧动作时，因肌肉出现震颤而把握不住动作的方向，尤其在精细动作的终末出现震颤，这种现象称为意向性震颤。此外患者还出现行走时跨步过大而躯干落后，以致容易倾倒，或走路摇晃呈酩酊蹒跚状、不能进行拮抗肌的快速轮替活动（如上臂不断交替进行内旋与外旋），但静止时则无异常的肌肉运动出现，以上这些动作协调障碍统称为小脑性共济失调。

　　此外，脊髓小脑还参与肌紧张的调节，包括抑制和易化双重作用，分别通过脑干网状结构抑制区和易化区来实现。小脑前叶蚓部具有抑制肌紧张的作用，其空间分布呈倒置，即前端与动物尾部及下肢肌紧张的抑制功能有关，后端及单小叶与上肢及头面部肌紧张的抑制功能有关。小脑前叶两侧部和后叶中间部有易化肌紧张的作用，其空间分布也是倒置的。在动物进化过程中，小脑的肌紧张抑制作用逐渐减弱，而易化作用逐渐增强。因此，脊髓小脑受损后出现肌张力减退、四肢乏力等现象。

3. 皮层小脑

皮层小脑主要指小脑半球外侧部，它不接受外周感觉的传入信息，仅接受大脑皮层广大区域(感觉区、运动区、联络区)经脑桥核转接而来的信息，并与大脑形成反馈回路。

皮层小脑的功能主要是参与随意运动的设计和程序的编制。较复杂的运动均由多个运动子成分有序联系而成，皮层小脑的损伤可出现各运动成分之间的紧密联系障碍，使运动不再协调有序。例如，右侧小脑半球损伤的患者左右臂摆动的连续性降低，左臂可以有下意识的运动，但在右臂交换性运动前一般出现停顿，或必须有意识性支配才能连贯，这种现象称为运动分解。此外，皮层小脑也参与机体的运动学习过程。

(二)基底神经节对躯体运动的调节

1.基底神经节组成

基底神经节是大脑皮层下一些核团的总称，包括尾状核、壳核、苍白球、中脑黑质和丘脑底核。尾状核、壳核、苍白球统称为纹状体，其中尾状核和壳核在进化中较新，称为新纹状体；而苍白球的进化较古老，称旧纹状体。基底神经节与皮层小脑是皮层下两个与大脑皮层构成回路的重要运动脑区。

2.基底神经节的纤维联系

基底神经节的新纹状体接受来自大脑皮层广泛区域的纤维投射，其传出纤维从苍白球的内侧部发出，经丘脑前腹核和外侧腹核接替后，又回到大脑皮层，构成基底神经节与大脑皮层之间的神经回路。在该回路中，又分为直接通路和间接通路两条途径(图 10-17)。

(1)直接通路：如图 10-17 所示，直接通路是指从大脑皮层发出的纤维经新纹状体直接投射到苍白球内侧部的路径。大脑皮层对新纹状体的作用是兴奋性的，释放的递质是谷氨酸(GLU)；而从新纹状体到苍白球内侧部以及从苍白球内侧部再到丘脑前腹核和外侧腹核的纤维都是抑制性的，递质均为 γ-氨基丁酸(GABA)。因此，当大脑皮层发放的神经冲动激活新纹状体-苍白球内侧部的直接通路时，苍白球内侧部的活动被抑制，使后者对丘脑前腹核和外侧腹核的抑制作用减弱，丘脑的活动增加，这种现象称为去抑制。丘脑-皮层的投射系统是兴奋性的，因此直接通路的活动最终能易化大脑皮层的活动。

(2)间接通路：间接通路为新纹状体的传出纤维先后经过苍白球外侧部和丘脑底核后再投射到苍白球内侧部的路径(图 10-17)。由丘脑底核到达苍白球内侧部的纤维为兴奋性的，递质是谷氨酸，因此，当间接通路兴奋时，苍白球外侧部的活动被抑制，使之对丘脑底核的抑制作用减弱，加强了苍白球内侧部对丘脑-皮层投射系统的抑制，从而对大脑皮层发动运动产生抑制作用。

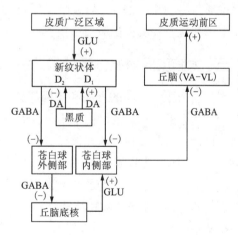

DA：多巴胺；GABA：γ-氨基丁酸；GLU：谷氨酸；
(+)：兴奋作用；(-)：抑制性作用。

**图 10-17 基底神经节与大脑皮层之间
神经回路的模式图**

此外，新纹状体除接受大脑皮层发出的谷氨酸能纤维支配外，还接受来自中脑黑质致密部的多巴胺能纤维投射，构成黑质-纹状体投射系统。新纹状体内的神经元主要是中型多棘神经元，其细胞膜上有 D_1 和 D_2 两类受体。黑质-纹状体投射可通过新纹状体神经元 D_1 受体增强直接通路的活动；同时通过 D_2 受体抑制间接通路的活动，因此黑质具有增加运动皮层活动的作用。

3. 基底神经节的功能及其相关疾病

基底神经节参与运动的策划和程序的编制、肌紧张的调节以及本体感觉传入冲动信息的处理过程。此外，基底神经节还与自主神经的调节、感觉的传入、心理行为和学习记忆等功能活动有关。当基底神经节损害时，主要表现为肌紧张异常和动作过分增减，临床上主要有以下两类疾病。

(1)肌紧张过强而运动过少性疾病：这类疾病的典型代表是帕金森病，又称震颤麻痹。帕金森病的主要症状是全身肌紧张增高、肌肉强直、随意运动减少、动作缓慢、面部表情呆板，常伴有静止性震颤等。运动症状主要表现在动作的准备阶段，而动作一旦发起，则可顺利进行下去。现已清楚，帕金森病的病因是双侧黑质病变，多巴胺能神经元变性受损。由于多巴胺具有增强直接通路、抑制间接通路，增强运动皮层活动的作用，因此当黑质-纹状体投射系统受损时，可引起直接通路减弱而间接通路活动增强，使皮层对运动的发动受到抑制，导致患者出现运动减少和动作缓慢的症状。临床上给予多巴胺的前体左旋多巴能明显改善帕金森病患者的症状，应用 M 受体拮抗剂东莨菪碱等也可起到一定治疗效果。但左旋多巴和 M 受体拮抗剂对静止性震颤无明显疗效，该症状可能与丘脑外侧腹核等结构的功能异常有关。

(2)肌紧张不全而运动过多性疾病：这类疾病有舞蹈病和手足徐动症等。舞蹈病又称亨廷顿病，是一种以神经变性为病理改变的遗传性疾病，其主要表现为不自主的上肢和头部的舞蹈样动作，伴肌张力降低等症状。其病因是双侧新纹状体病变。新纹状体内 GABA 能神经元变性或遗传性缺损，使新纹状体对苍白球外侧部的抑制作用减弱，引起间接通路活动减弱而直接通路活动相对增强，对大脑皮层发动运动产生易化作用，从而出现运动过多的症状。临床上用利血平耗竭多巴胺可缓解其症状。

五、大脑皮层对躯体运动的调控

高等动物躯体运动的发动和协调都是由大脑皮层调控的。躯体随意运动的发动和完成是一个十分复杂的过程，至今仍不十分清楚。目前认为，随意运动的设想起源于皮层联络区。运动的设计在大脑皮层、基底神经节和皮层小脑进行，设计好的运动信息被传送到运动皮层(即中央前回和运动前区)，再由运动皮层发出指令经由运动传出通路到达脊髓和脑干运动神经元，最终到达它们所支配的骨骼肌而产生运动。在此过程中，运动的设计需在大脑皮层和皮层下的两个运动脑区(基底神经节和皮层小脑)之间不断进行信息交流；而运动的执行需要小脑半球中间部(即脊髓小脑)的参与，后者利用其与脊髓、脑干和大脑皮层的纤维联系，将来自肌肉、关节等处的感觉信息与大脑皮层发出的运动指令反复进行比较，并修正大脑皮层的活动，外周感觉反馈信息也可直接传入运动皮层，经过对运动偏差的不断纠正，使动作变得平稳而精确(图10-18)。

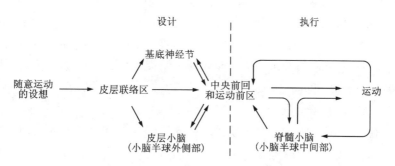

图 10-18　随意运动的产生和调控示意图
(引自 Ganong 第 20 版医学生理学概论)

(一)大脑皮层运动区

大脑皮层是运动调控的最高级也是最复杂的中枢部位,接受感觉信息的传入,并根据机体对环境变化的反应和意愿,策划和发动随意运动。

1. 主要运动区

在灵长类动物,大脑皮层运动区包括初级运动皮层和运动前区或称次级运动区,是控制躯体运动最重要的区域。它们接受本体感觉冲动,感受躯体的姿势和躯体各部分在空间的位置及运动状态,并根据机体的需要和意愿调整和控制全身的运动。初级运动皮层位于中央前回(Brodmann 分区的 4 区),对运动的调控表现有独特的功能。

运动前区(Brodmann 分区的 6 区)包括运动前皮层和运动辅助区,前者位于 6 区的外侧部,后者位于 6 区的内侧部。运动前区与运动的双侧性协调有关,而其更重要的作用是参与随意运动的策划和编程。破坏该区可使双手协调性动作难以完成,复杂动作变得笨拙。

2. 其他运动区

第一感觉区以及后顶叶皮层也与运动有关。有证据表明,皮层脊髓束和皮层脑干束中约 31% 的纤维来自中央前回;约 29% 的纤维来自运动前区和运动辅助区;约 40% 的纤维来自后顶叶皮层和第一感觉区。

在大脑皮层运动区也可见到类似感觉区的纵向柱状排列,从而组成运动皮层的基本功能单位,称为运动柱。一个运动柱可控制同一关节几块肌肉的活动,而一块肌肉可接受几个运动柱的控制。

(二)运动传出通路及其功能

1. 皮层脊髓束和皮层脑干束

由皮层发出,经内囊、脑干下行,到达脊髓前角运动神经元的传导束,称皮层脊髓束,而由皮层发出,经内囊下行到达脑干内各脑神经运动神经元的传导束称为皮层脑干束。皮层脊髓束中约 80% 的纤维在延髓锥体跨越中线到达对侧,沿对侧脊髓外侧束下行形成皮层脊髓侧束。侧束纵贯脊髓全长,其纤维与同侧脊髓前角外侧部的运动神经元构成突触联系,功能是控制四肢远端肌肉的活动,与精细的、技巧性的运动有关。皮层脊髓束其余约 20% 的纤维不跨越中线,在同侧脊髓前索下行形成皮层脊髓前束。皮层脊髓前束一般只下降到脊髓胸段,其纤维通过中间神经元接替,与双侧脊髓前角内侧部的运动神经元构成突触联系,功能是控制躯干和四肢近端肌肉的活动，尤其是屈肌的活动，与姿势的维持和粗略的运动有关。

上述通路发出的侧支和一些直接起源于运动皮层的纤维，经脑干某些核团接替后形成顶盖脊髓束、网状脊髓束、前庭脊髓束以及红核脊髓束。前三者的功能与皮层脊髓前束相似，参与对近端肌肉粗略运动和姿势的调节；而红核脊髓束的功能与皮层脊髓侧束相似，参与对四肢远端肌肉精细运动的调节。

2. 运动传出通路损伤时的表现

运动传导通路损伤后，临床上常出现柔软性麻痹（软瘫）和痉挛性麻痹（硬瘫）两种表现。两者都有随意运动的丧失，但软瘫表现为牵张反射减退或消失，肌肉松弛，并逐渐出现肌肉萎缩，巴彬斯基征阴性，见于脊髓运动神经元损伤，如脊髓灰质炎；而硬瘫则表现为牵张反射亢进，肌肉萎缩不明显，巴彬斯基征阳性，常见于中枢性损伤，如内囊出血引起的卒中。临床上常将运动控制系统分为下、上运动神经元，下运动神经元是指脊髓运动神经元，而上运动神经元则是指皮层和脑干中支配下运动神经元的神经元。部分上运动神经元主要在姿势调节中发挥作用，称为姿势调节系统，对牵张反射有重要作用；部分上运动神经元主要在运动协调中发挥作用，如小脑和基底神经节中的一些神经元，而由大脑皮层运动区发出的运动传出通路，其主要作用是将皮层运动指令下传给下运动神经元。目前认为，单纯损伤皮层脊髓束和皮层脑干束可能仅出现软瘫，当合并损伤姿势调节通路后才出现硬瘫。

巴宾斯基征（Babinski sign）是神经科常用检查之一。以钝物划足跖外侧时，出现趾背屈和其他四趾外展呈扇形散开的体征，称为巴彬斯基征阳性，常提示皮层脊髓束受损。正常成人，由于脊髓在高位中枢控制下，故该原始反射被抑制而不表现出来，此时以钝物划足跖外侧，足趾将向跖面屈曲，称为巴宾斯基征阴性。婴儿皮层脊髓束发育尚不完全，或成人在深睡或麻醉状态下，也可出现巴宾斯基征阳性。

第五节　神经系统对内脏活动、本能行为和情绪的调节

神经系统对内脏活动的调节是通过自主神经系统来实现的。本能行为受下丘脑和边缘系统等神经中枢的调控。情绪由脑内奖赏系统和惩罚系统调控，并引起自主神经系统活动的改变。

一、自主神经系统

调节内脏功能活动的神经总称为自主神经系统（autonomic nervous system），也称内脏神经系统。和躯体神经一样，自主神经也包括传入神经和传出神经两部分，但通常自主神经仅指支配内脏器官、平滑肌和腺体的传出纤维，并将其分为交感神经和副交感神经。

(一)自主神经的结构特征

与躯体运动神经不同，自主神经并不是直接到达效应器官，而是在传出神经和效应器之间有众多外周神经节，由此将传出神经分为节前纤维和节后纤维。节前纤维在抵达效应器官前进入神经节内交换神经元，由节内神经元发出节后纤维支配效应器官。节前纤维属于有髓鞘的 B 类神经纤维，传导速度较快；而节后纤维属于无髓鞘的 C 类神经纤维，传导速度较慢。肾上腺髓质只受交感神经节前纤维支配（图 10-19）。

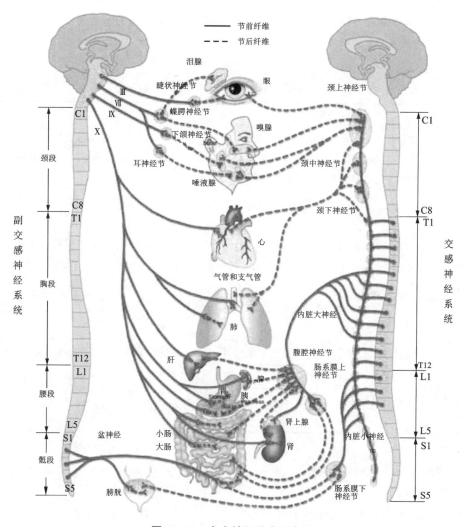

图 10-19 自主神经分布示意图

交感神经起自脊髓胸、腰段($T_1 \sim L_3$)灰质侧角的神经元,其分布广泛,几乎支配所有内脏器官。交感神经靠近脊柱,形成椎旁神经节及椎前神经节,离效应器较远,因此节前纤维短而节后纤维长。一根交感神经节前纤维往往与多个节后神经元形成突触联系,故刺激交感神经的节前纤维产生的反应比较弥散(表 10-3)。

副交感神经起自脑干的脑神经核和脊髓骶段($S_2 \sim S_4$)灰质侧角的神经元,其分布相对较局限。体内有些器官,如肾上腺髓质、皮肤和骨骼肌内的血管、一般的汗腺、竖毛肌和肾脏,只接受交感神经支配。副交感神经节通常离效应器较近,有的神经节就在效应器壁内,因此节前纤维长而节后纤维短。副交感神经的节前纤维与较少的节后神经元发生突触联系,刺激节前纤维引起的反应比较局限。

(二)自主神经系统的功能

自主神经系统的功能主要是调节心肌、平滑肌和腺体(消化腺、汗腺、部分内分泌腺)的活动，其主要功能见表10-3。交感神经和副交感神经主要的递质是乙酰胆碱和去甲肾上腺素。此外，也存在少量肽类和嘌呤类递质，如支配胃窦部 G 细胞的迷走神经节后纤维释放的递质是促胃液素释放肽。

表 10-3　自主神经的主要生理功能

效应器	交感神经	副交感神经
心血管系统	心率加快、心肌收缩能力加强，腹腔内脏（除肝外）、皮肤黏膜、唾液腺与外生殖器官的血管收缩，但骨骼肌血管、冠脉血管以舒张为主	心率减慢、心肌收缩能力减弱，部分血管（如脑膜、唾液腺、外生殖器的血管等）舒张
呼吸系统	支气管平滑肌舒张	支气管平滑肌收缩，促进呼吸道黏膜腺体分泌
消化系统	分泌黏稠唾液，抑制胃液、胰液和胆汁分泌，抑制胃肠运动，促进括约肌收缩，抑制胆囊收缩	分泌稀薄唾液，促进胃液、胰液和胆汁分泌，促进胃肠运动，促进胆囊收缩和括约肌舒张
泌尿系统	促进肾小管重吸收；逼尿肌舒张和尿道内括约肌收缩，抑制排尿	逼尿肌收缩、尿道内括约肌舒张，促进排尿
眼	虹膜辐射状肌收缩，瞳孔扩大睫状肌松弛	虹膜环形肌收缩，瞳孔缩小睫状肌收缩
皮肤	竖毛肌收缩，精神性发汗	
内分泌系统和代谢	促进肾上腺髓质激素分泌；促进糖酵解和脂肪分解	促进胰岛素分泌

(三) 自主神经系统的功能特征

1. 紧张性支配

在生理安静状态下，交感神经系统和副交感神经系统仍有一定频率的传出冲动，能持续调节所支配效应器官的功能活动，该现象称为紧张性作用，包括交感紧张和副交感紧张。紧张性作用的生理学意义在于可双向调节（增加或减少）其支配器官的功能活动。在动物实验中，切断心迷走神经后心率加快，表明心迷走神经平时有紧张性冲动传出，对心脏的活动具有抑制作用；切断心交感神经，则心率减慢，表明心交感神经有兴奋心脏的紧张性冲动传出。通常认为，自主神经系统的紧张性活动源自中枢神经系统，而中枢的紧张性则来源于神经反射和体液因素等多种原因。例如，来自主动脉弓和颈动脉窦压力感受器的传入冲动对维持心交感神经和心迷走神经的紧张性活动起重要作用；而中枢组织内 CO_2 浓度对维持交感缩血管中枢的紧张性活动也有重要作用。

2. 对同一效应器的双重支配

除少数器官外，大多数组织器官都接受交感神经和副交感神经的双重支配，但两者对同一器官的作用往往相互拮抗。例如，对于心脏，迷走神经具有抑制作用，而交感神经具有兴奋作用；对于小肠平滑肌，迷走神经可促进小肠的运动，而交感神经则起抑制作用。这种拮抗作用是神经系统对内脏活动调节的重要特征之一，可使内脏器官的活动快速调整以适应机体的需要。值得注意的是，交感神经和副交感神经对某些效应器的作用也可以是一致的，例如，支配唾液腺的交感神经和副交感神经均可促进唾液腺的分泌，但两者的生理效应并不完全相同，交感神经兴奋时唾液腺分泌少而黏稠的唾液，而副交感神经兴奋时则引起大量稀薄的唾液分泌。

3.作用受效应器所处功能状态的影响

自主神经系统的作用与效应器本身的功能状态也有关。例如，由于未孕子宫与有孕子宫受体表达的差异，刺激交感神经可引起未孕动物的子宫平滑肌舒张，但却使有孕子宫平滑肌收缩。又如，胃幽门如果原来处于收缩状态，则刺激迷走神经能使其舒张；而当幽门处于舒张状态时，刺激迷走神经则使其收缩。

4.对整体生理功能调节的意义

交感神经系统的活动一般比较广泛，常伴有肾上腺髓质激素的分泌，故称交感-肾上腺髓质系统。当机体遭遇紧急情况，例如，在肌肉剧烈运动、窒息、失血或寒冷环境等情况下，可引起交感神经的广泛兴奋，儿茶酚胺类物质分泌增加，表现出一系列交感-肾上腺髓质系统亢进的现象，称为应急反应(emergency reaction)。因此，交感神经系统活动的主要作用在于动员机体多个器官的潜力，增强储备能量的消耗，提高机体应急能力，以适应环境的急剧变化。

副交感神经系统的活动相对比较局限，常伴有胰岛素的分泌增加，故称迷走-胰岛素系统。这个系统的活动主要在于保护机体、休整恢复、促进消化、积蓄能量以及加强排泄和生殖功能等。

尽管交感和副交感神经对机体调节的整体效应不同，但二者活动的平衡对维持机体内环境的相对稳定具有重要意义。

二、中枢对内脏活动的调节

在中枢神经系统的各级水平都存在调节内脏活动的区域，调节主要通过反射完成。较简单的内脏反射通过脊髓即可实现，而复杂的内脏反射则需要延髓及以上的中枢参与。

(一)脊髓对内脏活动的调节

作为调节内脏活动的初级中枢，脊髓能对血管张力反射、排尿反射、排便反射、发汗反射和生理性勃起反射等起调节作用。临床中可观察到，脊髓高位离断的患者在脊休克过去后，由脊髓调节的各种内脏反射可逐渐恢复，但这种调节功能仅仅是初级的，不能很好地适应或满足正常生理功能的需要。例如，当患者由平卧位突然转成直立位时常会因心输出量减少而感到头晕，这是由于脊髓初级交感中枢丧失了高位心血管中枢的调节，此时体位性血压反射的调节能力较差，血管的外周阻力不能及时发生适应性改变。此外，患者的排尿和排便反射虽可以进行，但不受意识控制，出现排尿、排便失禁，且排尿也不完全。

(二)脑干对内脏活动的调节

由延髓发出的副交感神经传出纤维支配头面部的所有腺体、心、支气管、喉、食管、胃、胰腺、肝和小肠等；同时，脑干网状结构中存在许多与内脏功能活动有关的神经元，其下行纤维支配并调节脊髓的自主神经功能。许多基本生命现象(如循环、呼吸等)的反射性调节在延髓水平已初步完成。动物实验或临床实践中观察到，延髓被压迫或受损时，可迅速引起呼吸、心跳等生命活动停止，故延髓被称为"生命中枢"。此外，吞咽反射和呕吐反射的中枢也存在于延髓。中脑是瞳孔对光反射的中枢部位。瞳孔对光反射消失常提示病变侵犯中脑，病情危急。

(三) 下丘脑对内脏活动的调节

下丘脑是调节内脏活动和内分泌活动的较高级中枢。下丘脑通过与更高位的中枢、脑干和脊髓的广泛联系，将内脏活动与其他生理功能活动(如本能行为、情绪等)联系起来进行整合。这种整合功能是下丘脑调节内脏活动的重要特点。其主要功能如下：

1. 自主神经系统活动调节

下丘脑通过其传出纤维到达脑干和脊髓，改变自主神经系统节前神经元的紧张性，从而调控多种内脏功能。

2. 体温调节

哺乳动物的体温调节中枢位于视前区-下丘脑前部(PO/AH)，此处存在温度敏感神经元，可直接感受所在部位的温度变化，而且对传入的温度信息进行整合，并通过调节产热和散热过程，使体温保持相对恒定。如在哺乳动物下丘脑以下部位横断脑干，则动物不能维持其正常的体温。

3. 水平衡调节

水平衡调节包括水的摄入与排出。中枢神经系统通过渴觉引起摄水行为，而水的排出则主要取决于肾脏的活动。毁损下丘脑可导致饮水量增加与多尿，说明下丘脑参与渴觉形成和调节水的摄入与排出。下丘脑前部存在渗透压感受器。当血浆晶体渗透压增高时，刺激下丘脑前部的渗透压感受器，一方面引起渴觉和饮水行为，另一方面促使视上核和室旁核合成、分泌抗利尿激素，使肾脏排水减少，从而促使晶体渗透压的恢复。

4. 对垂体激素分泌的调节

下丘脑促垂体区的神经分泌小细胞能合成下丘脑调节肽，促进或抑制腺垂体激素的分泌。同时，下丘脑内还存在对血中激素水平变化敏感的监察细胞，反馈性调节下丘脑调节肽的分泌。此外，下丘脑视上核和室旁核的神经内分泌大细胞能合成血管升压素和催产素，经下丘脑-垂体束运输后储存于神经垂体。

5. 对生物节律的控制

机体内的许多生理活动常按一定的时间顺序发生周期性变化，这一现象称为生物节律(biorhythm)。根据周期的长短可分为日周期(昼夜节律)、月周期和年周期等，其中昼夜节律最为多见。机体大部分细胞的功能活动都表现为以 24 小时为周期的节律性波动，即昼夜节律(circadian rhythm)。昼夜节律是人体最重要的生物节律。许多生理活动，如觉醒与睡眠、血细胞计数、体温、松果体激素、促肾上腺皮质激素和其他垂体激素分泌等都呈现明显的昼夜节律变化。有研究表明，这种昼夜节律控制中心可能在下丘脑的视交叉上核。视交叉上核通过视网膜-视交叉上核束与视觉感受装置发生联系，使外界昼夜光照变化影响视交叉上核的活动，从而使体内的日周期节律与外界光照周期同步化。视网膜-视交叉上核束不同于经典的视觉成像通路，不参与视觉成像。因此，即使是毫无光感的盲人，其生物节律仍然受光照调节。

(四)大脑皮层对内脏活动的调节

对于大脑皮层对内脏活动的调节作用,目前了解并不多。与内脏活动关系密切的皮层结构是边缘系统和新皮层的某些区域。

1.边缘叶和边缘系统

边缘叶是指大脑半球内侧面胼胝体周围环绕脑干的皮层结构,包括海马、穹窿、扣带回、海马回和齿状回等。边缘叶在结构和功能上与大脑皮层的岛叶、颞极、眶回以及皮层下的杏仁核、隔区、下丘脑和丘脑前核等结构密切相关,因此有人将边缘叶连同这些相关结构统称为边缘系统。边缘系统对内脏活动的调节作用极其复杂而多变。例如,刺激杏仁核可引起血压下降、心率减慢、唾液和胃液分泌增多、胃蠕动增强、瞳孔扩大等;刺激扣带回前部,可引起呼吸运动抑制或加速、血压下降或升高、心率减慢、胃运动抑制、瞳孔扩大或缩小等。

2.新皮层

新皮层是指在系统发生上出现较晚、分化程度最高的大脑半球外侧面结构,是调控内脏活动的高级中枢。例如,在动物实验中电刺激皮层运动区及其周围区域,除引起躯体运动外,也可引起相关部位的血管活动变化、汗腺分泌、呼吸、直肠与膀胱活动改变等。

三、本能行为和情绪的神经调控

本能行为是指动物在进化过程中形成,并经遗传固定下来的对个体和种属生存具有重要意义的行为,如摄食、饮水和性行为等。情绪是指人类和动物对环境刺激所表达的一种特殊的心理体验和某种固定形式的躯体行为表现。在本能行为和情绪活动过程中,常伴有自主神经系统和内分泌系统功能活动的改变。

(一)本能行为

1.摄食行为

摄食行为是动物维持个体生存的最基本活动,主要受下丘脑和边缘系统(杏仁核)的调节。实验证实,下丘脑外侧区内存在摄食中枢,该中枢的活动与血糖水平有关,血糖降低时,摄食中枢神经元放电频率增高,出现饮食行为。下丘脑的腹内侧核存在饱中枢,摄食中枢和饱中枢之间存在相互抑制的关系。电刺激清醒动物的下丘脑腹内侧部,可引起动物停止摄食;损毁饱中枢,则出现贪食,在食物供应充足的条件下可出现下丘脑性肥胖。

2.饮水行为

饮水行为主要通过渴觉而引起,下丘脑和边缘系统其他结构在渴觉形成和饮水行为的控制中发挥重要作用。

(二)情绪

下丘脑中也存在与情绪反应密切相关的结构。研究表明,在下丘脑内存在防御反应区,主要位于近中线的腹内侧区。杏仁核也与防御反应有关。在间脑水平以上切除大脑的猫,只要给予微弱的刺激,就能激发强烈的防御反应,通常表现为腰背弓起、张牙舞爪、毛发竖起、心跳加速、呼吸加快、瞳孔扩大和血压升高等,好似正在进行搏斗的表现,这一现象称之为"假怒"。但当下丘脑这些部位被损毁后,动物则变得温顺驯服。平时下丘脑的这种活动受到大脑的抑制而不易表现出来,切除大脑后则抑制被解除,下丘脑的防御反应易化,一旦受到微弱的刺激就能激发出强烈的假怒反应。在临床上,人类下丘脑的疾病也往往伴随着情绪反应的异常。

第六节　脑电活动及睡眠与觉醒

大脑皮层的神经元具有生物电活动，而这些生物电活动是产生睡眠和觉醒等重要脑功能活动的基础。在大脑皮层记录神经元的电活动，既可记录单个神经元的电活动，也可记录多个神经元电活动的总和。

一、脑电活动

本节所述的脑电活动是指大脑皮层许多神经元的集群电活动，包括自发脑电活动和皮层诱发电位两种形式。

(一) 自发脑电活动

自发脑电活动是指在无明显刺激的情况下，大脑皮层自发产生的节律性电位变化。将引导电极安放在头皮表面记录到的自发脑电活动，称为脑电图(electroencephalogram，EEG)。将引导电极直接安放在大脑皮层表面记录到的自发脑电活动，则称为脑皮层电图(electrocorticogram，ECoG)。

1. 脑电图的波形

脑电图的波形根据频率的不同，分为 α、β、θ 和 δ 四种基本波形(图 10-20)。

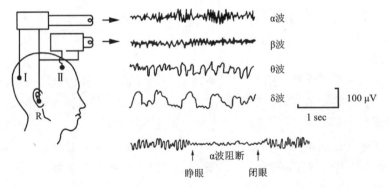

I、II：引导电极放置位置(分别为枕叶和额叶)；R：无关电极放置位置(耳廓)。

图 10-20　脑电图记录方法与正常脑电图波形

(1) α 波：频率为 8~13 Hz，波幅为 20~100 μV，常表现为波幅由小变大、再由大变小，反复变化而形成 α 波的梭形。α 波是成年人处于安静状态时的主要脑电波，在枕叶皮层最为显著。α 波在清醒、安静并闭眼时出现，睁眼或接受其他刺激时，α 波立即消失，而被低振幅快波(β 波)取代，这一现象称为 α 波阻断(alpha block)。

(2) β 波：频率为 14~30 Hz，波幅为 5~20 μV，在额叶和顶叶较显著，是新皮层处于紧张活动状态的标志。

(3) θ 波：频率为 4~7 Hz，波幅为 100~150 μV，可出现于颞叶和顶叶，是成年人困倦时的主要脑电波。

(4)δ波：频率为0.5~3 Hz，波幅为20~200 μV，在颞叶和枕叶较明显，是成年人熟睡时的主要脑电波，也可见于极度疲劳或深度麻醉状态下。

如上所述，脑电波形可因记录部位及人体所处状态不同而呈现出明显差异。在睡眠时脑电波呈高幅慢波，称为脑电的同步化；觉醒时呈低幅快波，称为脑电的去同步化。不同生理情况下脑电波也可发生变化，如血糖、体温和糖皮质激素处于低水平时，α波的频率减慢。人类在幼儿期常可见到θ样波形，青春期开始出现成人型α波。

2. 脑电波的形成机制

一般认为，脑电波是由突触后电位形成的，是大量神经元同步活动产生突触后电位的总和。大脑皮层内部震荡性回路的活动以及皮层与丘脑之间负反馈环路的振荡活动是产生脑电波的主要原因。锥体细胞在皮层排列整齐，其顶树突相互平行并垂直于皮层表面。因此，其同步电活动易发生总和而形成强大电场，从而改变皮层表面的电位。这种电位的变化，通过容积导体在脑表面上显示出电位波动。此外，皮层-丘脑的振荡回路也与复杂的脑电波有关。丘脑中线核群与大脑皮层之间的交互振荡性活动可以阻滞皮层神经元接受或处理特异性感觉传入，与睡眠时慢波脑电活动的产生有关。研究发现，动物在睡眠时丘脑的神经元常有节律性慢波发放，而在觉醒时则有紧张性高频率波产生，这与脑电图在不同状态时的波形相似。

3. 脑电图的临床应用

脑电图是一种无创性脑功能检测技术。记录脑电图已成为观察和研究睡眠常用的方法，有助于对睡眠状态的准确判断和定量分析。此外，脑电图对某些疾病，如癫痫、脑炎和颅内占位性病变(如肿瘤)等，也具有一定的诊断意义，尤其对癫痫有非常重要的诊断价值。癫痫患者常产生异常的高频高幅脑电波或在高频高幅波后跟随一个慢波的综合波形，即使在发作间歇期，亦可有异常脑电活动出现。因此，根据脑电波改变的特点，并结合临床资料，可用来判断癫痫的发生部位。

(二)皮层诱发电位

皮层诱发电位是指感觉传入系统或脑的某一部位受到刺激时，在大脑皮层一定部位引出的电位变化。与自发脑电活动一样，皮层诱发电位也是许多神经元的综合性电活动，但二者产生的条件、出现的部位等有很大差异。

1. 皮层诱发电位的一般性质

(1)一定的空间分布：由于感觉传导通路是一定的，刺激产生的诱发电位只能出现于大脑皮层的一定部位，而自发脑电活动可在脑的任何部位被记录显示。

(2)相对恒定的潜伏期：诱发电位的出现与施加的刺激有固定的时间关系，二者的时间差即为潜伏期。潜伏期相对恒定是诱发电位与自发放电的另一重要区别。潜伏期的长短主要取决于中枢的突触延搁。

(3)反应类型：不同感觉系统的传入通路不同，诱发电位的反应形式可存在差异，但同一感觉系统的反应类型是相同的。

2. 诱发电位常见类型

按照感受刺激的形式不同，常见的诱发电位有：

(1)体感诱发电位(somatosensory evoked potential，SEP)：电刺激一侧肢体，在对侧相应

的大脑皮层感觉区记录的电位变化。皮层躯体感觉代表区的感觉投射规律，就是采用记录皮层诱发电位的方法获得的。

（2）视觉诱发电位（visual evoked potential，VEP）和听觉诱发电位（auditory evoked potential，AEP）：光照视网膜或短声刺激单侧耳，分别在皮层特定部位（颞叶或枕叶皮层）记录的电位变化。在脑干记录可获得视觉或听觉的脑干诱发电位。

临床上通过记录以上感觉诱发电位，可用于中枢及感觉传导通路损伤的辅助诊断。

3. 皮层诱发电位的反应形式

各种诱发电位均有一定的反应形式，通常可分为主反应、次反应和后发放三部分（图10-21）。主反应是一先正后负的电位变化，出现在一定的潜伏期之后，即与刺激有锁时关系，且在大脑皮层的投射有特定的中心区。次反应是跟随主反应之后的扩散性继发反应，可见于皮层的广泛区域，与刺激亦无锁时关系。后发放是在主反应和次反应之后的一系列正相周期性电位波动。皮层诱发电位的波幅较小，又常出现在自发脑电活动的背景上，故其电位难以分辨。由于主反应与刺激具有锁时关系，而诱发电位的其他成分以及自发脑电均不存在此关系，因此应用计算机将电位变化叠加和平均处理能使主反应突显出来。这种经叠加和平均处理后的电位称为平均诱发电位（averaged evoked potential）。

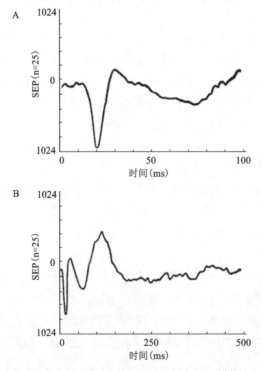

A. 刺激后 0~100 ms 内的 SEP 描记，即 B 图中前 100 ms 的展宽；B. 刺激后 0~500 ms 内的 SEP 描记，刺激后约 12 ms 出现先正（向下）后负（向上）的主反应，随后出现次反应，约 300 ms 后出现后发放。横坐标为描记时间，纵坐标为计算机数字量，n 为计算机叠加次数。

图 10-21　电刺激家兔腓总神经引发的体感诱发电位（SEP）

二、睡眠与觉醒

睡眠(sleep)与觉醒(wakefulness)是一种典型的昼夜节律性生命现象。目前认为,睡眠-觉醒节律并不是自然界昼夜交替引起的被动反应,而是一种内在的生物节律,受机体多个脑区主动活动的调控。睡眠与觉醒是两种不同的行为状态。睡眠有助于机体的体力和精力恢复,还能促进生长和发育,增强学习和记忆能力;觉醒状态有利于进行各种体力和脑力劳动,可使机体迅速适应环境的变化。因此,睡眠与觉醒的昼夜交替是人类生存的必要条件。一般情况下,成年人每天需要睡眠 7~9 小时,儿童需 10~12 小时,新生儿需 18~20 小时,而老年人所需睡眠时间则较少,为 5~7 小时。一般成年人持续觉醒 15~16 小时,称为睡眠剥夺。睡眠长期被剥夺后,若任其自然睡眠,则睡眠时间将明显增加以补偿睡眠的不足。

保持良好的生活作息,
保证充足的睡眠

(一)睡眠

根据睡眠过程中脑电图、肌电图和眼电图等的变化,可将睡眠分为慢波睡眠(slow wave sleep, SWS)和快波睡眠(fast wave sleep, FWS)两种时相。

1. 慢波睡眠

由于机体感觉功能减退,各种感觉传入显著减少,慢波睡眠时相的脑电频率逐渐减慢,幅度逐渐增高,δ 波所占比例逐渐增多,表现为同步化趋势。根据脑电图的特点,可分为四个时期(图 10-22):入睡期(Ⅰ期)、浅睡期(Ⅱ期)、中度睡眠期(Ⅲ期)、深度睡眠期(Ⅳ期)。Ⅰ期脑电波表现为 α 波逐渐减少,出现低幅 θ 波,脑电波趋于平坦;Ⅱ期在 θ 波基础上出现睡眠梭形波(即 σ 波)及 κ-复合波;Ⅲ期出现高幅(>75 μV)δ 波,占 20%~50%;Ⅳ期出现连续高幅 δ 波,占 50% 以上。在慢波睡眠中,循环系统、呼吸系统和交感神经的活动、肌张力均随睡眠的加深而逐渐降低;机体的耗氧量下降,但脑的耗氧量不变;腺垂体分泌生长激素明显增多。因此,慢波睡眠有利于促进生长和体力恢复。

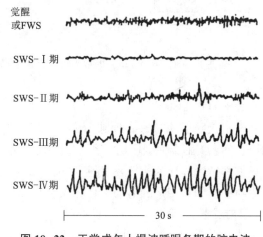

图 10-22 正常成年人慢波睡眠各期的脑电波

2. 快波睡眠

与慢波睡眠的同步化脑电不同,快波睡眠以去同步化脑电为体征,脑电图表现为与觉醒相似的不规则 β 波,但在行为上却表现为睡眠状态。快波睡眠时眼电增强,肌电减弱,机体各种感觉功能进一步减退,肌张力、交感神经活动也进一步减弱,肌肉几乎完全松弛,表明此时的睡眠深度高于慢波睡眠。由于这一时相的睡眠深度与脑电波相矛盾,故又称为异相睡眠(paradoxical sleep, PS)。此外,快波睡眠可出现间断的阵发性表现,如眼球快速运动,呼吸不规则、血压升高、心率加快、四肢肌肉抽动等。眼球快速运动是快波睡眠期的特征之一，因此又称为快眼动睡眠(rapid eye movement sleep，REMS)。此外，做梦也是快波睡眠期的特征之一。快波睡眠中，脑的耗氧量增加，脑血流量增多，脑内蛋白质合成加快，但生长激素分泌减少。快波睡眠与幼儿神经系统的发育和建立新的突触联系密切相关，因而能促进学习记忆和精力恢复。但快波睡眠期间出现的一些阵发性表现，可能与某些疾病在夜间突然发作有关，如心绞痛、哮喘和阻塞性肺气肿缺氧发作等。

睡眠过程中，以上两个时相发生周期性交替。入睡后，首先进入慢波睡眠，持续80~120 min后转入快波睡眠，快波睡眠持续20~30 min后又转入慢波睡眠，整个睡眠过程中有4~5次交替。越接近睡眠的后期，快波睡眠持续时间越长。两种睡眠时相均可直接转为觉醒状态，但从觉醒状态转为睡眠状态时，通常先进入慢波睡眠，而不是直接进入快波睡眠(图10-23)。成年人如果连续几夜在快波睡眠中被唤醒，再任其自然睡眠，可由觉醒状态直接进入快波睡眠，而不需经过慢波睡眠的过渡。

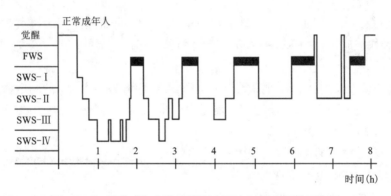

图 10-23　正常成年人整夜睡眠中两个时相交替的示意图

3.睡眠的中枢机制

睡眠不是脑活动的简单抑制，而是一个需要许多脑区参与的主动过程。与慢波睡眠有关的脑区包括：①脑干促眠区(位于延髓网状结构)；②间脑促眠区(位于下丘脑后部、丘脑髓板内核群邻旁区和丘脑前核)；③基底前脑促眠区(位于视前区和 Broca 斜带区)。快波睡眠的产生与脑桥网状结构的活动密切相关，尤其是与脑桥-外侧膝状体-枕叶活动通路有关。

(二) 觉醒

觉醒状态有行为觉醒和脑电觉醒之分。行为觉醒表现为对外界新刺激有探究行为；脑电觉醒则不一定有探究行为，但脑电波呈去同步化快波。神经药理学动物研究指出，行为觉醒和脑电觉醒的维持可能与不同的神经递质有关。行为觉醒的维持可能与中脑黑质多巴胺系统有关，而脑电觉醒的维持与蓝斑核去甲肾上腺素系统和脑干网状结构胆碱能系统有关。

目前认为，觉醒的产生和维持与各种感觉传入冲动有关。感觉传入纤维进入脑干网状结构后，可通过脑干网状结构上行激动系统(以 ACh 为神经递质)维持和调节大脑皮层的觉醒状态。动物实验证明，电刺激动物的中脑网状结构，可将其从睡眠状态中唤醒，脑电波呈去同步化快波；在动物中脑头端切断网状结构，动物将进入持久的昏睡状态，脑电波呈同步化慢波。巴比妥类药物可阻断脑干网状结构上行激动系统的活动，故可产生催眠效应。

第七节　脑的高级功能

人的大脑除了能产生感觉、调节躯体运动和内脏活动外，还能完成更为复杂的功能活动，如学习与记忆、思维与判断、语言与其他认知活动等，这些功能统称为脑的高级功能。

一、学习与记忆

学习与记忆是一切认知活动的基础。学习(learning)是指人和动物从外界获取新信息的过程。记忆(memory)是指将获取的信息进行编码、储存和提取的过程。学习与记忆是相互联系的，学习是记忆的前提，而记忆是学习的结果。

(一)学习的形式

通常将学习分为非联合型学习(nonassociative learning)和联合型学习(associative learning)两大类，前者比较简单，后者相对复杂。

1. 非联合型学习

这种形式的学习是指由单一刺激引起反应的学习形式，如习惯化(habituation)和敏感化(sensitization)。①习惯化是指受非伤害性刺激重复作用后，机体对该刺激的反应逐渐减弱的过程。例如，对有规律而反复出现的声音，人们的反应逐渐减弱或消失。习惯化使个体学会对某些重复性的刺激"不注意"，从而主动地放弃对这些刺激的反应，这有利于机体接受其他类型的刺激。②敏感化是指受较强的伤害性刺激后，机体对原先弱刺激引起的反应明显增强的现象。与习惯化相反，敏感化使个体学会了对某些伤害性刺激的注意，有利于躲避该刺激。

2. 联合型学习

这种形式的学习是指两种在时间上很接近的刺激按照一定次序重复地发生，由此在脑内形成相互联系的学习形式，如经典条件反射和操作式条件反射。操作式条件反射是受意识控制的、一种更为复杂的条件反射。这类条件反射的特点是动物(如饥饿的大鼠)必须通过自己完成某种动作或操作(如压杠杆)后才能得到非条件刺激(如食物)的强化，故称为"操作式"条件反射。

(二)记忆的形式

记忆的分类有多种，根据记忆储存和提取的方式可将记忆分为陈述性记忆和非陈述性记忆；根据记忆保留时间的长短可将记忆分为短时程记忆和长时程记忆。

1. 陈述性记忆和非陈述性记忆

(1)陈述性记忆：陈述性记忆(declarative memory)是与特定的时间、地点和任务有关的事实或事件的记忆。陈述性记忆与意识有关，比较具体，可以用语言清楚地描述出来。陈述性记忆的形成依赖于海马、内侧颞叶等脑区。日常所说的记忆，通常是指陈述性记忆。

(2)非陈述性记忆：非陈述性记忆(nondeclarative memory)是对一系列规律性操作程序的记忆。它不依赖于意识和认知过程，而是在重复多次的练习中逐渐形成，并且一旦形成则不容易遗忘，例如我们对学习游泳、骑自行车、演奏乐器等技巧性动作的记忆均属于非陈述性记忆。

2. 短时程记忆和长时程记忆

（1）短时程记忆：短时程记忆（short-term memory）的特点是保留时间短，仅几秒到几分钟，容易受干扰，不稳定，记忆容量有限。

（2）长时程记忆：长时程记忆（long-term memory）的特点是保留时间长，可持续几小时，几天或几年。有些记忆甚至可保持终生，称为永久记忆。人类长时程记忆的容量几乎没有限度。短时程记忆可向长时程记忆转化，促进转化的因素是反复运用和强化。

（三）记忆的过程和遗忘

1. 记忆的过程

记忆的过程可细分为感觉性记忆、第一级记忆、第二级记忆和第三级记忆四个阶段。前两个阶段相当于短时程记忆，后两个阶段相当于长时程记忆。感觉性记忆是机体经感觉系统获得的外界信息在脑的感觉区短暂储存的阶段。所有进入机体的信息都要经过这一阶段。信息在此阶段保留的时间很短，一般不超过 1 秒。但如果对这些感觉性的信息加以处理，如将感觉性信息转换成表达性符号（如语言），感觉性记忆便可转入第一级记忆。信息在第一级记忆中的保留时间仍很短，从数秒到数分钟。如果某些信息反复运用，信息便在第一级记忆中循环，并可转入第二级记忆。人体需要保存的信息，大部分都储存在第二级记忆中，但储存的信息可因先前的或后来的信息干扰而造成遗忘。第三级记忆是终生难忘的记忆，对于终年累月运用的信息，如自己的名字和常年进行的操作手艺等，可以转入此记忆中，成为永久记忆。

2. 遗忘

遗忘是指部分或完全失去记忆和再认的能力，是一种正常的生理现象。遗忘在学习后即已开始，最初遗忘的速率很快，以后逐渐减慢。但遗忘并不意味着记忆痕迹的消失，因为复习已经遗忘的内容总比学习新的内容来得容易。产生遗忘的原因与条件刺激久不强化所引起反射的消退和后来信息的干扰等因素有关。

临床上将疾病情况下发生的遗忘称为遗忘症（amnesia），分为顺行性遗忘症（anterograde amnesia）和逆行性遗忘症（retrograde amnesia）两类。顺行性遗忘症表现为不能保留新近获得的信息，而已形成的记忆则不受影响，其发生机制与信息不能从第一级记忆转入第二级记忆有关。本症多见于慢性酒精中毒者和阿尔茨海默病等神经退行性疾病的早期临床表现。逆行性遗忘症表现为患者不能回忆发病之前一段时间内的经历，但仍可形成新的记忆，第三级记忆也不受影响，其发生机制可能是第二级记忆本身发生紊乱。本症多见于非特异性的脑疾患，如脑震荡、电击和麻醉等。

（四）学习与记忆的机制

1. 神经生理学机制

（1）神经元活动的后发放：是指感觉性刺激停止后，神经活动仍能持续短暂时间。这是记忆最简单的形式，可能是感觉性记忆的基础。

（2）环路联系：信息在神经元环路如海马环路中通过正反馈联系而连续活动，使信息留存的时间较后发放更长，这与第一级记忆的保持和第一级记忆转入第二级记忆有关。

（3）突触可塑性（synaptic plasticity）：是指突触传递效率发生功能性增强或减弱的特性，这是长时程记忆的一个重要基础。主要有习惯化、敏感化和长时程增强等形式。

习惯化和敏感化的突触机制都与突触前神经递质释放数量的改变有关。习惯化是突触传递效能的减弱，其发生机制是反复的非伤害性刺激使感觉神经元轴突末梢（突触前膜）钙通道失活、Ca^{2+}内流减少，从而导致突触前兴奋性神经递质的释放减少、突触后神经元上的突触后电位逐渐减小，甚至消失。与习惯化相反，敏感化是突触传递效能的增强，其发生机制是伤害性刺激使感觉神经元轴突末梢（突触前膜）钙通道开放时间延长，Ca^{2+}内流增加，从而使突触前兴奋性神经递质的释放增加。

长时程增强（long-term potentiation，LTP）是指突触前神经元在短时间内受到快速重复的刺激后，在突触后神经元快速形成的持续时间较长的 EPSP 增强的现象。LTP 的产生机制与突触后神经元内 Ca^{2+}浓度升高有关。Ca^{2+}浓度升高可激活胞内一系列反应，从而使更多的受体嵌入突触后膜并增加受体的敏感性。LTP 可见于神经系统的许多部位，尤其多见于与学习和记忆有关的脑区，已被公认是学习和记忆的细胞学基础。

2. 神经解剖学机制

学习与记忆在脑内有一定的功能定位。如内侧颞叶参与陈述性记忆，纹状体参与某些操作技巧的学习，小脑则参与运动技能的学习。目前已知中枢神经系统有多个脑区参与学习与记忆过程，包括大脑皮层联络区、海马及其邻近结构、杏仁核、丘脑及脑干网状结构等。如海马及其相邻结构在学习记忆中发挥着重要作用，其损伤可出现明显的陈述性记忆障碍。另外，新的突触联系的建立被认为是长时程记忆的解剖学基础。动物实验可见到，生活在复杂环境中的大鼠其大脑皮层厚度大，突触联系多；反之则较少。

3. 神经生物化学分子机制

脑内蛋白质的合成与长时程记忆有关。将嘌呤霉素注入金鱼脑内以抑制蛋白质的合成，则该金鱼不能建立新的条件反射。中枢神经递质也可以调节学习记忆过程，如脑内乙酰胆碱、儿茶酚胺、GABA、血管升压素等有促进学习和记忆的作用，而缩宫素、阿片肽等则作用相反。

二、语言和其他认知功能

（一）大脑皮层的语言功能

语言是人类相互交流思想和传递信息的工具，是人类特有的一种极其复杂的高级神经活动，是由于社会劳动和交往的需要，随着人脑的进化发展而产生和趋向完美的。

1. 语言中枢

人类左侧大脑皮层的一定区域与语言特有的功能活动如听、说、读、写相关，这些区域被称为语言中枢（图 10-24）。

（1）说话语言中枢：这是最先发现与语言有关的脑区，位于中央前回底部前方的 Broca 区。Broca 区损伤会导致运动性失语症（motor aphasia），患者可以看懂文字，听懂别人的谈话，自己也可以发音，但不会说话，不能用语词来口头表达自己的思想。

（2）书写语言中枢：位于额中回后部，接近中央前回手部代表区的部位。该部位损伤会出现失写症（agraphia），患者可以听懂别人的说话，看懂文字，自己也会说话，但不会书写，手部的其他运动并不受影响。

（3）视觉语言中枢：位于角回。角回损伤会出现失读症（alexia），患者看不懂文字的含义,但其视觉和其他语言功能却是良好的。

(4)听觉语言中枢:位于颞上回后部,接近听觉代表区。该部位损伤出现感觉失语症(sensory aphasia),患者可以讲话及书写,也能看懂文字,但听不懂别人的谈话,因此不能回答别人的问题。事实上,患者能听到别人的发音,只是听不懂谈话的含义。

(5)韦尼克语言中枢:位于颞上回后端的 Wernicke 区。该区受损引起流畅性失语症(fluent aphasia),患者说话正常,有时说话过度,但言不达意,言语中充满杂乱语和自创词,对别人的说话和文字的理解能力也有明显缺陷。

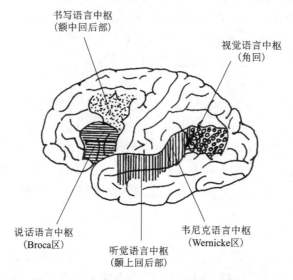

图 10-24　人类大脑皮层语言功能区域示意图

2.语言中枢的功能联系

在左侧半球,与语言功能有关的脑区位于大脑侧裂附近。颞上回后端的 Wernicke 区有纤维经弓状束投射到中央前回底部前方的 Broca 区,Broca 区能将来自 Wernicke 区的信息处理为相应的发声形式,然后投射到运动皮层,启动唇、舌和喉的运动而发音。图 10-25 显示了当人们看到某一物体并说出该物体名称时,整个信号传递的顺序过程。在 Wernicke 区后的角回能将阅读文字形式转变为 Wernicke 区所能接受的听觉文字形式。

(二)大脑皮层的其他认知功能

除语言功能外,大脑皮层还有许多其他认知功能。如前额叶皮层可能参与短时程情景式记忆和情绪功能活动,颞叶联络皮层可能参与听觉和视觉记忆,而顶叶联络皮层则可能参与精细躯体感觉和空间深度感觉的学习等。例如,右侧顶叶皮层损伤的患者常表现为穿衣失用症(apraxia),患者虽无肌肉麻痹,但穿衣困难,常将衬衣前后穿倒或只把一个胳膊伸入袖内。右侧大脑皮层顶叶、枕叶及颞叶结合处损伤的患者,常无法分清左右侧,穿衣困难,不能绘制图表。右侧颞叶中部病变常引起视觉认识障碍,患者不能辨认别人的面部,只能根据语音来辨认熟人,有的患者甚至不认识镜子里自己的面部,称为面容失认症(prosopagnosia)。额顶部损伤可引起失算症(acalculia),患者表现为数学计算能力缺陷。

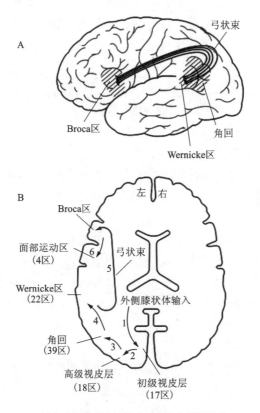

A. 语言功能活动有关的脑区部位和纤维联系；

B. 看见某一物体后到能说出其名称时的语言信息传送路径(按图中 1→6 的顺序进行)。

图 10-25　语言中枢传送和处理视觉传入信息的有关脑区和纤维联系示意图

(三)大脑皮层功能的一侧优势和两侧相关

1. 大脑皮层功能的一侧优势

大脑皮层具有复杂功能的脑区在两侧半球的相同部位并不对称，而是向一侧半球集中，称为一侧优势。例如，语言活动功能主要集中在大脑左侧半球，非语言性的认识功能主要集中在右侧半球。但是，一侧优势也是相对的，因为左侧半球也有一定的非语词性认知功能，右侧半球也有一定的简单语词活动功能。由于左侧半球在听、说、读、写语言活动功能上占优势，一般将左侧半球称为优势半球(dominant hemisphere)。优势半球现象与遗传因素有一定的关系，但主要是在后天生活实践中逐步形成的，这与人类习惯使用右手进行劳动有关。小孩在 2~3 岁之前尚未建立左侧优势，如果发生左侧大脑半球损伤，其语言活动功能的障碍同右侧半球损害时的情况相比没有明显差别。10~12 岁起左侧优势逐步建立。成年以后，左侧优势已经形成，如果发生左半球损伤就很难在右侧大脑皮层再建立起语言活动中枢。

2. 大脑皮层功能的两侧相关

左、右两半球各有所分工，可使有限的大脑实现更多的功能。但是，这种分工或一侧优势也是相对的，并不互相隔绝，而是能够互通信息，相互配合的，未经学习的一侧在一定程度上能获得另一侧皮层经过学习而获得的某种认知功能。例如，右手学会某种技巧性动作后，左手虽未经训练，但在一定程度上也能完成该动作。人类大脑两半球之间的胼胝体连合纤维对完成一般感觉、视觉和双侧运动的协调功能起重要作用，通过胼胝体连合纤维，一侧皮层的学习活动功能可以向另一侧皮层传送。

（张量　王泽芬　王瑞幸）

复习思考题

1. 试述兴奋性（抑制性）突触传递的过程及机制。
2. 试述中枢神经系统内神经元之间的信息传递方式和神经元的联系方式。
3. 试述主要的外周神经递质的分布及其相应的受体、激动剂及阻断剂。
4. 试述突触后抑制的类型、产生机制和生理意义。
5. 试述丘脑向大脑皮层投射的两大系统的组成及功能。
6. 何谓脊休克？试述脊休克的表现及其发生机制。
7. 何谓牵张反射？试述牵张反射的类型、产生机制及其生理意义。
8. 何谓去大脑僵直？其产生机制如何？
9. 试述下丘脑的主要功能。
10. 试述小脑的主要功能。
11. 震颤麻痹患者和舞蹈症患者的主要症状和发病原因有何不同？
12. 比较慢波睡眠和快波睡眠的特点及其生理意义。

第十一章 内分泌

内容提要

内分泌系统由内分泌腺和散在分布的内分泌细胞组成，对机体生命活动发挥重要而广泛的调节作用。内分泌系统通过分泌激素来实现其调控作用。激素主要分为蛋白质和肽类激素、胺类激素、类固醇类激素和脂肪酸衍生物四种类型。激素的作用机制：①多数水溶性激素，如蛋白质和肽类激素，可通过与细胞膜特异性受体结合，激活 G 蛋白和效应器酶，产生 cAMP、cGMP、Ca^{2+}、IP_3 和 DG 等第二信使调节细胞的功能；②脂溶性激素，如类固醇类激素，可直接进入细胞内，与胞内受体结合形成激素-受体复合物，并调节基因的表达而实现其调节作用。下丘脑分别通过垂体门脉系统和下丘脑垂体束与腺垂体和神经垂体发生联系，构成下丘脑-垂体功能单位。腺垂体分泌七种激素，其主要作用包括：生长激素促进机体生长发育和代谢；催乳素促进乳腺发育，引起并维持泌乳；促黑(细胞)激素促进黑素细胞合成黑色素；促甲状腺激素、促肾上腺皮质激素和促性腺激素分别调节其相应靶腺的发育和功能活动。甲状腺分泌甲状腺激素，促进机体新陈代谢，维持正常生长发育和成熟。肾上腺皮质分泌糖皮质激素和盐皮质激素，糖皮质激素参与物质代谢和应激反应，盐皮质激素则具有保钠、保水、排钾及稳定细胞外液容量的作用。肾上腺髓质合成分泌肾上腺素和去甲肾上腺素，除影响中枢神经系统和心血管活动外，还参与应急和应激反应。胰岛分泌的胰岛素是机体唯一降低血糖的激素。调节钙、磷代谢的激素主要有甲状旁腺激素、降钙素和维生素 D_3，通过对骨、肾和肠的作用，维持血中钙和磷水平的相对稳定。

第一节 概　述

内分泌系统(endocrine system)由内分泌腺和散在分布于各系统或组织内的内分泌细胞共同组成。人体内主要的内分泌腺包括垂体、甲状腺、甲状旁腺、肾上腺、胰岛、性腺、胸腺和松果体等。内分泌细胞广泛分布在各组织器官中，如胃肠道、心、肺、脑、肝、肾、皮肤、胎盘以及中枢神经系统的下丘脑等。内分泌腺和细胞将其分泌的微量但具有特殊生理作用的物质(激素)直接分泌到血液等体液中，对邻近或远处激素敏感的器官或组织发挥生理调节作用。人体内分泌系统的作用十分广泛，对基本生命活动，如生长发育、新陈代谢、内环境稳态及各种功能活动发挥重要而广泛的调节作用。

一、激素的运输形式和分类

激素(hormone)是由内分泌腺或散在分布的内分泌细胞所分泌的高效能生物活性物质，

经组织液或血液等传递而发挥调节作用。

（一）激素传递信息的方式

大多数激素通过远距分泌（telecrine）的方式发挥调节作用，有的激素则通过旁分泌（paracrine）、自分泌（autocrine）、内在分泌（intracrine）和神经内分泌（neuroendcrine）等方式进行信息传递（图11-1）。

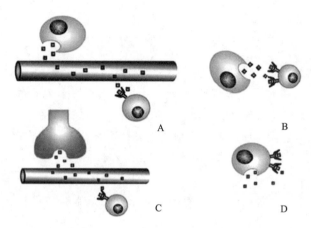

A 远距分泌；B 旁分泌；C 神经内分泌；D 自分泌。

图11-1　激素的信息传递形式

1. 远距分泌

激素释放后直接进入毛细血管，经血液循环运送至远处的靶器官发挥作用。大多数经典的内分泌腺和细胞分泌的激素经此途径发挥作用。

2. 旁分泌

激素不经血液运输，仅由组织液扩散而作用于邻近的靶细胞。例如，胰岛 A 细胞分泌的胰高血糖素可刺激胰岛 B 细胞分泌胰岛素。

3. 自分泌和内在分泌

某种内分泌细胞所分泌的激素可通过局部扩散又返回作用于产生该激素的内分泌细胞（自分泌），或者不释放出胞而直接在合成该激素的细胞内发挥作用（内在分泌）。某些胃肠激素即通过本途径发挥作用。

4. 神经内分泌

神经细胞合成的激素通过顺向轴浆运输至末梢而释放，作用于邻近组织，或进入毛细血管，由血液运送至靶细胞。下丘脑神经元分泌的很多肽类激素通过垂体门脉系统作用于腺垂体。

（二）激素的分类

激素来源复杂，种类繁多，已知的激素多达 150 余种。根据其化学特性可将激素分为四类：蛋白质和肽类激素、胺类激素、类固醇激素和脂肪酸衍生物激素（图11-2），这些激素在机体内发挥着广泛的生物学作用（表11-1）。

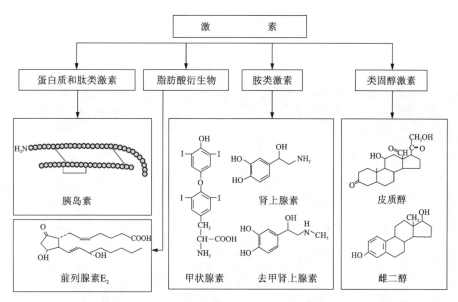

图 11-2 激素的分类和化学结构

表 11-1 激素的分类、主要来源及生理作用

化学性质	来源	激素	主要作用
蛋白质和肽类激素	下丘脑（小神经细胞）	促甲状腺激素释放激素；促性腺激素释放激素；促肾上腺皮质激素释放激素；生长激素释放激素与生长抑素；催乳素释放因子与释放抑制因子等	调节腺垂体内分泌活动
	下丘脑（大神经细胞）	血管升压素（抗利尿激素）；缩宫素	调节机体水平衡；调节子宫活动
	腺垂体	生长激素；催乳素；促肾上腺皮质激素；促黑激素；促甲状腺激素；卵泡刺激素；黄体生成素等	促进生长；促进乳腺发育、乳汁分泌；调节外周靶腺（肾上腺、甲状腺、性腺）内分泌活动
	消化道	促胰液素；缩胆囊素；促胃液素；抑胃肽等	调节消化系统功能
	胰岛	胰岛素；胰高血糖素	调节物质代谢、能量平衡和血糖
	甲状旁腺	甲状旁腺激素	调节血钙水平
	甲状腺 C 细胞	降钙素	调节血钙水平
	心房肌	心房钠尿肽	调节水、钠排泄，维持血容量
	肝	胰岛素样生长因子-1	调节生长和物质代谢
	胎盘	绒毛膜生长激素；绒毛膜促性腺激素	调节胎盘功能，维持妊娠
	血管内皮细胞	内皮素	调节循环功能
	血浆	血管紧张素 Ⅱ	调节水盐平衡、维护血容量
	胸腺	胸腺素	调节免疫功能

续表11-1

化学性质	来源	激素	主要作用
胺类激素	肾上腺髓质	肾上腺素；去甲肾上腺素	调节器官功能和物质代谢
	甲状腺腺泡细胞	甲状腺激素	促进生长、发育；调节物质代谢
	松果体	褪黑素	调节生物节律
类固醇激素	肾上腺皮质束状带和网状带	皮质醇	调节物质代谢；参与应激
	肾上腺皮质球状带	醛固酮	调节水盐平衡，维护血容量
	睾丸	睾酮	调节男性生殖功能
	卵巢	雌二醇；孕酮	调节女性生殖功能
	皮肤、食物	胆钙化醇（维生素 D_3）	调节骨代谢
	肾脏	1，25-二羟胆钙化醇（1，25-二羟维生素 D_3）	调节骨代谢
脂肪酸衍生物	广泛存在于各种组织	前列腺素	调节各器官局部活动

1. 蛋白质和肽类激素

该类激素分子量具有很大差异，从最小的三肽分子到由几百个氨基酸残基组成的多肽链。下丘脑激素、垂体激素、胃肠激素和降钙素等激素均属于此类。

2. 胺类激素

主要为酪氨酸衍生物，包括甲状腺激素和肾上腺髓质激素等。

3. 类固醇激素

主要为肾上腺皮质激素与性腺激素。此外，胆固醇的衍生物 1，25-二羟维生素 D_3 也被归为类固醇激素。

4. 脂肪酸衍生物

又称为廿烷酸类激素，由花生四烯酸转化而成，广泛存在于各种组织中，如前列腺素。

二、激素作用的机制

激素对靶细胞发挥调节作用的实质是激素受体介导的细胞信号转导机制。激素受体（hormone receptor）是指位于靶细胞表面或细胞内，能特异性与激素结合，引起各种生物学效应的功能蛋白质。根据在细胞中的定位，激素受体可分为两类：一类是细胞膜受体，主要是蛋白质和肽类激素的受体。膜受体可分为 G 蛋白耦联受体、酪氨酸蛋白激酶受体和鸟苷酸环化酶受体等。这些受体的分子结构不同，激素与膜受体结合后通过不同的信号转导过程调节细胞功能。另一类受体是细胞内受体，主要是类固醇激素的受体，分为胞浆受体和核受体。胞浆受体是存在于靶细胞胞浆中特殊的可溶性蛋白质，可与相应的激素特异性结合。核受体是存在于核内能与相应的激素结合并调节转录过程的蛋白质。激素对靶细胞产生调节作用是一系列复杂的反应，主要环节有：靶细胞受体对激素的识别与结合、激素-受体复合物的信号转导、靶细胞的生物效应，以及通过多种机制终止激素所诱导的反应。

(一)细胞膜受体介导的信号转导——第二信使学说

细胞膜受体多为糖蛋白，其结构一般分为细胞膜外区域、质膜部分和细胞膜内区域三部分。细胞膜外区域含有多个糖基，是识别激素并与之结合的部位。激素与细胞膜受体结合后，可通过一系列反应途径激发细胞内第二信使物质生成而实现其调节效应。这些反应途径主要有以下几种：

1. G 蛋白耦联受体途径

G 蛋白耦联受体(G-protein-coupled receptor)超家族目前已发现超过 100 种，属于此类受体途径的包括除甲状腺激素以外的其他蛋白质和肽类激素，以及胺类和前列腺激素等，作用非常广泛，涉及机体的各个组织器官。激素作为第一信使，与靶细胞膜上的特异性受体结合，触发受体构象改变，通过胞膜 G 蛋白介导，调节效应器酶活性，从而活化胞内第二信使实现其调节效应。

腺苷酸环化酶(adenylate cyclase, AC)是 G 蛋白最重要的效应器酶之一。在有 Mg^{2+} 存在时，AC 催化 ATP 转变为环-磷酸腺苷(cyclic adenosine monophosphate, cAMP)。cAMP 作为第二信使，激活 cAMP 依赖的蛋白激酶 A(protein kinase A, PKA)，进而催化细胞内多种底物磷酸化，最后导致细胞内一系列生物效应的发生。多种激素通过 AC-cAMP 途径进行信号转导，如肾上腺素、胰高血糖素，以及腺垂体释放的促甲状腺激素、促肾上腺皮质激素等促激素。

磷脂酶 C(phospholipase C, PLC)是另外一种重要的 G 蛋白效应器酶。PLC 可以使磷脂酰二磷酸肌醇(phosphatidylinositol biphosphate, PIP_2)分解生成三磷酸肌醇(inositol triphosphate, IP_3)和二酰甘油(diacylglycerol, DG)。IP_3 的作用是促使胞内钙库 Ca^{2+} 释放进入胞浆，导致胞浆内 Ca^{2+} 浓度显著升高，Ca^{2+} 与胞内钙调蛋白结合后，激活蛋白激酶，促进蛋白质或酶的磷酸化，从而调节细胞的功能活动。DG 的作用主要是特异性激活蛋白激酶 C(protein kinase C, PKC)。此外，DG 的降解产物花生四烯酸是合成前列腺素的原料，花生四烯酸与前列腺素的过氧化物又参与鸟苷酸环化酶(guanylate cyclase, GC)的激活，促进环-磷酸鸟苷(cyclic guanosine monophosphate, cGMP)的生成。IP_3、DG、Ca^{2+} 和 cGMP 是机体内非常重要的第二信使，在细胞内发挥信息传递作用，可使多种蛋白质或酶发生磷酸化，进而调节细胞的生物学效应，参与机体多种生理功能及病理过程(图 11-3)。

2. 酪氨酸蛋白激酶受体介导的信号转导系统

有些激素，如胰岛素和生长激素等，其受体本身具有酪氨酸蛋白激酶(tyrosine protein kinase, PTK)活性，其分子兼具受体和效应器酶的双重功能，胞外段可特异性的识别和结合激素，导致受体聚合形成二聚体，胞内段酪氨酸残基发生自身磷酸化，进而使自身肽链和膜内蛋白底物中的酪氨酸残基磷酸化，经胞内一系列信息传递的级联反应，最后作用于细胞核内的转录因子，调控基因转录以及细胞内相应的生物学效应(图 11-3)。

(二)细胞内受体介导的信号转导——基因表达学说

细胞内受体分为胞浆受体与核受体。胞浆受体是存在于靶细胞胞浆中的特殊可溶性蛋白质，能特异性地与相应激素结合，其最终发挥作用时，由胞浆转移至核内。核受体是存在于靶细胞核内能与相应激素结合的蛋白质，多为单肽链结构，含有激素结合结构域、DNA 结合

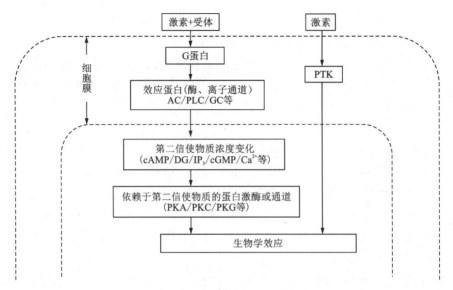

图 11-3　细胞膜受体介导的激素信号转导

结构域和转录激活结构域等功能区，调节转录过程。通过细胞内受体发挥作用的激素主要有类固醇激素、性激素、甲状腺激素与维生素 D_3 等亲脂性激素。这类激素分子量小，呈脂溶性，能透过细胞膜进入细胞。

胞内受体信号转导机制的基本过程：第一步，激素进入细胞，在胞浆内与受体结合形成激素-受体复合物，受体蛋白发生构象改变，将激素转移到核内，或直接与核内受体结合形成激素-核受体复合物；第二步，激素-核受体复合物形成后，暴露出隐蔽于分子内部的 DNA 结合结构域及转录增强结构域，使受体与 DNA 结合，从而激发 DNA 的转录过程，生成新的 mRNA，诱导蛋白质合成，引起相应的生物效应(图 11-4)。通常情况下，这种"基因效应"需要数小时甚至数天才能完成。

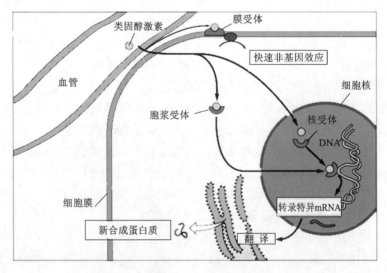

图 11-4　细胞内受体介导的激素信号转导

目前发现,除介导经典的基因效应,类固醇激素还可通过细胞膜受体以及离子通道产生非常快速的反应(数分钟甚至数秒钟),这种效应称为类固醇激素的"非基因效应"。

三、激素作用的一般特征

激素虽然种类多,作用复杂,但它们在对靶组织发挥调节作用的过程中,通常具有某些共同的特征。

(一)激素作用的特异性

激素虽可进入血液并运输至全身各个部位,但仅选择性地作用于某些器官、组织和细胞,产生特定的生物学效应。激素发挥特异性作用的器官、组织或细胞,分别称为该激素的靶器官、靶组织和靶细胞。激素作用的特异性与靶细胞上存在能与该激素发生特异性结合的受体有关。激素与受体相互识别并发生特异性结合,经过复杂的胞内反应过程,从而发挥其调节作用。激素和受体可以相互诱导而改变本身的构象以适应对方的构象,这为激素与受体发生特异性结合提供了结构基础。

(二)激素的信息传递作用

激素在内分泌细胞与靶细胞之间扮演"化学信使"的作用。在反应过程中,激素将生物信息传递给靶细胞,使靶细胞内原有的活动增强或减弱,例如生长激素促进生长发育、甲状腺激素增强代谢过程,以及胰岛素降低血糖。但激素不能发动细胞本来不存在的代谢过程。

(三)激素的高效生物活性作用

激素在血液中的生理浓度很低,多在 $10^{-12} \sim 10^{-7}$ mol/L 数量级,但激素与受体结合后在细胞内引发一系列酶促反应,形成一个极高效能的生物信息放大系统,广泛地影响机体的生理过程(图 11-5)。例如,一分子的胰高血糖素激活 AC 后,通过 cAMP-蛋白激酶,可激活下游上万个分子的磷酸化酶。再如,0.1 μg 的促肾上腺皮质激素释放激素(CRH)可引起腺垂体释放 1 μg 促肾上腺皮质激素(ACTH),后者再引起肾上腺皮质分泌 40 μg 糖皮质激素(GC),最终可产生 6000 μg 糖原储备的生物效应。可见,血中激素水平保持相对稳定是十分重要的,因为激素水平一旦发生偏离,即使是小范围偏离正常范围,也将严重影响机体的正常活动。

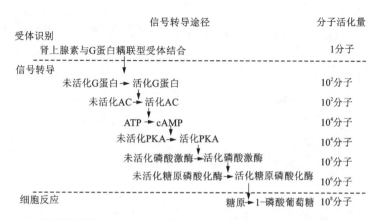

AC:腺苷酸环化酶;ATP:腺苷三磷酸;cAMP:环磷腺苷;PKA:蛋白激酶 A。

图 11-5 以肾上腺素为例的激素生物放大效能

(四)激素间的相互作用

激素在发挥作用时会相互影响。当多种激素共同参与某一生理活动的调节时，所引起的总效应大于各激素单独作用所产生效应的总和，称为激素的协同作用(synergistic action)。例如，生长激素、肾上腺素、糖皮质激素及胰高血糖素，在升糖效应上具有协同作用。拮抗作用(antagonistic action)是指两种激素对某一生理过程的调节效应相反。例如，胰高血糖素和糖皮质激素的升高血糖作用，可拮抗胰岛素的降低血糖作用。此外，有些激素虽然不能直接影响器官、组织或细胞的某一功能，但它的存在却是另一种激素发挥生物效应的必备基础，即对另一种激素的效应起支持作用，这种现象称为允许作用(permissive action)。例如，糖皮质激素本身对心肌和血管平滑肌并无直接的收缩作用，但只有糖皮质激素存在，儿茶酚胺才能很好地发挥对心血管的调节作用。竞争作用(competitive action)是指化学结构类似的激素竞争结合同一受体的现象，如孕激素和盐皮质激素可竞争性结合盐皮质激素受体，当孕激素的浓度升高时，可减弱盐皮质激素的作用。

四、激素分泌的调节

(一)内分泌调节轴

在激素分泌的调节中，下丘脑-腺垂体-靶腺轴调控系统是维持激素稳态最为重要的调控机制，主要有下丘脑-腺垂体-甲状腺轴、下丘脑-腺垂体-肾上腺皮质轴和下丘脑-腺垂体-性腺轴。在该调控系统中，激素的分泌表现出层次等级，构成下丘脑-腺垂体-靶腺三级水平调控系统，同时下丘脑还受大脑皮层等高级中枢的调控。在下丘脑-腺垂体-靶腺轴调节中，一般高位内分泌细胞所分泌的激素促进下位内分泌细胞的活动；而下位内分泌细胞所分泌的激素会对高位对应的内分泌细胞活动产生负反馈影响。例如，下丘脑分泌的神经激素控制腺垂体激素分泌，腺垂体释放促激素促进甲状腺、肾上腺皮质和性腺等靶腺激素的分泌，而靶腺激素又对下丘脑-腺垂体起着反馈调节作用。因此，在下丘脑-腺垂体-靶腺之间存在着相互依赖、相互制约的关系。

反馈控制是内分泌系统的主要调节机制，维持着下丘脑-腺垂体和靶腺激素分泌量的相对稳定，以满足机体的正常需要。反馈作用按照调节距离的长短，分为长反馈、短反馈和超短反馈。长反馈指终末靶腺分泌的激素对下丘脑和腺垂体活动的负反馈调节；短反馈指腺垂体分泌的促激素对下丘脑活动的负反馈调节；超短反馈则指下丘脑分泌的某些释放激素通过自分泌及刺激相应释放抑制激素分泌实现的负反馈调节(图11-6)。

负反馈调节作用有助于在内、外环境变化时内分泌系统反应的高级整合。体内也存在少数正反馈调节，当血液中靶腺激素浓度增高时，能兴奋下丘脑-垂体促激素的分泌。这种调节作用不如负反馈调节作用普遍，主要见于下丘脑-腺垂体-性腺之间的调节。在月经周期的卵泡期，在黄体生成素和卵泡刺激素的共同作用下，卵巢分泌的雌激素增多到一定程度时，血液中增高的雌激素水平促进下丘脑-垂体的促性腺激素的释放，黄体生成素的分泌突然增加，出现高峰，引起排卵。

(二)直接反馈调节

有些激素作用产生的终末效应物可反过来调节相应激素的分泌水平，形成直接反馈调节。例如，血中葡萄糖浓度增加可以促进胰岛素分泌，使血糖浓度下降；而血糖浓度下降后，

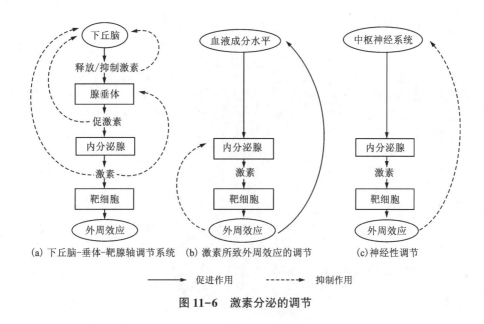

(a) 下丘脑-垂体-靶腺轴调节系统　(b) 激素所致外周效应的调节　(c) 神经性调节

⟶ 促进作用　⟶⟶ 抑制作用

图 11-6　激素分泌的调节

对胰岛分泌胰岛素的刺激作用减弱,导致胰岛素分泌减少,这样就保证了血中葡萄糖浓度的相对稳定。

(三)神经调节

神经系统对激素的分泌也具有调控作用。下丘脑是联系神经系统和内分泌系统的枢纽,也受中枢神经系统其他各部位的调控。此外,体内内分泌腺如甲状腺、胰岛以及胃肠内分泌细胞等的功能活动不同程度受自主神经的支配和调节。内、外环境的改变通过相应的感受器和传入神经,作用于中枢神经系统,再由传出神经直接调节内分泌腺的分泌。例如,甲状腺接受自主神经的支配,交感神经兴奋可引起甲状腺激素释放,而副交感神经兴奋则起抑制作用。

第二节　下丘脑与垂体

一、下丘脑与垂体的功能联系

下丘脑是重要的调节中枢,位于丘脑下部,第三脑室周围。下丘脑有多个细胞核团和纤维束,与中枢神经系统的其他部位联系广泛。下丘脑的一些神经元兼有神经细胞和内分泌细胞的功能,可将来自神经系统的电活动转变为激素分泌的化学信号,发挥换能神经元的作用,从而将神经调节与体液调节紧密联系。下丘脑与垂体联系非常密切,一般被看作一个完整的功能系统。垂体分为腺垂体和神经垂体,下丘脑分别通过垂体门脉系统和下丘脑垂体束与腺垂体和神经垂体发生联系,构成下丘脑-垂体功能单位(hypothalamus-hypophysis unit),包括下丘脑-腺垂体系统和下丘脑-神经垂体系统两部分(图 11-7)。

(一)下丘脑-神经垂体系统

下丘脑的视上核和室旁核的神经元轴突延伸终止于神经垂体,形成下丘脑垂体束。由视

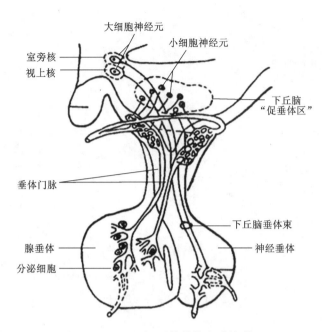

图 11-7　下丘脑-垂体结构和功能联系

上核和室旁核的神经元合成的神经垂体激素抗利尿激素（antidiuretic hormone，ADH）和催产素（oxytocin，OT）通过轴浆运输至神经垂体储存起来。在适宜刺激作用下，这两种激素释放入血。

（二）下丘脑-腺垂体系统

1. 垂体门脉系统和下丘脑促垂体区

在下丘脑与腺垂体之间的垂体门脉系统（hypophyseal portal system），始于下丘脑附近正中隆起的毛细血管网，然后汇集成几条小血管，通过垂体柄进入腺垂体后，再次形成毛细血管网，经局部血流直接实现二者之间的双向沟通，而不需通过体循环。下丘脑内侧基底部的小细胞神经元可分泌多种激素，释放到垂体门脉血管的血液中，调节腺垂体分泌，因此又称内侧基底部为下丘脑促垂体区（hypophysiotrophic area）。由下丘脑基底部促垂体区的肽能神经元产生和分泌的神经激素属肽类激素，称为调节性多肽。下丘脑促垂体区的肽能神经元也接受中枢神经系统的控制，与中脑、边缘系统及大脑皮层等处传来的神经纤维形成突触联系。

2. 下丘脑调节肽

下丘脑促垂体区肽能神经元分泌的能调节腺垂体功能的肽类激素称为下丘脑调节肽（hypothalamic regulatory peptides，HRP）。迄今共发现九种 HRP，化学性质和结构已明确的称为激素，尚未明确的活性物质称为调节因子。在九种 HRP 中，促甲状腺激素释放激素（TRH）、促肾上腺皮质激素释放激素（CRH）和促性腺激素释放激素（GnRH）均在下丘脑-腺垂体-靶腺轴上，可接受来自轴下位激素的长反馈调节；其他六种 HPR 则成对出现，分别促进或抑制催乳素（PRL）、促黑（细胞）激素（MSH）和生长激素（GH）释放。HRP 除调节腺垂体活动外还有广泛的垂体外作用，具体作用详见表 11-2。

表 11-2　下丘脑调节肽（因子）及其对垂体的作用

下丘脑调节肽（HRP）	英文全称	英文缩写	化学性质	主要作用
促甲状腺激素释放激素	thyrotropin-releasing hormone	TRH	3 肽	促进腺垂体分泌促甲状腺激素(TSH)；还可促进腺垂体催乳素(PRL)的释放
促性腺激素释放激素	gonadotropin-releasing hormone	GnRH	10 肽	促进腺垂体分泌卵泡刺激素(FSH)和黄体生成素(LH)，形成下丘脑-腺垂体-性腺轴
促肾上腺皮质激素释放激素	corticotropin-releasing hormone	CRH	41 肽	促进腺垂体分泌促肾上腺皮质激素(ACTH)，形成了下丘脑-腺垂体-肾上腺皮质轴
催乳素释放因子	prolactin-releasing peptide	PRP	31 肽	促进腺垂体 PRL 释放
催乳素释放抑制因子	prolactin-inhibiting hormone	PIH	DA	抑制腺垂体 PRL 释放
促黑激素释放因子	melanophore-stimulating hormone releasing factor	MRF	肽	促进腺垂体促黑激素(MSH)释放
促黑激素抑制因子	melanophore-stimulating hormone releasing-inhibiting factor	MIF	肽	抑制腺垂体 MSH 释放
生长激素释放激素	growth hormone-releasing hormone	GHRH	44 肽	促进腺垂体分泌生长激素(GH)
生长激素抑制激素/生长抑素	growth hormone-inhibiting hormone/ somatostatin	GHIH/SS	14 肽	作用非常广泛，主要抑制腺垂体分泌 GH，还抑制 FSH、LH、TSH、PRL、ACTH、胰岛素以及胃肠激素等多种激素的分泌

　　HRP 的释放主要受下丘脑-腺垂体-靶腺轴调节系统的调节。在此系统中，一般上位激素对下位激素的分泌有促进作用，而下位激素对上位激素分泌多起负反馈抑制作用，以维持 HRP 激素水平的稳态。此外，HRP 的释放还受某些神经递质的影响。能影响肽能神经元活动的神经递质大致可分为两大类：一类是多巴胺（dopamine，DA）、去甲肾上腺素（norepinephrine，NE）和 5-羟色胺（5-hydroxytryptamine，5-HT）等单胺类递质，三种单胺类递质的作用各不相同（表 11-3）；另一类是脑啡肽（enkephalin）、β-内啡肽（β-endorphin）、血管活性肠肽（vasoactive intestinal peptide，VIP）、P 物质（substance P）、缩胆囊素（cholecystokinin，CCK）及垂体腺苷酸环化酶激活肽（pituitary adenylyl cyclase activating polypeptide，PACAP）等肽类递质。

表 11-3　三种单胺类递质对下丘脑调节肽和相关激素分泌的影响

单胺类递质	TRH(TSH)	GnRH(LH、FSH)	GHRH(GH)	CRH(ACTH)	PRF(PRL)
NE	↑	↑	↑	↓	↓
DA	↓	↓(-)	↑	↓	↓
5-HT	↓	↓	↑	↑	↑

注：括号内是腺垂体激素。↑表示加强，↓表示减弱，(-)为不变。

二、腺垂体

腺垂体是人体最重要的内分泌腺。腺垂体主要分泌七种激素：促甲状腺激素(thyroid-stimulating hormone，TSH)、促肾上腺皮质激素(adrenocorticotropic hormone，ACTH)、卵泡刺激素(follicle-stimulating hormone，FSH)、黄体生成素(luteinizing hormone，LH)、生长激素(growth hormone，GH)、催乳素(prolactin，PRL)和促黑(细胞)激素(melanophore stimulating hormone，MSH)。其中，TSH、ACTH、FSH 与 LH 均有各自的靶腺，可特异性作用于靶腺发挥调节作用，故统称为促激素(tropic hormone)。促激素分别与各自靶腺和下丘脑一起，共同形成下丘脑-腺垂体-靶腺功能轴。促激素对靶腺的作用表现为双重促进，不仅促进靶腺激素的分泌，并且可促进靶腺细胞的增生发育。而促激素分泌的稳态维持，是受下丘脑调节肽的促进作用和靶腺激素的负反馈抑制调节。另外三种激素(GH、PRL 与 MSH)无特定靶腺，直接作用于各自的靶细胞，调节个体的生长、乳腺发育与泌乳以及黑素细胞的活动。腺垂体分泌激素的主要作用见图 11-8，表 11-4。

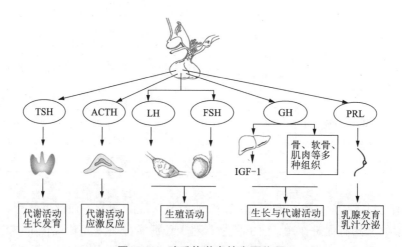

图 11-8　腺垂体激素的主要作用

表 11-4　腺垂体激素的主要作用

分泌细胞	分泌激素	主要作用
生长激素分泌细胞	生长激素	促进生长，调节物质代谢
催乳素分泌细胞	催乳素	刺激乳腺成熟，促进乳汁分泌

续表11-4

分泌细胞	分泌激素	主要作用
促甲状腺激素分泌细胞	促甲状腺激素	促进甲状腺激素的合成分泌和甲状腺腺体细胞的增生
促肾上腺皮质激素分泌细胞	促肾上腺皮质激素 促黑激素	促进肾上腺皮质的糖皮质激素的合成分泌和肾上腺皮质的增生,刺激黑素细胞合成黑色素
促性腺激素分泌细胞	卵泡刺激素 黄体生成素	调节性腺的活动,包括调节男性生精过程的启动和雄激素的合成分泌,调节女性卵子发育、成熟、排卵及月经周期的激素分泌

(一)生长激素

1. 生长激素与胰岛素样生长因子

(1)人生长激素:人生长激素(human growth hormone,hGH)由191个氨基酸组成,分子量为22 kD,其化学结构与人 PRL 具有较高的相似性,因而二者除自身的特定作用外,相互间作用有一定的交叉效应。腺垂体生长激素分泌细胞占垂体前叶细胞总数的30%~40%,故GH 是腺垂体中含量最多的激素。青春发育期 GH 分泌量最大,成年后逐渐降低。在安静空腹情况下,正常成年男性血浆 GH 浓度不超过 5 μg/L。GH 的基础分泌呈节律性脉冲释放,每隔1~4小时出现一次波动,在入睡后,GH 分泌明显增加,约在 1 小时达到高峰,然后逐渐减少。50 岁以后,睡眠时的 GH 分泌高峰逐渐消失;至 60 岁时,GH 生成速率仅为青春期的一半左右。GH 在血中的半衰期为6~20分钟,肝和肾是其降解的主要部位。GH 在化学结构和免疫性质方面具有显著的种属差异,动物垂体中提取的 GH,只有猴 GH 对人类有效。血中的 GH 以结合型和游离型两种形式存在,其中结合型占总量的 40%~45%。与 GH 结合的生长激素结合蛋白(growth hormone binding protein,GHBP)分为高亲合力 GHBP1 和低亲合力 GHBP2 两种,GH 与高亲合力 GHBP1 的结合是其在血浆中的主要存在形式。

(2)胰岛素样生长因子:GH 促进骨、软骨、肌肉及其他组织细胞分裂增殖,蛋白质合成增加,这一作用是通过生长素介素(somatomedin,SM)的间接作用实现的。SM 是由 GH 诱导靶细胞(如肝细胞)产生的一种具有促生长作用的肽类物质,因其化学结构及促生长作用与胰岛素相似,又称为胰岛素样生长因子(insulin-like growth factor,IGF),包括 IGF-1 和 IGF-2 两种亚型。GH 的促生长作用主要由 IGF-1 介导。肝脏产生的 IGF-1 释放入血液后,与血中载体蛋白结合,输送至全身发挥作用。而在其他组织,如骨、肌肉、肾及心等产生的 IGF-1 则经旁分泌或自分泌方式,促进内脏器官的生长,但对脑组织发育一般无影响。IGF-1 与其受体结合后,通过酪氨酸激酶受体跨膜信号转导途径激活 PTK,导致受体 β 亚单位酪氨酸残基的磷酸化,这是该受体活化后跨膜信息传递的关键性步骤。IGF-2 主要在胚胎期产生,对胎儿的生长发育起重要的作用。

2. 生长激素的作用

GH 可促进生长发育和物质代谢,对机体各器官组织产生广泛影响,尤其对骨骼、肌肉及内脏器官的作用显著。此外,GH 还参与机体的应激反应,是机体重要的应激激素之一。

(1)促进生长发育:机体生长发育受多种激素的调节(表 11-5),GH 是发挥关键作用的激素。GH 主要促进骨、软骨、肌肉、内脏和其他组织细胞的分裂增殖和蛋白质合成,从而加速骨骼和肌肉的生长发育,但对脑的发育无明显影响。人若幼年期 GH 分泌不足,将因生长停滞导致身材矮小,称为侏儒症(dwarfism),但智力正常;若幼年期 GH 分泌过多可引起巨人症(gigantism);成年人如果 GH 分泌过多,由于骨骺已闭合,长骨不再生长,但软骨成分较多的手足、肢端短骨、面骨及其软组织继续生长,以致形成手足粗大、鼻大唇厚、下颌突出和内脏器官肥大等现象,称为肢端肥大症(acromegaly)。

表 11-5 促进和抑制生长发育激素的主要作用

性质	激素	主要生理作用
促生长激素	生长激素	促进全身器官组织生长和蛋白质合成,尤其是骨和肌肉
	甲状腺激素	维持胚胎期生长发育,尤其是脑和骨 促进生长激素分泌,发挥允许作用
	胰岛素	与生长激素协同作用,促进胎儿生长
	雄激素	促进青春期躯体生长;促进骨骺愈合、肌肉生长
	雌激素	促进青春期躯体生长;促进骨骺愈合
抑生长激素	肾上腺皮质激素	抑制躯体生长;抑制蛋白质合成

(2)调节物质代谢:GH 可促进蛋白质代谢,总效应是合成大于分解,特别是促进肝外组织的蛋白质合成;GH 可促进氨基酸进入细胞,增强 DNA、RNA 的合成,减少尿氮,使机体呈正氮平衡;GH 可激活对激素敏感的脂肪酶,促进脂肪分解,增强脂肪酸的氧化,提供能量,并使组织特别是肢体的脂肪量减少;GH 还可抑制外周组织摄取和利用葡萄糖,减少葡萄糖的消耗,升高血糖水平。当 GH 分泌过多时,可因血糖升高而引起糖尿,称为垂体性糖尿。

(3)参与应激:GH 是机体重要的应激激素之一。应激反应时,腺垂体 GH、PRL 和 ACTH 分泌均增加。

3. 生长激素分泌的调节

GH 的分泌受多种因素的调节,包括下丘脑 GHRH 和 GHIH 的双重调节和 GH 的反馈调节。此外,性别、睡眠、代谢和某些激素也可影响 GH 的分泌。

(1)下丘脑对生长激素分泌的调节:腺垂体 GH 的分泌受下丘脑 GHRH 促进和 GHIH 抑制的双重调节(图 11-9);前者促进 GH 分泌,后者抑制其分泌。在整体条件下,GHRH 的作用占优势,对 GH 的分泌起经常性调节作用,只有在应激等刺激引起 GH 分泌过多时,GHIH 才对 GH 分泌起抑制作用,二者相互配合,共同调节腺垂体 GH 的分泌。

(2)生长激素的反馈调节:与其他垂体激素一样,GH 也可对下丘脑和腺垂体产生负反馈调节作用。此外,IGF-1 对 GH 的分泌也有负反馈调节作用,IGF-1

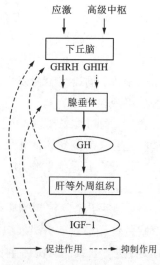

图 11-9 生长激素分泌的调节

可直接抑制 GH 的基础分泌和 GHRH 刺激引起的分泌，也能通过刺激 GHIH 释放来抑制垂体分泌 GH。

（3）其他因素：人的 GH 分泌呈现明显的昼夜节律波动。在慢波睡眠时 GH 分泌达高峰。因此，对于成长期的儿童和青少年，睡眠的充足十分重要。在饥饿、运动和低血糖等机体能量缺乏及应激反应时，均能刺激 GH 的分泌。其中，低血糖刺激 GH 分泌的效应最显著；相反，血糖升高则可抑制 GH 分泌。此外，甲状腺激素、胰高血糖素、雌激素与雄激素均能促进 GH 分泌。

生长激素的发现

（二）催乳素

催乳素（PRL）是由腺垂体催乳素细胞合成和分泌的多肽激素，由 199 个氨基酸组成，分子量 22 kD，分子结构与 GH 相似。因此，PRL 也具有微弱的 GH 的作用。PRL 及其受体在垂体外组织也有广泛分布，因而 PRL 作用十分广泛。除对乳腺、性腺发育和分泌起重要作用外，还参与对应激反应和免疫的调节。

1. 催乳素的作用

（1）调节乳腺活动：PRL 的主要作用是促进乳腺发育生长，引起并维持泌乳。女性乳腺发育分为青春期、妊娠期和哺乳期。PRL 对女性不同时期乳腺发育的作用有所不同。青春期乳腺的发育主要依赖雌激素的刺激作用，糖皮质激素、孕激素、甲状腺激素与 GH 也起一定协同作用；在妊娠期间，PRL、雌激素和孕激素分泌增加，使乳腺组织进一步发育成熟，但不分泌乳汁，其原因是由于此时血中雌激素与孕激素浓度高，与 PRL 竞争受体，使 PRL 不能发挥作用；分娩后，来自胎盘的雌激素和孕激素水平突然下降，PRL 才得以发挥其始动和维持泌乳的作用。

（2）调节性腺功能：在女性，小剂量 PRL 能促进排卵和黄体生长，刺激雌激素和孕激素的分泌。但大剂量 PRL 则抑制卵巢雌激素和孕激素的合成。PRL 可抑制腺垂体 FSH 和 LH 对卵巢的作用，从而防止哺乳期女性排卵。高催乳素血症可导致妇女患闭经溢乳综合征，表现为闭经、溢乳与不孕，因为高浓度的 PRL 可通过负反馈方式抑制下丘脑 GnRH 的分泌，减少腺垂体 FSH 和 LH 的分泌，致使患者出现无排卵、雌激素水平低下以及性兴奋减弱等表现。男性在睾酮存在的情况下，PRL 促进男性前列腺素及精囊的生长，增强 LH 对睾酮间质细胞的作用，使睾酮的合成增加。

（3）参与应激反应：PRL 是机体在应激反应中腺垂体分泌的三大激素之一。

2. 催乳素分泌的调节

（1）PRL 的分泌受下丘脑催乳素释放因子（prolactin-releasing factor，PRF）与催乳素释放抑制因子（prolactin-inhibiting hormone，PIF）的双重调控。前者促进 PRL 分泌，后者抑制其分泌。平时以 PIF 的抑制作用为主。此外，TRH、5-HT 和内源性阿片肽等也可促进 PRL 的分泌。

（2）哺乳期婴儿吸吮乳头的刺激经传入神经将神经冲动传至下丘脑，使分泌 PRL 释放激素的神经细胞兴奋，PRP 分泌增加，使腺垂体分泌 PRL 增加，从而维持泌乳。

（三）促黑（素细胞）激素

促黑激素（MSH）属于多肽类激素，其结构与功能均与 ACTH 有密切关系。产生 MSH 的细胞散在分布于下丘脑、腺垂体或退化的垂体中间叶中。

1. 促黑激素的作用

MSH 的靶细胞为能生成黑色素的黑素细胞。在人体主要分布于皮肤、毛发、眼球虹膜及视网膜色素层等部位。MSH 可促进黑素细胞中酪氨酸酶的合成和激活，进而促进酪氨酸转变为黑色素，使黑色素颗粒在细胞内散开，导致皮肤、毛发、虹膜等部位颜色加深。此外，MSH 还可能参与 GH、醛固酮、CRH、胰岛素及 LH 等激素分泌的调节，以及抑制摄食等作用。

2. 促黑激素分泌的调节

MSH 的分泌受下丘脑促黑激素抑制因子（melanophore-stimulating hormone，MIF）和促黑激素释放因子（melanophore-stimulating hormone releasing factor，MRF）双重调节。前者抑制 MSH 的分泌，后者促进其分泌。平时以 MIF 的作用占优势。同时，血中 MSH 的浓度也可以通过负反馈方式抑制腺垂体 MSH 的分泌。

(四) 促激素

腺垂体分泌的 TSH、ACTH、FSH 及 LH 入血后特异性地作用于外周的下级内分泌靶腺，再经靶腺激素调节全身组织细胞的活动，统称为促激素。TSH 的靶器官是甲状腺；ACTH 的靶器官是肾上腺皮质；FSH 与 LH 的靶器官是性腺。腺垂体与其上级的下丘脑和下级的外周内分泌靶腺分别构成下丘脑-腺垂体-甲状腺轴、下丘脑-腺垂体-肾上腺皮质轴和下丘脑-腺垂体-性腺轴。

三、神经垂体

(一) 下丘脑-神经垂体结构功能联系

神经垂体是脑垂体的一部分，由神经胶质细胞和神经纤维组成，不含腺细胞，自身不能合成激素，只能储存下丘脑内分泌细胞分泌的神经激素。下丘脑视上核和室旁核主要由神经内分泌大细胞组成，其神经元轴突向下投射到神经垂体，形成下丘脑-垂体束。下丘脑的视上核与室旁核可合成血管升压素（vasopressin，VP）或称抗利尿激素（antidiuretic hormone，ADH）和催产素（oxytocin，OT）两种激素，前者主要在视上核产生，后者主要在室旁核合成。VP 和 OT 合成后沿下丘脑-垂体束运输到神经垂体储存，在适宜的刺激下释放进入血液循环。两者均为九肽物质，具有相似的化学结构，仅第三位与第八位氨基酸残基不同，因此两者生理作用有一定交叉重叠。

(二) 神经垂体激素

1. 血管升压素

血管升压素（VP）的生理作用与剂量有关。生理状态下，血液中 VP 浓度很低，仅为 1.0~1.5 ng/L，主要作用是增加肾脏集合管对水的通透性，促进水的重吸收和尿的浓缩，产生抗利尿效应，不参与对正常血压的调节作用。但在机体大失血的情况下，血中 VP 浓度明显升高时，表现为缩血管作用，对维持血压有一定的意义。若垂体分泌 VP 障碍可引起尿崩症，每日尿量可多达 5~10 L。

2. 催产素

催产素（OT）又称为缩宫素，主要生理作用是在分娩时刺激子宫收缩和在哺乳期促进乳汁排出。

（1）对乳腺的作用：促进乳汁排出，是刺激乳汁排出的关键激素。哺乳期的乳腺在腺垂体分泌的 PRL 作用下，不断分泌乳汁，储存于乳腺腺泡。婴儿吸吮乳头时，感觉信息经传入神经传至下丘脑兴奋 OT 神经元，神经冲动沿下丘脑-垂体束下行至神经垂体，使 OT 释放入血，引起乳腺肌上皮细胞收缩，乳腺排乳，此过程为射乳。此外，OT 对乳腺也有营养作用，维持哺乳期乳腺不致萎缩。

（2）对子宫的作用：OT 可促进子宫收缩，但其作用与子宫的功能状态有关。OT 对非孕子宫作用较弱，对妊娠末期子宫作用较强，使之强烈收缩。雌激素可提高子宫对 OT 的敏感性，而孕激素的作用相反，但 OT 并非分娩时发动子宫收缩的决定因素。在分娩过程中，胎儿刺激子宫颈可反射性地引起 OT 释放，形成正反馈调节机制，使子宫进一步收缩，起到"催产"作用。

第三节 甲状腺

甲状腺是人体内最大的内分泌腺，正常成年人的甲状腺平均重量为 $15 \sim 30$ g，血液供应十分丰富。甲状腺由约 300 万个大小不等的单层上皮细胞围成的甲状腺滤泡组成。腺泡上皮细胞是合成与释放甲状腺激素的部位，激素合成后储存在腺泡腔。腺泡上皮细胞的形态与胶质的量随甲状腺功能状态发生相应的变化。通常情况下，腺泡上皮细胞为立方体。当甲状腺受到刺激而功能活跃时，腺泡上皮细胞变高呈柱状，胶质减少；相反，在缺少 TSH 刺激时，细胞呈扁平状，胶质增多，腺泡增大。在甲状腺组织中，还有滤泡旁细胞，可分泌降钙素。

一、甲状腺激素的合成与运输

甲状腺激素（thyroid hormone，TH）是酪氨酸的碘化物，主要形式是四碘甲腺原氨酸（3，5，3′，5′-thetraiodothyronine，T_4，又称甲状腺素，thyroxin）、三碘甲腺原氨酸（3，5，3′-triiodothyronine，T_3）和极少量的逆-三碘甲腺原氨酸（3，3′，5′-triiodothyronine T_3 或 reverse T_3，rT_3）。T_4 分泌量大，约占总量的 90%；但 T_3 的生物活性最强，约为 T_4 的 5 倍，是 TH 发挥生理作用的主要形式，rT_3 则不具有 TH 的生物活性。图 11-10 显示 TH 及酪氨酸、一碘酪氨酸（monoiodotyrosine，MIT）和二碘酪氨酸（diiodotyrosine，DIT）的化学结构。

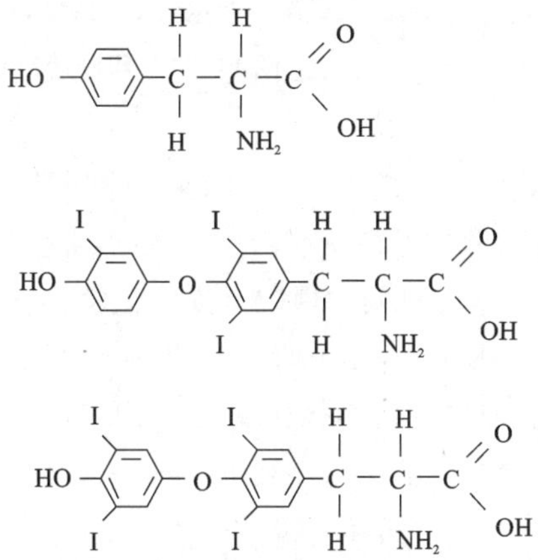

图 11-10 酪氨酸、T_3 和 T_4 的化学结构

（一）甲状腺激素的合成

1. 甲状腺激素合成的主要原料

TH 合成的主要原料是碘和甲状腺球蛋白（thyroglobulin，TG）。

（1）碘：碘主要来源于食物。人每天从食物中摄取 100~200 μg 的碘，碘化物经肠黏膜吸收后进入体内，以 I⁻ 的形式存在。甲状腺含碘量约 800 μg，占全身含碘总量的 90%。每日维持甲状腺正常功能至少需要 75 μg 碘。因此，碘代谢与甲状腺的功能的关系极为密切。

（2）甲状腺球蛋白：TG 是 T$_4$ 和 T$_3$ 的前体，TG 是由腺泡上皮细胞分泌的由 5496 个氨基酸组成的糖蛋白，分子量约为 660 kD。TG 在甲状腺滤泡上皮细胞内合成后，释放到滤泡腔储存，成为胶质的基本成分。TG 的酪氨酸残基被碘化后形成 TH，但在其所含约 140 个酪氨酸残基中，约 20% 可被碘化，用于合成 TH。

2. 甲状腺激素的合成过程

TH 的合成过程包括滤泡聚碘、碘的活化、酪氨酸碘化和碘化酪氨酸缩合三个步骤（图 11-11）。

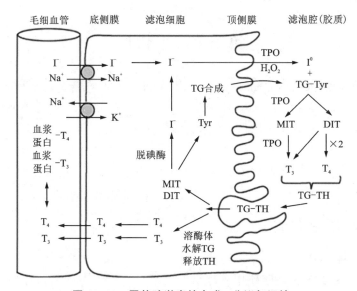

图 11-11　甲状腺激素的合成、分泌与运输

（1）滤泡聚碘：是 TH 合成的第一个重要环节。生理情况下，食物中的碘经肠道吸收，以碘离子（I⁻）的形式存在于血液中，浓度约为 250 μg/L，而甲状腺内的 I⁻ 浓度约为血清的 30 倍。因此，甲状腺对碘的摄取是逆电化学梯度的主动转运过程，称为碘捕获（iodide trap）。碘捕获分两步，第一步：在腺泡上皮细胞底部逆着碘的电化学梯度将碘浓集于细胞内，依靠位于底部的钠-碘同向转运体，以 1I⁻ : 2Na⁺ 的同向转运模式，实现 I⁻ 的继发性主动转运；第二步：随后 I⁻ 顺电化学梯度经细胞顶部进入滤泡腔。转运 I⁻ 的能量不是直接由 ATP 来提供，而是来自膜外 Na⁺ 的高势能，但造成这种高势能是需要钠泵分解 ATP 才能形成。

甲状腺的强大聚碘能力是临床上应用放射性碘来测定甲状腺功能和治疗甲状腺功能亢进等疾病的依据。

（2）碘的活化：发生在滤泡上皮细胞顶膜微绒毛与滤泡腔的交界处，是由甲状腺过氧化物酶（thyroid peroxidase，TPO）催化的氧化过程。TPO 是催化 TH 合成的关键酶，由甲状腺滤泡上皮细胞合成，在滤泡腔面的微绒毛处分布最为丰富。在 H$_2$O$_2$ 存在的条件下，TPO 能迅速催化 I⁻为"活化碘",活化碘的形式可能是 I°(碘原子)。

(3)酪氨酸碘化和碘化酪氨酸缩合:酪氨酸碘化是活化的碘取代酪氨酸残基苯环上的氢。在 TPO 催化下,TG 的酪氨酸残基上的氢原子被碘原子取代,首先合成 MIT 残基和 DIT 残基。碘化酪氨酸的缩合或耦联也是在 TPO 催化下进行的。2 分子的 DIT 耦联生成 T_4,或 1 分子的 MIT 与 1 分子的 DIT 发生耦联生成 T_3。在一个 TG 分子上,T_4 与 T_3 之比为 20∶1,碘含量变化可影响该比值。当甲状腺内碘化活动增强时,由于 DIT 含量增加,T_4 含量也相应增加;反之,碘缺乏时,TG 上 MIT 含量增加,则 T_3 含量明显增加。上述 I⁻的活化、酪氨酸碘化以及耦联过程,主要发生在腺泡上皮细胞微绒毛与腺泡腔交界处,并在同一过氧化酶 TPO 的催化下完成的。因此,抑制 TPO 活性的药物,如硫脲嘧啶及硫脲类药物,具有抑制 T_4 和 T_3 合成的作用,可用于治疗甲状腺功能亢进。

此外,TH 的合成和分泌过程也受 TSH 的调节。TPO 的生成与活性受 TSH 的调控,摘除垂体 48 h 后的大鼠 TPO 活性消失。此外,在 TSH 作用下,滤泡上皮细胞顶部一侧的微绒毛伸出伪足,将腺泡中含有多种碘化酪氨酸的 TG 胶质小滴吞饮入细胞内,形成吞饮小体(胶质小泡),后者随即与溶酶体融合成吞噬泡,在蛋白水解酶作用下水解 TG 的肽键,释放游离的 T_4、T_3、MIT 和 DIT 等。进入胞质的 MIT 和 DIT,在微粒体碘化酪氨酸脱碘酶的作用下迅速脱碘,大部分释出的碘被重新利用合成激素,已脱去碘化酪氨酸的 TG 不再进入血液。脱碘酶对游离的 T_4 和 T_3 无作用,T_3 和 T_4 可迅速由滤泡细胞底部分泌入血。

(二)甲状腺激素的储存、释放、运输和降解

1. 储存

合成的 T_4 和 T_3 以 TG 的形式储存于腺泡腔的胶质中,其储存量很大,可供人体利用 50~120 天,是人体储存量最大的激素。由于 TH 储存量能保证机体长时间的代谢需求,因此在抗甲状腺治疗时的疗程应当足够长。

2. 释放

在适宜刺激下,甲状腺上皮细胞通过胞饮作用将腺泡腔中的 TG 吞入细胞内,在溶酶体蛋白水解酶的作用下,将 MIT、DIT、T_3、T_4 从 TG 分子中水解出来。MIT 和 DIT 在脱碘酶的作用下迅速脱碘,可再循环利用。对脱碘酶不敏感的 T_3 和 T_4 则由滤泡细胞底部分泌到血液中。

3. 运输

T_3、T_4 释放入血后,99%以上与血浆中甲状腺素结合球蛋白(thyroxine-binding globulin,TBG)、甲状腺素结合前白蛋白(thyroxine-binding prealbumin,TBPA)和白蛋白结合。以游离型存在的 T_4 仅为 0.03%,T_3 仅为 0.3%,但只有游离型 TH 才能进入靶组织细胞发挥其生物学作用。游离型和结合型的 TH 可相互转变并维持动态平衡。

4. 降解

血浆中 T_4 半衰期长达 6~7 天,T_3 为 1.5 天。肝、肾、垂体和骨骼肌是 TH 降解的主要部位,脱碘是 T_3 和 T_4 降解的主要方式。T_4 在外周组织脱碘酶的作用下生成 T_3 和几乎无生物活性的 rT_3,血液中 80%的 T_3 由 T_4 脱碘而来,是其主要来源。T_4 脱碘转化的产物取决于机体状态,当生理活动需要更多的 TH 时,如机体处于寒冷状态下,T_4 转化为 T_3 多于 rT_3;而当妊娠、饥饿、应激等状态下,T_4 转化 rT_3 比例增加。T_3 或 rT_3 可进一步脱碘,所脱下的碘可由甲状腺再摄取或由肾排出。

二、甲状腺激素的作用

TH 是维持机体基础性功能活动的激素，几乎对各组织细胞均有影响，其主要作用是促进人体生长发育和新陈代谢。

(一) 甲状腺激素的生理作用

1. 促进生长发育

TH 具有全面促进组织细胞分化、生长及发育成熟的作用，是人体正常生长发育必不可少的激素，尤其对脑和长骨的发育十分重要。TH 能促进胚胎期的神经元增殖、分化、突起和突触形成，促进胶质细胞生长和髓鞘形成，诱导神经生长因子和某些酶的合成，促进神经元骨架的发育等。在人类，先天性甲状腺功能不足的患者，胚胎时期缺碘导致 TH 合成不足，或出生后甲状腺功能低下的婴幼儿，不仅身材矮小，且呈现明显的脑发育障碍，称为克汀病（cretinism），也称呆小症。TH 是胎儿和新生儿脑发育的关键激素。TH 与 GH 具有协同作用，调控幼年期生长发育，但 TH 对胚胎期骨生长并非必需。先天性甲状腺功能不全的患儿出生时身长可基本正常，然而脑的发育已经受到了一定程度的影响，一般在出生后数周至 3~4 个月后才出现明显的智力障碍和生长发育迟缓。因此，治疗呆小症必须抓住时机，应在出生后 3 个月内补充 TH。

2. 调节新陈代谢

（1）促进能量代谢：TH 具有显著的产热效应，能增加体内绝大多数组织细胞的耗氧量，增加产热，使基础代谢率增高，体温也因此而发生相应波动。T_3 的产热作用比 T_4 高 3~5 倍，但持续作用时间较短。TH 对不同组织产热效应存在差别，对心、肝、骨骼肌和肾的产热效应最为显著，这可能与甲状腺激素受体（thyroid hormone receptor，THR）分布量有关。TH 的产热机制与 Na^+-K^+-ATP 酶的浓度及活性明显升高有关，如用哇巴因抑制 Na^+-K^+-ATP 酶的活性，则 TH 的产热效应可完全被消除；T_4、T_3 还可以促进线粒体中生物氧化过程，提高氧化量。因此，甲状腺功能亢进（甲亢）患者产热增多、食欲增加、怕热多汗、基础代谢率可较正常人高 25%~80%；反之，甲状腺功能减退（甲减）时，患者产热减少、基础代谢率降低 30%~50%，体温偏低，喜热恶寒。

（2）调节物质代谢：TH 对物质的合成代谢和分解代谢均有影响，作用十分复杂。生理水平的 TH 对蛋白质、糖、脂肪的合成和分解代谢均有促进作用，但总体上可促进蛋白质合成、脂肪分解和血糖升高；而大量的 TH 则促进分解代谢的作用更为显著。

①蛋白质代谢：TH 对蛋白质代谢的影响取决于 TH 的分泌量。生理情况下，TH 可作用于靶细胞的核受体，加速 DNA 复制并转录形成 mRNA，促进蛋白质与酶的生成，使肌肉、肝与肾的蛋白质合成明显增加，细胞体积增大，数量增多，尿氮减少，表现为正氮平衡，有利于机体的生长发育和各种功能活动。当甲状腺功能亢进时，TH 分泌过多，加速蛋白质的分解，特别是骨骼肌蛋白质大量分解，可出现肌肉消瘦和肌无力；而当 TH 分泌不足时，蛋白质合成减少，肌肉乏力，但组织间隙中黏蛋白增多，后者可结合大量离子并吸引水分子，在皮下形成特殊的非凹陷性水肿，称为黏液性水肿。

②糖代谢：TH 通过促进肠黏膜对糖的吸收，增强糖原分解和糖异生，使血糖升高；TH

还可加强肾上腺素、胰高血糖素、皮质醇和 GH 升高血糖的效应。同时，TH 又增加外周组织对糖的利用，使血糖降低。甲亢患者在进食后血糖迅速升高，甚至出现糖尿，但随后又快速降低。

③脂肪代谢：TH 对脂肪代谢的作用也包括影响脂肪的合成与分解。一方面，TH 可促进脂肪酸氧化，加速胆固醇降解，并增强儿茶酚胺与胰高血糖素对脂肪的分解作用；另一方面，TH 可促进胆固醇的合成，增加低密度脂蛋白受体的可利用性，使更多的胆固醇从血中清除，从而降低血清胆固醇水平。因此，甲亢患者脂肪代谢增强，总体脂量减少，且血中胆固醇的含量低于正常。

甲亢患者由于蛋白质、糖和脂肪的分解代谢均强，故常感饥饿、食欲旺盛、却又明显消瘦。而在甲减患者，脂肪合成与分解均降低，体脂比升高，胆固醇含量升高。

3. 对其他系统的影响

(1)对神经系统的影响：TH 能提高中枢神经系统的兴奋性。因此，甲亢患者有烦躁不安、多言多动、喜怒无常、失眠多梦等症状；而甲减患者则有言行迟钝、记忆减退、表情淡漠、少动思睡等表现。

(2)对心血管系统的影响：TH 可使心率加快、心肌收缩力增强，心输出量增大；同时因耗氧量大而使血管平滑肌舒张，舒张压下降。因此，甲亢患者脉压差明显变大。甲亢患者还可因心脏作功量增加而出现心肌肥大，可导致充血性心力衰竭。

(3)对消化系统的影响：TH 可使肠蠕动加快、食欲增加。因此甲亢患者食欲旺盛，进食量明显增加，但由于 TH 过度分泌导致蛋白质分解增强，患者体重反而降低。

(二)甲状腺激素的作用机制

由于 TH 具有亲脂性，因此作用机制与类胆固醇激素相似。通过与核受体结合，调节基因转录和蛋白质表达。但与一些类固醇激素的受体不同，THR 定位在核内。T_3 与 THR 的亲和力约为 T_4 的 10 倍。THR 包括激素结合域、DNA 结合域和转录激活域等与核转录因子类似的结构，其中 DNA 结合域可以识别特定 DNA 序列。TH 与 THR 结合后，通过启动特异性 TH 应答基因的转录表达功能蛋白质，产生一系列生物学效应。但有些作用可能不是通过核受体介导的，如增加葡萄糖和氨基酸跨膜转运等。

三、甲状腺激素分泌的调节

TH 的合成和分泌主要受下丘脑-腺垂体-甲状腺轴的调节，包括下丘脑 TRH 对腺垂体 TSH 的调节、TSH 对甲状腺的直接调节以及 TH 的负反馈调节，以维持血中 TH 水平的稳态和甲状腺正常生长发育。此外，还存在一定程度的自身调节和神经调节(图 11-12)。

(一)下丘脑-腺垂体-甲状腺轴调控系统

在下丘脑-腺垂体-甲状腺轴调控系统中，甲状腺的功能主要受循环血液中腺垂体分泌的 TSH 水平的调节；同时下丘脑释放的 TRH 加强 TSH 的分泌。

1. 促甲状腺激素释放激素

TRH 由下丘脑正中隆起神经末梢分泌后，经下丘脑-垂体门脉系统运输至腺垂体，直接促进 TSH 的合成与释放。下丘脑 TRH 神经元也接受大脑及其他部位神经元传入信息的调控。例如，当机体处于寒冷环境中，寒冷刺激在传入下丘脑体温中枢的同时，也刺激附近的

TRH 神经元，引起 TRH 分泌，进而促进 TSH 分泌。此外，当机体受到严重创伤、手术等应激刺激时，下丘脑释放生长抑素(somatostatin, SS)抑制 TRH 的合成与释放，使腺垂体 TSH 释放减少。

2. 促甲状腺激素

TSH 是调控甲状腺腺泡细胞生长和 TH 合成与分泌的主要因素。TSH 刺激甲状腺滤泡细胞增长、滤泡增生、腺体增大；血管分布改变，供血量增加。TSH 长期作用可导致腺体显著增生，如碘缺乏造成的单纯性甲状腺肿大。同时，TSH 还通过多个环节促进 TH 的合成与分泌：包括加强碘泵活性，促进碘转运；增加 TPO 的 mRNA 含量，加强酪氨酸碘化，MIT、DIT、T_3 和 T_4 合成增加；刺激 TG 基因转录；促进滤泡细胞伸出伪足，吞饮胶质中的 TG；加强腺泡内 TG 的水解，促进 T_3 和 T_4 的释放等。

某些甲亢患者血中可出现一些免疫球蛋白，如人甲状腺刺激免疫球蛋白，由于其化学结构与 TSH 相似，可与 TSH 竞争甲状腺腺细胞膜上的受体，从而刺激甲状腺分泌，使 TH 释放增加，刺激腺体增生肥大，目前认为这可能是引起甲状腺功能亢进的原因之一。

3. 甲状腺激素的负反馈调节

TH 的负反馈作用是体内 T_4 和 T_3 浓度维持生理水平的重要机制。TH 可负反馈调节腺垂体分泌 TSH。血液中 T_4 和 T_3 浓度升高时，可刺激腺垂体 TSH 分泌细胞产生抑制性蛋白，减少 TSH 的合成与分泌；或者也可能通过降低腺垂体对 TRH 的反应性，抑制 TSH 的分泌，最终使血液中 T_4 和 T_3 的释放也随之减少；反之则增多。与 T_4 相比，T_3 对腺垂体 TSH 分泌的抑制作用更强，血液中 T_3 水平是 TRH 分泌最主要的负反馈调节因素。当饮食中缺碘造成 TH 合成减少时，TH 对腺垂体的负反馈作用减弱，引起腺垂体 TSH 分泌增加，从而刺激甲状腺细胞增生、形成甲状腺肿大，称为单纯性甲状腺肿。

总之，在下丘脑-腺垂体-甲状腺轴调节系统中，下丘脑释放的 TRH 通过垂体门脉系统刺激腺垂体分泌 TSH，促进 TH 的合成与分泌及甲状腺滤泡增生；当血液中游离的 T_3 和 T_4 超过一定水平时，又可通过长反馈抑制腺垂体 TSH 和下丘脑 TRH 的分泌，如此形成激素分泌的三级负反馈自动控制环路(图 11-12)。

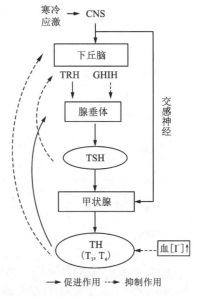

图 11-12 甲状腺激素分泌的调节示意图

(二)甲状腺功能的自身调节

甲状腺能根据碘供应(血碘水平)的变化，调整自身摄取碘及合成 TH 的能力，这种调节不受神经与体液调节的影响，故称为自身调节。当血碘浓度增加时，最初 T_4、T_3 合成增加，呈线性关系；但超过一定限度后，T_4、T_3 合成速度不再增加，反而明显下降。这种过量碘引起的抗甲状腺作用，称为碘阻滞效应(Wolff-Chaikoff effect)，其机制目前尚不清楚。自身调节作用使甲状腺的功能能够适应食物中碘供应量的变化，以保证腺体内合成激素量的相对稳定，是一种有限度的、缓慢的调节方式。利用碘阻滞效应，临床上常在甲状腺手术前给患者服用大剂量碘剂，使甲状腺腺体缩小，特别是减少了甲状腺的血液供应，有利于减少手术出血，保证术中和术后的安全。碘阻滞效应只是暂时的，如果持续加大碘剂量，甲状腺可"脱逸"此效应，激素的合成再次增加。甲状腺自身调节的意义在于可根据食物中含碘量的差异而对摄碘量进行适应性的调整，随时缓冲 TH 合成和分泌的波动。

（三）甲状腺功能的神经调节

甲状腺腺泡接受交感神经肾上腺素能纤维和副交感神经胆碱能纤维双重支配。甲状腺腺泡上皮细胞膜上存在 α、β 肾上腺素能受体和 M 胆碱能受体。刺激交感神经可使 TH 合成分泌增加；刺激支配甲状腺的副交感神经胆碱能纤维则使 TH 合成分泌减少。交感神经－甲状腺轴的这种神经体液调节，与下丘脑－腺垂体－甲状腺轴的体液调节作用相互协调，前者主要是在内外环境变化引起机体应急反应时对甲状腺的功能起调节作用，后者维持各级激素效应的稳态。

第四节　肾上腺内分泌

肾上腺位于两侧肾脏的内上方，外覆被膜，由皮质和髓质组成，二者在胚胎发生、组织结构和功能上均不相同，实际上是两个独立的内分泌腺体。肾上腺皮质分泌类固醇激素，其作用广泛，主要参与机体物质代谢的调节，是维持生命活动所必需。肾上腺髓质嗜铬细胞分泌儿茶酚胺类激素，在机体应急反应中起着重要作用。

一、肾上腺皮质激素

肾上腺皮质由外向内可分为球状带、束状带和网状带，这三层结构的组织学特征、所含酶类及分泌的激素均不相同。肾上腺皮质分泌的皮质激素分为三类，即盐皮质激素（mineralocorticoids，MC）、糖皮质激素（glucocorticoids，GC）和雄激素。球状带合成分泌 MC，主要是醛固酮（aldosterone）；束状带合成分泌 GC 和少量的雄激素，GC 以皮质醇（cortisol）为主，其次为皮质酮（corticosterone）。网状带合成和分泌少量性激素，如脱氢表雄酮（dehydroepiandrosterone，DHEA）和雌二醇（estradiol）。

胆固醇是合成肾上腺皮质激素的基本原料，主要来自血液。血浆中的胆固醇经与皮质细胞上的低密度脂蛋白受体结合入胞，以胆固醇酯的形式储存。应激情况下，皮质细胞内的胆固醇酯分解生成游离的胆固醇，随即被转运入线粒体内，在裂解酶的作用下转变成孕烯醇酮，然后在皮质细胞线粒体、内质网中多种羟化酶和氧化酶的作用下，进一步转化为各种皮质激素。肾上腺皮质各层细胞因为存在不同的酶系，因此合成不同的皮质激素。

皮质醇分泌入血后，其中 75%～80% 与血中皮质类固醇结合球蛋白（corticosteroid-binding globulin，CBG）结合，15% 与血浆白蛋白结合，5%～10% 的皮质醇呈游离状态。结合型与游离型的皮质醇可以相互转化，保持动态平衡。CBG 对皮质醇的转运、储备起重要作用，同时也可减少皮质激素从肾排出。结合型的皮质醇无生物活性，只有游离的皮质醇才能进入靶细胞发挥其作用。醛固酮与血中白蛋白及 CBG 结合能力很差，主要以游离状态存在和运输。

正常人血浆皮质醇半衰期为 60～90 分钟，体内多数皮质醇是以 17-羟类固醇形式经尿排出的，故测定尿中 17-羟类固醇的含量可反映皮质醇的分泌水平。皮质醇还可降解为 17-氧

(酮)类固醇,约占尿中排泄量的10%。醛固酮半衰期为15~20分钟,主要以醛固酮-葡萄糖醛酸的形式从尿中排出。此外,肾上腺皮质网状带分泌的性激素以脱氢表雄酮为主,为17-氧类固醇,睾酮的代谢产物也是17-氧类固醇。因此,男性尿中17-氧类固醇的来源有肾上腺皮质分泌的皮质醇、雄激素以及睾丸分泌的睾酮。

(一)肾上腺皮质激素的生物学作用

动物摘除双侧肾上腺后,如不适当处理,很快衰竭死亡,若及时补充肾上腺皮质激素,动物的生命得以维持;如仅切除肾上腺髓质,动物可以存活较长时间,说明肾上腺皮质激素是维持机体生命活动所必需的。

1. 糖皮质激素

在人体血浆中的GC主要是皮质醇,其次为皮质酮。皮质酮的含量仅为皮质醇的1/20~1/10,皮质酮的生物活性约为皮质醇的35%。

(1)对物质代谢的影响

①糖代谢:GC是调节糖代谢的重要激素之一。主要通过加速肝糖异生,减少组织糖的利用,而使血糖升高。其主要作用机制有:促进肝外组织,特别是肌肉蛋白质分解,释放氨基酸入血,抑制外周组织对氨基酸的利用,增强肝中糖异生酶的合成,使糖异生加强;增强禁食期间肝脏对参与肾上腺素及胰高血糖素的反应性;降低机体组织特别是肌肉和脂肪对胰岛素的敏感性,产生抗胰岛素效应,使外周组织对葡萄糖的利用减少,最终导致血糖升高。肾上腺皮质功能亢进,如库欣综合征(Cushing's syndrome)或服用此类激素药物过多的患者可有血糖升高,甚至出现糖尿,故糖尿病患者应慎用GC;相反,肾上腺皮质功能低下,如阿狄森氏病(Addison's disease)患者,则可出现低血糖,严重者空腹时可出现昏迷。

②蛋白质代谢:GC促进肝外组织,特别是肌肉组织蛋白质分解,加速氨基酸转移至肝,生成肝糖原。GC分泌过多(如库欣综合征)时,由于蛋白质分解增强、合成减少,将出现生长停滞、肌肉消瘦、骨质疏松以及皮肤变薄等体征。

③脂肪代谢:GC促进脂肪分解,增强脂肪酸在肝内氧化过程,有利于糖异生。全身不同部位的脂肪组织对GC的敏感性不同,四肢敏感性较高,面部、肩、颈、躯干部位对GC敏感性较低而对胰岛素(可促进脂肪合成)的敏感性较高。因此,GC过多(如库欣综合征)时,将使体内脂肪重新分布,面部和肩、颈部脂肪合成增多而四肢脂肪分解加强,呈现出圆面(满月脸)、厚背(水牛背),躯干发胖而四肢消瘦的"向心性肥胖"体形(图11-13)。

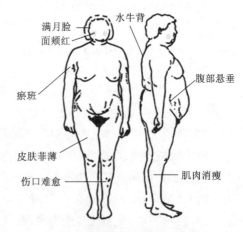

图11-13 糖皮质激素分泌过多患者的特殊体形

(2)对水盐代谢的影响:皮质醇有较弱的保钠排钾作用,与醛固酮作用类似。此外,皮质醇还可以降低肾小球入球血管阻力,增加肾小球血浆流量而使肾小球滤过率增加,有利于水的排出。肾上腺皮质功能低下的患者,水盐代谢可发生明显障碍,严重时可出现"水中毒",如补充适量的GC即可得到缓解,而补充盐皮质激素则无效。

（3）对其他组织器官的影响

①对血液系统的影响：GC 可促进骨髓造血功能，加速红细胞和血小板的生成；同时促使附着在小血管壁边缘的中性粒细胞进入血液循环，使血液中的中性粒细胞增多；增强巨噬细胞系统吞噬和分解嗜酸性粒细胞，使血中嗜酸性粒细胞的数量减少。此外，GC 可抑制淋巴细胞 DNA 的合成过程以及胸腺与淋巴组织的细胞分裂，使淋巴细胞数量减少，因而用于淋巴肉瘤和淋巴细胞性白血病的治疗。

②对循环系统的影响：GC 对于维持正常血压是必需的，这是由于 GC 能增强血管平滑肌和心肌对儿茶酚胺的敏感性（允许作用），其机制可能与 GC 能提高血管平滑肌和心肌细胞膜上的儿茶酚胺受体数量以及调节受体介导的细胞内信息转导过程有关；此外，GC 能抑制前列腺素的合成，降低毛细血管的通透性，减少血浆的滤出，有利于维持血容量。当肾上腺皮质功能低下时，心肌和血管平滑肌对儿茶酚胺的反应性降低，毛细血管扩张，通透性增加，表现为难以纠正的低血压，而补充皮质醇可有效改善。

③对消化系统的影响：GC 能促进胃酸和胃蛋白酶原的分泌，提高胃腺细胞对迷走神经和促胃液素的敏感性，并使胃黏膜的保护和修复功能减弱，因而有可能加剧和诱发溃疡病。因此，长期大量应用 GC 可诱发或加重胃溃疡，溃疡患者应慎用 GC。

④对神经系统的影响：GC 能提高中枢神经系统兴奋性。小剂量可引起欣快感，大剂量则导致思维不能集中、烦躁不安和失眠等症状。

⑤其他作用：GC 还具有增强骨骼肌收缩力，抑制骨的形成以及促进胎儿肺表面活性物质的合成等作用。

（4）在应激反应中的调节作用：当机体遇到感染、缺氧、饥饿、创伤、疼痛、手术、寒冷及精神紧张等刺激时，ACTH 分泌增加，导致血中 GC 浓度升高；同时交感-肾上腺髓质系统兴奋，产生一系列增强机体的保护力的反应称为应激（stress）。

在应激反应中，以 ACTH 和 GC 分泌为主体，GH、PRL、胰高血糖素、VP 和醛固酮等多种激素的分泌均增加，产生共同提高机体抵抗力的非特异性反应，但能增加机体耐受力的激素只有 GC。

2. 盐皮质激素

肾上腺皮质球状带分泌的盐皮质激素，主要包括醛固酮和去氧皮质酮，其中以醛固酮的生物活性最大。醛固酮的主要作用是促进肾远曲小管和集合管重吸收钠、水和排出钾，即保钠、保水和排钾作用，调节机体的水盐代谢，维持体内钠含量、细胞外液量和循环血量的相对稳定。此外，盐皮质激素能增强血管平滑肌对缩血管物质的敏感性（允许作用），该作用比GC 更强。

（二）肾上腺皮质激素分泌的调节

1. 糖皮质激素分泌的调节

无论是生理状态下的基础分泌，还是应激状态下的应激分泌，GC 的分泌均受下丘脑、腺垂体、肾上腺皮质三者共同构成的反馈调节系统，即下丘脑-腺垂体-肾上腺皮质轴的调节。

（1）腺垂体促肾上腺皮质激素的作用：ACTH 是由腺垂体分泌的含有 39 个氨基酸残基的多肽，分子量 4.5 kD。ACTH 分子上的 1~24 位氨基酸残基是生物活性所必需的，25~39 位氨基酸残基可保护激素，减慢降解，延长作用时间。各种动物的 ACTH 前 24 位氨基酸残基均相同。在垂体，ACTH 是由阿黑皮素原(proopiomelanocortin，POMC)经酶分解而来，同时产生 β-MSH。ACTH 再经酶分解生成 α-MSH，ACTH 的第 4~10 位氨基酸残基与 α-MSH 第 4~10 位氨基酸残基和 β-MSH 第 11~17 位氨基酸残基相同，这部分是产生 MSH 活性最小单位，因此 ACTH 也具有促进黑素细胞产生黑色素的作用。

各种应激刺激作用于中枢神经系统的不同部位，通过神经递质的信息传递，促进下丘脑 CRH 神经元合成释放 CRH，CRH 经垂体门脉系统作用于腺垂体，引起 ACTH 的分泌增加。

ACTH 的分泌受体内"生物钟"节律的影响，呈现日周期性分泌，这种日节律波动是由下丘脑 CRH 节律性释放决定的。由于 ACTH 分泌的节律波动，使 GC 的分泌也呈现出日节律基础上的脉冲式分泌，一般在清晨觉醒前分泌达到高峰，随后减少，白天维持在较低水平，夜间入睡到午夜降至最低，随后逐渐升高(图 11-14)。

ACTH 能调节 GC 的基础分泌和应激分泌，同时 ACTH 也可刺激束状带和网状带细胞生长发育。ACTH 的作用机制是通过与肾上腺皮质细胞膜上的受体结合，激活膜上 AC，启动细胞内的 cAMP-PKA 系统，从而导致某些与皮质激素合成有关的蛋白质磷酸化，促进皮质激素的生物合成。

(2)糖皮质激素的反馈调节：在下丘脑-腺垂体-肾上腺皮质轴中，还存在着反馈调节。当血液中 GC 浓度升高时可负反馈作用于下丘脑和腺垂体，抑制 CRH 和 ACTH 的分泌，这种负反馈即长反馈；而垂体分泌的 ACTH 在血中浓度达到一定水平时也可抑制下丘脑 CRH 神经元活动，这种负反馈称为短反馈。总之，下丘脑、垂体和肾上腺皮质组成了一个密切联系、协调统一的功能活动轴，从而维持血中 GC 浓度的相对稳定和在不同状态下的适应性变化(图 11-15)。

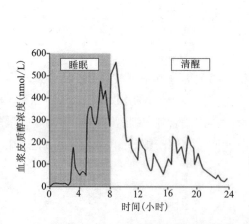

图 11-14 血浆糖皮质激素(皮质醇)分泌的昼夜节律

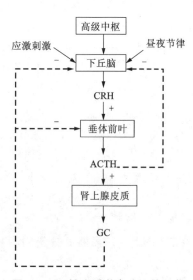

图 11-15 糖皮质激素分泌的调节

由于 GC 对下丘脑、腺垂体的负反馈作用，临床上长期大剂量应用 GC 时，GC 可抑制 CRH 和 ACTH 的合成与分泌，以致患者肾上腺皮质趋于萎缩，分泌功能减退甚至停止。若此时突然停药，则可因体内 GC 突然减少而导致严重后果。因此，治疗过程中应逐渐减量直至停药，最好间断补充 ACTH 以促进肾上腺皮质功能恢复，并防止其萎缩。

2. 盐皮质激素分泌的调节

醛固酮的分泌除受肾素-血管紧张素系统调节外，血 K^+ 浓度升高和血 Na^+ 浓度降低也可直接刺激球状带引起醛固酮分泌增加。在正常情况下，ACTH 对醛固酮的分泌并无调节作用，但在机体受到应激刺激时，ACTH 对醛固酮的分泌有微弱的刺激作用。

二、肾上腺髓质激素

肾上腺髓质是交感神经系统的延伸部分，其嗜铬细胞主要分泌肾上腺素（epinephrine，E）和去甲肾上腺素（norepinephrine，NE），它们都属于儿茶酚胺类激素，均以酪氨酸为原料，在一系列酶的作用下合成。

肾上腺髓质激素的合成过程与肾上腺素能神经纤维合成 NE 的过程基本一致，所不同的是肾上腺髓质嗜铬细胞胞浆中存在大量苯乙醇胺氮位甲基移位酶（phenyle thanolamine-N-methyltransferase，PNMT），可使 NE 甲基化后生成 E（图 11-16）。肾上腺髓质释放 E 与 NE 的比例大约为 4：1，在不同的生理情况下，二者比例可能发生变化。血液中的 NE，除由髓质分泌外，主要来自肾上腺素能神经纤维末梢，而血中的 E 则主要由肾上腺髓质分泌。

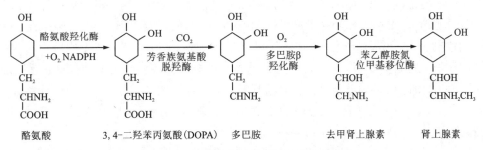

图 11-16　肾上腺素和去甲肾上腺素的合成

体内的 NE 和 E 在单胺氧化酶（monoamine oxidase，MAO）和儿茶酚氧位甲基转移酶（catechol-O-methyltransferase，COMT）作用下灭活，也有部分 NE 和 E 以原形从尿中排出。

（一）肾上腺髓质激素的生物学作用

E 与 NE 对代谢调节及对各器官、组织的作用十分广泛（表 11-7）。这里主要讨论其在应急反应中的作用。

表 11-7　肾上腺素与去甲肾上腺素的作用比较

作用类别	肾上腺素（E）	去甲肾上腺素（NE）
心率	加快	减慢（在体）
心输出量	增加	不定
冠脉血流量	增加	增加
皮肤小动脉	收缩	收缩

续表11-7

作用类别	肾上腺素(E)	去甲肾上腺素(NE)
静脉	收缩	收缩
总外周阻力	降低	增加
血压	增高，尤其是收缩压	显著增加，尤其是舒张压
支气管平滑肌	舒张	稍舒张
消化道平滑肌	稍舒张	稍舒张
妊娠子宫平滑肌	舒张	收缩
脂肪代谢	分解	分解
糖代谢	血糖显著增加	血糖增加
产热作用	较强	较弱
中枢神经系统	激动与焦虑	激动但不焦虑

　　肾上腺髓质接受交感神经的支配和控制，两者关系密切，组成了交感-肾上腺髓质系统。当机体内外环境急剧变化时，如剧烈运动、剧痛、低血压、创伤、寒冷和恐惧等紧急情况，该系统立即调动起来，E与NE分泌量可增加1000倍。这些激素作用于中枢神经系统，提高其兴奋性，使机体反应更灵敏；心率加快，心肌收缩力加强，心输出量增加；内脏血管收缩，骨骼肌血管舒张、血流量增多，全身血液重新分配，以利于重要器官的血液供应；呼吸加深加快，肺通气量增加；肝糖原分解增加，血糖升高，脂肪分解加强，为骨骼肌、心肌等活动提供更多的能量。这种在紧急情况下交感-肾上腺髓质系统活动加强，从而使机体处于反应机敏、高度警觉的状态称为应急反应(emergency reaction)。

　　应急与应激是两个不同但有关联的反应过程。引起应急反应的刺激，同样也可引起应激反应，应激反应偏重加强机体对伤害刺激的耐受能力，而应急反应则偏重提高机体的警觉和应变能力，二者相互配合，使机体的适应能力更加完善。

　　近年研究发现，肾上腺嗜铬细胞还分泌一种生物活性多肽激素，即肾上腺髓质素(adrenomedullin，ADM)。人类的ADM为52个氨基酸残基的多肽。ADM主要有舒张血管、降低外周阻力、抑制血管紧张素Ⅱ和内皮素的释放，以及降低动脉血压等作用。ADM还可以减少肾小管重吸收Na^+，具有利尿钠和利尿的作用。

(二)肾上腺髓质激素分泌的调节

1. 交感神经的作用

　　肾上腺髓质受到交感神经节前纤维的支配。当交感神经兴奋时，节前纤维末梢释放乙酰胆碱，作用于髓质嗜铬细胞上的N型受体，引起E与NE的释放。在应急反应时，其分泌量可增加到基础分泌量的1000倍。较长时间的交感神经兴奋，可促进儿茶酚胺某些合成酶的数量增加和活性增强。

2. ACTH的调节

　　腺垂体分泌的ACTH可间接通过GC或直接提高嗜铬细胞多巴胺β-羟化酶和PNMT的活性，促进肾上腺髓质合成释放E与NE。

3. 自身反馈性调节

肾上腺髓质激素的分泌也存在负反馈调节。当血中 E 与 NE 的浓度增加到一定数量时，可反馈地抑制儿茶酚胺的某些合成酶类的活性，如肾上腺髓质嗜铬细胞内 NE 增多到一定水平时，可反馈抑制酪氨酸 β-羟化酶；E 合成增多则可抑制 PNMT 的活性，从而限制儿茶酚胺的合成。反之，当胞浆儿茶酚胺含量减少时，即可解除对上述合成酶的抑制，使合成分泌儿茶酚胺增加。

在某些情况下机体代谢改变也可影响儿茶酚胺的分泌。例如，低血糖的动物 E 和 NE 分泌增加，使糖原分解，血糖升高。

第五节　胰岛内分泌

胰岛是存在于胰腺中的内分泌组织，人胰腺中含 100 万~200 万个胰岛。人类的胰岛细胞根据其形态和染色的特点主要分为 α(A)细胞、β(B)细胞、D 细胞及 PP 细胞。α 细胞约占胰岛细胞的 20%，分泌胰高血糖素(glucagon)；β 细胞占胰岛细胞的 60%~70%，分泌胰岛素(insulin)；D 细胞占胰岛细胞的 10%，分泌生长抑素；PP 细胞数量很少，分泌胰多肽(pancreatic polypeptide)。其中，以胰岛素和胰高血糖素最为重要。

一、胰岛素

胰岛素是含有 51 个氨基酸残基的小分子蛋白质，分子量为 6kD，胰岛素分子由含有 21 个氨基酸残基的 A 链和含有 30 个氨基酸残基的 B 链，借助两个二硫键联结而成，如果二硫键被打开则失去活性。β 细胞先合成一个大分子的前胰岛素原，之后加工成 86 肽的胰岛素原，再经水解成为胰岛素与连接肽(C 肽)，一起释放入血。C 肽无活性，但因其是在胰岛素合成过程中产生的，其数量与胰岛素的分泌量具有平行关系，因此测定血液中 C 肽含量可反映 β 细胞的分泌功能。β 细胞分泌时也有少量胰岛素原入血，但其生物学活性只有胰岛素的 3%~5%。

正常人空腹状态下血清胰岛素浓度为 35~145 pmol/L。血液中胰岛素以游离形式和与血浆蛋白结合两种形式存在，两者呈动态平衡，只有游离型的胰岛素具备生物活性。正常人胰岛素在血中的半衰期为 5 分钟，主要在肝脏灭活，肌肉和肾也能灭活少量胰岛素。

(一)胰岛素的作用机制

研究表明，体内几乎所有细胞的膜上均分布胰岛素受体，但不同组织细胞胰岛素受体数量存在显著差异。胰岛素受体是由两个 α 亚单位和两个 β 亚单位构成的四聚体，各亚单位之间通过二硫键连接。胰岛素受体本身具有酪氨酸蛋白激酶活性，胰岛素与受体结合后可激活该酶，使受体内的酪氨酸残基发生磷酸化，触发胞浆内多种蛋白磷酸化或去磷酸化，从而发挥其生物学效应。

(二)胰岛素的生物学作用

胰岛素是促进合成代谢、调节血糖稳定的主要激素。

1. 对糖代谢的调节

胰岛素加速全身组织，特别是肝脏、肌肉和脂肪组织对葡萄糖的摄取和利用，促进肝糖原和肌糖原的合成；抑制糖异生，促进葡萄糖转变为脂肪酸，储存于脂肪组织，导致血糖水平下降。胰岛素缺乏时，血糖浓度升高，如超过肾糖阈则可导致尿糖。

2. 对脂肪代谢的调节

胰岛素促进脂肪的合成与储存，加速葡萄糖转运入脂肪细胞用于合成甘油三酯和脂肪酸。胰岛素还能抑制脂肪酶的活性，减少脂肪的分解。

胰岛素缺乏时，糖的利用受阻，脂肪分解增强产生脂肪酸，在肝内氧化生成大量酮体，引起酮血症与酸中毒。

3. 对蛋白质代谢的调节

胰岛素能促进蛋白质的合成和储存，抑制蛋白质的分解。其主要作用机制是：促进氨基酸向细胞内转运；加快细胞核的 DNA 和 mRNA 的生成；加速核糖体的翻译过程，促进蛋白质合成；胰岛素还可抑制蛋白质分解和肝糖异生。

由于胰岛素能增强蛋白质的合成，因而具有促进机体生长的作用；但胰岛素单独作用时，对生长的促进作用并不显著，只有与 GH 共同作用时，才能发挥明显的效应。

此外，胰岛素还可促进 K^+、Mg^{2+} 和磷酸根离子进入细胞，参与细胞代谢过程。

(三)胰岛素分泌的调节

1. 血糖浓度的调节

血糖浓度是调节胰岛素分泌的最重要因素。当血糖浓度升高时，胰岛素分泌明显增加，从而降低血糖。当血糖浓度降至正常水平时，胰岛素分泌也迅速恢复到基础分泌水平，从而维持血糖浓度相对稳定。

在持续高血糖的刺激下，胰岛素的分泌可分为三个时相：

(1)第一时相：血糖升高 5 分钟内，胰岛素的分泌可增加约 10 倍。主要来源于 β 细胞储存的激素释放，因此持续时间不长，5~10 分钟后胰岛素的分泌便下降 50%。

(2)第二时相：血糖升高 15 分钟后，胰岛素分泌再次增加，在 2~3 小时达高峰，并持续较长的时间。这主要是激活了 β 细胞的胰岛素合成酶系，促进了胰岛素的合成与释放。

(3)第三时相：倘若高血糖持续一周左右，胰岛素的分泌可进一步增加，这是由于长时间的高血糖刺激 β 细胞增生而引起的(图 11-17)。

2. 氨基酸和脂肪酸的调节

多种氨基酸具有促进胰岛素分泌的作用，其中以精氨酸和赖氨酸作用最强。氨基酸和血糖对胰岛素分泌的刺激具有协同作用。在血糖正常时，氨基酸只能使胰岛素分泌少量增加。但在血糖升高的情况下，氨基酸则可使血糖引起

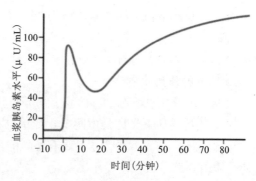

图 11-17 血糖升高引起胰岛素分泌的时相性变化

的胰岛素分泌加倍增多，长时间作用可使胰岛 β 细胞衰竭，进而产生糖尿病。

游离脂肪酸和酮体大量增加时，也可促进胰岛素分泌。

3.其他激素的调节

胃肠激素中的促胃液素、促胰液素、胆囊收缩素和抑胃肽等均能促进胰岛素分泌，其中以抑胃肽的作用最显著。其意义是当食物尚在肠道中时，胰岛素的分泌已开始增多，有利于机体提前对各种营养物质的代谢做好准备。

GH、TH 及皮质醇可通过升高血糖间接刺激胰岛素分泌，如长期大剂量应用这些激素，有可能使 β 细胞衰竭而导致糖尿病。

胰岛 α 细胞分泌的胰高血糖素和 D 细胞分泌的生长抑素，可分别刺激和抑制 β 细胞分泌胰岛素。胰高血糖素引起的血糖升高又可进一步引起胰岛素的释放。

4.神经调节

胰岛受迷走神经和交感神经的双重支配。迷走神经兴奋时，神经末梢释放乙酰胆碱，作用于胰岛 β 细胞膜上的 M 受体，引起胰岛素的释放；也可通过刺激胃肠道激素的分泌而间接促进胰岛素分泌。交感神经兴奋释放 NE，作用于 β 细胞膜上 α_2 受体，抑制胰岛素的分泌。

二、胰高血糖素

胰高血糖素由胰岛的 α 细胞分泌，人的胰高血糖素是由 29 个氨基酸残基组成的多肽，分子量 3.5 kD。胰高血糖素在血清中浓度为 50~100 ng/L，血浆中的半衰期为 5~10 分钟，主要在肝灭活，肾也有降解作用。

(一)胰高血糖素的生物学作用

与胰岛素相反，胰高血糖素是一种促进物质分解代谢的激素，可促进肝糖原分解而升高血糖；还可促使氨基酸进入细胞，转化为葡萄糖，抑制蛋白质合成和促进脂肪分解，加强脂肪酸氧化，使酮体生成增多，为人体提供能量。

胰高血糖素与肝细胞膜上相应的受体结合后，通过 cAMP-PKA 途径，激活肝细胞内的磷酸化酶、脂肪酶和与糖异生有关的酶系，加速糖原分解，脂肪分解和糖异生。

(二)胰高血糖素分泌的调节

1.血糖水平的调节

血糖水平是调节胰高血糖素分泌的重要因素。与胰岛素相反，血糖水平降低时促进胰高血糖素分泌，使血糖浓度升高；反之则分泌减少。饥饿可促进胰高血糖素的分泌，这对维持血糖水平，保证脑的代谢和能量供应具有重要作用。

2.血中氨基酸水平的调节

氨基酸的作用与葡萄糖相反，能促进胰高血糖素的分泌。血中氨基酸增多能直接刺激胰高血糖素分泌，也可通过促进胰岛素的释放使血糖降低，间接地促进胰高血糖素的分泌，这对防止低血糖的发生有一定意义。

3.其他激素的调节作用

胰岛素和生长抑素能以旁分泌的方式直接作用于邻近的 α 细胞，抑制胰高血糖素的分泌；胰岛素又可通过降低血糖浓度间接刺激胰高血糖素分泌。

研究发现，口服氨基酸比静脉注射氨基酸引起的胰高血糖素分泌的效应更强，表明胃肠激素参与胰高血糖素的分泌调节。已知缩胆囊素和促胃液素可刺激胰高血糖素的分泌，而促胰液素的作用则相反。

4.神经调节

交感神经兴奋可通过 β 受体促进胰高血糖素的分泌，而迷走神经则通过 M 受体抑制其分泌。

第六节　调节钙磷代谢的激素

血浆钙、磷水平与机体的许多重要生理功能关系密切。甲状旁腺分泌的甲状旁腺激素、甲状腺 C 细胞分泌的降钙素和由皮肤、肝和肾等器官联合作用而形成的维生素 D_3（胆钙化醇）是共同调节钙磷代谢、维持机体钙和磷稳态的三种基础激素。

一、甲状旁腺激素

甲状旁腺激素（parathyroid hormone，PTH）由甲状旁腺主细胞合成和分泌。PTH 是含有 84 个氨基酸残基的直链多肽，分子量为 9.5 kD，其氨基端的 34 个氨基酸片段集中了 PTH 的全部活性。正常人血浆中 PTH 的水平呈昼夜节律波动，其波动范围为 10 ~ 50 ng/L。清晨 6 时最高，以后逐渐降低，至下午 4 时达最低，之后又逐渐升高。PTH 的半衰期为 4 分钟，主要在肝脏水解灭活，其代谢产物经肾排出体外。

（一）甲状旁腺激素的生理作用

PTH 是维持血钙稳态的关键激素，主要作用是升高血钙和降低血磷。实验中将动物的甲状旁腺切除后，其血钙水平逐渐下降，出现低钙抽搐，甚至死亡；血磷水平则往往呈相反变化，逐渐升高。在实施甲状腺手术时，如误将甲状旁腺切除，可造成严重的低血钙。PTH 通过作用于肾、骨和小肠维持血钙和血磷的稳态，其主要的作用环节详见图 11-18。

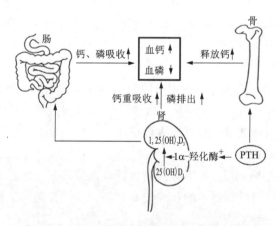

图 11-18　PTH 调节钙磷代谢的主要作用环节

1.对骨的作用

骨是体内最大的钙储存库。PTH 既促进骨形成，又促进骨溶解，其最终效应取决于 PTH 的应用方式和剂量。持续应用 PTH 可动员骨钙入血，使血钙浓度升高，其作用包括快速效应与延迟效应两个时相。PTH 的快速效应在其作用后数分钟即可出现，可使骨细胞膜对 Ca^{2+} 通透性迅速增高，骨液中 Ca^{2+} 进入细胞，钙泵活动增强，将 Ca^{2+} 转运至细胞外液中，引起血钙升高。PTH 的延迟效应则在 PTH 作用后 12~14 小时出现，一般在几天或几周后才达到高峰，这一效应是通过刺激破骨细胞的活动、加速骨基质的溶解，使钙、磷释放进入血液。因此，PTH 分泌过多可增强溶骨过程，导致骨质疏松。PTH 的上述两种效应相互配合，既能对血钙的急切需要做出迅速反应，又可使血钙在长时间内维持在一定水平。与此不同，小剂量间歇性应用 PTH 则使骨形成增加。

2. 对肾的作用

PTH 主要促进肾远曲小管和集合管对钙的重吸收，减少尿钙排出，升高血钙；同时，PTH 可抑制近端和远端小管对磷的重吸收，促进磷的排出，使血磷降低。

PTH 对肾的另一作用是激活肾内 1α-羟化酶，催化 $25-(OH)-D_3$ 转变成有高度活性的 $1,25-(OH)_2D_3$，即胆钙化醇，进而促进小肠和肾小管上皮细胞对钙和磷的重吸收。

(二) 甲状旁腺激素分泌的调节

1. 血钙水平的调节作用

甲状旁腺主细胞有钙受体分布，对低血钙极为敏感。血钙水平轻微下降，1 分钟内即可增加 PTH 分泌，从而促进骨钙释放和肾小管对钙的重吸收，使血钙水平迅速回升。长期低血钙可致使甲状旁腺增生，促进 PTH 基因的转录；相反，长时间高血钙则可抑制 PTH 基因的转录，导致甲状旁腺萎缩。因此，血钙水平是调节甲状旁腺分泌最主要的因素。

2. 其他因素

血磷升高可使血钙降低，从而间接刺激 PTH 的分泌。血镁降低也可刺激 PTH 分泌，但血镁慢性降低则可减少 PTH 分泌。儿茶酚胺通过 β 受体，组织胺通过 H 受体均可促进 PTH 分泌；而 α 受体激动剂、PGE 和生长抑素可抑制 PTH 分泌。

此外，尽管 $1,25-(OH)_2D_3$ 与 PTH 有协同作用，但前者因可抑制 PTH 的基因转录和分泌，也可抑制甲状旁腺细胞的增殖，对 PTH 的分泌产生负反馈调节作用。

二、降钙素

降钙素(calcitonin, CT)是由甲状腺 C 细胞分泌的肽类激素。C 细胞位于甲状腺滤泡之间和滤泡上皮细胞之间，因此又称滤泡旁细胞。CT 是含有一个二硫键的 32 肽，分子量 3.4 kD。正常人血清 CT 浓度为 10~20 ng/L，血中半衰期不足 15 分钟，主要经肾降解后排出。

除甲状腺 C 细胞以外，还有一些组织中也发现有 CT 存在。在人的血液中，存在一种与 CT 来自同一基因的降钙素基因相关肽(calcitonin gene related peptide, CGRP)，为 37 肽，主要分布于神经和心血管系统，具有强烈的舒血管和加快心率的效应。

(一) 降钙素的生理作用

CT 的主要生理作用是降低血钙和血磷，其主要靶器官是骨，对肾也有一定的作用，是调节血钙作用最快的激素。CT 与其受体结合后，分别在反应早期和晚期经 cAMP-PKA 途径及 IP_3/DG-PKC 途径抑制破骨细胞的活动。

1. 对骨的作用

CT 能抑制破骨细胞的活动，使溶骨过程减弱，同时能增强成骨过程，增加骨组织中的钙、磷沉积,从而降低血中钙和磷的水平。CT 抑制溶骨的作用出现较快,在应用大剂量 CT 后的 15 分钟内,破骨细胞的活动便可减弱 70%。在给 CT 后大约 1 小时,发现成骨细胞的活动增强,骨组织释放的钙、磷减少,反应可持续达数天。此外,CT 还可提高碱性磷酸酶的活性,促进骨的形成和钙化。

在成人,CT 对血钙浓度的调节作用较弱。因为 CT 引起的血钙浓度下降可刺激 PTH 的分泌,抵消 CT 的降血钙效应;另外,成人的破骨细胞向细胞外液释放钙的量也十分有限。因此,抑制成人破骨细胞的活动对血钙水平的影响不大。但在儿童,由于骨的更新速度快,通过破骨细胞的活动每天向细胞外液提供较多的钙入血,因此,CT 对儿童血钙的调节作用更为重要。

2. 对肾的作用

CT 能抑制肾小管对钙、磷、钠和氯等离子的重吸收,增加这些离子在尿中的排出量。

(二)降钙素分泌的调节

1. 血钙水平的调节

CT 的分泌主要受血钙水平调节。血钙浓度增加时,CT 分泌增加;当血钙浓度升高 10% 时,血中 CT 的浓度可增加 1 倍。CT 与 PTH 对血钙的作用相反,两者共同调节血钙浓度。与 PTH 相比,CT 分泌启动较快,在 1 小时内即可达到高峰,而 PTH 分泌则需几个小时;CT 只对血钙水平产生短期调节作用,其作用很快被作用强的 PTH 所抵消,后者对血钙浓度发挥长期调节作用。由于 CT 的作用快速而短暂,故对高钙饮食引起的血钙升高恢复到正常水平起着重要作用。

2. 其他因素

进食也可刺激 CT 分泌,可能与一些胃肠激素如促胃液素、促胰液素、缩胆囊素和胰高血糖素的分泌有关,其中以促胃液素的作用最强。此外,血 Mg^{2+} 浓度升高也可刺激 CT 分泌。

三、维生素 D_3

维生素 D_3(Vitamin D_3,VD_3)是胆固醇的衍生物,也称胆钙化醇。可由食物摄取,以肝、乳和鱼肝油等食物中 VD_3 含量最为丰富。在体内,VD_3 主要由皮肤合成,即在紫外线照射下,皮肤中的 7-脱氢胆固醇转化为维生素 D_3,首先在肝脏羟化为 25-羟维生素 D_3,然后进一步在肾 1α-羟化酶催化下成为 1,25-二羟维生素 D_3[1,25-$(OH)_2D_3$],这是 VD_3 发挥作用的活性形式。进入血液中的 VD_3 与 VD_3 结合蛋白结合后进行运输。血浆中 1,25-$(OH)_2D_3$ 的含量为 100 pmol/L,半衰期为 12~15 小时。此外,1,25-$(OH)_2D_3$ 也可在胎盘和巨噬细胞等组织或细胞中生成。

(一)1,25-$(OH)_2D_3$ 的生理作用

1,25-$(OH)_2D_3$ 与靶细胞内的核受体结合后,通过影响基因表达而发挥对钙磷代谢的调节,其作用的靶器官主要是小肠、骨和肾。

1. 对小肠的作用

1,25-$(OH)_2D_3$ 可促进小肠黏膜上皮细胞对钙的吸收。1,25-$(OH)_2D_3$ 进入小肠黏膜细胞内,与胞浆受体结合后进入细胞核,促进 DNA 转录,生成与钙有很高亲和力的钙结合蛋白(calcium-binding protein,CaBP),直接参与小肠黏膜上皮细胞钙的吸收过程;同时促进钙依赖的 ATP 酶、碱性磷酸酶等的生成，增加小肠黏膜对 Ca^{2+} 的通透性，有利于钙的吸收。

1, 25-$(OH)_2D_3$ 也能促进小肠黏膜细胞对磷的吸收。因此，它既能升高血钙，也能升高血磷。

2. 对骨的作用

1, 25-$(OH)_2D_3$ 对骨钙动员和骨盐沉积过程均有作用。一方面，通过增加破骨细胞的数量，增强骨的溶解，从而释放钙与磷入血；同时还刺激成骨细胞的活动，促进骨钙沉积和骨的形成，但总的效应仍是升高血钙。由于对骨代谢的重要调节作用，缺乏 1, 25-$(OH)_2D_3$ 时可导致儿童的佝偻病和成年人的骨质疏松症。此外，1, 25-$(OH)_2D_3$ 还可协同 PTH 的作用，如缺乏 1, 25-$(OH)_2D_3$，则 PTH 对骨的作用明显减弱。

3. 对肾的作用

1, 25-$(OH)_2D_3$ 可促进肾小管对钙和磷的重吸收，减少钙、磷从尿中排出量。

(二)1, 25-$(OH)_2D_3$ 生成的调节

血钙、血磷水平下降时，1α-羟化酶活性升高，1, 25-$(OH)_2D_3$ 生成增多；反之，血中钙、磷浓度升高时，其生成减少。PTH 通过刺激肾内 1α-羟化酶活性从而促进 VD_3 活化。1, 25-$(OH)_2D_3$ 的生成也受激素水平的影响，如 PRL、CT 与 GH 能促进 1, 25-$(OH)_2D_3$ 的生成，而 GC 则可抑制其生成。

中国科学家在调节钙磷代谢
激素研究中的贡献

第七节 褪黑素与前列腺素

一、褪黑素

1959 年 Lerner 从牛松果体提取物中分离出一种能够使青蛙皮肤褪色的物质，命名为褪黑素(melatonin，MT)，其化学结构为 5-甲氧基-N-乙酰色胺，是由松果体内的色氨酸经羟化酶及脱羧酶催化形成 5-羟色胺，然后再经乙酰化和甲基化作用而生成。

MT 的合成与分泌呈现明显的昼夜节律变化，白天分泌减少，而黑夜分泌增加。研究发现，持续的光照可造成大鼠松果体重量减轻，细胞缩小，合成 MT 的酶活性明显降低，MT 合成减少；相反，持续生活在黑暗环境中的大鼠，松果体合成 MT 的酶活性增强，MT 的合成随之增加。分别摘除动物眼球、切除支配松果体的交感神经或损毁动物的视交叉上核后，MT 分泌的昼夜节律性分泌均消失。因此认为，视交叉上核是控制 MT 昼夜节律分泌的中枢。MT 的分泌与人的年龄密切相关，随着年龄的增长，MT 的合成也相应减少(图 11-19)。

MT 对下丘脑-腺垂体-性腺轴与下丘脑-腺垂体-甲状腺轴活动均有抑制作用。切除幼年动物的松果体，出现性早熟，性腺与甲状腺的重量增加，功能活动增强。研究发现，MT 可通过清除体内自由基，调节机体的免疫功能而延缓衰老。人体多种生理功能都呈日周期生物节律，下丘脑的视交叉上核可能是生物节律的控制中心，使不同的生物节律统一起来，趋于同步化；而 MT 则作为生物节律同步的内源性因子，可使环境周期与生物体的内源性节律保持同步。实验证明，外源性 MT 可使功能紊乱的生物钟(如时差)得以恢复或重建，也可改善衰老时生物钟不同步等障碍。另外，发现在下丘脑视交叉上核也分布有大量 MT 受体，这为外

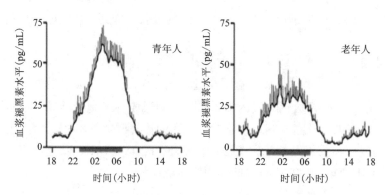

图 11-19　昼夜节律及年龄对褪黑素分泌的影响

源性 MT 改善生物钟紊乱提供了实验依据。此外，MT 还具有镇静、催眠、镇痛、抗惊厥及抗抑郁等作用，对心血管、肾、肺、消化系统等均有作用。

二、前列腺素

前列腺素(prostaglandin，PG)是广泛存在于动物和人体内的一组重要激素，因其最先在精液中发现，误以为由前列腺分泌而得名。细胞膜的磷脂在磷脂酶 A_2 的作用下生成花生四烯酸，后者经过一系列酶的作用生成 PG。PG 的化学结构一般是具有五碳环和两条侧链的二十碳不饱和脂肪酸，依据其五碳环构造形式，PG 分为 A、B、C、D、E、F、G、H 和 I 九种主要类型。除 PGA_2 和 PGI_2 可经血液循环发挥作用外，其余多作为组织激素在局部发挥调节作用。PG 可与 G 蛋白耦联受体结合，经 PKA、PLC 或 Ca^{2+} 等信号转导途径，也可经核受体调控基因转录机制而发挥其作用。多数 PG 在体内代谢极快，在血浆中的半衰期仅 1~2 分钟，经肺和肝降解。

PG 的生物学作用广泛而复杂，几乎对机体各个系统的功能活动均有影响。例如，由血小板产生的血栓烷 A_2(thromboxane A_2，TXA_2)能使血小板聚集，并有缩血管作用；而由血管内皮产生的前列环素 I_2(prostacyclin I_2，PGI_2)能抑制血小板的聚集，同时有舒血管作用；PGE_2 可使支气管平滑肌舒张，而 $PGF_{2\alpha}$ 的作用却相反；PGE_2 有明显的抑制胃酸分泌的作用，可能是胃液分泌的负反馈抑制物，PGE_2 还可增加肾血流量，促进排钠利尿。此外，PG 对体温调节、神经系统、以及内分泌与生殖系统活动均有影响。

（杜鹃　张颖　欧阳新平）

复习思考题

1.激素的作用具有哪些共同特点？

2.试述下丘脑与垂体的机能联系。

3.试述切除大鼠肾上腺后，可能会出现哪些方面的功能紊乱。

4.长期大量使用糖皮质激素类药物的患者，为什么不能突然停药？

5. 何谓应激？试述在应激刺激下，肾上腺皮质和髓质分泌的调节及其生理意义。

6. 试述胰岛素分泌不足对机体代谢的影响。

7. 哪些激素参与血钙调节？如何调节？

8. 调节血糖水平的激素主要有哪几种？试述其对血糖的影响作用及其作用机制。

9. 试述神经调节和靶细胞反馈性调节对内分泌腺功能的影响及其意义，并举例。

10. 补钙的同时为什么要补充活性维生素 D_3？

第十二章　生　殖

内容提要

生殖是维持生物种系繁衍的重要生命活动，受下丘脑—腺垂体—性腺轴的神经和内分泌系统调控。

睾丸具有生精作用和内分泌功能。睾丸曲细精管生成精子，间质细胞分泌雄激素。雄激素主要促进男性生殖器官的生长发育、促进第二性征的发育、维持生精作用，并有促进合成代谢作用。睾丸的活动主要受下丘脑—腺垂体—睾丸轴的调节。生精过程受卵泡刺激素（FSH）和睾酮的双重控制，FSH 起着始动生精的作用。雄激素分泌功能主要受黄体生成素（LH）的调控，FSH 具有增强 LH 刺激睾酮分泌的作用。

卵巢具有生卵和内分泌功能。卵巢颗粒细胞主要分泌雌激素和少量雄激素，黄体细胞分泌孕激素和雌激素。雌激素主要促进女性附属性器官的生长发育、促进副性征的出现，并可影响代谢。孕激素的主要作用是为胚泡着床做准备和维持妊娠，但需在雌激素作用基础上发挥作用。卵巢的活动在下丘脑-腺垂体-卵巢轴的调控下呈周期性变化，分为卵泡期、排卵期和黄体期。月经周期中的子宫内膜在激素的影响下也呈周期性改变，分为月经期、增生期和分泌期。

妊娠是指母体内胚胎的形成及胎儿的生长发育过程，包括受精、着床、妊娠的维持及胎儿的生长发育。当人在精神上或肉体上受到性刺激时会产生性兴奋。性兴奋的全过程划分为四个期，即兴奋期、平台期、高潮期和消退期。可通过抑制精子或卵子的生成、防止卵子受精、抑制着床、促进胚胎由子宫排出等途径使妇女暂时不受孕。体外受精-胚胎移植（IVF-ET）技术俗称"试管婴儿"技术，是指从人体取出配子（精子和卵子），在体外条件下受精形成胚胎，再挑选优质胚胎移植入子宫腔着床发育成胎儿的技术。

第一节　男性生殖

男性的主要生殖器官为睾丸（testis），此外还有附睾、输精管、精囊、前列腺、尿道球腺和阴茎等附属性器官。睾丸由生精小管与间质细胞（interstitial cell）组成，前者是生成精子的部位，后者具有内分泌功能，可分泌雄激素（androgen）。睾丸的功能受到下丘脑—腺垂体—睾丸轴活动的调节。

一、睾丸的功能

(一)睾丸的生精作用

1.精子的生成过程

睾丸的生精作用是指精子(spermatozoa)在睾丸成熟的过程,在睾丸小叶的生精小管中完成。在胚胎形成阶段,原始生殖细胞转移至睾丸成为精原细胞。到青春期,精原细胞开始进行有丝分裂,依次经历初级精母细胞、次级精母细胞和精子细胞等几个阶段,最终发育为成熟精子。在生精小管管壁中,各种不同发育阶段的生精细胞依次排列,由基膜至管腔分别为精原细胞、初级精母细胞、次级精母细胞、精子细胞和分化中的精子,最终脱离管壁进入管腔。生精小管管壁中还有为各级生殖细胞提供营养的支持细胞,起着保护与支持的作用,为生精细胞的发育提供合适的微环境。

生精是一个连续的过程,可分为三个阶段(图 12-1)。第一阶段:精原细胞进入支持细胞层,逐步形成初级精母细胞;第二阶段:初级精母细胞的染色体是双倍体(44+XY),有 44 条常染色体及 2 条性染色体(X 和 Y)。在细胞分裂间期或细胞分裂前期,初级精母细胞复制 DNA,使 DNA 的量达到 4N,细胞内的同源染色体联合形成四分体。初级精母细胞经第一次减数分裂形成次级精母细胞。次级精母细胞染色体数为体细胞的一半,但由于次级精母细胞的一个染色体上有两条 DNA 分子,所以其 DNA 数量与体细胞相同。此后随即次级精母细胞进行第二次减数分裂形成精子细胞,由于第二次减数分裂是着丝点分裂,实现染色单体分离,因此染色体数量不再减半,而其 DNA 量减半形成单倍体的精子细胞。经过这个阶段,每个精子细胞中染色体数减半,即具有 23 条染色体;第三阶段:精子细胞在形成初期,还具备普通上皮细胞的特征,但很快开始伸长,并经过复杂的形态变化形成精子,精子发育成熟后脱离支持细胞进入管腔中。

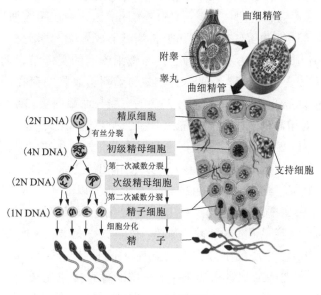

图 12-1 生精过程

在显微镜下，精子形如蝌蚪，全长 60 μm，分头、尾两部分，头部主要由核、顶体及后顶体鞘组成，尾部又称鞭毛（图 12-2）。新产生的精子被释放进入曲细精管管腔后，靠小管外周肌样细胞的收缩和管腔液的移动被运送至附睾内储存直至射精。在附睾内，精子进一步发育成熟，并获得运动和受精能力，附睾内可储存少量精子，大量的精子则储存于输精管及其壶腹部。

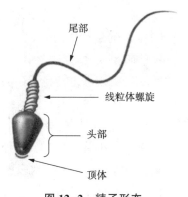

图 12-2　精子形态

精原细胞发育成为精子的整个过程称为一个生精周期，约需两个半月。在一个周期中，一个精原细胞经过多次分裂产生近百个精子，1 g 成人睾丸组织每天可生成 10^7 个精子。生精过程平均开始于 13 岁，可持续几乎一生，但在 45 岁之后，随着生精小管的萎缩，生精能力逐渐减弱。精子生成需要适宜的温度，阴囊内温度较腹腔内温度低 2 ℃ 左右，适于精子的生成。在胚胎发育期间，由于某种原因睾丸未能降入阴囊，而是停留在腹腔或腹股沟内，则称为隐睾症。在这种情况下，生精小管不能正常发育，也无精子产生，是男性不育的原因之一。吸烟和酗酒也可导致精子活力降低，畸形率增加，甚至导致少精或无精。

（二）睾丸的内分泌功能

睾丸的内分泌功能是由睾丸间质细胞和支持细胞完成的，前者分泌雄激素，后者分泌抑制素。

1. 雄激素

雄激素（androgen）是含 19 个碳原子的类固醇类激素，主要包括睾酮、双氢睾酮、脱氢表雄酮、雄烯二酮和雄酮 5 种激素。它们的生物活性差异较大，其中双氢睾酮由睾酮进入靶组织后被 5α-还原酶还原而成，是生理条件下体内作用最强的雄激素。

（1）睾酮的合成、运输和代谢：睾酮是 C-19 类固醇激素。在间质细胞内，胆固醇经羟化和侧链裂解形成孕烯醇酮，再经 17-羟化并脱去侧链形成睾酮。睾酮在其靶器官（如附睾和前列腺）内，被 5α-还原酶还原为双氢睾酮，再与靶细胞内的受体结合而发挥作用。睾酮也可在芳香化酶作用下转变为雌二醇。血液中 65% 的睾酮与血浆中存在的性激素结合球蛋白（sex hormone binding globulin，SHBG）结合，33% 的睾酮与血浆白蛋白结合，游离形式的睾酮仅占 1%~3%。但只有游离形式的睾酮才能离开血液循环进入靶细胞，与细胞内的受体形成激素-受体复合物，并与 DNA 结合，通过促进基因转录而发挥生物学功能。睾酮主要在肝中被灭活，转变成 17-酮类固酮随尿排出，少量经粪便排出。正常男性在 20~50 岁，睾丸每日分泌 4~9 mg 睾酮，血浆睾酮浓度为 19~24 nmol/L。50 岁以上随年龄增长，睾酮的分泌量逐渐减少。成年男性血中睾酮水平呈现三种节律性变化：①年节律：春季较低，秋季较高；②日节律：早晨最高，傍晚最低；③脉冲式节律：每隔 1~3 h 出现一次微小的波动。

（2）睾酮的生理作用：睾酮的生理作用主要有以下几个方面：①维持生精作用：睾酮自间质细胞分泌后，可经支持细胞进入曲细精管，睾酮可直接或先转变为活性更强的双氢睾酮，与生精细胞的雄激素受体结合，促进生精细胞的分化和精子的生成过程；②刺激生殖器官的生长发育：雄激素可直接刺激睾丸，维持睾丸的正常发育，刺激精囊与前列腺的发育及其正常分泌,促进阴茎与阴囊的正常发育;③促进男性副性征出现并维持其正常状态;④维持正常的性欲;⑤促进同化代谢:促进蛋白质合成,特别是肌肉和生殖器官的蛋白质合成,同时还能促进骨骼生长、钙磷沉积和红细胞生成等。

2.抑制素与激活素

抑制素是由睾丸支持细胞分泌的一种糖蛋白激素,由 α 和 β 亚单位经二硫键连接组成二聚体,其中 β 亚单位有两种类型,即 β_A 和 β_B。由 α 和 β_A 组成的二聚体称为抑制素 A,由 α 和 β_B 组成的二聚体称为抑制素 B,二者的生物活性大致相同。生理剂量的抑制素对腺垂体卵泡刺激素(follicle stimulating hormone,FSH)的分泌有抑制作用,对黄体生成素(luteinizing hormone,LH)的分泌无明显影响;而大剂量抑制素对 FSH 和 LH 的分泌均呈现抑制作用。

激活素(activin)是由构成抑制素的两种 β 亚基组合成的同源或异源二聚体,其作用与抑制素相反,可促进 FSH 的分泌。

二、睾丸功能的调节

睾丸的生精过程和内分泌作用均受下丘脑—腺垂体的调节,睾丸分泌的激素又对下丘脑—腺垂体进行负反馈调节,构成下丘脑—腺垂体—睾丸轴(图 12-3),从而维持生精过程和各种激素水平的相对稳定。此外,在睾丸内还存在着复杂的局部调节机制。

(一)下丘脑-腺垂体对睾丸活动的调节

下丘脑分泌的促性腺激素释放激素(Gonadotropin releasing hormone,GnRH)作用于腺垂体,促进腺垂体促性腺激素细胞合成和分泌 FSH 与 LH,进而对睾丸的生精作用,以及支持细胞和间质细胞的内分泌活动进行调节。

1.腺垂体对生精作用的调节

腺垂体分泌的 FSH 和 LH 对生精均具有调节作用。FSH 调控精原细胞的分化与增殖,可使曲细精管上的生精细胞明显增加,对生精具有启动作用。LH 不直接影响生精细胞,而是通过刺激睾丸间质细胞分泌睾酮进而间接调节睾丸的生精作用。动物实验证明,成年动物摘除垂体后,注射睾酮可维持生精过程;如果幼年动物摘除垂体后,补充睾酮不能启动生精过程。可见,生精过程受 FSH 与睾酮的双重控制,FSH 起着启动生精的作用,而睾酮具有维持生精的效应。

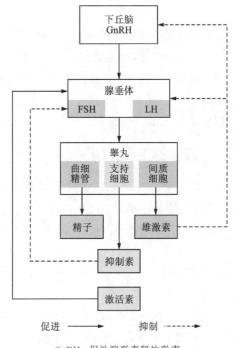

促进 —————— 抑制 ------▶

GnRH:促性腺激素释放激素;
FSH:卵泡刺激素;LH:黄体生成素。

图 12-3 睾丸功能的调节

2.腺垂体对睾酮分泌的调节

睾丸持续分泌雄激素的功能主要受 LH 的调控。腺垂体分泌的 LH 与间质细胞膜上的 LH

受体结合，经信号转导系统触发间质细胞的反应，促进睾酮的合成和分泌。腺垂体分泌的 FSH 具有增强 LH 刺激睾酮分泌的作用。

(二)睾丸激素对下丘脑—腺垂体反馈调节

1. 睾酮对下丘脑—腺垂体负反馈调节

睾酮对腺垂体促性腺激素具有选择性负反馈抑制作用。当睾酮达到一定浓度后，抑制 GnRH 和 LH 的分泌，使血中的睾酮含量维持相对恒定(图 12-3)。

2. 抑制素对下丘脑—腺垂体反馈调节

抑制素可选择性抑制腺垂体合成和分泌 FSH，而 FSH 促进抑制素分泌，二者之间形成了闭合的反馈回路，从而调节 FSH 的分泌过程(图 12-3)。

(三)睾丸内的局部调节

睾丸局部尤其在支持细胞与生精细胞、间质细胞与支持细胞、支持细胞与管周细胞之间存在着极其密切的局部反馈调节关系。睾丸间质细胞可合成和分泌多种生长因子、细胞因子，以及多种生物活性物质，通过旁分泌或自分泌的方式参与睾丸功能的局部调节。

第二节　女性生殖

女性的主要生殖器官是卵巢，附属性器官包括输卵管、子宫、阴道及外阴等。卵巢的主要功能是产生卵子和分泌激素。卵巢功能在下丘脑—腺垂体系统的调节下发生周期性变化，称为卵巢周期(ovarian cycle)。在卵巢激素的调节下，子宫内膜也发生相应的周期性变化，产生月经周期(menstrual cycle)或子宫周期。此外，卵巢激素与下丘脑—腺垂体系统激素之间还存在反馈性调节。

一、卵巢的生卵作用

卵巢的生卵作用是成熟女性最基本的生殖功能。青春期之后，下丘脑 GnRH 神经元发育成熟，GnRH 的分泌增加，FSH 和 LH 分泌也随之增加，卵巢功能开始活跃，呈现周期性变化，表现为卵泡的生长发育、排卵与黄体形成。因此卵巢周期一般分为三个阶段：卵泡期、排卵期和黄体期。

(一)卵泡期

1. 卵泡发育过程

卵泡期(follicular phase)是卵泡发育并成熟的阶段。卵泡的发育过程包括原始卵泡、初级卵泡、次级卵泡和成熟卵泡四个阶段(图 12-4)。原始卵泡由一个初级卵母细胞和周围的单层卵泡细胞组成，在原始卵泡发育成次级卵泡的过程中，整个卵泡发生以下变化：①初级卵母细胞逐渐增大；②卵泡周围的间质细胞分化增殖为内膜细胞和外膜细胞；③单层卵泡细胞变成单层颗粒细胞。当颗粒细胞由单层变成多层后，初级卵泡变成次级卵泡。当覆盖有多层颗粒细胞的卵细胞被推向一侧形成卵丘后，次级卵泡就转变为成熟卵泡。

在卵泡发育的同时，原始卵泡中的卵母细胞也发生一系列成熟分裂过程。在胚胎时期，卵母细胞开始进行第一次成熟分裂，成为初级卵母细胞，停止于双线期而不再生长；青春期后，在每个月经周期排卵前 LH 峰的刺激下，部分初级卵母细胞进一步发育，完成第一次分裂，形成次级卵母细胞和第一极体(图 12-4)。

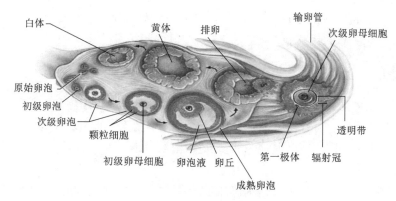

图 12-4 卵泡的发育过程

2. 女性一生中卵泡数目的变化

卵泡是女性生殖的基本单位，妇女一生中的卵泡只减不增。胚胎时期，胎儿卵巢内逐渐出现原始卵泡，数量可达 600 万~700 万个；至新生儿期卵巢内有 100 万~200 万个原始卵泡；到青春前期，绝大多数卵泡(50%~70%)在各个阶段发生退化而闭锁，仅少数卵泡能发育成排卵前卵泡；青春期时，卵泡数约 30 万个；在 35 岁时，由于卵泡闭锁和排卵的损失，每侧卵巢仅剩约 3 万个；到更年期，每侧卵巢仅剩不足 1000 个卵泡(图 12-5)。原始卵泡发育成为成熟卵泡的各阶段都伴随着卵泡闭锁，妇女一生中只能生成 400~500 个成熟卵子。每个月经周期通常只有一个卵泡发育成熟并排卵。

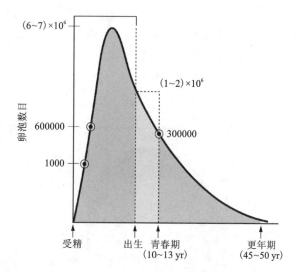

图 12-5 女性一生中卵泡的数目

(二)排卵期

成熟卵泡发育到一定阶段，向卵巢表面移动。随着卵泡液的激增，内压的升高，最终卵泡壁破裂，卵细胞及其外周的透明带和放射冠随卵泡液一起排出卵巢，此过程称为排卵(ovulation)。正常女性一生中平均有400~500 个成熟卵细胞排出，平均28 天排卵一次，发生于两次月经之间。两个卵巢轮流排卵，排出的卵细胞被输卵管伞端拣拾，吸入输卵管中，向子宫运行。

(三)黄体期

排卵数小时后，卵泡壁内陷，残余的颗粒细胞与内膜细胞增殖、黄体化，形成外观为黄色的黄体(corpus luteum)。排卵 7~8 天后，黄体体积和功能达到高峰，直径达 1~2 cm，突出于卵巢表面。若排出的卵子未受精，黄体便开始变性，并逐渐被结缔组织所取代，约在排卵14 天后成为白体，再经数月被吸收。若排出的卵子受精成功，胚胎分泌人绒毛膜促性腺激素（human chorionic gonadotropin, hCG）使黄体继续发育为妊娠黄体，一直持续到妊娠 3~4 个月后，便自动退化为白体。

二、卵巢的内分泌功能

卵巢主要分泌雌激素和孕激素。在卵泡期，主要由卵泡内膜细胞和颗粒细胞共同完成雌激素的合成；在黄体期，则由黄体细胞分泌雌激素和孕激素。此外，卵巢还分泌抑制素、少量的雄激素、一些生长因子以及其他一些多肽类激素。

1. 雌激素

排卵前，雌激素的合成是由卵泡内膜细胞和颗粒细胞共同完成的。LH 作用于卵泡内膜细胞，可使细胞内的胆固醇合成雌激素的前体物质——睾酮和雄烯二酮，二者随后扩散入颗粒细胞；当 FSH 与颗粒细胞的 FSH 受体结合后激活颗粒细胞中的芳香化酶，从而在芳香化酶的催化下，睾酮和雄烯二酮分别转化为雌二醇和雌酮。在卵泡期，雌激素的合成由两种细胞参与，故称为雌激素合成的"双重细胞学说"（图 12-6）。此期间，雌激素水平随着卵泡的生长发育而上升，至卵泡成熟时达雌激素的第一个高峰。排卵后，颗粒细胞和内膜细胞转变为黄体细胞。此时，雌激素主要由黄体细胞分泌，其水平随黄体的发育而再次上升，至黄体功能高峰期形成雌激素的第二个高峰。

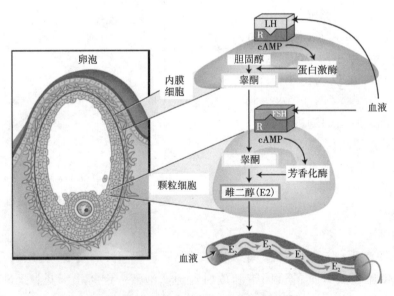

图 12-6 雌激素合成的"双重细胞学说"

雌激素的主要作用是促进女性生殖器官的发育和第二性征的出现，并维持其在正常状态。除生殖系统器官外，机体许多器官组织均有雌激素的受体，是雌激素的靶器官。因此，雌激素对机体的生物学作用比较广泛。

（1）对生殖器官的作用：雌激素与卵巢、输卵管、子宫以及阴道黏膜上靶细胞受体结合，促进其生长发育，并维持其正常功能。如在青春期前雌激素过少，生殖器官不能正常发育；雌激素过多，则会出现早熟现象。

1）卵巢：雌激素可直接作用于卵巢，促进卵泡发育成熟以及排卵过程。雌激素与 FSH 协同促进卵泡发育；在排卵前雌激素出现分泌高峰，一方面通过正反馈诱导 LH 峰的出现；另一方面协同 FSH 使卵泡上的 LH 受体增加，从而使卵泡对 LH 的敏感性增加，有利于排卵。

2）输卵管：雌激素促进输卵管上皮细胞增生，增强分泌细胞、纤毛细胞与平滑肌细胞活动，促进输卵管运动，有利于精子和卵子的运行。

3）子宫：雌激素促进子宫发育，使内膜发生增生性变化，并促进子宫肌肉增生；作用于子宫颈，使之分泌大量清亮稀薄的黏液，有利于精子穿行；提高子宫肌肉的兴奋性以及对缩宫素的敏感性。

4）阴道：雌激素可使阴道黏膜上皮细胞增生、表浅细胞角化以及黏膜增厚；使糖原含量增加，糖原分解使阴道呈酸性（pH 4~5），利于阴道乳酸菌的生长，从而排斥其他微生物的繁殖，增强阴道抵抗力。

（2）对乳腺和第二性征的影响：雌激素刺激乳腺导管和结缔组织增生，促进乳腺发育。雌激素维持女性第二性征，如音调较高、毛发呈女性分布，以及脂肪沉积于乳腺和臀部等。

（3）对代谢的作用：加速蛋白质合成，促进生长发育；降低血浆低密度脂蛋白而增加高密度脂蛋白含量，有一定抗动脉硬化的作用；刺激成骨细胞的活动，抑制破骨细胞的活动，加速骨的生长，促进钙盐沉积，并能促进骨骺软骨的愈合；高浓度的雌激素可通过刺激醛固酮分泌导致水、钠潴留。

2. 孕激素

孕激素主要有孕酮（progesterone，P）、20α-羟孕酮和17α-羟孕酮，其中以孕酮生物活性最强。与雌二醇一样，孕酮也在肝脏代谢，孕二醇是其主要降解产物。排卵前颗粒细胞和卵泡膜即可分泌少量孕酮，排卵后黄体细胞在分泌雌激素的同时也分泌大量孕酮，并在排卵后5~10天达到高峰，之后分泌量逐渐降低。妊娠两个月左右，胎盘开始合成大量孕酮。

孕酮的生理作用主要有：

（1）维持妊娠：降低子宫肌细胞的兴奋性，为受精卵的生存和着床提供适宜的环境；抑制母体对胎儿的排斥反应，以及降低子宫肌细胞对缩宫素的敏感性，有利于安胎。临床上用孕酮保胎就是基于这个原理。

（2）抑制排卵：在排卵前，孕酮可协同雌激素诱发 LH 分泌高峰，而排卵后则对腺垂体激素的分泌发挥负反馈抑制作用，使排卵不能发生，以避免妊娠期第二次受孕。因此，服用含孕激素的药物也可达到避孕的目的。

（3）对子宫内膜的作用：使处于增生期的子宫内膜进一步增厚并进入分泌期，有利于受精卵着床；使宫颈黏液减少而变稠，黏蛋白分子弯曲，交织成网，使精子难以通过。

（4）对乳房的作用：在雌激素作用的基础上，孕酮可促进乳腺腺泡的发育与成熟，并与缩宫素等激素一起，为分娩后泌乳做准备。

（5）产热作用：女性基础体温在排卵前先出现短暂降低，而在排卵后升高 0.5℃左右，直至下次月经来临，临床上常将这一基础体温变化作为判断排卵的标志之一。其机制可能与孕酮和去甲肾上腺素对体温中枢的协同作用有关。妇女在绝经或卵巢摘除后，这种双相的体温变化消失，注射孕酮则可引起基础体温升高。

（6）对平滑肌的作用：使血管和消化道平滑肌松弛，张力降低，这是妊娠期静脉曲张、便秘和痔疮多发的原因。

3. 雄激素

女性体内有少量雄激素，主要由卵泡内膜细胞和肾上腺皮质网状带细胞产生，适量的雄激素配合雌激素可刺激女性阴毛与腋毛的生长。女性雄激素分泌过多时，可出现阴蒂肥大、多毛症等男性化特征。雄激素还能增强女子的性欲，维持性快感，这可能与其促进阴蒂的发育并提高其敏感性，或是与其对中枢神经系统的作用有关。

4. 抑制素

抑制素可抑制 FSH 合成与释放，但在卵泡期其作用不如雌二醇强。到黄体期，抑制素的浓度增高，可明显抑制 FSH 的合成。在妊娠期，胎盘是抑制素的主要来源。

二、卵巢功能的调控

卵巢的周期性活动受下丘脑—腺垂体的调节，而卵巢激素周期性的分泌又使子宫内膜发生周期性变化，同时对下丘脑—腺垂体进行反馈调节，形成下丘脑—腺垂体—卵巢轴（hypothalamus-adenohypophysis-ovaries axis）。

（一）子宫周期

从青春期开始，随着卵巢功能的周期性变化，在卵巢分泌激素的影响下，子宫内膜发生周期性剥落，产生流血现象，称为月经（menstruation）。这种周期性活动称为子宫周期或月经周期。健康成年女性月经周期一般在 20~40 天，平均为 28 天。每次月经持续 3~5 天，血量为 50~100 mL。女性育龄期一般为 30 年。随着卵巢功能衰退，月经周期停止，进入绝经期。

一般以出血的第 1 天作为月经周期的开始。按子宫内膜变化来区分，子宫出血的第 1~5 天为月经期；第 6~14 天为子宫内膜增生期；第 15~28 天为子宫内膜分泌期。前两期相当于卵巢周期的卵泡期，分泌期与黄体期相对应。月经周期子宫内膜的变化如表 12-1 所示。

表 12-1　月经周期子宫内膜变化

月经周期	时间	子宫内膜变化
月经期	第 1~5 天	剥脱、出血
增生期	第 6~14 天	内膜、腺体快速增生，螺旋动脉迅速生长
分泌期	第 15~28 天	内膜继续变厚，螺旋动脉增长、卷曲，腺体增大、增长，呈高度的分泌活动，晚期血管痉挛收缩

（二）卵巢周期与子宫周期的激素调节

女性自青春期开始，下丘脑 GnRH 的分泌、腺垂体 FSH 和 LH 的分泌、卵巢激素以及子宫内膜呈现周期性变化（图 12-7）。

1. 卵泡期

卵泡期是前一周期中黄体期的延续。在早期，血中雌激素与孕激素浓度均处于低水平，

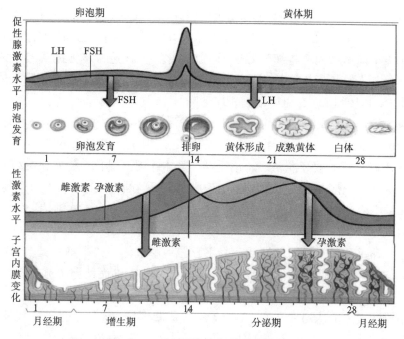

图 12-7　月经周期中相关激素的变化

子宫内膜由于缺乏性激素的支持,其中的螺旋小动脉发生收缩、痉挛、断裂,子宫内膜缺血、缺氧、剥离和出血,产生月经。由于低浓度雌、孕激素对下丘脑和垂体的负反馈抑制作用减弱,血中 GnRH、FSH 与 LH 浓度开始上升。FSH 促进颗粒细胞增殖及颗粒细胞膜上 FSH 受体生成,使雌激素分泌逐渐增加。

　　排卵前一周左右,卵泡分泌的雌激素明显增多,开始诱导子宫内膜发生增生期改变。由于雌激素对腺垂体产生负反馈调节,以及颗粒细胞产生的抑制素的作用,FSH 的分泌量下降。但由于 LH 的分泌不受抑制素调控,同时雌激素促进卵泡细胞 LH 受体数量增加,因此 LH 的作用依然存在,雌激素的产生和分泌得以继续增加。

　　至排卵前一天左右,血中雌激素浓度达到最高值,此为第一次雌激素高峰。此时雌激素又发挥正反馈调节作用,使下丘脑分泌 GnRH 增多,刺激腺垂体脉冲式释放 LH 和 FSH,以 LH 的分泌增加最为明显,形成 LH 峰。

　　2. 排卵期

　　LH 峰是引发排卵的关键因素。在 LH 峰出现之前,卵母细胞已基本发育成熟。但由于卵母细胞成熟抑制物的作用,使卵母细胞成熟分裂中断于前期。LH 峰出现的瞬间,高浓度的 LH 立即消除卵母细胞成熟抑制物的抑制作用,卵母细胞进入减数分裂,并逐渐发育为成熟卵泡。LH 峰的出现还可促进卵泡细胞分泌孕酮及前列腺素,使卵泡壁溶解酶(胶原酶、蛋白溶解酶和透明质酸酶等)活性增强,卵泡壁溶解破裂,卵泡壁肌样细胞收缩,卵细胞与附着的透明带和放射冠从排卵孔排出。实验表明,注射外源性 LH 能诱发排卵,可见 LH 峰是控制排卵发生的关键性因素。

3. 黄体期

排卵后，在 LH 作用下，颗粒细胞和内膜细胞分别转化为粒黄体细胞和膜黄体细胞。LH 促进黄体细胞分泌大量孕激素与雌激素，血中雌激素水平再次升高，形成雌激素分泌的第二次高峰。高浓度的雌激素使黄体细胞 LH 受体数量增多，LH 进一步促进黄体分泌孕酮，在排卵后 5~10 天血中孕酮水平出现高峰。孕酮和雌激素浓度增加使下丘脑与腺垂体受到抑制，GnRH 释放减少，FSH 与 LH 在血中浓度相应下降。

在黄体期，子宫内膜在增生期基础上又受到孕激素的刺激，内膜细胞体积增大，糖原含量增加，腺管由直变弯，分泌含糖原的黏液，故称此期为子宫内膜的分泌期。分泌期的改变为受精卵的植入以及妊娠做好准备。若不受孕，黄体即逐渐退化、萎缩和溶解，血中雌、孕激素水平显著下降，子宫内膜脱落与流血，产生月经，卵巢活动则进入下一个周期。若卵子受精，受精卵的滋养叶细胞分泌的绒毛膜促性腺激素使黄体功能继续维持一定时间，以适应妊娠的需要。

综上所述，卵巢和子宫的周期性活动受下丘脑—腺垂体—卵巢轴的调节（图 12-8）。下丘脑分泌的 GnRH 增多，使腺垂体分泌 FSH 和 LH 也增多，进而使卵巢雌激素和抑制素分泌增多，并促进卵泡生长发育；同时，雌激素和抑制素可负反馈性地抑制 FSH 的释放。在排卵前一天，血中雌激素浓度达到最高值，形成第一次雌激素峰，该雌激素峰正反馈地调节下丘脑 GnRH 神经元导致 LH 峰的出现，并引发排卵。排卵后，黄体在 LH 的作用下分泌雌激素和孕激素，形成雌激素第二个高峰和孕激素分泌峰；同时，它们对下丘脑和腺垂体产生负反馈抑制作用，使 FSH 和 LH 水平下降。

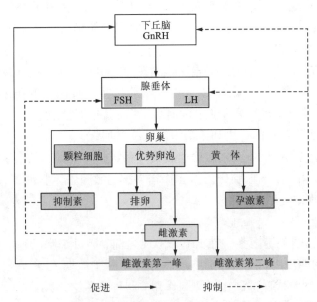

图 12-8 下丘脑—腺垂体—卵巢轴

卵巢周期及其激素水平变化总结如表 12-2 所示。

表 12-2　卵巢周期及其激素水平变化

卵巢周期	月经周期	FSH	LH	雌激素	孕激素
卵泡早期	月经期	低	低	低	低
卵泡晚期	增生期	逐渐升高	略增高	逐增达第一峰	略增高
排卵期	达高峰	达高峰促排卵	仍高	较高	
黄体期	分泌期	逐渐降低	逐渐降低	降后升高达第二峰再降	增高达高峰后降低

四、妊娠

妊娠(pregnancy)是新个体在母体内产生、发育成长的过程,包括受精、着床、妊娠的维持、胎儿的生长以及分娩。卵子受精是妊娠的开始,胎儿及其附属物自母体产出,是妊娠的终止。人类妊娠时间约 280 天。

(一)受精

受精(fertilization)是精子与卵子互相融合的过程,发生在输卵管壶腹部。卵子从卵巢排出后进入输卵管,停留在输卵管壶腹部与峡部。精子射入阴道后,要经过子宫颈、子宫腔和输卵管,在输卵管壶腹部与卵子相遇。随后精子头部钻入卵细胞,使各带 23 条染色体的雄性原核与雌性原核相结合,组成含有 23 对染色体、携带双亲遗传特性的受精卵,因此具有父母双方的遗传特性。受精本身是一个比较短暂的事件,但精子和卵子在结合之前却必须经历十分复杂的过程。

1. 精子运行

精子射入阴道后,将在女性生殖道内进行较为复杂的运行过程:穿过子宫颈管和子宫腔,并沿输卵管运行相当长的一段距离,游至输卵管的壶腹部与输卵管狭窄部交界处与卵子会合。精子运行的动力,一方面依靠其自身尾部鞭毛的摆动,另一方面借助于子宫节律性舒缩活动和输卵管纤毛的摆动。一次射精精液量为 3~6 mL,内含上亿个精子,其中只有不足200 个"最佳"精子才能到达目的地,最后只有一个精子冲破层层屏障与卵子相遇而使之受精。

2. 精子获能

精子必须在女性生殖道中停留几个小时才能获得使卵子受精的能力,称为精子获能(capacitation of sperm)。经过附睾中发育的精子已经具备了受精的能力,但由附性腺或附睾产生的一种被称为"去获能因子"的糖蛋白,与精子的顶体帽可逆性地结合,掩盖了精子膜上的钙离子结合位点,使已经获能的精子丧失受精能力。精子进入女性生殖道后,子宫颈和输卵管的一些酶可消除去获能因子,暴露精子表面与卵子识别的结构,从而恢复精子的受精能力。

3. 顶体反应

当精子与卵子相互靠近、接触的一瞬间,精子顶体释放出顶体酶,使卵子外围的放射冠及透明带溶解,协助精子进入卵细胞,这一过程称为顶体反应(acrosomal reaction)。参与顶体反应的酶有多种,多属于蛋白酶。放射冠穿透酶分解放射冠细胞间的酯键,有利于精子穿透放射冠。精子的顶体蛋白酶可在透明带上消化一个通道，刚好可让一个精子通过。

精子与卵膜接触后，激发卵母细胞产生两个反应：①卵母细胞释放一些物质，封锁透明带，阻止其他精子穿过透明带，避免多精子受精；②卵母细胞完成第二次成熟分裂，并产生第二极体。进入卵细胞的精子尾部迅速退化，细胞核膨大形成雄性原核，随即与雌性原核融合，形成一个具有46条染色体的受精卵。

(二) 着床

受精后的第4天，已形成胚泡的受精卵被运抵子宫腔。进入宫腔后，胚泡先处于游离状态，然后透明带消失(孵化)准备附着。大约在受精后的第8天，胚泡附着在子宫内膜上，并通过与子宫内膜的相互作用而逐渐进入子宫内膜，于受精后第10~13天，胚泡完全植入子宫内膜中(图12-9)。这种胚泡与子宫内膜相互作用并植入子宫内膜的过程称为着床(implantation)。影响着床成功的关键因素包括：①子宫是否处于接受期，子宫仅在一个极短的关键时期才能允许胚泡着床；②胚泡能否与母体相互识别；③胚泡与子宫内膜的发育是否同步；④母体免疫排斥反应是否被抑制。

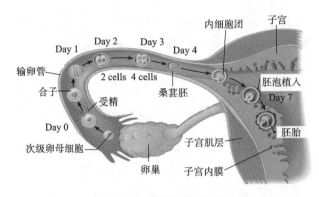

图12-9 着床的主要过程

(三) 妊娠的维持及激素调节

正常妊娠的维持有赖于垂体、卵巢和胎盘分泌的各种激素相互配合，尤其与孕激素的作用密切相关。在受精与着床之前，腺垂体促性腺激素LH使卵巢黄体分泌大量的孕激素与雌激素，导致子宫内膜发生分泌期的变化，为受精卵着床做好准备。在受精后6天左右，胚泡滋养层细胞便开始分泌人绒毛膜促性腺激素，刺激卵巢黄体变为妊娠黄体。在妊娠10周以内主要由妊娠黄体继续分泌孕激素和雌激素，抑制排卵，维持蜕膜发育，抑制母体免疫反应，产生安胎作用。胎盘形成后，胎盘成为妊娠期一个重要的内分泌器官，大量分泌蛋白质激素、肽类激素和类固醇激素，完全代替卵巢和腺垂体分泌的激素，对维持妊娠起着关键性的作用。

(四) 胎盘的内分泌功能

妊娠的重要标志是胎盘的形成。对胎儿来说，胎盘既可作为消化器官以吸收营养物质，也可作为肺以摄取 O_2 排出 CO_2，作为肾脏以调节体液量和排除代谢产物，同时还是内分泌器官，能分泌多种调节母体和胎儿代谢活动以及维持妊娠的激素。

1. 人绒毛膜促性腺激素

人绒毛膜促性腺激素（hCG）是由胎盘绒毛合体滋养层细胞分泌的一种糖蛋白激素，由 α 和 β 亚单位组成，分子质量为 46000。hCG 与 LH 有高度的同源性，它们生物学作用与免疫特性基本相似。hCG 的生理作用主要有：①在妊娠早期刺激母体的月经黄体转变为妊娠黄体，并使其继续分泌大量雌激素和孕激素，以维持妊娠的顺利进行；②抑制淋巴细胞的活性，防止母体产生对胎儿的排斥反应，具有"安胎"的效应。

hCG 在受精后第 8～10 天就出现在母体血中，随后其浓度迅速升高，至妊娠第 8 周左右达到顶峰，然后又迅速下降，在妊娠 20 周左右降至较低水平，并一直维持至分娩（图 12-10）。由于 hCG 在妊娠早期即出现，所以检测母体血中或尿中的 hCG，可作为诊断早孕的指标。

2. 雌激素和孕激素

（1）孕激素：由胎盘合体滋养层细胞分泌，从母体进入胎盘的胆固醇变为孕烯醇酮，然后再转变为孕酮。主要作用是维持子宫内膜和蜕膜，抑制 T 淋巴细胞，阻止母体的免疫排斥反应，起安胎作用。

（2）雌激素：胎盘分泌的雌激素主要为雌三醇，其前体主要来自胎儿。如果在妊娠期间胎儿死于宫内，雌三醇会突然减少。因此，检测母体血和尿中雌三醇的含量，可判断是否发生死胎。在整个妊娠期，孕妇血中雌激素和孕激素都保持

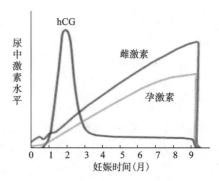

图 12-10　妊娠期间激素水平

在高水平，对下丘脑—腺垂体系统起着负反馈作用。因此，妊娠期卵巢内没有卵泡发育和排卵，故妊娠期无月经。

3. 其他蛋白质激素和肽类激素

胎盘还可分泌人绒毛膜生长素（human chorionic somatomammotropin，hCS）、人胎盘催乳素（human placental lactogen，hPL）、ACTH、GnRH 以及 β-内啡肽等。hCS 具有生长素的作用，可调节母体与胎儿的糖、脂肪与蛋白质代谢，促进胎儿生长。

（五）分娩

成熟的胎儿及其附属物从母体子宫产出体外的过程，称为分娩（parturition）。在人类，妊娠期约 280 天。到达妊娠末期子宫平滑肌兴奋性逐渐提高，最终导致强烈的节律性收缩，子宫颈变软，宫口开放，将胎儿娩出。自然分娩的过程可分为三个阶段：第一阶段，子宫规律地由子宫底向子宫颈收缩，推动胎儿头部紧抵宫颈，持续 6～12 小时；第二阶段，子宫颈开放完全，胎儿由宫腔娩出，经子宫颈和阴道到母体外，持续 1～2 小时；第三阶段，胎盘与子宫分离，并排出母体，约 10 分钟。随后子宫肌强烈收缩，压迫血管，可防止过量失血。

分娩过程是一个正反馈过程。分娩时，子宫颈受刺激后可反射性地引起缩宫素的释放，缩宫素可加强子宫肌的收缩，使子宫颈受到更强的刺激，直至分娩过程完成为止。

第三节　性生理与避孕

一、性生理

性生理学是生殖医学的重要基础学科之一，与优生优育和生殖健康密切相关。青春期是机体开始走向成熟的阶段，在这个阶段，机体在生长、发育、代谢、内分泌功能及心理状态等方面均发生显著变化。最典型的特征是性器官发育并成熟，使个体具备生殖能力，同时还伴随体格形态和其他脏器的变化。整个过程直接受到下丘脑—腺垂体—性腺轴及其他内分泌激素的调控。人进入青春期后，性器官发育成熟，具有产生性兴奋和性行为的能力。

(一)性成熟的表现

1. 男性性成熟的表现

男性青春发育期没有严格的界限，一般说来，始于 10~14 岁，持续 2~4 年。具体的变化包括：

(1)第一性征发育：10 岁以前，男性睾丸体积仅有 1~3 cm^3，青春期启动的第一个体征是睾丸和阴囊增大。接着阴茎增长、变粗，同时前列腺和精囊腺增大并开始分泌液体，精子逐渐生成。通常第一次遗精发生在 13~15 岁。阴茎和阴囊进一步增大，阴囊颜色加深，阴茎头充分发育。到 16~17 岁，外生殖器形状和大小近似成年人，接近性成熟。

(2)第二性征发育：喉结开始增大。随后阴毛出现，逐渐增多、变黑、变粗、卷曲，最终呈男性典型的菱形或盾形分布。胡须和腋毛长出，声音变得低沉，有的长出粉刺，四肢和躯干体毛明显增加。

(3)体格形态：在青春期末期，男性身高增长速度明显加快，在睾酮及雌二醇的作用下，增长高度可达 28 cm。全身肌肉生长迅速，肌肉比例增加。发育成熟前，两性净体重、骨重量和身体脂肪等基本相同。但在性成熟后，男性净体重、骨重量和肌肉约为女性的 1.5 倍，而女性的脂肪约为男性的 2 倍。

2. 女性性成熟的表现

从乳房发育等第二性征出现到生殖器官逐渐发育成熟，获得性生殖能力的一段生长发育期，称为女性的青春期。世界卫生组织(World Health Organization，WHO)规定青春期为 10~19 岁。这一阶段的生理特点包括：

(1)第一性征发育：生殖器官由幼稚型变为成人型。在青春期前卵巢体积不到 1 cm^3，表面光滑；进入青春期，卵巢体积明显增大，伴随卵泡发育；排卵后，表面逐渐凹凸不平。子宫体积增大，以宫体明显，占子宫全长的 2/3。输卵管变粗。阴道长度由青春期前的 8 cm 增至月经初潮时的 11 cm，阴道黏膜变厚出现皱襞；阴阜隆起，大、小阴唇以及阴蒂发育。

(2)第二性征发育：乳房发育是女性第二性征的最初特征，逐渐出现乳头突出，乳腺发育，脂肪和血管增多，乳房隆起，乳晕扩大等。乳房发育一般需历时 4 年完成。腋毛和阴毛也相继出现。在肾上腺和卵巢雄激素的影响下，阴毛分布由稀疏变密集、颜色由浅变深、变粗呈卷曲状，典型的成年女性阴毛呈倒三角形状分布。骨盆开始增大，横径大于前后径，胸、肩、髋部皮下脂肪增多，形成女性特有体态；声带增长，声调高而尖细。通常女性第二性征发育在 1.5~6 年内完成。

（3）月经来潮：第一次月经来潮称为月经初潮（menarche），为青春期的重要标志，一般发生于乳房开始发育 2.5 年之后。月经来潮提示卵巢在结构和功能上已经具备周期性变化的能力，导致子宫内膜也发生相应变化而产生月经周期。在初潮后的第一年里，由于中枢神经系统对雌激素的正反馈机制尚未成熟，月经周期常不规则，有时即使卵泡发育成熟也不排卵，部分可能出现无排卵性功能失调性子宫出血。

（4）体格形态：青春期早期开始体格加速增长，身高增长约 25 cm，月经初潮后生长速度减慢。

（二）性刺激与动情区

1. 性刺激

性刺激在不同人群之间以及同一人群不同个体之间存在着明显的生物学差异，而对性刺激的感受性差异则取决于人群的文明程度，在同一文明程度的人群内，个体的这种感受性差异又受到个体感受特异性的影响。

（1）性刺激：性刺激可来自两个方面，一是来自外在刺激，即由眼、耳、鼻等感觉器官感受到的刺激；二是内在刺激，想象、记忆和幻想等许多内在的因素也能触发性欲。

（2）刺激-反应模式：刺激-反应模式能较好的解释性行为，这一模式认为性行为是性刺激和性行为反应之间相互作用的结果。这使我们能区分各种激发性行为的因素以及由此引起的性行为反应。

（3）性唤醒：在动物实验中发现，激素水平的变化（刺激）使雌鼠进入发情期（反应），雌鼠此时的发情行为便成为对雄鼠的刺激，继之雄鼠接触雌鼠而产生性反应和性行为。这两阶段反应短暂相连，单凭刺激-反应模式难以完满解释上述性行为，似乎还需要有一个中介过程来说明这一性行为。由此，提出了性唤醒（sexual arousal）的概念。激素的影响首先使雌鼠性唤醒而进入发情期，反过来，雌鼠的行为与其他因素一起，使雄鼠性唤醒从而导致交配。

2. 动情区

人的视觉、听觉、味觉、嗅觉和触觉都能激发性欲，但最能激发性欲的则是触觉。几乎所有能导致性欲高潮的性唤醒的发生都离不开身体间的接触。实际上，触觉是脱离高级心理中枢能引起机体反射性性反应的唯一性刺激方式，即使一个人失去知觉或脊髓损伤导致生殖器上的感觉不能传输到大脑，只要低段脊髓的性协调中枢完好无损，抚摩其生殖器或大腿内侧，也可以引起生殖器的勃起。

触觉信息通过存在于皮肤和皮下组织内的特殊神经末梢接受和传递，这种触觉小体呈不均匀分布，一般来说，神经分布愈丰富的区域，对刺激的反应就愈敏感。体表的敏感区域中，有些部位尤为易于引起性唤醒，这些部位称为动情区（erogenous zones），包括阴蒂、阴唇、阴道口、阴茎头（特别是阴茎头冠和阴茎头腹侧）、阴茎体、外生殖器和肛门之间的区域、肛门、臀部、大腿内侧面、嘴（尤其是嘴唇）、耳（尤其是耳垂）和乳房（尤其是乳头）等。这些区域对性刺激最为敏感，但身体的其他部位也可以感受性刺激。对少数人来说，对颈部、手掌、指尖、脚底、脚趾、腹部、腹股沟、背部下方的中央区域甚或身体的任何部位的抚摩都可激发性欲。

(三)性兴奋

当人在精神上或肉体上受到有关性的刺激时,性器官和其他一些部位会出现一系列生理变化,称为性兴奋(sexual excitation)。对性刺激发生反应是人类的普遍特性。

1.性兴奋强烈程度的影响因素

性兴奋强烈程度由两方面因素所决定:①个体的性生理心理基础,如体内的性腺激素水平、身体的健康状况、当时的心理状态和个人的心理素质等,当然还包括年龄、环境条件、社会风气和行为规范的约束等,这些因素决定了接受刺激的敏感程度。②性刺激的强度,即外在诱惑力的强弱。性刺激通过视听嗅触等感觉器官发生作用。

2.性兴奋周期

Masters 等把性兴奋的全过程划分为四个期,即兴奋期、平台期、高潮期和消退期。

(1)兴奋期:性交过程中性欲被唤起,身体开始呈现紧张,精神亢奋,心理处于激动状态的短促阶段。在性兴奋期内男女会发生多种生理变化,共同的生理反应包括:心率加快,肌肉紧张和生殖器充血,但彼此也有差别。男性性兴奋期特征是以阴茎勃起为特点,获得性唤起所需要的时间短;女性性兴奋期特征是以阴道润滑为特点,获得性唤起所需要的时间长。

(2)平台期:在性兴奋期之后,性紧张性持续稳定在较高水平的阶段,生理反应在兴奋期的基础上进一步持续和加剧,呼吸加深加快,生殖器充血更加显著。男性平台期特征是阴茎变得非常坚硬和周径增大,阴茎头颜色加深,阴茎体血管怒张,尿道口出现尿道副腺分泌物以利阴茎插入;女性平台期特征是阴道的外三分之一发生显著的血管充血,造成阴道口的缩窄或围绕阴茎的阴道外部的一种所谓"紧握"效应。

(3)高潮期:性高潮期是性反应历程中最关键最短暂的阶段,身体紧张达到最高顶点,只持续几秒种,在这几秒钟内会通过强烈的肌肉痉挛得到性释放,这种痉挛带来波浪式的快适感。男性性高潮期特征是男性处于性高潮期时,副性器官开始发生一系列收缩,使精液汇集于尿道的前列腺部,随即伴随着射精过程的完成而呈现一系列性高潮特征,以射精快感使紧张发泄而告终;女性性高潮期特征是快感由阴蒂开始,向整个下腹部放射,以子宫、阴道、会阴和骨盆部的肌肉同时节律性收缩为特征,也即所谓"骨盆反应"。

(4)性消退期:性高潮过后,到身体和情绪均恢复平静的过程,消退期所发生的一系列解剖学和生理学上的变化,是兴奋期和稳定期变化的相反过程。男性性消退期特征是射精后男性立即进入不应期。在不应期内,尽管有时候部分或完全勃起还可以继续维持,但不能发生再次射精。不应期的长短因人而异,从几分钟直至数小时,随年龄的增加而延长。不应期是性器官和性中枢的保护性抑制作用所致;女性性消退期特征是在女性的性反应周期中,并不存在不应期。女性具有多次性高潮的潜在能力,即在稳定期后,尚可以发生多次的性高潮。

(四)男性的性反应

男性的性反应除心理性活动外,主要表现为阴茎勃起和射精。阴茎的勃起和射精是男性性功能正常的重要表现,其过程不仅需要神经系统、血管系统、内分泌系统及生殖器官的协同作用,而且要有健全的精神心理状态才能正常进行。

1.阴茎勃起

阴茎勃起(erection)是指受到性刺激时,动脉血流增加,阴茎动脉扩张,海绵体组织充血，压力升高使阴茎胀大、变硬、挺伸的现象。勃起时阴茎的血容量可达到 80～200 mL，阴茎海绵体内的压力可达 75 mmHg。阴茎血管内的特殊结构，即动脉内膜嵴和静脉瓣，对勃起时的血流分布起决定性的作用。

阴茎勃起可以由大脑皮层的刺激引起（精神性勃起）和外生殖器局部机械性刺激引起（反射性勃起）。阴茎受交感神经肾上腺素能纤维与副交感神经胆碱能纤维的双重支配，副交感神经纤维释放乙酰胆碱和血管活性肠肽，使阴茎内血管舒张。勃起反射发生时，副交感舒血管神经活动增强，使阴茎小动脉血管舒张，导致阴茎海绵体组织充血。此外副交感神经中还有含一氧化氮合酶（nitric oxide synthase，NOS）的神经纤维，NOS 可催化一氧化氮（nitric oxide，NO）的形成。NO 激活鸟苷酸环化酶，使 cGMP 生成增加，cGMP 具有强烈的舒血管效应。在动物实验中，注射 NOS 抑制剂可以阻止刺激盆神经引起的勃起，故认为 NO 是引起阴茎勃起的重要因素。勃起时阴茎静脉受压，血液回流受阻，可进一步促进勃起。同时勃起发生时尿道球腺等分泌少量黏液，可经尿道口排出，起润滑作用。交感神经缩血管纤维的传出冲动可以终止勃起。

2. 射精

射精（ejaculation）是男性性高潮时将精液由尿道排出体外的过程。射精过程分为移精和排射两个生理过程。当腹下神经丛及膀胱丛兴奋时，附睾、精囊和前列腺等分泌增加，精子与其分泌液混合成为精液，同时附睾、输精管和精囊壁的平滑肌收缩，将精液送入后尿道中，此过程为泄精。由于储存在后尿道的精液量增加，触发阴部神经的反射性活动，使尿道周围及会阴部肌群发生节律性收缩，强力压迫尿道使精液射出尿道，此过程为排射。射精是一种反射活动，其基本中枢位于脊髓腰骶段；高位中枢可通过儿茶酚胺和 5-羟色胺系统对脊髓中枢的活动进行调节，前者起激活作用，而后者起抑制作用。

射精的同时伴有强烈的快感，即性兴奋达到性高潮（orgasm）。成年男性的性高潮是射精，生殖器不自主地节律性收缩，伴躯体抽动、全身僵硬、腿脚伸直、足趾屈起或张开、腹壁强直变硬、颈前曲、肩部肌肉紧张、手紧握、喘息、两眼突出呈呆滞或紧闭状，全身不自主地收缩而抽搐、剧烈摇动，可发出呜咽、呻吟或尖叫等。

男性的性周期存在不应期，这导致了男性在一次性交后必须经历一个强制性休息后才能对性刺激再次发生反应。这种性不应期紧随高潮期并延续至消退期。这一期间，男性不能完全勃起和再次达到性欲高潮。由于性不应期的存在，男性很难产生多重性欲高潮。

3. 男性性反应异常

（1）勃起功能障碍：性交时，男性阴茎不能勃起、或者勃起但不够坚硬持久，完成不了性交过程，这种现象称为勃起功能障碍（erectile dysfunction，ED）。引起 ED 的原因比较复杂，有精神性原因（又叫心理性或功能性）和器质性原因（包括血管性、神经性、内分泌性及药物性阳痿等）。

（2）逆行射精：男性性交时，有正常的性感高潮和射精，但精液没有向前从尿道射出，而是从尿道向后射入了膀胱内，此现象称为逆行射精（retrograde ejaculation）。导致逆行射精的主要原因是膀胱内括约肌功能紊乱。在正常情况下，随着射精动作出现的一瞬间，膀胱内括约肌应同时收缩，从而关闭了尿道和膀胱的通路，迫使精液从后尿道向前射出。当膀胱和尿道炎症或前列腺、膀胱、直肠手术后，有时会引起局部神经支配失调，使膀胱内括约肌关闭不紧或无法关闭，射出的精液便逆向射入膀胱。逆行射精不影响性生活，但可以造成不育。

（3）遗精：在无性交活动的情况下发生射精现象称为遗精（spermatorrhea），它可以发生在睡眠状态中，或者发生在清醒状态时。遗精可分为生理性遗精和病理性遗精。生理性遗精多见于青壮年。病理性遗精多见于中老年、或身体先天不足者。

（五）女性的性反应

女性的性反应主要包括阴道润滑、阴蒂勃起和性高潮。

1. 阴道润滑

女性在受到性刺激后，阴道壁的血管充血，阴道分泌增加，黏性液体可由阴道流至外阴部，润滑阴道和外阴，有利于性交的进行。此外，由于阴道下 1/3 部分充血，使阴道口缩窄，对插入阴道的阴茎有"紧握"作用。同时，阴道上 2/3 部分扩张，子宫颈和子宫体抬高，使上阴道宽松，阴道可伸长 1/4，有利于性交和容纳精液。

2. 阴蒂勃起

阴蒂是女性的性感受器之一。阴蒂头部有丰富的感觉神经末梢分布，是女性性器官中最敏感的部位。性兴奋时，阴蒂充血、膨胀、勃起、敏感性升高，使女性获得性快感并达到性高潮。

3. 性高潮

当外阴和阴道受到的刺激达到一定程度时，子宫、阴道、会阴及骨盆部的肌肉会突然出现自主的节律性收缩，并伴有一定全身性反应，类似男性射精时的兴奋状态，称为女性性高潮。女性性高潮后的不应期并不明显。女性的心理因素对性高潮的出现有明显的影响，在情绪不佳或不安时，性反应往往不会出现，更不会达到性高潮。研究发现，近尿道侧的阴道壁距阴道口 0.5 cm 处有一个动情区，性兴奋时，该区域增大向阴道腔方向突出，至性欲高潮时，它又恢复到平常的大小，该动情区被命名为格拉芬波点或 G 点。

（六）性反应的调控

1. 性反应的神经控制

性功能的调节主要是在中枢神经系统的控制下，通过条件反射和非条件反射实现的。

（1）性功能的脊髓控制：阴茎勃起的基本反射中枢位于脊髓腰骶段，同时受大脑皮层的性功能中枢及间脑、下丘脑的皮层下中枢调节。阴茎受自主神经系统和躯体神经系统的神经支配，自主神经来自盆神经丛，包括交感神经和副交感神经纤维；躯体神经纤维起自脊髓骶段，构成阴部神经。阴茎海绵体上有肾上腺素能、胆碱能、非肾上腺素能和非胆碱能的神经纤维分布，并有多种神经递质及受体。其中，乙酰胆碱可通过抑制去甲肾上腺素释放和使阴茎的血管内皮细胞释放 NO 等物质，引起血管舒张和阴茎勃起。去甲肾上腺素可与阴茎的血管平滑肌细胞的 α_1 受体结合，使阴茎血管收缩，阴茎不能勃起或由勃起状态转为非勃起状态。组胺与 H_2 受体结合或 5-羟色胺与 $5-HT_1$ 受体结合，均能促进勃起；而组胺与 H_1 受体结合或 5-羟色胺与 $5-HT_2$ 受体结合，则抑制阴茎勃起。

一般认为女性也有与男性的勃起和射精中枢相应的脊髓中枢，但由于实验中探知雌性动物性欲高潮比较困难，因而对该中枢了解甚少。

（2）大脑的控制机制：研究发现，应用电刺激可在脑的不同位置诱发出勃起、射精和交配活动。接近中央核上方和大脑半球最内侧边缘等这些分散的脑区属于边缘系统，这一系统包括海马、中隔、杏仁核和扣带回。边缘系统与丘脑下部联系密切，它参与控制动物的许多本能性活动，如觅食、攻击、逃避危险和性活动等。刺激雄性动物的中隔区可诱发阴茎勃起、交配行为、性萌动等。另外，如通过损坏哺乳动物视叶前的内侧区域可去除其交配行为，破坏下丘脑可去除雌性动物的性接受性。将猴的颞叶切除则导致自身性行为(如手淫)、与异性间或同性间的性活动明显增加，这些猴即便在静坐时也会引起阴茎勃起。这一称为 Kluver-Bucy 综合征的现象在人类中通过切除双侧颞叶也可能会出现。人的精神和心理因素可显著干扰性功能中枢的活动。

2. 性反应的激素调节

调节性欲和性行为的激素主要包括雄激素、雌激素和孕激素三种。

性欲(sexual desire)是性兴奋和性行为的基础。在男性，雄激素可刺激性欲，引起并维持阴茎勃起。在女性，雌激素也有刺激性欲的作用。但女性性欲的维持需要雄激素的存在，雄激素对女性的主要作用可能是对性的启动，通过提高靶器官对性刺激的敏感性，使附性器官做好接受性刺激的准备，而不直接激发性行为。睾酮水平高的女性，阴道对性刺激的敏感性较高。

此外，孕激素有抗动情，即降低性欲的作用；催产素对两性的性功能及性行为也有明显的影响。

二、避孕

通常说的避孕(contraception)是指使用某些方法或手段使妇女暂时不受孕。通过影响生殖过程的各个环节，可以设计出合理的控制生育方案，达到避孕的目的。目前，研究和使用的避孕方式的主要原理是：①抑制精子或卵子的生成；②防止卵子受精；③抑制着床；④促进胚胎由子宫排出。女性常用的避孕方法有服用口服避孕药如雌孕激素的复合制剂和上节育环等。男性常用的避孕方法是使用安全套以阻止精子与卵子的结合。此外也可以通过输卵管结扎术或输精管结扎术以达到永久避孕的效果。

1. 抑制精子和卵子生成

使用某些口服避孕药(主要成分为雌激素和孕激素)，可以使血中的激素水平维持在稳定的高水平，负反馈性抑制下丘脑和腺垂体，减少 FSH 和 LH 的分泌，使卵细胞不能成熟或不发生排卵，从而达到避孕目的。使用直接作用于性腺的药物，可以使睾丸或卵巢不能产生精子或卵细胞；应用抗雄激素药物，也可使精子不能在附睾中成熟等。

2. 防止卵子受精

进入女性生殖道的精子，只有在排卵前后 2~3 天才有受精的可能，可以利用月经周期中体温的变化预测排卵日期，籍以在排卵期停止性生活，而达到避孕目的(安全期避孕)。使用安全套、子宫帽、外用避孕栓、避孕膏，实施男性输精管或女性输卵管结扎术等均可防止精子与卵子相遇，也可通过注射具有特异性抗原性的疫苗达到避孕目的。

3. 抑制着床

子宫内安放宫内节育器，使用孕酮受体阻断剂以及利用药物(如大剂量雌激素)均可通过影响受精卵着床达到避孕目的。

4. 促进胚胎由子宫排出

在影响生殖早期的避孕措施失败后，可以采取早期人工流产或药物流产等方法，终止妊娠。

5. 绝育

绝育是指采用手术方法达到永久性不育的目的。女性绝育通常采用输卵管结扎术；男性绝育通常采用输精管结扎术。

（1）输卵管结扎术：基本方法是切断双侧输卵管，在断端结扎。该手术阻断了卵子与精子相遇，达到绝育目的，但不影响卵巢分泌雌孕激素的功能和生卵作用，所生成的卵子和输卵管分泌的液体可通过某种机制被吸收。所以，结扎输卵管不影响女性副性征、性周期及性功能，也不影响机体的功能。

（2）输精管结扎术：基本方法是在阴囊根部剪断双侧输精管，在断端结扎，从而阻断了精子排出的途径，达到绝育目的。睾丸间质细胞分泌的雄激素，直接透入毛细血管，进入血液循环发挥作用；曲细精管产生的精子，运行到附睾后，由附睾吸收。而精液中的精浆是由精囊、前列腺、尿道球腺分泌的，输精管结扎后，性生活时仍有不含精子的精液，即精浆排出。故施行该手术，不影响男性副性征、性欲和性功能，亦无害于健康。

第四节　体外受精–胚胎移植技术

一、体外受精–胚胎移植的概念

体外受精–胚胎移植（in vitro fertilization embryo transfer，IVF-ET）技术俗称"试管婴儿"技术。此技术是指从人体取出配子，即精子和卵细胞，在体外条件下受精形成胚胎，再挑选优质胚胎移植入子宫腔内，进一步着床发育成胎儿的全过程。其过程主要包括：促排卵、卵泡检测与取卵、选择精子、精子获能及顶体反应的诱导、体外受精、胚胎的体外培养、胚胎移植、胚胎移植后的处理等步骤。

二、IVF-ET 技术的发展简史

试管婴儿技术让家庭更完美，
社会更和谐
——中国大陆试管婴儿之母张丽珠

人类对自身生殖奥秘的探索从未停止。人类 IVF-ET 技术的发展来源于动物实验的突破，最早可追溯到 19 世纪 90 年代，英国剑桥大学的 Heape 教授报道了首例兔子的胚胎移植。到 1937 年，《新英格兰医学杂志》发表评论文章：《试管婴儿——美丽新世界》，给人们描绘了有关试管婴儿的蓝图。美国科学家 Pincus 等首先在兔体内进行了研究：使分离的卵子在试管中受精，并将该受精卵植入到尚未进行交配的雌兔体内，使雌兔成功怀孕。1959 年美籍华裔生殖生物学家张明觉通过体外受精技术，使新排出的卵细胞与精子共同孵育 4 小时后成功受精，发育获得第一只幼兔，这一技术创举为辅助生殖领域的发展进一步拓宽了道路。

1961 年，Palmer 通过腹腔镜技术获得了人类卵母细胞。20 世纪 60 年代末，英国胚胎学家 Edwards 和妇科学家 Steptoe 开始了人类试管婴儿技术的合作，于 1974 年建立了腹腔镜取卵技术，尝试进行卵子体外受精、胚胎培养及胚胎移植。1978 年 7 月 25 日是 IVF-ET 发展史上值得纪念的日子，经过 Edwards 和 Steptoe 的不懈努力，世界上第 1 个试管婴儿 Louise Brown 在英国降生。基于对人类 IVF-ET 技术的开创性研究和杰出贡献，Edwards 被授予了 2010 年度的诺贝尔生理学与医学奖。

我国的科学家也迅速加入到了人类生殖工程研究的大潮中。在原北京医科大学张丽珠教授的带领下，科学家们克服重重困难，经过不懈努力，我国第 1 个试管婴儿于 1988 年 3 月 10 日在北京大学第三医院生殖医学中心诞生。不久之后，在原湖南医科大学卢惠霖和卢光琇教授两代人的共同努力下，湖南省第一例试管婴儿于 1988 年 6 月 5 日在中南大学湘雅二医院诞生，两天之后，我国第一例供胚胎移植试管婴儿也顺利在湖南长沙出生。在 IVF-ET 技术的发展进程中，我国的生殖医学家们为其发展做出了重要的贡献。

三、IVF-ET 技术的发展及伦理学问题

IVF-ET 技术诞生 40 多年以来，技术不断成熟和发展，并逐渐在全世界范围内开始广泛应用。迄今为止，全世界已成功诞生 500 万个试管婴儿。

目前与多学科的交叉融合，基于 IVF-ET 技术发展起来的新技术也不断涌现，如：单精子胞浆内注射、胚胎植入前遗传学诊断/筛查、冷冻技术的进展等。人类生殖工程研究已经逐渐演变成为包括胚胎学、遗传学、生殖内分泌学、妇产科学和免疫学等多学科交叉的新兴学科——生殖医学。

IVF-ET 技术保障了育龄夫妇的生育权，为众多不孕夫妇带来了福音，可促进家庭和社会的和谐与幸福。同时，也有利于优生优育，在防治遗传病方面具有优势。但是 IVF-ET 技术也面临着许多的伦理挑战。如：胚胎的人权问题。目前，对这个问题存在两种不同的看法：一种看法认为胚胎是人，人们应当尊重和保护它们作为人的生命的基本权利。另一种看法则认为，胚胎还不是一个多细胞的独立个体，它们没有自我意识，因此无论在道德上还是法律上都不是具有义务和权利的独立主体。目前，对这些争议尚无定论。因此我们应对 IVF-ET 技术进行正确的审视，使 IVF-ET 技术能更好地为人类服务。

（周寿红　左㙱莲　唐小卿）

复习思考题

1. 试述下丘脑和腺垂体对睾丸和卵巢内分泌活动的调节。
2. 试述睾酮、雌激素和孕激素的生理作用。
3. 简述月经周期中相关激素的变化。
4. 什么叫"试管婴儿"技术？包括哪些主要步骤？

参考文献

［1］王庭槐. 生理学. 第 9 版. 北京：人民卫生出版社，2018.

［2］管茶香. 生理学. 第 4 版. 北京：人民卫生出版社，2019.

［3］管茶香. 生理学. 第 2 版. 长沙：中南大学出版社，2018.

［4］鲁友明，胡志安. 生理学. 北京：科学出版社，2022.

［5］王吉耀，葛均波，邹和建. 实用内科学. 第 16 版. 北京：人民卫生出版社，2022.

［6］John E. Hall, Michael E. Hall. Guyton and Hall Textbook of Medical Physiology（Guyton Physiology）. 第 14 版. 美国：Elsevier，2020.

［7］王庭槐. 生理学. 第 3 版. 北京：人民卫生出版社，2015.

［8］López-Otín C，Kroemer G. Hallmarks of Health. Cell. 2021，184(1)：33-63.

中英文索引

背侧呼吸组	dorsal respiratory group
泵功能	pump function
比奥呼吸	Biot breathing
比顺应性	specific compliance
避孕	contraception
贲门腺	cardiac gland
苯乙醇胺氮位甲基移位酶	phenyle thanolamine-N- methyltransferase, PNMT
编码	coding
表面蛋白	peripheral protein
波尔效应	Bohr effect
勃起	erection
搏出量储备	stroke volume reserve
补呼气量	expiratory reserve volume
补吸气量	inspiratory reserve volume
不感蒸发	insensible evaporation
不完全强直收缩	incomplete tetanus

C

层流	laminar flow
产热	heat production
长反馈	long-loop feedback
肠肝循环	enterohepatic circulation of bile salt
肠激酶	enterokinase
超常期	supranormal period, SNP
超极化	hyperpolarization
超滤液	ultrafiltrate
超射	overshoot
超速驱动抑制	overdrive suppression
潮气量	tidal volume
陈述性记忆	declarative memory
重调定	resetting
出胞	exocytosis
初级泵	primary pumps
初长度	initial length
穿衣失用症	apraxia
传出神经	efferent nere
传导	conduction
传导性	conductivity

蛋白激酶 C	protein kinase C, PKC
等容收缩期	period of isovolumic contraction
等容舒张期	period of isovolumic relaxation
等张溶液	isotonic solution
等张收缩	isotonic contraction
等长调节	homometric regulation
等长收缩	isometric contraction
低密度脂蛋白	low density lipoprotein, LDL
递质共存	neurotransmitter co-existence
第二信使	second messenger
碘捕获	iodide trap
碘阻滞效应	Wolff-Chaikoff effect
电-机械耦联	electromechanical coupling
电紧张电位	electrotonic potential
电突触	electrical synapse
电压门控通道	voltage-gated channel
电压钳	voltage clamp
定向突触传递	directed synaptic transmission
动-静脉短路	arteriovenous shunt
动脉脉搏	arterial pulse
动脉血压	arterial blood pressure
动纤毛	kinocilium
动作电位	action potential
窦性心律	sinus rhythm
毒蕈碱受体	muscarinic receptor
短时程记忆	short-term memory
对流	convection
多巴胺	dopamine, DA
多单位	multi-unit
多尿	polyuria

E

儿茶酚胺	catecholamine
耳蜗	cochlea
耳蜗内电位	endocochlear potential, EP
耳蜗微音器电位	cochlear microphonic potential, CM
二碘酪氨酸	diiodotyrosine, DIT
二磷酸磷脂酰肌醇	phosphatidylinositol-biphosphate, PIP_2

粪便	feces
锋电位	spike potential
肤喃苯胺酸(呋塞米)	furosemide
辐辏反射	convergence reflex
辐射	radiation
辅脂酶	colipase
负反馈	negative feedback
负后电位	negative after-potential
负性变传导作用	negative dromotropic action
负性变力作用	negative inotropic action
负性变时作用	negative chronotropic action
复极化	repolarization
复视	diplopia
副交感神经	parasympathetic nerve
腹侧呼吸组	ventral respiratory group
腹式呼吸	abdominal breathing

G

钙泵	calcium pump
钙调蛋白	calmodulin, CaM
钙结合蛋白	calcium-binding protein, CaBP
肝素	heparin
感觉	sensation
感觉辨别阈	discrimination threshold
感觉失语症	sensory aphasia
感觉阈值	sensory threshold
感觉柱	sensory column
感受器	sensory receptor
感受器电位	receptor potential
高血压	hypertension
睾酮	testosterone
功能余气量	functional residual capacity
骨传导	bone conduction
冠脉循环	coronary circulation
光感受器	photoreceptors

H

何尔登效应	Haldane effect

肌丝滑行理论	myofilament sliding theory
肌梭	muscle spindle
基本电节律	basic electric rhythm
基础代谢	basal metabolism
基础代谢率	basal metabolism rate, BMR
基础体温	basal body temperature
激素	hormone
激素受体	hormone receptor
激肽	kinin
激肽释放酶	kallikrein
极化	polarization
急性动物实验	acute animal experiment
集团运动	mass movements
脊休克	spinal shock
记忆	memory
继发性主动转运	secondary active transport
甲状旁腺激素	parathyroid hormone, PTH
甲状腺过氧化物酶	thyroid peroxidase, TPO
甲状腺激素	thyroid hormones
甲状腺激素受体	thyroid hormone receptor, TH-R
甲状腺球蛋白	Thyroglobulin, TG
甲状腺素结合前白蛋白	thyroxine-binding prealbumin, TBPA
甲状腺素结合球蛋白	thyroxine-binding globulin, TBG
减慢充盈期	period of slow filling
减慢射血期	period of slow ejection
简化眼	reduced eye
腱反射	tendon reflex
腱器官	tendon organ
降钙素	calcitonin, CT
降钙素基因相关肽	calcitonin gene related peptide, CGRP
降压反射	depressor reflex
交叉配血试验	cross-match test
交感神经	sympathetic nerve
胶体渗透压	colloid osmotic pressure
接头间隙	junctional cleft
接头前膜	prejunctional membrane
拮抗作用	antagonistic action
解耦联蛋白	uncoupling-protein, UCP

酪氨酸激酶受体	tyrosine kinase receptor
酪氨酸磷酸酶受体	tyrosine phosphatases receptor
离体实验	experiment in vitro
离子通道	ion channel
离子通道型受体	ion channel receptor
联合型学习	associative learning
联合转运	cotransport
淋巴液	lymph
磷酸二酯酶	phosphodiesterase，PDE
磷脂	phospholipid
磷脂酶 C	phospholipase C，PLC
磷脂酰二磷酸肌醇	phosphatidylinositol biphosphate，PIP_2
流畅失语症	fluent aphasia
卵泡刺激素	follicle-stimulating hormone，FSH
滤过	filtration
滤过分数	filtration fraction，FF
滤过膜	filtration membrane
滤过系数	filtration coefficient
滤过平衡	filtration equilibrium

M

麦氏神经丛	Meisser plexus
慢波	slow wave
慢波睡眠	slow wave sleep，SWS
慢性动物实验	chronic animal experiment
每搏功；搏功	stroke work
每搏输出量；搏出量	stroke volume
每分输出量	minute volume
每分通气量	minute ventilation volume
糜蛋白酶	chymotrypsin
面容失认症	prosopagnosia
敏感化	sensitization
明视觉系统	photopic vision system
明适应	light adaptation

N

钠-钾泵	sodium potassium pump
脑-肠肽	brain-gut peptide

皮质醇	cortisol
皮质类固醇结合球蛋白	corticosteroid-binding globulin, CBG
皮质肾单位	cortical nephron
皮质酮	corticosterone
贫血	anemia
平衡电位	equilibrium potential, Ek
平均动脉压	mean arterial pressure
平均诱发电位	averaged evoked potential

Q

期前收缩	premature systole
气传导	air conduction
气道阻力	airway resistance
气体扩散速率	diffusion rate
牵涉痛	referred pain
牵张反射	stretch reflex
前馈	feed-forward
前列环素	prostacyclin, PGI$_2$
前列腺素	prostaglandin, PG
前庭反应	vestibular responses
前庭自主神经反应	vestibular autonomic reaction
潜在起搏点	latent pacemaker
球蛋白	globulin, G
球-管平衡	glomerulotubular balance
球囊	saccule
球旁器	juxtaglomerular apparatus
球旁细胞	juxtaglomerular cells
球外系膜细胞	extraglomerular mesangial cell
球抑胃素	bulbogastrone
曲张体	varicosity
躯体感觉诱发电位	somatosensory evoked potential, SEP
去大脑僵直	decerebrate rigidity
去极化	depolarization
去甲肾上腺素	norepinephrine, NE
去皮层僵直	decorticate rigidity
全或无	all or none
醛固酮	aldosterone
醛固酮诱导蛋白	aldosterone-induced protein

R

热价	thermal equivalent
人工呼吸	artificial respiration
人生长激素	human growth hormone, hGH
人体生理学	human physiology
容受性舒张	receptive relaxation
蠕动	peristalsis
入胞	endocytosis
闰细胞	intercalated cell

S

噻嗪类	thiazide
三碘甲腺原氨酸	3, 5, 3′-triiodothyronine, T_3
三磷酸肌醇	inositol triphosphate, IP_3
三磷酸腺苷	adenosine triphosphate, ATP
散光	astigmatism
色盲	color blindness
伤害性感受器	nociceptors
少尿	oliguria
少突胶质细胞	oligodendrocyte
射血分数	ejection fraction
深吸气量	inspiratory capacity
神经递质	neurotransmitter
神经调节	nervous regulation
神经调质	neuromodulator
神经分泌	neurocrine
神经-肌肉接头	neuromuscular junction
神经胶质细胞	neurogliocyte
神经生长因子	Nerve Growth Factor, NGF
神经—体液调节	neurohumoral regulation
神经系统	nervous system
神经细胞	neurocyte
神经纤维	nerve fiber
神经营养因子	neurotrophin, NT
神经元	neuron
肾	kidney
肾单位	nephron
肾上腺素	epinephrine, E

肾上腺髓质素   adrenomedullin，ADM
肾素   renin
肾素-血管紧张素系统   renin-angiotensin system，RAS
肾糖阈   renal threshold for glucose
肾小球的滤过作用   glomerular filtration
肾小球滤过率   glomerular filtrationrate，GFR
肾血浆流量   renal plasma flow，RPF
肾血流量   renal blood flow，RBF
渗透性利尿   osmoticdiuresis
渗透压   osmotic pressure
生理盲点   blind spot
生理无效腔   physiology dead space
生理性止血   physiologic hemostasis
生理学   physiology
生物节律   biorhythm
生长激素   growth hormone，GH
生长激素结合蛋白   growth hormone binding proteins，GHBP
生长激素释放激素   growth hormone- releasing hormone，GHRH
生长激素抑制激素   growth hormone-inhibiting hormone，GHIH
生长素介素   somatomedin，SM
生长抑素   somatostatin，SS
失读症   alexia
失算症   acalculia
失写症   agraphia
时间总和   temporal summation
食管下括约肌   lower esophageal sphincter，LES
食物的特殊动力效应   specific dynamic action of food
视蛋白   opsin
视调节   visual accommodation
视杆细胞   rod
视黄醛   retinene
视觉   vision
视觉和听觉诱发电位   visual & auditory evoked potential
视敏度   visual acuity
视前区-下丘脑前部   preoptic-anterior hypothalamus area，PO/AH
视网膜   retina
视野   visual field
视锥细胞   cone

突触	synapse
突触传递	synaptic transmission
突触后抑制	postsynaptic inhibition
突触后易化	postsynaptic facilitation
突触可塑性	synaptic plasticity
突触前抑制	presynaptic inhibition
突触前易化	presynaptic facilitation
湍流	turbulence
褪黑素	melatonin, MT
吞噬	phagocytosis
吞咽	swallowing
吞饮	pinocytosis
脱氢表雄酮	dehydroepiandrosterone, DHEA
椭圆囊	utricle

W

外耳	external ear
外感受器	exteroceptor
外毛细胞	outer hair cells
外周静脉压	peripheral venous pressure
微循环	microcirculation
维生素 D_3	vitamin D_3, VD_3
尾加压素 II	Urotensin, UT II
味觉	gustation
味蕾	taste bud
胃肠激素	gastrointestinal hormones
胃肠肽	gastrointestinal peptides
胃蛋白酶原	pepsinogen
胃排空	gastric emptying
胃酸	gastric acid
温度感受器	thermoreceptors
稳态	homeostasis
无尿	anuria

X

吸收	absorption
习惯化	habituation
细胞内电位记录	intracellular potential recording

血管紧张素转换酶	angiotensin-converting enzyme, ACE
血管升压素	vasopressin, VP
血红蛋白	hemoglobin, Hb
血浆	plasma
血浆清除率	plasma clearance, C
血量	blood volume
血-脑脊液屏障	blood-cerebrospinal fluid barrier
血-脑屏障	blood-brain barrier
血清	serum
血栓烷 A_2	thromboxane A_2, TXA_2
血细胞比容	hematocrit
血小板	platelet
血小板因子	platelet factor
血型	blood group
血压	blood pressure
血液	blood
血液凝固	blood coagulation

Y

压力感受器	baroreceptor
压力感受性反射	baroreceptor reflex
烟碱受体	nicotinic receptor
烟碱型乙酰胆碱受体	nicotinic ACh receptor, nAChR
盐皮质激素	mineralocorticoids, MC
盐酸	hydrochloric acid, HCl
氧饱和度	oxygen saturation
氧含量	oxygen content
氧合血红蛋白	oxyhemoglobin
氧解离曲线	oxygen dissociation curve
氧利用系数	utilization coefficient of oxygen
氧热价	thermal equivalent of oxygen
氧容量	oxygen capacity
氧债	oxygen debt
药物-机械偶联	pharmacomechanical coupling
夜盲症	nyctalopia
液态镶嵌模型	fluid mosaic model
液相入胞	fluid phase endocytosis
一碘酪氨酸	monoiodotyrosine, MIT

整合生理学	integrative physiology
正常起搏点	normal pacemaker
正反馈	positive feedback
正后电位	depolarizing after-potential
肢端肥大症	acromegaly
直捷通路	thoroughfare channel
直小血管	vasa recta
质膜	plasma membrane
致密斑	dense body
中枢延搁	central delay
中心静脉压	central venous pressure, CVP
终板电位	endplate potential, EPP
终板膜	endplate membrane
轴突	axon
昼夜节律	circadian rhythm
侏儒症	dwarfism
主动转运	active transport
主细胞	principal cell
转化医学	translational medicine
自动节律性；自律性	autorhythmicity
自分泌	autocrine
自身调节	autoregulation
自身磷酸化	auto-phosphorylation
自由水清除率	free water clearance, C_{H2O}
自主神经系统	autonomic nervous system
自主性体温调节	autonomic thermoregulation
组织液	interstitial fluid
组织因子	tissue factor, TF
最大复极电位	maximal repolarization potential
最大随意通气量	maximal voluntary ventilation
最适初长度	optimal initial length

图书在版编目 (CIP) 数据

生理学 / 管茶香, 李建华主编. —长沙: 中南大学
出版社, 2022.8 (2023.8 重印)

ISBN 978-7-5487-4449-8

Ⅰ. ①生… Ⅱ. ①管… ②李… Ⅲ. ①人体生理学

Ⅳ. ①R33

中国版本图书馆 CIP 数据核字 (2021) 第 106464 号

生理学

SHENGLIXUE

管茶香　李建华　主编

□出 版 人　吴湘华
□责任编辑　李　娴
□责任印制　李月腾
□出版发行　中南大学出版社

社址: 长沙市麓山南路　　　　邮编: 410083
发行科电话: 0731-88876770　　传真: 0731-88710482

□印　　装　长沙玛雅印务有限公司

□开　　本　787 mm×1092 mm　1/16　□印张 26　□字数 674 千字
□互联网+图书　二维码内容　字数 23 千字
□版　　次　2022 年 8 月第 1 版　　□印次 2023 年 8 月第 2 次印刷
□书　　号　ISBN 978-7-5487-4449-8
□定　　价　68.00 元